Johannes Bernot

Akupunkturkombinationen

Syndrombasierte Punktrezepturen für die heutige Praxis

2., erweiterte Auflage

verlag
systemische
medizin

Zuschriften, Verbesserungsvorschläge und Kritik
Verlag Systemische Medizin AG, Müllerstraße 7 – 93444 Bad Kötzting
info@verlag-systemische-medizin.de

Bibliografische Information der Deutschen Nationalbibliothek
Die Deutsche Bibliothek verzeichnet diese Publikation in der Deutschen Nationalbibliografie; detaillierte bibliografische Daten sind im Internet über http://dnb.ddb.de abrufbar.

2., erweiterte Auflage 2023

Lektorat: Lisa Lorz, Bayreuth
Redaktion: Christel Hämmerle, München
Herstellung und Produktion: SZ Publishing Support, München
Vorstufe: inmedialo UG, Plankstadt bei Heidelberg
Druck und Bindung: Scandinavian Book, Neustadt a. d. Aisch
Grafiken: Gerda Raichle, Ulm
Umschlaggestaltung: Stefan Dangl, München
Coverfoto: hjschneider @ Fotolia
ISBN 978-3-86401-060-6
Aktuelle Informationen finden Sie im Internet unter www.verlag-systemische-medizin.de

Inhalt

Vorwort

Dieses Buch begann als eine lose Sammlung vereinzelter Notizen und Übersetzungen klassischer und zeitgenössischer chinesischer Quellen. Außerdem gab es Aufzeichnungen aus meiner Studienzeit in China und Niederschriften der klinischen Erfahrungen meiner Lehrer. Diese Teilstücke habe ich gesammelt und nach und nach Erklärungen ergänzt, um Kollegen, die der chinesischen Sprache nicht mächtig sind, einen Zugang zu dem in den Quellen verstreuten Wissen zu ermöglichen, das man benötigt, um eine Akupunkturkombination zu erstellen. Mit der Zeit entstand das Buch, das Sie nun in den Händen halten.

Die Idee, die *Akupunkturkombinationen* nach der klassischen Struktur der Syndromdiagnose aufzubauen, entstand in Gesprächen mit meinen Mentoren Professor Liu Lihong und Professor Liu Fang von der *Guangxi University of Chinese Medicine.* Wenn das zugrunde liegende Syndrom identifiziert und die richtige Diagnose gestellt ist, ergibt sich die Wahl der passenden Therapie zum einem aus dem jeweiligen Krankheitsbild und zum anderen aus den verfügbaren Verfahren. Grundsätzlich kann in der TCM fast jedes Krankheitsbild mithilfe der Arzneimitteltherapie und der Akupunktur behandelt werden. Der Schlüssel zur Behandlung ist jedoch die Syndromdiagnostik, die jeder Therapie vorausgehen sollte. Welches Verfahren der Therapeut dann letztlich auswählt, ist abhängig von seinen Kenntnissen und Vorlieben.

Die Lehre der Akupunkturkombination wurde traditionell in mündlicher Form vom Akupunktur-Meister an seine Schüler übermittelt. Im Gegensatz zur gut dokumentierten Arzneitherapie wurden schriftlich keine vollständigen Rezepte, sondern meist nur Einzelkombinationen festgehalten. Und im Gegensatz zu Werken der Arzneitherapie wurden diese Einzelkombinationen in den meisten Fällen weder ausführlich diskutiert, noch ihre Zusammenhänge erläutert. Der Grund liegt vermutlich darin, dass ein Akupunktur-Schüler vor allem praktisches Wissen und Techniken erlernen und einüben musste. Im Zuge der täglichen Praxis vermittelte der Meister dem Schüler das Wissen um die korrekte Erstellung von Akupunkturkombinationen, indem er das richtige Vorgehen vormachte und Fehler des Schülers korrigierte. Notiert wurden meist nur die Akupunkturpunkte, die das Grundkonzept der Behandlung darstellten.

Mit dem Wandel der Zeit hat sich der Zugang zum Erlernen der Akupunktur sowohl in China als auch in den westlichen Ländern verändert. Das Wissen wird nicht mehr direkt vom Meister an seine Schüler weitergegeben, sondern in universitären Studiengängen, in Kursen und Workshops vermittelt. Das hat Vor- und Nachteile. Ein Vorteil ist sicherlich darin zu sehen, dass ein internationaler Standard für die Lehre der Akupunktur geschaffen wurde und sich das Wissen der Akupunktur auf diese Weise weit verbreiten konnte. Ein Nachteil, und wahrscheinlich ein schwerwiegender, ist, dass viel praktisches Wissen nicht mehr direkt vermittelt werden kann, es fehlt der unmittelbare Austausch zwischen Lehrer und

Schüler. Und dadurch ist zum großen Teil auch das Wissen um die Erstellung einer adäquaten Akupunkturkombination dem Fortschritt zum Opfer gefallen.

Das vorliegende Buch ist in zwei Teile gegliedert.

Der erste Teil ermöglicht es, die Akupunkturkombination auf traditionelle Weise zu erlernen.Es werden sowohl traditionelle Kombinationen als auch erfolgreiche und bewährte Kombinationen moderner Akupunktur-Meister vorgestellt und ihre Wirkungsweisen ausführlich erläutert. Die Einteilung der Kombinationen folgt dem Muster der klassischen Syndromdifferenzierung. Dadurch kann der Therapeut die passende Akupunkturkombination für eine Vielzahl von klinisch relevanten Erkrankungen und Störungen finden.

Der zweite Teil beschreibt die Kombinationen der Jin-Drei-Nadel-Technik. Die hier beschriebenen Kombinationen sind symptomorientiert und können als Erweiterung zu den syndrombasierten Kombinationen des ersten Teils verwendet werden. Auch können sie untereinander kombiniert werden, um komplexe Krankheitsmuster abzudecken.

Johannes Bernot
Hamburg, im Herbst 2023

Zum Gebrauch des Buchs

Aufbau der „Akupunkturrezepturen“

Viele Patienten, die man in einer modernen Akupunktur-Praxis antrifft, leiden an multiplen Krankheitsmustern. Die Einteilung der Kombinationen nach der Syndromdiagnostik der Chinesischen Medizin macht es möglich, auch bei komplexen Krankheitsbildern den Überblick zu behalten, wodurch die Therapie deutlich erleichtert wird. Der diagnostische Zugang über die Syndromdiagnostik ist sehr praxisorientiert. Er ermöglicht es dem Therapeuten, mit geringem Aufwand und möglichst effizient ein weites Spektrum an Störungen abzudecken und flexibel auf klinische Veränderungen zu reagieren.

Die Chinesische Medizin bietet sowohl in der Arzneitherapie als auch in der Akupunktur für jedes Syndrom die passenden Therapieansätze. In den *Akupunkturkombinationen* werden die wichtigsten und häufigsten Syndrome und Krankheitsbilder besprochen und die entsprechenden Akupunkturkombinationen detailliert beschrieben.

Wie in der Arzneitherapie ist es auch in der Akupunktur wichtig zu verstehen, was die einzelnen Bestandteile einer Rezeptur bewirken, um abzuwägen zu können, ob und in welcher Intensität sie in einem bestimmten Fall benötigt werden oder nicht. Hat man das Wissen um die einzelnen Bestandteile und ihre Wirkweise verinnerlicht und kennt den Kontext, in dem sie ausgewählt werden, ist es ein Leichtes, Rezepturen zu modifizieren, um sie möglichst effektiv und effizient einzusetzen.

Viele Rezepturen in den *Akupunkturkombinationen* sind klassisch überlieferte Kombinationen. Außerdem gibt es Rezepturen, die aus unterschiedlichen klassischen Quellen stammen. Oder es handelt sich um neue Akupunkturkombinationen, entstanden aus den klinischen Erkenntnissen und Erfahrungen moderner Akupunkteure. Klassische Akupunkturkombinationen haben den Vorteil, dass sie den Test der Zeit bereits bestanden haben. Etwas, das nicht funktioniert, hält sich keine 2000 Jahre lang. Dies haben sich viele Ärzte der Neuzeit zunutze gemacht und versucht, klassische Rezepturen auf ein möglichst breites Spektrum von Erkrankungen im modernen klinischen Umfeld anwendbar zu machen. Damit profitiert die moderne medizinische Wissenschaft von der klassischen Medizinwissenschaft Chinas: Beobachtung und Empirie.

Orientierung und Anwendung

Der Aufbau der *Akupunkturkombinationen* orientiert sich an der klassischen Literatur der Chinesischen Medizin. Die einzelnen Kapitel sind gemäß den wichtigsten Syndromen in weitere Unterkapitel eingeteilt.

Für jede Akupunkturkombination gibt es entweder eine oder mehrere Quellen. Gab es in der Literatur mehrere Quellen, wurde die Akupunkturkombination aus den relevanten Komponenten zusammengestellt, um für das jeweilige Krankheitsbild eine optimale Lösung zu bieten.

Einen Überblick über die verwendeten Akupunkturpunkte jeder Kombination gibt zum einen eine Liste mit den internationalen Bezeichnungen und den *Pinyin*-Namen. Außerdem ist jede Kombination in einer Abbildung visuell dargestellt. Dies hat den Vorteil, dass die Akupunkturkombination in einem ganzkörperlichen Kontext gesehen und verstanden werden kann.

Die Angaben zur Anwendung der Akupunkturkombination wurden auf die wesentlichen Merkmale beschränkt, um die therapeutische Freiheit nicht unnötig einzuschränken. Es ist beispielsweise immer angegeben, ob eine tonisierende oder eine sedierende Technik anzuwenden ist, welche der tonisierenden oder sedierenden Stimulationstechniken zu verwenden ist, bleibt dem Therapeuten überlassen.

Die beschriebene Funktion einer Akupunkturkombination ergibt sich in den meisten Fällen direkt aus der Pathogenese und der TCM-Diagnose. Bei Hitze wird gekühlt, bei Stagnationen wird zerstreut, bei Mangel wird tonisiert usw.

Die Angabe der Leitsymptome sowie Zungen- und Pulsbefunde erleichtern das Auffinden der passenden Rezeptur.

In jeder Rezeptur wird außerdem mehr oder weniger ausführlich das Krankheitsbild und die Akupunkturkombination erläutert. Dadurch können adäquate Modifikationen gewählt und die Therapie immer dem aktuellen Krankheitsgeschehen gemäß durchgeführt werden.

Jede dargestellte Akupunkturkombination schließt mit einer Liste klinischer Anwendungen, bei denen diese Kombination in adäquaten Modifikationen angewendet werden kann.

Modifikation und Erweiterung

Im zweiten Teil des Buches werden die Kombinationen der Jin-Drei-Nadel Technik dargestellt. Diese Kombinationen sind das Resultat von über 50 Jahren Forschung durch das Forschungsteam um Prof. Jin Rui (1932–2010) von der Guangzhou University of TCM. Die Besonderheit der Drei-Nadel-Kombinationen liegt zum einen in ihrer Direktheit und Einfachheit, da die Einzelkombinationen meist nur aus drei Punkten bestehen. Zum anderen in ihrer hohen Effektivität und der Therapiesicherheit. Die Kombinationen fokussieren sich auf bestimmte Körperareale oder Symptome und sind weitestgehend losgelöst von der Syndromdiagnose einsetzbar. Das macht sie zu idealen Modifikationsbausteinen bestehender Akupunkturkombinationen. Natürlich können diese Bausteine auch untereinander kombiniert werden, um komplette Akupunkturkombinationen zu erstellen.

Die Muster umfassen Kombinationen für Sinnesorgane, neurologische Störungen, Störungen des Bewegungsapparat sowie organische Krankheitsmuster.

Für jedes Kombinationsmuster der Jin-Drei-Nadel-Technik gibt es eine Abbildung um einen Blick für die Kombination zu entwickeln. Soweit nicht anders angegeben orientieren sich Stichwinkel und Stichtiefe an den Standardangaben offizieller Lehrbücher. Sollten Abweichungen nötig sein, werden diese gesondert besprochen.

I Theoretische Grundlagen

1 Grundlegende Bestandteile einer Akupunkturkombination

1.1 Grundprinzipien von Rezepturen

Eine Akupunkturkombination ist die kombinierte Anwendung von Akupunkturpunkten. Die vorkommenden Punkte werden unterteilt in Hauptpunkte und unterstützende Punkte. Zum besseren Verständnis können die Punkte ähnlich wie die Arzneien einer phytotherapeutischen Rezeptur nach einer Hierarchie der Bestandteile in die vier Kategorien *Jun* (Kaiser), *Chen* (Minister), *Zuo* (Adjutant) und *Shi* (Gesandter) unterteilt werden. Diese Klassifikation bringt es mit sich, dass keine rein symptomatische Akupunktur ausgeübt wird, sondern die Auswahl der Punkte nach syndromspezifischen Wirkrichtungen und Wirkprinzipien erfolgt und dadurch die den Beschwerden zugrunde liegenden Störungen behandelt werden.

Der **Kaiserpunkt** ist der **Hauptpunkt** einer Akupunkturkombination und wird aufgrund seiner Wirkung auf das grundsätzliche Muster oder die Erkrankung ausgewählt und ist absolut unverzichtbar.

Bei den **unterstützenden Punkten** unterscheidet man zwischen dem Ministerpunkt, dem Adjutant- und dem Gesandterpunkt.

- Der **Ministerpunkt** unterstützt einerseits den Hauptpunkt bei der Behandlung des grundsätzlichen Musters oder der Erkrankung und dient andererseits als Hauptpunkt zur Behandlung einer gleichzeitig bestehenden Erkrankung, die der der Hauptbeschwerde untergeordnet ist.
- Der **Adjutantpunkt** hat zwei unterschiedliche Funktionen. Zum einen verstärkt er die Wirkungen des Haupt- und Ministerpunkts, zum anderen wirkt er auf untergeordnete Aspekte der Erkrankung ein.
- Der **Gesandterpunkt** hilft, die Wirkung der Akupunkturkombination auf ein bestimmtes Körperareal oder auf einen bestimmten Leitbahnverlauf zu konzentrieren.

Abgesehen vom Hauptpunkt, der ein unverzichtbarer Bestandteil jeder Akupunkturkombination ist, kann die Anzahl der Akupunkturpunkte der anderen Punktgruppen je nach Schwere oder Lokalisation des Krankheitsbildes, Krankheitsmusters oder Leitbahnzugehörigkeit stark variieren. So können mehrere Punkte für eine unterstützende Gruppe gewählt werden, es ist auch möglich, dass ein Punkt für mehrere Punktgruppen gleichzeitig steht. Es müssen nicht alle Punktgruppen vertreten sein, um eine Akupunkturkombination zu bilden. Deshalb wird bei den meisten Akupunkturkombinationen nur vom Hauptpunkt und den unterstützenden Punkten gesprochen.

1.2 Akupunkturpunkte und ihr Wirkungsspektrum

Hauptpunkte

Hauptpunkte einer Akupunkturkombination stehen für das Wirkprinzip und die therapeutische Wirkung, die erzielt werden soll, ebenso bestimmen sie die grundlegende Art der Durchführung. Sie werden ausgewählt wegen ihrer Wirkung auf das Hauptsyndrom bzw. Hauptsymptom oder aufgrund der zugrunde liegenden pathogenetischen Aspekte. Es kommt oft vor, dass es nur einen Hauptpunkt gibt.

Beispiel: **Wind-Hitze** greift die Oberfläche an, als Hauptpunkt wird Du 14 *Dazhui* gewählt.

- Wirkprinzip: Wind-Hitze zerstreuen, Oberfläche befreien.
- Therapeutisches Ziel: Fieber senken, Kopfschmerzen stillen, Husten lindern.
- Durchführung: zerstreuendes Sedieren.

Beispiel: **Wind-Kälte** greift die Oberfläche an, als Hauptpunkt wird Bl 12 *Fengmen* gewählt.

- Wirkprinzip: Wind-Kälte-Pathogen zerstreuen, Oberfläche befreien.
- Therapeutisches Ziel: Kälteaversion, Fieber und Körperschmerzen lindern.
- Durchführung: zerstreuendes Sedieren mit Moxibustion.

Wirkungsverstärkende Punkte

Die wirkungsverstärkenden Punkte werden ausgewählt, um den Hauptpunkt in seiner Funktion zu verstärken und das Wirkungsspektrum zu erweitern.

> Die verstärkenden Punkte und der Hauptpunkt machen die Struktur einer Akupunkturkombination aus.

Die Auswahl der verstärkenden Punkte orientiert sich an der Krankheit und dem zugrunde liegenden Syndrom sowie daran, nach welcher Methode die Punktauswahl (▶ Kap. 3.1) erfolgt.

Beispiel: Bei Schmerzen im Abdomen wird als Hauptpunkt Ma 36 *Zusanli* gewählt. Wird der verstärkende Punkt mittels der *Yuan-Jin*-Kombination (Fern- und Nahpunkt-Kombination) oder durch eine *Shang-Xia*-Kombination (Oben-Unten-Kombination) ermittelt (▶ Kap. 3.1), ergeben sich folgende Möglichkeiten:

Yuan-Jin-Kombination (Fern- und Nahpunkt-Kombination)	
Schmerzen im Oberbauch	+ Ren 12 *Zhongwan*
Schmerzen um den Bauchnabel	+ Ma 25 *Tianshu*
Unterleibschmerzen	+ Ren 4 *Guanyuan*
***Shang-Xia*-Kombination (Oben-Unten-Kombination)**	
Schmerzen im Oberbauch	+ Pe 6 *Neiguan*
Schmerzen um den Bauchnabel	+ Di 8 *Xialian*
Schmerzen der lateralen Rippenbögen	+ Sj 5 *Waiguan*

Punkte nach pathogenetischen Aspekten

Bei der Punktauswahl nach pathogenetischen Aspekten werden die wirkungsverstärkenden Punkte nach dem zugrunde liegenden Krankheitsmuster gewählt. Wird der Hauptpunkt aufgrund des Hauptsymptoms oder krankheitsspezifisch ausgewählt, sollten weitere Punkte anhand pathogenetischer Aspekte hinzugefügt werden, um die Gesamtwirkung der Akupunkturrezeptur zu verstärken und ursächlich einzusetzen.

> Bei einer rein symptomatischen Behandlung können Punkte nach pathogenetischen Aspekten entfallen. Dadurch wird allerdings nach traditionellem Verständnis die Gesamtwirksamkeit verringert.

Beispiel: Wird Du 20 *Baihui* als Hauptpunkt zur Behandlung von Schwindel (Hauptsymptom) ausgewählt, sollten weitere pathogenetische Punkte bestimmt werden, um den zugrunde liegenden Krankheitsmechanismus zu beeinflussen.

Schwindel durch *Qi*-Mangel	+ Ren 6 *Qihai* (tonisiert *Yuan*-[Ursprungs-]*Qi*)
Schwindel durch aufsteigenden Leber-Wind	+ *Le 3 Taichong* (beruhigt Leber-Wind)
Schwindel durch Schleim-Stagnation	+ Ma 40 *Fenglong* (transformiert *Tan*-Schleim)
Schwindel durch *Yin*-Mangel	+ Ni 3 *Taixi* (tonisiert Nieren-*Yin*)

Da die Diagnosestellung in der Chinesischen Medizin bereits die pathogenetischen Aspekte berücksichtigt, kommt diese Methode im klinischen Alltag sehr häufig zur Anwendung. Eine Ausnahme liegt vor, wenn die Hauptpunkte bereits aufgrund des Hauptsyndroms gewählt wurden. In diesem Fall sind weitere Punkte nach pathogenetischen Aspekten nur sinnvoll, wenn die zuvor gewählten Hauptpunkte in ihrer Wirkung nicht ausreichen. So benötigt der Punkt Ma 36 *Zusanli* bei Magen-Schwäche mit geringer Ausprägung der Symptome keine zusätzlichen pathogenetischen Punkte.

Symptom- oder krankheitsbezogene Punkte

In diese Kategorie fallen diejenigen Punkte, welche die Begleitsymptomatik oder eine gleichzeitig bestehende andere Krankheit beeinflussen sollen. Bei der Punktauswahl sind hauptsächlich drei Aspekte zu beachten:

- Es können lokale bzw. regionale Punkte im Leitbahnverlauf und/oder deren Einzugsgebieten gewählt werden.
- Die Punktauswahl kann auch symptombezogen im Leitbahnverlauf erfolgen.
- Die Punktauswahl kann ausschließlich aufgrund der Begleitsymptomatik, unabhängig vom Leitbahnverlauf bestimmt werden.

Lokale Punktauswahl im Leitbahnverlauf

Die Punkte liegen lokal im Verlauf der Leitbahnen und/oder im Einzugsgebiet der Leitbahnen. Beispiel: Wind-Kälte dringt in den Körper ein und verursacht Kopfschmerzen.

Taiyang-Kopfschmerzen	+ M-HN 9 *Taiyang* (Lokalpunkt im Einzugsgebiet)
Yangming-Kopfschmerzen	+ M-HN 3 *Yintang* (Lokalpunkt im Einzugsgebiet)
Shaoyang-Kopfschmerzen	+ Gb 8 *Shuaigu* (Lokalpunkt entlang des Leitbahnverlaufs)

Auswahl von Fernpunkten im Leitbahnverlauf

Die Punkte liegen im distalen Leitbahnverlauf. Beispiel: Wind-Erkrankung mit Husten und Keuchatmung.

1

Husten und Keuchatmung, mangelnde Ausbreitung des Lungen-*Qi*	+ Lu 9 *Taiyuan* (tonisiert die Lunge und fördert ihre absenkende Funktion)
Husten und Keuchatmung, mangelnde Durchgängigkeit des Dickdarms	+ Di 4 *Hegu* (reguliert die Lungen-Dickdarm Achse)
Husten und Keuchatmung, mangelnde *Qi*-Aufnahme durch die Niere	+ Ni 3 *Taixi* (verankert das *Qi* und unterstützt die Lunge)

Symptombezogene Punktauswahl der Begleitsymptomatik

Die Punktauswahl geschieht rein symptomatisch und ist an keinen bestimmten Leitbahnverlauf gebunden. Beispiel: Wind-Kälte-Erkrankung.

Begleitsymptom: Diarrhö	+ Ma 25 *Tianshu* (reguliert den Darmtrakt, lindert Diarrhö)
Begleitsymptom: Übelkeit und Erbrechen	+ Pe 6 *Neiguan* (harmonisiert den Magen, lindert Übelkeit und Erbrechen)

Spezialpunkte

Als Spezialpunkte werden Punkte besonderer Zugehörigkeit und Funktion bezeichnet. Im Allgemeinen werden die Fünf-Elemente-Punkte, die *Luo*-(Verbindungs-)Punkte, *Yuan*-(Quell-)Punkte, *Xi*-(Grenz-)Punkte, *Hui*-(einflussreichen) Punkte sowie die Öffnungspunkte der acht außerordentlichen Gefäße zu den Spezialpunkten gezählt.

Beispiel: Punktauswahl aufgrund der Fünf-Elemente-Zugehörigkeit bei Husten.

Hitze in der Lungen-Leitbahn	+ Lu 10 *Yuji*, Feuerpunkt der Lungen-Leitbahn
Kälte in der Lungen-Leitbahn	+ Lu 5 *Chize*, Wasserpunkt der Lungen-Leitbahn
Feuchtigkeit in der Lungen-Leitbahn	+ Lu 9 *Taiyuan*, Erdepunkt der Lungen-Leitbahn

Beispiel: Verwendung der *Hui*-(einflussreichen) Punkte.

Qi-Mangel	+ Ren 17 *Shanzhong*, *Hui*-(einflussreicher) Punkt von *Qi*
Schwäche von Sehnen und Bändern	+ Gb 34 *Yanglingquan*, *Hui*-(einflussreicher) Punkt der Sehnen und Bänder

Zudem werden auch Punkte mit besonderer Wirkungsweise sowie empirisch bewiesene Punkte zu den Spezialpunkten gezählt.

Akute und chronische Appendizitis	+ M-LE 13 *Lanweixue*
Malaria	+ Pe 5 *Jianshi*

1.3 Nadelstimulation

Die Wirkung einer Akupunkturkombination ist nicht allein durch die verwendeten Punkte gegeben. Eine bedeutende Rolle spielt die Art der Stimulierung der einzelnen Punkte. Es gibt eine Vielzahl von Nadeltechniken – die wichtigsten drei Methoden sind die folgenden.

- 补法 *Bu Fa*, die **tonisierende Methode,** wird bei absoluten oder relativen Mangel-Syndromen eingesetzt, um die Bildung von *Yin*, *Yang*, *Qi*, Blut oder Essenz in den jeweiligen Leitbahnen oder über die zugeordneten *Zang-Fu*-Organe anzuregen.
- 泻法 *Xie Fa*, die **sedierende Methode,** kommt bei Fülle- oder Stagnations-Syndromen zur Anwendung. Sie soll absolute oder relative Fülle-Zustände beseitigen sowie die Stagnation von *Qi*, Blut, Feuchtigkeit, Hitze oder Nahrung auflösen oder innere und äußere Fülle-Patho-

gene wie Wind, Kälte, Hitze, Feuer, Feuchtigkeit oder Trockenheit vertreiben. Die eigentliche Bedeutung von *Xie* (泻) besteht darin, ein Hindernis mit Kraft aus dem Weg zu räumen bzw. zu spülen. *Xie Fa* als sedierende Nadeltechnik zu bezeichnen, wie oben geschehen, ist zwar eine etwas ungenaue Übersetzung des Begriffs, denn das Wort „Sedieren" bedeutet im eigentlichen Wortsinn, jemanden ruhigzustellen. In der Chinesischen Medizin würde dies eine Exzess-Situation voraussetzen, wie sie z. B. bei übermäßigem Leber-*Yang* auftritt. In diesem Fall würde das Therapieziel darin bestehen, auszuleiten oder ruhigzustellen. Trotz einer gewissen „Unschärfe" verwenden wir in diesem Buch den Begriff „Sedieren" auch für die Behandlung relativer Fülle-Situationen, die infolge einer Stagnation entstanden sind. Wir verwenden ihn nicht zuletzt deswegen, weil er den Gegensatz zum Begriff „Tonisieren" unmissverständlich deutlich macht und die meisten Leser den Begriff „Sedieren" mit den verschiedenen Techniken der *Xie Fa* in Verbindung bringen können.

- 平补平泻法 *Ping Bu Ping Xie Fa*, die ausgewogene, **harmonisierende** oder **neutrale Nadeltechnik** ist in Situationen angezeigt, in denen weder tonisiert noch sediert werden muss. Meist geschieht dies, um Dysbalancen auszugleichen und die Selbstregulationskräfte der Leitbahnen oder *Zang-Fu*-Organe anzuregen.

- In einer Akupunkturkombination kann an allen Punkten die gleiche Art der Stimulation erfolgen, oder es werden an den einzelnen Punkten unterschiedliche Nadelstimulationstechniken angewendet.
- Bei Mangel-Syndromen werden vorwiegend tonisierende Methoden angewandt, bei Fülle-Syndromen vorwiegend sedierende.
- Bei Erkrankungen, die weder von Fülle noch von Mangel geprägt sind, sondern aufgrund von Dysfunktionen oder Dysbalancen einzelner Leitbahnen oder *Zang-Fu*-Organe entstanden sind, werden überwiegend neutrale Nadeltechniken verwendet.
- Bei Erkrankungen, die Mischformen von Fülle- und Mangel-Syndromen darstellen, können tonisierende, sedierende und neutrale Nadeltechniken zusammen verwendet werden.

1.4 Grundformen der Akupunkturrezeptur

Eine Akupunkturkombination sollte grundsätzlich zwei Angaben enthalten – sie muss die zu behandelnden Akupunkturpunkte nennen und Aufschluss geben über die Behandlungstechnik und -dauer.

- **Akupunkturpunkte:** Enthalten sind Angaben über die Leitbahnen, Akupunkturpunkte und die Kombinationen von Akupunkturpunkten.
- **Art und Dauer der Manipulation:** Aufgeführt ist das therapeutische Gerät – z. B. Nadeln, Moxa, Guasha, Schröpf-

köpfe –, das angewendet wird, die Art der Stimulierung (z. B. Tonisieren, Harmonisieren, Sedieren), die verwendeten Stich- und Stimulationstechniken, Stärke und Dauer der Stimulierung sowie die Gesamtdauer einer Behandlung.

Es gibt sieben Grundformen von Akupunkturkombinationen, die z. B. nach Umfang oder Stärke der eingesetzten Nadeln oder nach Dauer der Behandlung unterschieden werden: *Da Fang* (große Rezeptur), *Xiao Fang* (kleine Rezeptur), *Huan Fang* (gemäßigte Rezeptur), *Ji Fang* (Akutrezeptur), *Qi Fang* (Einzelrezeptur), *Ou Fang* (Paarrezepturen) und *Fu Fang* (Kombinationsrezeptur).

Da Fang (große Rezeptur)

Da Fang (große Rezepturen) bestehen aus vielen Nadeln (bis zu 50 Nadeln) von großer Stärke, es erfolgt eine starke Stimulierung. Anwendungsgebiete sind Erkrankungen mit pathogenen Fülle-Faktoren ohne Verlust von *Zheng-Qi*. Beispiele: *Yangming-Pai-Ci*-Methode bei Zuständen nach Apoplex oder *Ashi*-Akupunktur bei chronischen Schmerzpatienten (z. B. rheumatoide Arthritis).

Xiao Fang (kleine Rezeptur)

Bei *Xiao Fang* (kleine Rezepturen) werden wenige Nadeln geringer Stärke eingesetzt, es erfolgt eine geringe Stimulierung. Anwendungsgebiete sind Erkrankungen mit schwach ausgeprägten pathogenen Faktoren von meist kurzer Dauer oder die Behandlung konstitutionell schwacher Patienten. Beispiele:

- leichte Magen-Darm-Erkrankung: Ma 36 *Zusanli*, Ma 25 *Tianshu*,
- leichter grippaler Infekt oder grippaler Infekt im Anfangsstadium: Di 4 *Hegu*, Sj 5 *Waiguan*, Gb 20 *Fengchi*,
- geringe Laktation nach der Geburt: Sj 10 *Tianjing*, Dü 1 *Shaoze*, Sj 2 *Yemen*.

Huan Fang (gemäßigte Rezeptur)

Bei *Huan Fang* (gemäßigte Rezepturen) werden wenig Nadeln verwendet, die Nadelungsdauer ist kurz (10 bis 20 Minuten), zwischen den einzelnen Akupunktursitzungen gibt es größere Abstände. Anwendungsgebiete sind chronische Erkrankungen, Patienten mit schwacher Konstitution oder Erkrankungen mit mildem Verlauf. Beispiele:

- nervale Überlastung: Le 3 *Taichong*, Di 4 *Hegu*, He 7 *Shenmen*, M-HN 3 *Yintang*,
- Schlafstörungen: Bl 62 *Shenmai*, Ni 6 *Zhaohai*, M-HN 54 *Anmian*,
- chronische Obstipation: Ma 25 *Tianshu*, Sj 6 *Zhigou*, Ni 6 *Zhigou*.

Ji Fang (Akutrezeptur)

Ji Fang (Akutrezepturen) bestehen meist aus sehr wenigen, dafür sehr wirksamen Akupunkturpunkten. Anwendungsgebiete sind akute Erkrankungen, oft geprägt von Schmerzen oder bedrohlichen Gesundheitszuständen. Beispiele:

- akuter Bewusstseinsverlust: Ren 26 *Renzhong*, Ma 36 *Zusanli*, Ni 1 *Yongquan*,
- akute Übelkeit und Erbrechen: Pe 6 *Neiguan*,
- hohes Fieber: Du 14 *Dazhui*, Di 11 *Quchi*.

Qi Fang (Einzelrezeptur)

Diese Rezepturen bestehen nur aus einem Akupunkturpunkt, der meist kurz und kräftig stimuliert wird. Sie kommen bevorzugt bei akuten Erkrankungen oder bei konstitutionell schwachen Patienten zur Anwendung. Beispiele:

- Zahnschmerz: Sj 17 *Yifeng*,
- Epilepsie: Ren 15 *Jiuwei*,
- LWS-Schmerz: Bl 40 *Weizhong*,
- Erbrechen, Diarrhö, kalte Extremitäten: Moxa an Ren 8 *Shenjue*,
- Bewusstlosigkeit: Du 26 *Renzhong*,
- Nasenbluten: Moxa an Du 23 *Shangxing*.

Ou Fang (Paarrezeptur)

Bei einer *Ou Feng* (Paarrezeptur) werden Akupunkturpunkte bilateral – auf beiden Seiten – gestochen, oder die Anzahl der gesamten verwendeten Akupunkturpunkte entspricht einer geraden Zahl.

Anwendungsgebiete sind systemische Erkrankungen. *Ou Fang* haben aufgrund ihrer bilateralen Stimulierung eine ausgeprägt harmonisierende Wirkung auf die Leitbahnen, zudem lindern sie energetische Links-Rechts-Disharmonien und Symptome vegetativer Dystonie wie etwa Nervosität, Schlaflosigkeit, klimakterische Beschwerden, Muskelkrämpfen, Herzbeschwerden, Leber-Galle-Beschwerden oder Verlust der sexuellen Lust. Beispiele:

- *Kai Si Guan* („vier Pforten"), bestehend aus bilateral Le 3 *Taichong* und Di 4 *Hegu* bei Leber-*Qi*-Stagnation.
- *Si Wan Xue* („vier Beugungen"), bestehend aus bilateral Bl 40 *Weizhong* und Pe 3 *Quze* bei Wind-Hitze, Feuchte-Hitze und Verschluss der Sinnesöffnungen.

Fu Fang (Kombinationsrezeptur)

Diese Art Rezeptur besteht aus zwei oder mehr Akupunkturkombinationen. Es wird unterschieden zwischen *He Zhi Fa* (vereinte Behandlung), bei der Punkte gewählt werden, die auf möglichst viele Symptome gleichzeitig einwirken, und *Fen Zhi Fa* (separate Behandlung), bei der für jedes Symptom eigene Punkte und Punktkombinationen ausgewählt werden.

Anwendungsgebiete sind komplizierte Krankheitsmuster sowie die simultane Behandlung mehrerer Krankheiten, die gleichzeitig bestehen.

- Beispiel für eine vereinte Behandlung bei Schwellungen und Schmerzen des Kniegelenks und gleichzeitigen Verdauungsstörungen:
  - MN-LE 16 *Xiyan* und Gb 34 *Yanglingquan* sind angezeigt bei Kniebeschwerden.
  - Ren 12 *Zhongwan* und Ren 11 *Jianli* werden eingesetzt bei Verdauungsstörungen.
  - Ma 36 *Zusanli* wirkt auf beide Symptome.

- Beispiel für getrennte Behandlung – Trigeminusneuralgie und Ekzeme:
  - Ma 6 *Jiache*, Ma 4 *Dicang* und Sj 17 *Yifeng* werden für die Trigeminusneuralgie eingesetzt.
  - Di 11 *Quchi* und Mi 10 *Xuehai* werden für die Behandlung der Ekzeme gewählt.

2 Punktauswahl nach den Grundlagen der Chinesischen Medizin

2.1 Aspekte der Punktauswahl

Die Auswahl der Akupunkturpunkte und damit das Erstellen einer Akupunkturrezeptur oder -kombination geschieht u.a. nach den Grundlagen der Leitbahnen- und/ oder *Zang-Fu*-Organdiagnostik.

- Die **Leitbahndiagnostik** berücksichtigt sowohl topografische bzw. lokale Gesichtspunkte, wenn Beschwerden im Verlauf einer Leitbahn liegen, aber auch leitbahnspezifische Symptome.
- Leitend für die Punktauswahl nach der **Zang-Fu-Organdiagnostik** ist die Differenzierung der Syndrome im Hinblick auf die Fülle- und Leere-Zustände der *Zang-Fu*-Organe, die Beziehung zwischen den einzelnen *Zang-Fu*-Organen untereinander sowie die Dynamiken im Hervorbringungs- und Kontrollzyklus der Fünf Wandlungsphasen.

In beiden Fällen wird durch die Differenzierung der jeweiligen Fülle- und Leere-Zustände entschieden, ob tonisierend *(Bu Fa)* oder sedierend *(Xie Fa)* genadelt wird.

2.2 Punktauswahl nach lokalen Aspekten

Lokalpunkte

Lokalpunkte liegen über, auf oder in unmittelbarer Nähe zu dem erkrankten Bereich. Die richtige Verwendung von Lokalpunkten ist ein zentrales Moment, um die lokale Zirkulation in den Leitbahnen zu regulieren und *Yin* und *Yang* sowie die verschiedenen Körpersubstanzen, z.B. *Qi* und Blut *(Xue)*, bestimmter Körperareale zu harmonisieren. Reguliert wird durch Lokalpunkte ebenfalls die Funktionsfähigkeit der *Zang-Fu*-Organe und Sinnesorgane.

Auch *Ashi*-Punkte (Schmerzpunkte) zählen zu den Lokalpunkten.

Fernpunkte oder distale Punkte

Die Verwendung distaler Punkte ist die am häufigsten angewandte Methode der klassischen wie der modernen Akupunktur. Das folgende Zitat aus dem *Lingshu Jing* verdeutlicht das Prinzip der klinischen Verwendung distaler Punkte: „Ist die Erkrankung oben, wähle Punkte unten; ist die Erkrankung unten, wähle Punkte oben; bei Erkrankung des Kopfes nadele den Fuß; bei Erkrankung der Hüfte nadele das Knie“.

Distale Punkte können auf der betroffenen Leitbahn, der Partnerleitbahn, dem Leitbahnpaar der gleichen Schicht oder auf anderen Leitbahnen liegen.

Punkte auf der betroffenen Leitbahn

Distale Punkte (► Tab. 2.1) werden nach den zugrunde liegenden Syndromen, Symptomen oder der betroffenen Leitbahn ausgewählt – Letzteres v.a., wenn Schmerzen oder Parästhesien bestehen, die am Beginn oder Ende einer Leitbahn lokalisiert sind.

2

Tab. 2.1 Akupunkturpunkte auf der betroffenen Leitbahn

Beschwerden	Punktauswahl
Symptombezogene Punkte	
Temporaler Kopfschmerz	Punkte der *Shaoyang*-Leitbahnen (Sj, Gb)
Gesichts- und Stirnschmerz	Punkte der *Yang*ming-Leitbahnen (Di, Ma)
Okzipitale Schmerzen	Punkte der *Taiyang*-Leitbahnen (Dü, Bl)
Syndrombezogene Punkte	
Lungen-Hitze	Lu 9 *Taiyuan*, Lu 10 *Yuji*
Milz-*Qi*-Mangel	Mi 3 *Taibai*, Mi 6 *Sanyinjiao*
Leitbahnbezogene Punkte	
Schmerzen und Bewegungseinschränkung des Zeigefingers (Beginn der Dickdarm-Leitbahn)	Di 20 *Yingxiang* (Endpunkt der Dickdarm-Leitbahn)
Herpes labialis (Beginn der Magen-Leitbahn)	Ma 45 *Lidui* (Endpunkt der Magen-Leitbahn)

Punkte auf gekoppelten Leitbahnen

Bei vielen Erkrankungen, insbesondere bei chronischen Beschwerden oder komplizierteren Krankheitsbildern, kann es durch die vielfältigen Verbindungen zwischen den *Zang-Fu*-Organen und den Leitbahnen zur Beteiligung mehrerer *Zang-Fu*-Organe und Leitbahnen kommen. Diese gegenseitige Beeinflussung sollte durch die passende Punktwahl reguliert und normalisiert werden.

Punkte auf innen-außen-gekoppelter Leitbahn

Bei Erkrankung der Außen-Leitbahn können Punkte der Innen-Leitbahn gewählt werden und umgekehrt. Beispiel: Wind-Hitze in der Lungen-Leitbahn mit Husten, zähem, gelbem Auswurf und Halsschmerzen. Lunge und Dickdarm bilden eine Innen-Außen-Einheit. Bei einer Erkrankung der Lunge (Innen-Aspekt) können Punkte der Dickdarm-Leitbahn gewählt werden (Außen-Aspekt). Punktwahl: Di 1 *Shangyang*, Di 4 *Hegu*, Di 6 *Pianli*, Di 11 *Quchi*.

Punkte auf Leitbahnpaar der gleichen Schicht

Die zwölf Hauptleitbahnen stehen miteinander in einer Achsen- oder Schichtverbindung. Das Sechs-Schichten-Modell klassifiziert – von außen nach innen: die Schicht des *Taiyang, Shaoyang, Yangming, Taiyin, Shaoyin* und *Jueyin* (▸ Tab. 2.2, ▸ Tab. 2.3).

Tab. 2.2 *Yang*-Schicht des Sechs-Schichten-Modells

Verlauf	*Yang*-Schicht	Außen-Leitbahn (*Fu*-Organ)
Fuß	*Taiyang*	Blase
Hand		Dünndarm
Fuß	*Yangming*	Magen
Hand		Dickdarm
Fuß	*Shaoyang*	Gallenblase
Hand		*Sanjiao*

Tab. 2.3 *Yin*-Schicht des Sechs-Schichten-Modells

Verlauf	*Yin*-Schicht	Innen-Leitbahn (*Zang*-Organ)
Fuß	*Shaoyin*	Niere
Hand		Herz
Fuß	*Taiyin*	Milz
Hand		Lunge
Fuß	*Jeuyin*	Leber
Hand		Perikard

2

Die exakte Leitbahnbezeichnung ergibt sich aus dem Verlauf der Leitbahn entlang der oberen (Hand) oder unteren (Fuß) Extremität, aus ihrer Zugehörigkeit zu einer der sechs Schichten und aus dem zugeordneten *Zang-Fu*-Organ. So wird beispielsweise die Dünndarm-Leitbahn auch als Hand-*Taiyang*-Dünndarm-Leitbahn und die Blasen-Leitbahn als Fuß-*Taiyang*-Blasen-Leitbahn bezeichnet.

Diese Art der Punktwahl wird besonders bei Schmerzen, z.B. bei einem *Bi*-Verschluss-Syndrom, bei traumatischen Schäden, Verletzungen sowie schmerzhaften Erkrankungen des muskuloskelettalen Systems mit Bewegungseinschränkungen eingesetzt.

So kommen z.B. bei einem **Bi Zheng** (schmerzhaftes Blockade-Syndrom) der Schulter (z.B. Periarthritis humeroscapularis) folgende Punkte zur Anwendung:

- auf der Hand-*Yangming*-Dickdarm-Leitbahn: Di 15 *Jianyu*,
- auf der *Fuß-Yangming*-Magen-Leitbahn Ma 38 *Tiaokou*.

Bei einer **Wind-Kälte-Erkältung** mit Nackenschmerzen ist die Nadelung folgender Punkte zu empfehlen:

- auf der Fuß-*Taiyang*-Blasen-Leitbahn: Bl 12 *Fengmen*, Bl 13 *Feishu*,
- auf der Hand-*Taiyang*-Dünndarm-Leitbahn: Dü 3 *Houxi*.

2.3 Punktauswahl nach pathogenetischen Aspekten

Punktauswahl nach Leitbahndiagnose

Die Auswahl des oder der zu behandelnden Leitbahnen erfolgt nach den Leitsymptomen der zwölf Hauptleitbahnen. In der modernen klinischen Praxis wird diese Methode der Punktauswahl meist zur Behandlung von Begleitsymptomen verwendet. So ist z.B. bei abdominalen Schmerzen und Verdauungsstörungen sowie bei Leitsymptomen der Gallenblasen-Leitbahn, wie z.B. bitterer Mundgeschmack und Schmerzen des lateralen Unterschenkels, die Verwendung folgender Punkte angezeigt:

- Hauptbeschwerden: Disharmoniemuster des Magens: Ma 36 *Zusanli*, Ma 25 *Tianshu*, Ren 12 *Zhongwan*,
- Symptome der Gallenblasen-Leitbahn: Gb 34 *Yanglingquan* und Gb 38 *Yangfu*.

2

Punktauswahl nach der Mutter-Kind-Regel

Gemäß der Fünf-Elemente-Lehre soll man „bei Leere die Mutter tonisieren, bei Fülle das Kind zerstreuen". Bei Erkrankung eines *Zang-Fu*-Organs werden je nach Fülle- oder Leere-Symptomatik Punkte auf der entsprechenden (vorangehenden) Mutter- oder (nachfolgenden) Kind-Leitbahn gewählt.

> Geburtenzyklus: Holz → Feuer → Erde → Metall → Wasser → Holz → usw.

- **Erde lässt Metall entstehen:** Bei Symptomen der Lungen-Leere werden Punkte der Milz- und Magen-Leitbahn wie z.B. Ma 36 *Zusanli*, Mi 3 *Taibai* und Mi 6 *Sanyinjiao* tonisiert, da die Erde (Milz und Magen) Mutter des Metalls (Lunge) ist.
- **Holz lässt Feuer entstehen:** Bei Leber-Fülle werden Punkte der Herz-Leitbahn wie z.B. He 9 *Shaochong* und He 8 *Shaofu* sediert, da das Feuer (Herz) das Kind von Holz (Leber) ist.

Punkte multipler Leitbahnen

Im klinischen Alltag kommt es selten vor, dass sich eine Erkrankung nur auf eine Leitbahn oder auf ein *Zang-Fu*-Organ beschränkt. Insbesondere bei chronischen oder komplexeren Erkrankungen sind meist mehrere Leitbahnen und *Zang-Fu*-Organe betroffen, oder es wirken mehrere pathogene Faktoren gleichzeitig auf zwei oder mehr Leitbahnen ein.

Beispielsweise entwickelt sich ein **Bi Zheng** (schmerzhaftes Blockade-Syndrom) durch das gemeinsame Einwirken von Wind, Kälte und Feuchtigkeit. Durch diese pathogenen Faktoren werden vermehrt die Leber-, Nieren- und Milz-Leitbahnen betroffen. Bei der Behandlung sollten zusätzlich zu den Lokalpunkten auch Punkte der betroffenen Leitbahnen oder *Zang-Fu*-Organe verwendet werden.

Bei **Kopfschmerzen**, die durch **pathogene** Faktoren entstanden sind, die in die *Taiyang*- und *Shaoyang*-Leitbahn einwirken, können Punkte entlang der *Taiyang*-Leitbahnen (Dünndarm und Blase) sowie der *Shaoyang*-Leitbahnen (*Sanjiao* und Gallenblase) kombiniert werden.

2.4 Punktauswahl nach Syndromdifferenzierung

Die Syndromdifferenzierung ist einer der wichtigsten Bestandteile der Chinesischen Medizin und damit auch ein wichtiges Kriterium, das der Punktauswahl für Akupunkturkombinationen zugrunde liegt. Akupunkturpunkte nach Syndromdifferenzierung auszuwählen, heißt, die Punkte nach der Syndromdiagnostik, nach der *Zang-Fu*-Lehre und der Einteilung in Körperschichten (Äußeres und Inneres) sowie nach pathogenen Faktoren und Stagnationsmustern auszuwählen.

Syndrombezogene Punktauswahl

Bei der syndrombezogenen Punktauswahl wird der Akupunkturpunkt danach ausgewählt, welchen Einfluss er auf das diagnostizierte Syndrom nimmt.

- Herz-Fülle: He 7 *Shenmen* beruhigt Herz und *Shen* (Geist).
- Leber-Feuer: Le 2 *Xingjian* beruhigt Leber-Wind und klärt Leber-Feuer.
- Milz-*Qi*-Mangel: Mi 6 *Sanyinjiao* tonisiert Milz-*Qi* und beruhigt den *Shen* (Geist).
- Lungen-*Qi*-Mangel: Lu 3 *Tianfu* tonisiert die Lunge.
- Nieren-*Yin*-Mangel-Syndrom: Ni 6 *Zhaohai* nährt Niere und klärt Mangel-Hitze.

Punktauswahl nach Zugehörigkeit

Punktauswahl nach Zang-Fu-Zugehörigkeit

Nach der *Zang-Fu*-Lehre werden die Organe in fünf *Zang*-Speicherorgane (Herz, Leber, Nieren Milz, Lunge) und sechs *Fu*-Hohlorgane (Dünndarm, Dickdarm, Harnblase, Magen, Gallenblase und *Sanjiao*) eingeteilt.

- Bei Erkrankung der *Zang*-Speicherorgane kann die *Shu-Mu-Yuan*-Kombination, bestehend aus den jeweiligen *Shu*-(Transport-)Punkten, *Mu*-(Sammel-)Punkten und *Yuan*-(Quell-)Punkten, eingesetzt werden.
- Bei Erkrankung der *Fu*-Hohlorgane kann die *Shu-Mu-Xia-He*-Kombination, bestehend aus den jeweiligen *Shu*-(Transport-)Punkten, *Mu*-(Sammel-)Punkten und den unteren *He*-(Vereinigungs-)Punkten, eingesetzt werden.

Punktauswahl nach Zugehörigkeit zu den Körperschichten

Man unterscheidet zwischen den äußeren und inneren Schichten.

- Bei Erkrankungen des **Äußeren** werden bevorzugt Punkte der *Taiyang*-Leitbahnen gewählt.
- Bei Erkrankungen des **Inneren** werden überwiegend Punkte der *Yangming*-Leitbahnen und *Yin*-Leitbahnen (Niere, Leber, Milz) eingesetzt.
- Bei Erkrankungen, die **zwischen** der **äußeren** und **inneren Schicht** liegen, kommen v.a. Punkte der *Shaoyang*-Leitbahnen zur Anwendung.

Punktauswahl nach Zugehörigkeit zu tendinomuskulären Leitbahnen

Handelt es sich um Erkrankungen von Muskeln, Sehnen und Ligamenten, um Traumata oder um Störungen, die durch das Eindringen äußerer pathogener Faktoren in die (oberflächlich gelegenen) tendinomuskulären Leitbahnen entstanden sind, so werden bevorzugt Lokalpunkte und *Ashi*-Punkte, die ebenfalls an der Körperoberfläche liegen, eingesetzt. Es kommen auch andere Techniken zur Anwendung wie z.B. Schröpfen, Guasha, Pflaumenblütenhammer oder Massage.

Bei Störungen dieser Art ist die Zugehörigkeit zu der jeweiligen Leitbahn wichtiger als einzelne Akupunkturpunkte.

2

Punktauswahl nach Segment-Anatomie

Diese ist eine moderne Ergänzung zur klassischen Punktauswahl. Beschwerden, die sich einem Organ zuordnen lassen, werden behandelt, indem man die dem Organ zugeordneten Segmente ventral und dorsal nadelt. Die Nadelung der Dermatome und Myotome des jeweiligen Segments stellt nach geläufiger Lehrmeinung den direktesten Zugang zum Organ über die Spinalnerven dar. Die Nadelung ventral und dorsal entspricht in etwa der Hinten-Vorne-Kombination und somit am ehesten der oben genannten klassischen *Shu-Mu*-Kombination.

Punktauswahl nach pathogenen Faktoren

Pathogene Faktoren werden in die sechs äußeren Faktoren und in die sieben inneren Faktoren unterteilt. **Äußere pathogene Faktoren** (▶ Tab. 2.4) dringen von außen in den Körper ein und werden metaphorisch mit klimatischen und jahreszeitlichen Einflüssen verglichen. **Innere pathogene Faktoren** (▶ Tab. 2.5) sind psychische und emotionale Faktoren, die zu Störungen der sieben Emotionen und der dazugehörigen *Zang-Fu*-Organe führen.

Tab. 2.4 Beispiele für die Behandlung äußerer pathogener Faktoren

Pathogener Faktor	Akupunkturpunkte	Funktionen
Wind	Bl 12 *Fengmen*, Gb 20 *Fengchi*, Du 16 *Fengfu*, Gb 31 *Fengshi*	Vertreiben Wind und entlasten das Äußere
Kälte	Moxibustion an Bl 23 *Shenshu*, Ren 4 *Guanyuan*, Du 4 *Mingmen*	Wärmen Nieren- und *Yuan*-(Ursprungs-) *Yang* und vertreiben Kälte
Sommerhitze	M-UE 1 *Shixuan*, Bl 40 *Weizhong*, Pe 3 *Quze*, Lu 10 *Yuji*	Klären Sommerhitze und transformieren Feuchtigkeit
Feuchtigkeit	Mi 9 *Yinlingquan*, Ma 36 *Zusanli*, Mi 3 *Taibai*, Ni 7 *Fuliu*	Stärken Milz und Magen und transformieren Feuchtigkeit
Trockenheit	Lu 10 *Yuji*, Lu 5 *Chize*, M-HN 20 *Jinjin Yuye*	Fördern die Bildung und Zirkulation von Körpersäften
Feuer	Di 11 *Quchi*, Ma 44 *Neiting*, Sj 5 *Waiguan*, Sj 4 *Yangchi*	Klären Inneres Feuer und Oberflächen-Hitze

Tab. 2.5 Beispiele für die Behandlung innerer pathogener Faktoren

Pathogener Faktor	Akupunkturpunkte	Funktion
Wut schädigt Leber	Le 2 *Xingjian*, Le 1 *Dadun*, Le 8 *Ququan*	Regulieren Leber-*Qi*, nähren *Yin* und beruhigen den *Shen* (Geist)
Freude schädigt Herz	He 7 *Shenmen*, Pe 7 *Daling*, Bl 15 *Xinshu*	Beruhigen Herz und *Shen* (Geist)
Trauer und Weinen schädigen Lunge	Lu 9 *Taiyuan*, Bl 13 *Feishu*, Lu 5 *Chize*	Tonisieren Lunge und lindern emotionale Spannungen
Angst schädigt Niere	Ni 3 *Taixi*, Bl 23 *Shenshu*, Ni 6 *Zhaohai*	Tonisieren Nieren-*Yin* und -*Yang* und festigen den *Shen* (Geist)
Grübeln schädigt Milz	Mi 3 *Taibai*, Ren 12 *Zhongwan*, Bl 20 *Pishu*	Stärken Milz-*Qi* und bändigen Gedanken

Punktauswahl nach Stagnations-Syndromen

Krankheitsfaktoren, seien es innere oder äußere Faktoren, die lange Zeit auf einen Organismus einwirken, können die Entwicklung eines Stagnations-Syndroms (▶ Tab. 2.6) begünstigen.

Tab. 2.6 Beispiele für die Behandlung eines Stagnations-Syndroms

Art des Syndroms	Akupunturpunkte	Funktion
Schleim-Stagnation	Mi 1 *Dadu*, Lu 7 *Lieque*, Ma 40 *Fenglong*, Ren 12 *Zhongwan*	Transformieren Schleim und verhindern Neubildung
Qi-Stagnation	*Le 3 Taichong*, Le 2 *Xingjian*, Ren 17 *Shanzhong*, Le 14 *Qimen*	Befreien Leber-*Qi* Stagnation, tonisieren *Qi*
Nahrungs-Stagnation	Ren 12 *Zhongwan*, Ren 11 *Jianli*, Mi 4 *Gongsun*, Ma 36 *Zusanli*, Ma 44 *Neiting*	Regen Verdauung an, lösen Nahrungs-Stagnationen auf und transformieren Feuchtigkeit
Blut-Stase	Mi 10 *Xuehai*, Mi 21 *Dabao*, Le 8 *Ququan*, Bl 17 *Geshu*	Zerstreuen Blut-Stasen und fördern Blutbildung
Feuchtigkeits-Stagnation	Mi 4 *Gongsun*, Mi 9 *Yinlingquan*, *Mi 6 Sanyinjiao*, Ma 36 *Zusanli*	Stärken Milz-*Qi* und transformieren Feuchtigkeit
Feuer-Stagnation	Pe 8 *Laogong*, He 8 *Shaofu*, Lu 10 *Yuji*, Di 11 *Quchi*	Klären Hitze aus Herz und Lunge

2.5 Symptombezogene Punktauswahl

Die symptombezogene Punktauswahl berücksichtigt Begleitsymptome der Grunderkrankung, ohne dass eine Leitbahnzugehörigkeit bestehen muss. Diese Form der Akupunktur kommt insbesondere bei akuten Erkrankungen zur Anwendung, ebenso bei akuten Episoden chronischer Erkrankungen als begleitende Therapie oder in der Schmerztherapie. Beispiele:

- Lungenerkrankung mit Husten: Bl 13 *Feishu*, Lu 9 *Taiyuan*, Lu 7 *Lieque*,
- vermehrter Auswurf: + Ma 40 *Fenglong*, Bl 20 *Pishu*,
- Kurzatmigkeit: + Ren 17 *Shanzhong*, M-BW 1 *Dingchuan*,
- Husten mit blutigem Sputum: + Lu 5 *Chize*, Lu 6 *Kongzui*.

Zu Beispielen für eine rein symptombezogene Akupunktur ▶ Kapitel 1.4 (Grundformen der Akupunkturrezeptur: *Ji Fang* und *Qi Fang*).

2.6 Punktauswahl der Spezialpunkte

Als Spezialpunkte werden Punkte besonderer Zugehörigkeit und Funktion bezeichnet. Im allgemeinen zählt man hierzu die Fünf-Elemente-Punkte, die *Luo*-Passagepunkte, *Yuan*-(Quell-)Punkte, *Xi*-(Grenz-)Punkte, *Shu*-(Transport-)Punkte, *Mu*-(Sammel-) Punkte, *Hui*-(einflussreiche) Punkte und die Öffnungspunkte der acht außerordentlichen Gefäße. Diesen Punkten wird eine größere Wirkung und Effektivität im Vergleich zu den restlichen Akupunkturpunkten zugeschrieben.

Die fünf Shu-Punkte (antike Punkte)

Die fünf *Shu*-Punkte oder antiken Punkte sind eine der wichtigsten Gruppen von Akupunkturpunkten der zwölf Hauptleitbahnen. Sie werden unterteilt in die *Jing*-(Brunnen-)Punkte, *Ying*-(Quell-)Punkte, *Shu*-(Bach-)Punkte, *Jing*-(Fluss-)Punkte und *He*-(Vereinigungs-)Punkte und liegen zwischen Ellenbogen- oder Kniegelenken oder distal davon. Da sich an diesen Punkten die Dynamik des *Qi*-Flusses verändert, spielen sie bei vielen Akupunkturkombinationen und -rezepturen eine wichtige Rolle.

> Der Bereich zwischen Finger und Ellenbogen bzw. zwischen Zehen und Kniegelenk wird mit einem Flussverlauf verglichen. Der Fluss entspringt an den *Jing*-(Brunnen-)Punkten, nimmt langsam an Tiefe und Breite zu, bis er die *He*-(Vereinigungs-)Punkte erreicht. Das Fortschreiten des *Qi*-Flusses durch die fünf *Shu*-Punkte korrespondiert mit dem Entstehungszyklus der Fünf Wandlungsphasen (Fünf Elemente). Daher werden Punkte dieser Gruppe auch als die Fünf Elementpunkte bezeichnet.

> - **Yin-Leitbahnen** beginnen mit dem Holzpunkt und enden im Wasserpunkt (▸ Tab. 2.7): Holz → Feuer → Erde → Metall → Wasser.
> - **Yang-Leitbahnen** beginnen mit dem Metallpunkt und enden im Erdepunkt (▸ Tab. 2.7): Metall → Wasser → Holz → Feuer → Erde.

Jing-(Brunnen-)Punkte

„Der Punkt, an dem das *Qi* ausströmt, ist als der *Jing*-(Brunnen-)Punkt bekannt“. *Jing*-(Brunnen-)Punkte sind Treff- und Schnittpunkte zwischen *Yin*- und *Yang*-Leitbahnen und dem in ihnen zirkulierenden *Qi* und *Xue* (Blut). Sie stellen entweder den End- oder Anfangspunkt einer Leitbahn dar und werden als die Wurzeln der zwölf Hauptleitbahnen bezeichnet.

Lokalisation Mit Ausnahme von Ni 1 *Yongquan* befinden sich alle an den Zehen- oder Fingerspitzen.

Funktionen und Indikationen *Jing*-(Brunnen-)Punkte zerstreuen Völlegefühle unterhalb des Herzens (Völlegefühl im Thorax, Herzschmerzen, Schmerzen der Rippenbögen). Außerdem klären sie Hitze, stellen das Bewusstsein wieder her und beheben Kollapszustände. Sie werden eingesetzt bei Erkrankungen der *Zang*-Organe. Beschwerden der am höchsten gelegenen Bereiche

Tab. 2.7 Die antiken Punkte der *Yin*- und *Yang*-Leitbahnen

Shu-Punkte	*Yin*-Leitbahn	*Yang*-Leitbahn
Jing-Brunnenpunkt	Holz	Metall
Ying-Quellpunkt	Feuer	Wasser
Shu-Bachpunkt	Erde	Holz
Jing-Flusspunkt	Metall	Feuer
He-Meerpunkt	Wasser	Erde

der jeweiligen Leitbahn (Gesichtsschmerz, Kopfschmerzen, Halsschmerzen, Zahnschmerzen, Tinnitus). Störungen des *Shen* (Geist) (Manie, Schlafstörungen). Beispiele:

- Ma 45 *Lidui*: Zahnschmerzen, schmerzhafte Rachenobstruktion, Völlegefühl und Spannung in Thorax und Abdomen, Manie, Schlafstörungen,
- Ni 1 *Yongquan*: Schwindel, Halsschmerzen, Husten und Dyspnoe, Manie,
- Gb 44 *Zuqiaoyin*: Kopfschmerzen, Tinnitus, Schmerzen der lateralen Rippenbögen, Schlafstörungen.

Ying-(Quell-)Punkte

„Der Punkt, an dem das *Qi* gleitet, ist als *Ying*-Quellpunkt bekannt".

Lokalisation *Ying*-(Quell-)Punkte sind an den Händen oder Füßen lokalisiert, direkt vor oder nach dem *Jing*-(Brunnen-) Punkt.

Funktionen und Indikationen *Ying*-(Quell-)Punkte klären Hitze und Hitze-Stagnation der *Zang*- und *Fu*-Organe und Leitbahnen. Die *Ying*-(Quell-)Punkte der *Yin*-Leitbahnen klären zusätzlich Leere-Hitze und bewegen das *Yin* und das Blut. Sie werden eingesetzt bei Lungen-Hitze mit blutigem Husten, Hitze-Störungen im oberen Bereich des Körpers und im Verdauungstrakt, fieberhaften Erkrankungen, Erkrankungen der *Yang*-Leitbahnen und Erkrankungen der *Zang*-Organe, hier meist in Kombination mit den zugehörigen *Shu*-(Bach-)Punkten. Beispiele:

- Lu 10 *Yuji* klärt Hitze aus dem Rachenraum. In Kombination mit Lu 9 *Taiyuan*, *Shu*-(Bach-)Punkt der Lunge, behandelt er Schmerzen der Lunge und des Herzens.
- Mi 2 *Dadu* klärt sowohl Hitze als auch Feuchte-Hitze aus Milz, Magen und Darm, welche sich in Diarrhö, Obstipation, Erbrechen und epigastrischen Schmerzen zeigen.
- Le 2 *Xingjian* klärt wirkungsvoll Leber-Feuer in allen Teilen des Körpers. Zusammen mit Le 3 *Taichong* behandelt er Schmerzen der Leber und des Herzens.

Shu-(Bach-)Punkt

„Der Punkt, an dem das *Qi* sich ergießt, ist als *Shu*-Bachpunkt bekannt". Die *Shu*-(Bach-)Punkte der *Yin*-Leitbahnen sind ebenfalls *Yuan*-(Quell-)Punkte der entsprechenden Leitbahnen.

Lokalisation Die *Shu*-(Bach-)Punkte der drei Arm-*Yin*-Leitbahnen befinden sich an der Beugeseite des Handgelenks. Die restlichen *Shu*-(Bach-)Punkte liegen proximal des Metakarpophalangeal- und Metatarsophalangealgelenks.

Funktionen und Indikationen Die *Shu*-(Bach-)Punkte der *Yang*-Leitbahnen kommen zur Anwendung bei Erkankungen, die im Verlauf der Leitbahnen lokalisiert sind. Die *Shu*-(Bach-)Punkte der *Yin*-Leitbahnen entsprechen den *Yuan*-(Quell-)Punkten und stellen die Hauptpunkte zur Tonisierung und Harmonisierung der entsprechenden *Zang*-Organe dar. *Shu*-(Bach-) Punkte lindern körperliches Schweregefühl und Gelenkschmerzen sowie intermittierend auftretende Krankheiten. Da *Shu*-(Bach-)Punkte der *Yin*-Leitbahnen gleichzeitig die *Yuan*-(Quell-)Punkte der entsprechenden Leitbahnen sind, haben sie eine größere klinische Bedeutung als die *Shu*-

(Bach-)Punkte der *Yang*-Leitbahnen. Gemeinsam mit den *Ying*-(Quell-)Punkten werden sie eingesetzt, um Erkrankungen der *Zang*-Organe zu behandeln. Beispiele:

- Le 3 *Taichong*: ist angezeigt bei Leere- und Fülle-Symptomatik der Leber.
- Ni 3 *Taixi*: nährt Nieren-*Yin*, tonisiert Nieren-*Yang* und *Yin*.
- He 7 *Shenmen* tonisiert und nährt jede Art von Mangel im Herz-Kreislauf, z. B. *Yin*, *Yang*, *Qi* und Blut.

Jing-(Fluss-)Punkt

„Der Punkt, an dem das *Qi* fließt, ist als *Jing*-(Fluss-)Punkt bekannt".

Lokalisation *Jing*-(Fluss-)Punkte liegen an den Handgelenken, Knöcheln oder proximal davon.

Funktionen und Indikationen *Jing*-(Fluss-)Punkte behandeln Lungen-Pathogene, unterstützen Stimme und Sprache und behandeln Erkrankungen der Sehnen. Sie kommen zur Anwendung bei Husten und Dyspnoe, Frieren und Fieber (Erkrankungen der oberen Atemwege wie Asthma, ansteckende und fieberhafte Erkrankungen mit Beteiligung der oberen Atemwege, Malaria). Erkrankungen, die mit einer Veränderung der Stimme einhergehen, z. B. Aphasie, Wahn, Manie, Stimmverlust, Seufzen. Erkrankungen der Sehnen und Knochen, z. B. schmerzhaftes Stauungssyndrom, Schmerzen und Steifigkeit der Wirbelsäule, Gelenkschmerzen. Beispiele:

- Ma 41 *Jiexi*: fieberhafte Erkrankungen mit Schweißlosigkeit, Magen-Hitze mit Wahn und schmerzhaftem Stauungssyndrom durch Feuchtigkeit.
- Ni 7 *Fuliu*: Fieber mit Schweißlosigkeit, Neigung zu Wut mit anhaltendem Sprechen, Neigung zum Lachen, kalte und heiße Knochen und Atrophieerkrankung der Beine.
- Gb 38 *Yangfu:* Frösteln und Fieber, Schwitzen mit Kaltfrösteln, Malaria, vermehrtes Seufzen, schmerzhaftes Wind-Stauungssyndrom mit Taubheit und wandernde Schmerzen der Gelenke.

He-(Vereinigungs-)Punkte

„Der Punkt, an dem das *Qi* nach innen eindringt, ist als *He*-Meerpunkt bekannt".

Lokalisation Die *He*-(Vereinigungs-)Punkte der zwölf Hauptleitbahnen liegen an den Ellenbogen- und Kniegelenken.

Funktionen und Indikationen *He*-(Vereinigungs-)Punkte wirken regulierend auf den Verdauungsapparat und die *Fu*-Hohlorgane ein, sie leiten Feuchte-Hitze aus. Sie werden eingesetzt, um entgegengesetzt fließendes *Qi* und Diarrhö zu harmonisieren, bei Erkrankungen durch unregelmäßigen Konsum von Essen und Trinken (Erbrechen und Diarrhö) sowie bei Erkrankungen der *Fu*-Hohlorgane und bei Hauterkrankungen. Beispiele:

- Lu 5 *Chize*, Di 11 *Quchi*, Ma 36 *Zusanli*, Mi 9 *Yinlingquan*, Pe 3 *Quze* sind angezeigt bei Erbrechen und Diarrhö.
- Ma 36 *Zusanli* und Gb 34 *Yanglingquan* sind die wichtigsten Leitbahnpunkte zur Behandlung der jeweiligen *Fu*-Organe.
- *He*-(Vereinigungs-)Punkte der Fuß-*Yin*-Leitbahnen leiten Feuchtigkeit und Feuchte-Hitze aus den *Fu*-Organen aus.
- Di 11 *Quchi* ist einer der wichtigsten Punkte bei Hauterkrankungen.

Xi-(Grenz-)Punkte

Lokalisation Die *Xi*-(Grenz-)Punkte der zwölf Hauptleitbahnen liegen an den distalen Extremitäten. Es gibt außerdem vier *Xi*-(Grenz-)Punkte der außerordentlichen Gefäße.

Funktionen und Indikationen An den *Xi*-(Grenz-)Punkten sammeln sich *Qi* und Blut und dringen weiter in die Tiefe ein. Sie werden allgemein zur Behandlung akuter Zustände und Schmerzsymptomatik der betroffenen *Zang-Fu*-Organe und entlang der jeweiligen Leitbahnverläufe eingesetzt. Die *Xi*-(Grenz-)Punkte der *Yin*-Leitbahnen haben eine zusätzliche Wirkung bei der Behandlung von Bluterkrankungen. Beispiele:

- Lu 6 *Kongzui*: akuter Husten, Keuchatmung, Asthma, Bluthusten,
- Mi 8 *Diji*: Dysmenorrhö, unregelmäßige Menstruation, abdominale Geschwulstbildung bei Frauen,
- Ni 5 *Shuiquan*: Menstruationsstörungen als Folge von Blutmangel oder Blut-Stase,
- Pe 4 *Ximen*: Hauptpunkt zur Behandlung akuter, schmerzhafter Blut-Stase in Thorax und Herz,
- Le 6 *Zhongdu*: Blut-Stase im Uterus, *Shan*-Erkrankung, Unterbauchschmerzen,
- Ma 34 *Liangqiu*: akute Erkrankungen und Schmerzen der Brüste, Mammaabszess, akute Schmerzen im Oberbauch,
- Dü 6 *Yanglao*: Schmerzen von Schulter, Skapula und Arm, akute Verstauchungen in der Lumbalregion.

Yuan-(Quell-)Punkte

An den *Yuan*-(Quell-)Punkten der zwölf Hauptleitbahnen kommt das *Yuan*-(Ursprungs-)*Qi* an die Oberfläche und verweilt dort. Auf den *Yin*-Leitbahnen entsprechen die *Yuan*-(Quell-)Punkte den *Shu*-(Bach-)Punkten.

Lokalisation Die *Yuan*-(Quell-)Punkte der *Yin*-Leitbahnen sind jeweils der dritte Leitbahn-Punkt, von der Peripherie aus gezählt. Die *Yuan*-(Quell-)Punkte der *Yang*-Leitbahnen sind jeweils der vierte Leitbahn-Punkt, von der Peripherie aus gezählt.

Funktionen und Indikationen *Yuan*-(Quell-)Punkte der *Yin*-Leitbahnen tonisieren und regulieren ihre jeweils zugeordneten *Zang*-Organe und stellen für diesen Zweck die Hauptpunkte der jeweiligen Leitbahn dar. Sie haben zudem eine diagnostische Funktion, da sich bei Erkrankungen der *Zang*-Organe pathologische Reaktionen im Umfeld der *Yuan*-(Quell-)Punkte ausbilden können. *Yuan*-(Quell-)Punkte der *Yang*-Leitbahnen werden bei Erkrankungen der *Fu*-Organe und zur Beseitigung von Fülle-Pathogenen der *Fu*-Organe und entlang des jeweiligen Leitbahnverlaufs verwendet.

- *Yuan*-(Quell-)Punkte der *Yin*-Leitbahnen sind die *Shu*-(Bach-)Punkte.
- *Yuan*-(Quell-)Punkte der *Yang*-Leitbahnen:
  - Di 4 *Hegu* zerstreut äußere Wind-Pathogene und behandelt Erkrankungen entlang der Dickdarm-Leitbahn.
  - Bl 64 *Jinggu* lindert Schmerzen entlang der Blasen-Leitbahn, entspannt die Sehnen und beseitigt Wind-Pathogene im Kopfbereich.

2

Tab. 2.8 Beispiele für Anwendungsgebiete der *Luo*-(Verbindungs-)Punkte

Akupunkturpunkt	Indikationen
Erkrankungen der innen-außen-gekoppelten Leitbahn oder der *Zang-Fu*-Organe	
Lu 7 *Lieque*	Kopfschmerzen, Hals- und Nackenschmerzen
Ma 40 *Fenglong*	Schleim-Erkrankungen
Mi 4 *Gongsun*	Harmonisiert den Magen-Darm-Trakt und lindert abdominale Schmerzen
Pe 6 *Neiguan*	Übelkeit und Erbrechen
Gb 37 *Guangming*	Augenerkrankung bei Leber-Disharmoniemustern
Störungen im Verlauf der Verbindungsleitbahnen	
Di 6 *Pianli*	Tinnitus und Taubheit (Dickdarm-Verbindungsleitbahn verläuft zu den Ohren)
Le 5 *Ligou*	Erkrankungen der Geschlechtsorgane (Leber-Verbindungsleitbahn steigt zu den Genitalien auf)
Psychoemotionale Faktoren	
Lu 7 *Lieque*	Vergesslichkeit und die Neigung zu lachen
Ma 40 *Fenglong*, Mi 4 *Gongsun* und Dü 7 *Zhizheng*	Bipolare Episoden
He 5 *Tongli*	Häufiges Gähnen und Stöhnen mit negativen Emotionen (Trauer, Wut, Ärger)

Luo-(Verbindungs-)Punkte

An den *Luo*-(Verbindungs-)Punkten der zwölf Hauptleitbahnen befinden sich Abzweigungen der *Luo*-Verbindungsleitbahnen. Zusätzlich gibt es *Luo*-(Verbindungs-)Punkte des *Ren Mai* und *Du Mai* sowie den großen *Luo*-(Verbindungs-)Punkt der Milz.

Lokalisation Die zwölf *Luo*-(Verbindungs-)Punkte der regulären Leitbahnen liegen distal vom Knie- bzw. Ellbogengelenk. Ausnahmen bilden die *Luo*-(Verbindungs-)Punkte des *Ren Mai* und *Du Mai* sowie der große *Luo*-(Verbindungs-)Punkte der Milz. Ren 15 *Jiuwei* liegt im sternokostalen Winkel, Du 1 *Changjiang* im Perineum und Mi 21 *Dabao* befindet sich unterhalb der Axilla.

Funktionen und Indikationen *Luo*-(Verbindungs-)Punkte kommen zur Anwendung bei Erkrankungen der innen-außen-gekoppelten Leitbahn oder der *Zang-Fu*-Organe, bei Erkrankungen oder Störungen in Körperarealen, die von den Verbindungsleitbahnen erreicht werden, und bei psychoemotionalen Erkrankungen (▶ Tab. 2.8).

Shu-(Transport-)Punkte

An den *Shu*-(Transport-)Punkten wird das *Qi* der *Zang-Fu*-Organe zwischen den inneren und äußeren Schichten transportiert. Lokale Veränderungen, wie z.B. Hautveränderungen oder eine Druckdolenz an den *Shu*-(Transport-)Punkten, können diagnostisch Aufschluss über den Zustand des zugeordneten *Zang-Fu*-Organs geben.

Lokalisation Die zwölf *Shu*-(Transport-)Punkte liegen auf dem Rücken entlang des inneren Asts der Blasen-Leitbahn ungefähr auf gleicher Höhe des ihnen zugeordneten *Zang*- oder *Fu*-Organs und meist auf derselben Höhe wie ihre korrespondierenden *Mu*-(Sammel-)Punkte.

Funktionen und Indikationen *Shu*-(Transport-)Punkte können sowohl bei Leere- als auch bei Fülle-Mustern der entsprechenden *Zang-Fu*-Organe eingesetzt werden. Bei Leere-Kälte-Mustern kommen *Shu*-(Transport-)Punkte meist in Verbindung mit Moxibustion zur Anwendung. Weniger wichtig ist die Anwendung bei Beschwerden entlang der zugehörigen Leitbahnen. Beispiele:

- Moxibustion an Bl 13 *Feishu*: Kälte der Lunge und Lungenatrophie,
- Sedieren von Bl 13 *Feishu*: Völlegefühl im Thorax und Atemnot,
- Moxibustion an Bl 20 *Pishu*: Milz-Kälte-Symptome,
- Sedierende oder harmonisierende Stimulierung von Bl 18 *Ganshu*: Schmerzen und Spannung der lateralen Rippenregion, Völle in Thorax und Hypogastrium, Wut, Manie.

Mu-(Sammel-)Punkte

An den *Mu*-(Sammel-)Punkten sammelt und konzentriert sich das *Qi* der *Zang-Fu*-Organe auf der Vorderseite des Körpers. Ähnlich wie bei den *Shu*-(Transport-)Punkten geben lokale Veränderungen wie z. B. Effloreszenzen oder Druckdolenz der *Mu*-(Sammel-)Punkte diagnostisch Aufschluss über den Zustand des zugeordneten *Zang-Fu*-Organs.

Lokalisation Die zwölf *Mu*-(Sammel-)Punkte liegen auf dem Thorax oder Abdomen in direkter Nähe ihres entsprechenden *Zang*- oder *Fu*-Organs.

Funktionen und Indikationen *Mu*-(Sammel-)Punkte haben ähnlich wie die *Shu*-(Transport-)Punkte einen sehr direkten Einfluss auf Erkrankungen der *Zang-Fu*-Organe, jedoch nur geringe Wirkung auf Beschwerden entlang der zugehörigen Leitbahnen. Häufig werden sie kombiniert mit den *Shu*-(Transport-)Punkten eingesetzt.

Hui-(einflussreiche) Punkte

Die *Hui*-(einflussreichen) Punkte sind eine besondere Kategorie von Punkten mit einem breiten Wirkspektrum. Sie haben Einfluss auf übergeordnete Körperfunktionen und -strukturen und können sowohl bei Fülle- als auch Leere-Mustern angewandt werden. Beispiele:

- Ren 17 *Shanzhong* hat als *Hui*-(einflussreicher) Punkt des *Qi* eine starke Wirkung auf das Sammel-*Qi (Zong-Qi)* und somit auf Lungen- und Herz-Funktionen.
- Bl 17 *Geshu*, *Hui*-(einflussreicher) Punkt des Bluts, ist angezeigt zur Behandlung von Bluterkrankungen.
- Le 13 *Zhangmen*, der *Hui*-(einflussreiche) Punkt der *Zang*-Organe, kommt zur Anwendung bei Erkrankungen aller *Zang*-Organe. Da er zudem *Mu*-(Sammel-)Punkt der Milz ist, verstärkt er die transformierenden und transportierenden Funktionen der Milz und stellt somit die Versorgung aller *Zang*-Organe sicher.
- Ren 12 *Zhongwan* hat als *Hui*-(einflussreicher) Punkt der *Fu*-Organe und *Mu*-(Sammel-)Punkt des Magens eine vergleichbare Funktion wie Le 13 *Zhangmen*, nur ist seine Wirkung auf die *Fu*-Organe konzentriert.

2

Öffnungspunkte der acht außerordentlichen Gefäße

Diese Punkte befinden sich im Bereich der Hand- und Fußgelenke und stellen eine Verbindung zu den acht außerordentlichen Gefäßen dar. Laut *Handbuch Akupunktur* (Deadman) gibt es prinzipiell zwei Verwendungsarten für diese Punkte: Um die außergewöhnlichen Leitbahnen zu aktivieren oder die Indikationen aus der *Ode of the Obstructed River* (▶ Tab. 2.9) zu behandeln.

Die Acht Öffnungspunkte der außerordentlichen Gefäße werden zu vier Zweierpaaren zusammengefasst (▶ Tab. 2.10), um Erkrankungen bestimmter Körperareale oder bestimmte Syndrome zu behandeln. In dieser kleinstmöglichen *Shang-Xia*-Kombination (▶ Kap. 3.1) finden sie eine breite klinische Anwendung.

Tab. 2.9 Öffnungspunkte und ihre Anwendungen

Punkt	Indikationen nach *Ode of the Obstructed River*	Indikationen nach den außergewöhnlichen Leitbahnen	
Lu 7 *Lieque*	Störungen der Kopfregion, rebellierendes *Qi* mit Schleim-Blockade und trockenem Hals	*Ren Mai*	Lochienretention, Genitalschmerz, Harnwegserkrankungen
Ni 6 *Zhaohai*	Schwellung und Schmerzen im Hals-Rachen-Bereich mit Dysphagie	*Yinqiao Mai*	Rachen, Augen, Epilepsie, Verspannungen und Kontraktionen der Beininnenseite
Pe 6 *Neiguan*	Erkrankungen des Thorax	*Yinwei Mai*	Herz- und Thoraxschmerzen, Schmerzen und Völlegefühl der lateralen Rippenregion
Mi 4 *Gongsun*	Schmerzen im Unterbauch	*Chong Mai*	Abdominale Schmerzen und Spannungsgefühle, krampfartige Schmerzen bei Dysenterie, rebellierendes Magen-*Qi*, (Gesichts-)Ödeme
Dü 3 *Houxi*	Erkrankungen des *Du Mai*, bipolare Störung	*Du Mai*	Schmerzen in Kopf, Nacken, Schulter, HWS, LWS, fieberhafte Wind- und Wind-Hitze Erkrankungen, Epilepsie
Bl 62 *Shenmai*	Hitze- und Kälte-Symptomatik, einseitige Kopfschmerzen, Wind und Schrecken	*Yangqiao Mai*	Äußere Wind-Erkrankungen, Nackensteifigkeit, Kopfschmerzen, innerer Wind mit Kiefersperre, Opisthotonus, aufwärts starrende Augen, hängender Wundwinkel, Wind-Apoplex, Hemiplegie, Epilepsie, Schlaflosigkeit (Augen schließen nicht)
Sj 5 *Waiguan*	Schädigungen des Äußeren durch Kälte-Angriff mit Kopfschmerzen	*Yangwei Mai*	Pathogene Faktoren in äußeren Körperschichten, Temporal-, Frontal-, Okzipital- und Scheitelkopfschmerz
Gb 41 *Zulinqi*	Augenerkrankungen	*Dai Mai*	Spannungsgefühl und Schmerzen der Mammae, Mammaabszess, Menstruationsbeschwerden und gehemmte Menstruation aufgrund von Leber-*Qi*-Stagnation

Tab. 2.10 Zweierpaare der Öffnungspunkte

Akupunkturpunkt	Körperareale oder Syndrome
Mi 4 *Gongsun*	Brust, Bauch
Pe 6 *Neiguan*	
Gb 41 *Zulinqi*	• Kopf, Gesicht, Schulter, Nacken • Schädigungen des Äußeren durch Kälte-Angriff
Sj 5 *Waiguan*	
Ni 6 *Zhaohai*	• Lunge, Hals-Rachen-Bereich, Brust und Diaphragma • *Yin*-Mangel-Syndrome mit innerer Hitze
Lu 7 *Lieque*	
Bl 62 *Shenmai*	• Kopf- und Rückenschmerzen, Schmerzen der Wirbelsäule • Äußere Pathogene, innere und äußere Wind-Erkrankungen
Dü 3 *Houxi*	

2

Vier und sechs Kommandopunkte

Die Kommandopunkte zählen zu den wichtigsten und effektivsten Punkten der klassischen und modernen Akupunktur. Sie können zur Behandlung jeder Art von Beschwerden eingesetzt werden, die in der Region lokalisiert sind, zu welcher der Punkt zugeordnet ist, unabhängig davon, ob es sich um Fülle-, Leere-, Hitze-, Kälte-Störungen oder um chronische oder akute Erkrankungen handelt. Beispiele:

- Ma 36 *Zusanli*: Abdomen,
- Bl 40 *Weizhong*: Lumbalregion und Rücken,
- Lu 7 *Lieque*: Kopf und Nacken,
- Di 4 *Hegu*: Gesicht und Mund,
- Pe 6 *Neiguan*: Thorax und laterale Rippenbögen,
- Du 26 *Renzhong*: Wiederbelebung.

3 Methoden der Punktkombination

Eine Akupunkturkombination entsteht gewöhnlich auf der Grundlage symptom- oder syndrombezogener Leitbahnpunkte, die nach bestimmten Regeln der Punktauswahl zusammengestellt werden. Je nach Pathogenese und Situation wird eine möglichst harmonische Mischung von zwei und mehr Leitbahnpunkten ausgewählt. Diese Grundpunkte können je nach Stärke und Symptomatik der Erkrankung durch begleitende Punkte erweitert werden, um die Wirkung zu verstärken, breiter zu fächern oder zielgerichteter einzusetzen. Somit ist gewährleistet, dass die Wirkung der Haupt- und Nebenpunkte möglichst effizient genutzt werden kann.

3.1 Allgemeine Methoden

Qian-Hou-Kombination (Vorne-Hinten-Kombination)

Die *Qian-Hou-*(Vorne-Hinten-)Kombination wird auch Rücken-Bauch- oder *Yin-Yang-*Kombination genannt. *Qian* (vorne) steht für Akupunkturpunkte an Brust und Abdomen und zählt damit zum *Yin*. *Hou* (hinten) steht für Akupunkturpunkte des Rückens und repräsentiert das *Yang*. Im *Lingshu Jing* wird diese Nadelungsmethode auch als paarweises Stechen bezeichnet.

Im Brust- oder Abdominalbereich wird der Schmerzpunkt lokalisiert. Nun zieht man eine gedankliche Parallellinie zum Rücken und lokalisiert auf gleicher Höhe den gegenüberliegenden Rückenpunkt. An beiden Punkten wird jeweils eine Nadel gesetzt.

Die *Qian-Hou-*Kombination ähnelt der *Shu-Mu-*Kombination (▸ Kap. 3.3), da sie ebenfalls Punkte des Rückenbereichs mit thorakal-abdominalen Punkten kombiniert. Jedoch ist die *Qian-Hou-*Methode nicht auf *Shu-*(Transport-)Punkte und *Mu-*(Sammel-)Punkte begrenzt, es können alle Akupunktur- sowie *Ashi-*Punkte eingesetzt werden. Die *Qian-Hou-*Kombination kann auch im Schädelbereich und an den Extremitäten angewandt werden (▸ Tab. 3.1). Diese Methode wurde traditionell zur Behandlung von *Xin Bi* angewendet, den

Tab. 3.1 Beispiele für *Qian-Hou-*Kombinationen

Indikationen	Akupunkturpunkte
Magenschmerzen	Ma 21 *Liangmen* + Bl 50 *Weicang*
	Ren 12 *Zhongwan* + Bl 21 *Weishu*
Unregelmäßige Menstruation	Ma 28 *Shuidao*, Ma 29 *Guilai* + Bl 31 *Shangliao*, Bl 32 *Ciliao*
Beispiele für Anwendungen im Kopfbereich	
Bewusstlosigkeit	Du 26 *Renzhong* + Du 16 *Fengfu*
Kopfschmerzen	Du 21 *Qianding* + Du 19 *Houding*
Verstopfte Nase	Di 20*Yinxiang* + Bl 10 *Tianzhu*
Beispiele für Anwendung an den Extremitäten	
Schmerzen in Brust und Rippenbogen	Pe 6 *Neiguan* + Sj 5 *Waiguan*
Schmerzen des Fußgelenks	Gb 40 *Qiuxu* + Ni 6 *Zhaohai*

schmerzhaften Verschlusserkrankungen des Herz-Kreislauf-Systems. In der modernen Medizin wird sie bei vielen thorakalen und abdominalen Schmerzsyndromen (▶ Tab. 3.1) sowie bei Erkrankungen eingesetzt, die einem bestimmten Segment oder Dermatom zugeordnet werden können.

Shang-Xia-Kombination (Oben-Unten-Kombination)

Shang (oben) steht für die oberen Extremitäten, Thorax und Schädel. *Xia* (unten) steht für die Bereiche unterhalb der Hüfte und die unteren Extremitäten. Bei der *Shang-Xia*-Methode werden Erkrankungen der oberen Extremitäten, des Thorax und des Schädels mit Punkten der unteren Extremitäten behandelt. Bei Erkrankungen der unteren Extremitäten werden Punkte der oberen Extremitäten, des Thorax oder Schädels eingesetzt. Es können auch Punkte der oberen und unteren Extremitäten kombiniert werden, um Erkrankungen von Kopf, Thorax, Rücken und Abdomen zu behandeln (▶ Tab. 3.2).

Diese Kombinationen können u.a. nach Aspekten der Leitbahn- oder Schichtzugehörigkeit, nach Indikation der Einzelpunkte oder aufgrund der Zugehörigkeit zu einem der Spezialpunkte ausgewählt werden.

Da die klinischen Anwendungen durch die großen Kombinationsmöglichkeiten sehr breit gestreut sind, gehört diese Art der Punktkombination zu den am häufigsten eingesetzten Kombinationen.

Zuo-You-Kombination (Links-Rechts-Kombination)

Bei der *Zuo-You*-Kombination werden bei Beschwerden der linken Körperhälfte Punkte der rechten Seite verwendet und umgekehrt. Bei Ganzkörperbeschwerden werden die Punkte der rechten und linken Seite gemeinsam genadelt.

Die *Zuo-You*-Methode wird oft bei Beschwerden im Kopfbereich wie Kopf- oder Gesichtsschmerz angewandt. So kann bei einer Fazialisparese oder Zahnschmerzen kontralateral Di 4 *Hegu* verwendet werden. Oder bei Kopfschmerzen kann kontralateral Gb 34 *Yanglingquan* mit Gb 43 *Xiaxi* kombiniert werden.

Bei Erkrankungen, die sich nur auf einer Körperseite zeigen, wird nur die gesunde Seite akupunktiert, z.B. bei Halbseitenlähmung, Gliederschmerzen oder Arthrose. Bei Erkrankungen der *Zang-Fu*-Organe werden zur Wirkungsverstärkung die Punkte oft beidseitig eingesetzt, so kann z.B. bei Thoraxschmerzen beidseitig Pe 6 *Neiguan* verwendet werden.

Tab. 3.2 Beispiele für *Shang-Xia*-Kombinationen

Indikationen	Akupunkturpunkte
Magenschmerzen	Oben: Pe 6 *Neiguan*
	Unten: Mi 6 *Gongsun*
Zahnschmerzen	Oben: Di 4 *Hegu*
	Unten: Ma 44 *Neiting*
Analprolaps, absinkender Uterus	Oben: Du 20 *Baihui*
Kopfschmerzen	Unten: Bl 60 *Kunlun*

Die Kombination aus der Links-Rechts- und Oben-Unten-Kombination wird oft bei akuten Verrenkungen, Prellungen, Quetschungen sowie anderen akuten Störungen des Bewegungsapparats verwendet. So werden beispielsweise bei einer Verrenkung im linken Bein Akupunkturpunkte des rechten Arms gewählt.

Biao-Li-Kombination (Innen-Außen-Kombination)

Die *Biao-Li*-Kombinationsmethode basiert auf der Innen-Außen-Kopplung der *Zang-Fu*-Organe und Leitbahnen. Sie ist eine der gängigsten Akupunkturkombinationen des klinischen Alltags. Die *Yuan-Luo*-Kombination (▸ Kap. 3.3) ist ein Teilaspekt der *Biao-Li*-Kombination.

Bei einer Disharmonie bzw. Erkrankung eines *Zang-Fu*-Organs werden Akupunkturpunkte der innen-außen-gekoppelten Leitbahn gewählt. In der klinischen Praxis haben sich zwei Methoden als besonders nützlich erwiesen:

- Die ausschließliche Verwendung von Akupunkturpunkten entlang einer der gekoppelten Leitbahnen: So werden z. B. bei einem Angriff durch Wind auf die Lunge nur Punkte der gekoppelten Dickdarm-Leitbahn verwendet, z. B. Di 4 *Hegu*, Di 11 *Quchi*, Di 20 *Yingxiang*.
- Die Anwendung unterschiedlicher Nadelstimulierungen (Sedieren oder Tonisieren) an Punkten beider Leitbahnen: So werden z. B. bei einer Magen-Darm-Erkrankung mit Magen-Fülle- und Milz-Leere-Symptomen Punkte der Magen-Leitbahn sediert und Punkte der Milz-Leitbahn tonisiert, z. B. Sedieren an Ma 44 *Neiting*, Ma 45 *Lidui* und Tonisieren an Mi 4 *Gongsun*.

Yuan-Jin-Kombination (Nah- und Fernpunkt-Kombination)

Die *Yuan-Jin*-Kombination ist die Kombination lokaler und distaler Punkte.

- Die lokalen Punkte sind meist syndrom- oder symptombezogene Punkte, Punkte mit spezieller Indikation und Funktion oder *Ashi*-Punkte.
- Fernpunkte sind distale Punkte entlang der gleichen oder anderer Leitbahnen, die eine verstärkende Wirkung der lokalen Punkte aufgrund spezieller Indikation oder Syndrombezug haben.

Die *Yuan-Jin*-Kombination kann aufgrund ihrer hohen Diversität bei den meisten Krankheitsbildern eingesetzt werden und stellt eine der am häufigsten verwendeten Kombinationtechniken dar.

- Magenschmerzen:
  - Nahpunkte Ren 12 *Zhongwan*, Ma 21 *Liangmen*,
  - Fernpunkte Pe 6 *Neiguan*, Mi 4 *Gongsun*, Ma 36 *Zusanli*.
- Menstruationsbeschwerden:
  - Nahpunkte Ren 3 *Zhongji*, Ma 29 *Guilai*,
  - Fernpunkt Mi 6 *Sanyinjiao*.

Qi-Zhi-Kombination (Anfangs- und Endpunkt-Kombination)

Die *Qi-Zhi*-Kombination besteht aus dem Anfangspunkt und Endpunkt einer Leitbahn und wird eingesetzt, um Erkrankungen der *Zang-Fu*-Organe, v. a. aber Beschwerden im Kopf- und Gesichtsbereich

Tab. 3.3 Beispiele für *Zang-Xiang*-Kombinationen

Organ	Öffnung nach außen	Körperliche Manifestation	Blüte
Herz	Zunge	Blutgefäße	Gesicht
Lunge	Hals-Rachen-Nase	Haut	Körperbehaarung
Milz	Mund	Muskeln	Lippen
Leber	Augen	Sehnen	Nägel
Niere	Ohren, Sexualorgane, After	Knochen	Haare

sowie Erkrankungen der Sinnesorgane zu behandeln:

- Husten, Brustschmerz, Schwellung und Schmerz im Hals-Rachen-Bereich: Lu 11 *Shaoshang* + Lu 1 *Zhongfu.*
- Zahnschmerzen, verstopfte Nase, Nasenbluten: Di 1 *Shangyang* + Di 20 *Yingxiang.*
- Wahn, Bewusstlosigkeit, Husten, Asthma, Brustschmerz: Ni 1 *Yongquan* + Ni 27 *Shufu.*

Zang-Xiang-Kombination (Viszeralkombination)

Bei der *Zang-Xiang*-Kombination wird der *Shu*-(Transport-)Punkt des betroffenen *Zang*-Organs mit symptombezogenen Akupunkturpunkten der dazugehörigen Leitbahn kombiniert.

Das Hauptanwendungsgebiet in der modernen Praxis liegt in der Behandlung von Erkrankungen des „Abbilds der inneren Organe“, d. h., es werden die äußeren oder inneren Körperstrukturen (▶ Tab. 3.3) behandelt, die einem *Zang*-Organ zugeordnet sind.

- Leber-Problematik mit unscharfem Sehen: Bl 18 *Ganshu* + Le 2 *Xingjian.*
- Nieren-*Shen*-Mangel mit Tinnitus und Hörminderung: Bl 23 *Shenshu* + Ni 3 *Taixi.*
- Ulzerationen der Zunge: Bl 15 *Xinshu* + He 8 *Shaofu.*
- Wind-Kälte-Angriff mit verstopfter Nase: Bl 13 *Feishu* + Lu 7 *Lieque.*

3.2 Kombinationen der Fünf-Elemente-Punkte

Verwendung elementengleicher Leitbahnpunkte (Ben Jing Ben Xue)

Bei Erkrankung eines *Zang-Fu*-Organs wird auf der entsprechenden Leitbahn derjenige Fünf-Elemente-Punkte ausgewählt, der dem Element des *Zang-Fu*-Organs entspricht, dieser Punkt wird auch als *Ben*-Punkt bezeichnet. Je nach Leere- oder Fülle-Symptomatik wird dieser Punkt tonisiert oder sediert. Zum Beispiel wird bei Erkrankungen der Lunge (Metall-Element) Lu 8 *Jingqu* (Metallpunkt) gewählt, bei Erkrankungen der Nieren (Element Wasser) Ni 10 *Yingu* (Wasserpunkt).

Mutter-Kind-Kombinationen (Bu Mu Xie Zi)

Die Mutter-Kind-Kombinationen *Bu Mu Xie* Zi beruhen auf dem Geburtenzyklus der Fünf Elemente und sind Methoden des Sedierens (*Xie Fa*) und Tonisierens (*Bu Fa*). *Bu* bedeutet tonisieren und meint die tonisierende *Bu Fa*, *Xie* bedeutet zerstreuen und meint die zerstreuende (sedierende) *Xie Fa* (▶ Kap. 1.3). *Mu* bedeutet Mutter und ist das im Geburtenzyklus vorangehende Element. *Zi* bedeutet Kind und ist das im Geburtenzyklus nachfolgende Element.

Probleme des Mutter-Elements führen zu Leere-Symptomen des nachfolgenden Kind-Elements und werden durch Tonisieren der Mutter behandelt. Probleme des Kind-Elements führen zu Fülle-Symptomen des vorangehenden Mutter-Elements und werden durch Sedieren des Kindes behandelt.

> Hervorbringungszyklus: Holz → Feuer → Erde → Metall → Wasser → Holz.

Auf der betroffenen Leitbahn

Entlang der betroffenen Leitbahn werden je nach Fülle- oder Leere-Symptomatik die entsprechenden Mutter-Punkte tonisiert oder Kind-Punkte sediert.

Beispiel: Ausgehend vom Hervorbringungszyklus (→ **Wasser** → *Holz* → **Feuer** → Erde → Metall) stellt sich die Auswahl der Punkte bei Leber-Fülle- und -Mangel-Syndromen wie folgt dar. Die Leber gehört zum Element *Holz*. Wasser ist die **Mutter** von *Holz*, Feuer ist das **Kind** von *Holz*.

- **Leber-Fülle-Syndrom** und **aufsteigendes Leber-Feuer** mit Kopfschmerzen, Schwindel und geröteten Skleren: Sedieren von Le 2 *Xingjian*. Gemäß dem Grundsatz „Bei Fülle zerstreue das Kind“ wird bei einem Fülle-Zustand der Leber (Holz) der Feuerpunkt (Kind) der Leber-Leitbahn sediert.
- **Leber-Blut-Mangel-Syndrom** mit Schwindel, gelblicher Gesichtsfarbe und Schwäche der Extremitäten: Tonisieren von Le 8 *Ququan*. Gemäß dem Grundsatz „Bei Leere tonisiere die *Mu*tter“ wird bei einem Leere-Zustand der Leber (Holz) der Wasserpunkt (Kind) der Leber-Leitbahn tonisiert.

Auf der gekoppelten Innen-Außen-Leitbahn

Entlang der gekoppelten Innen-Außen-Leitbahn werden je nach Fülle- oder Mangel-Situation des betroffenen *Zang-Fu*-Organs oder der Leitbahn die entsprechenden Mutter-Punkte tonisiert oder Kind-Punkte sediert.

Beispiel: Ausgehend vom Hervorbringungszyklus (Holz → Feuer → **Erde** → Metall → **Wasser** → Holz) stellt sich die Auswahl der Punkte bei Lungen-Fülle- und -Mangel-Syndromen wie folgt dar. Die Lunge zählt zum Element Metall. **Erde** ist die Mutter von Metall. **Wasser** ist das Kind von Metall. Die gekoppelte Innen-Außen-Leitbahn der Lunge ist die Dickdarm-Leitbahn.

- **Lungen-Fülle-Syndrom** (Wind-Hitze attackiert die Lunge) mit Fieber, Husten, Schulter-Nackensteifigkeit und Völlegefühl im Thorax: Sedieren von Di 2 *Erjian*. Gemäß dem Grundsatz „Bei Fülle zerstreue das Kind“ wird bei einem Fülle-Zustand der Lunge (Metall) der Wasserpunkt (Kind) der gekoppelten Innen-Außen-Leitbahn sediert.
- **Lungen-Mangel-Syndrom** mit Husten, erschwerter Atmung, verstärktem Schwitzen und Kurzatmigkeit: Tonisieren von Di 11 *Quchi*. Gemäß dem Grundsatz „Bei Leere tonisiere die Mut-

ter“ wird bei Leere der Lunge (Metall) der Erdepunkt (Kind) der gekoppelten Innen-Außen-Leitbahn tonisiert.

Auf der Mutter- oder Kind-Leitbahn

Bei der *Bu-Mu-Xie-Zi*-Methode entlang der jeweiligen Mutter- oder Kind-Leitbahn werden die Mutter- oder Kind-Punkte auf der entsprechenden Mutter- oder Kind-Leitbahn tonisiert oder sediert. Auch hier erfolgt die Punktauswahl aufgrund des Hervorbringungszyklus: Holz → Feuer → Erde → Metall → Wasser → Holz.

Beispiele:

- **Lungen-Fülle-Symptome:** Sedieren von Ni 10 *Yingu.*
  - Lunge gehört zu Metall (Mutter). Niere gehört zu Wasser (Kind).
  - Bei Fülle wird der Kind-Elementpunkt auf der Kind-Leitbahn sediert.
  - Ni 10 *Yinggu* ist der Wasserpunkt der Nieren-Leitbahn (Wasser-Leitbahn).
- **Lungen-Mangel-Symptome:** Tonisieren von Mi 3 *Taibai.*
  - Milz gehört zu Erde (Mutter). Lunge gehört zu Metall (Kind).
  - Bei Mangel wird der Mutter-Elementpunkt auf der Mutter-Leitbahn tonisiert.
  - Mi 3 *Taibai* ist der Erdepunkt der Milz-Leitbahn (Erde-Leitbahn).
- **Leber-Fülle-Symptome:** Sedieren von He 8 *Shaofu.*
  - Leber gehört zu Holz (Mutter). Herz gehört zu Feuer (Kind).
  - Bei Fülle wird der Kind-Elementpunkt auf der Kind-Leitbahn sediert.
  - *He 8 Shaofu* ist der Feuerpunkt der Herz-Leitbahn (Feuer-Leitbahn).
- **Leber-Mangel-Symptome:** Tonisieren von Ni 10 *Yingu.*
  - Niere gehört zu Wasser (Mutter). Leber gehört zu Holz (Kind).
  - Bei Mangel wird der Mutter-Elementpunkt auf der Mutter-Leitbahn tonisiert.
  - Ni 10 *Yingu* ist der Wasserpunkt der Nieren-Leitbahn (Wasser-Leitbahn).

3.3 Kombination der besonderen Punkte

Die besonderen Punkte umfassen die *Shu*-(Transport-)Punkte, die *Mu*-(Sammel-)Punkte, die *Yuan*-(Quell-)Punkte, *Luo*-(Verbindungs-)Punkte und *Xi*-(Grenz-)Punkte. Die besonderen Punkte sind Punkte mit speziellen Funktionen und hoher Wirksamkeit. Das kombinierte Anwenden der besonderen Punkte erhöht die Effektivität und verstärkt die klinische Wirksamkeit der Einzelpunkte. Das macht diese Gruppe der Kombinationen zu einem wertvollen Hilfsmittel und erklärt ihre hohe klinische Frequenz.

Shu-Mu-Kombination

Die *Shu-Mu*-Kombination besteht aus dem *Shu*-(Transport-)Punkt und dem *Mu*-(Sammel-)Punkt des betroffenen *Zang-Fu*-Organs. In vielen Fällen können bei Erkrankungen der *Zang-Fu*-Organe an den *Shu*-(Transport-)Punkten und *Mu*-(Sammel-)Punkten Schmerzpunkte, sensible Stellen, Hautveränderungen oder andere Reaktionen festgestellt werden.

- *Shu*-(Transport-)Punkte sind die Orte, an denen das *Qi* der *Zang-Fu*-Organe am Rücken einfließt.
- *Mu*-(Sammel-)Punkte sind die Orte, an denen sich das *Qi* der *Zang-Fu*-Organe am Thorax konzentriert.

Punkte dieser beiden Punktgruppen haben den direktesten Bezug zu den jeweils zugehörigen *Zang-Fu*-Organen.

Die *Shu-Mu*-Kombination kann bei den meisten Erkrankungen angewandt werden, die einem *Zang-Fu*-Organ zugeordnet werden können. Dadurch gehören sie zu den klinisch am häufigsten gewählten Akupunkturkombinationen. Beispiele:

- Magenschmerzen: Bl 21 *Weishu* + Ren 12 *Zhongwan*,
- Lebererkrankung: Bl 18 *Ganshu* + Le 14 *Qimen*.

Yuan-Luo-Kombination

Die *Yuan-Luo*-Kombination ist die kombinierte Anwendung eines *Yuan*-(Quell-)Punkts und eines *Luo*-(Verbindungs-)Punkts zweier gekoppelter Innen-Außen-Leitbahnen. Sie wird auch Gastgeber-Gast-Kombination oder *Biao-Li*-Kombination (▶ Kap. 3.1) genannt. Zuerst wählt man den *Yuan*-(Quell-)Punkt der betroffenen Leitbahn (Gastgeber), anschließend den *Luo*-(Verbindungs-)Punkt der gekoppelten Innen-Außen-Leitbahn (Gast).

Die *Yuan-Luo*-Kombination wird bei Erkrankungen eines *Zang-Fu*-Organs oder bei Störungen zweier gekoppelter *Zang-Fu*-Organe eingesetzt. In diesem Fall wird der *Yuan*-(Quell-)Punkt auf der Leitbahn gewählt, die zuerst betroffen war.

- Bei Palpitationen und Schlafstörungen (Herz-Symptome) wählt man zuerst He 7 *Shenmen*, den *Yuan*-(Quell-)Punkt der Herz-Leitbahn und anschließend Dü 7 *Zhizheng*, den *Luo*-Verbindungspunkt der Dünndarm-Leitbahn.
- Bei Schwäche und Wundheitsgefühl in Rücken und Knien (Nieren-Symptome) mit Kopf- und Nackenschmerzen (Blasen-Symptome) wählt man zuerst Ni 3 *Taixi*, den *Yuan*-(Quell-)Punkt der Nieren-Leitbahn, und anschließend Bl 58 *Feiyang*, den *Luo*-(Verbindungs-)Punkt der Blasen-Leitbahn.

Yuan-Mu-Kombination

Bei der *Yuan-Mu*-Kombination wird der *Yuan*-(Quell-)Punkt mit dem *Mu*-(Sammel-)Punkt des betroffenen *Zang-Fu*-Organs kombiniert. Sie kommt bevorzugt zur Anwendung bei Erkrankungen, die einem bestimmten *Zang-Fu*-Organ zugeordnet werden können. Beispiele:

Leber-Symptomatik	Le 14 *Qimen* + Le 3 *Taichong*
Magen-Symptomatik	Ren 12 *Zhongwan* + Ma 42 *Chongyang*
Blasen-Symptomatik	Ren 3 *Zhongji* + Bl 64 *Jinggu*

Yuan-Shu-Kombination

Bei der *Yuan-Shu*-Kombination wird der *Yuan*-(Quell-)Punkt und der *Shu*-(Transport-)Punkt eines *Zang-Fu*-Organs kombiniert. Diese Kombination ist häufig angezeigt bei Erkrankungen, die **einem** bestimmten *Zang-Fu*-Organ zugeordnet werden können sowie bei Leere-Kälte-Erkrankungen der *Zang-Fu*-Organe. Bei Leere-Kälte-Erkrankungen wird meist zusätzlich Moxibustion angewandt. Beispiele:

Leber-Symptomatik	Bl 18 *Ganshu* + Le 3 *Taichong*
Milz-Symptomatik	Bl 20 *Pishu* + Mi 3 *Taibai*
Nieren-Symptomatik	Bl 23 *Shenshu* + Ni 3 *Taixi*

He-Mu-Kombination

Die *He-Mu*-Kombination ist die kombinierte Anwendung des *Mu*-(Sammel-)Punkts und des Unteren Meer-(Verbindungs-)Punkts eines *Fu*-Organs. Diese Kombination kommt meist bei Fülle- oder Hitze-Erkrankungen von *Fu*-Organen zur Anwendung. Beispiele:

Chronische Obstipation	Ma 25 *Tianshu* + Ma 37 *Shangjuxu*
Magenschmerzen	Ren 12 *Zhongwan* + Ma 36 *Zusanli*

Shu-Xi-Kombination

Bei der *Shu-Xi*-Kombination wird der *Shu*-(Transport-)Punkt und der *Xi*-(Grenz-)Punkt der betroffenen *Zang-Fu*-Leitbahn kombiniert, um akute Störungen zu behandeln. Beispiele:

Akute Lungensymptomatik mit Husten, evtl. Bluthusten	Bl 13 *Feishu* + Lu 6 *Kongzui*
Akute Magenschmerzen	Bl 21 *Weishu* + Ma 34 *Liangqiu*
Akute Herzschmerzen und/oder schmerzhaftes Verschluss-Syndrom der Brust	Bl 14 *Jueyinshu* + Pe 4 *Ximen*

Xi-Yuan-Kombination

Die *Xi-Yuan*-Kombination ist die Kombination aus dem *Xi*-(Grenz-)Punkt mit dem *Yuan*-(Quell-)Punkt der jeweils betroffenen *Zang-Fu*-Leitbahn. Sie kommt bei akuten Schmerzzuständen zur Anwendung. Zur Verstärkung der schmerzstillenden Wirkung werden oft die *Xi*-(Grenz-)Punkte und *Yuan*-(Quell-)Punkte der gekoppelten Innen-Außen-Leitbahn oder der Leitbahnen hinzugenommen, die derselben Schicht zugehörig sind. Beispiele:

Gallenkolik	Gb 36 *Waiqiu* + Gb 40 *Qiuxu*
	Sj 4 *Yangchi* + Sj 7 *Huizong*
	Le 6 *Zhongdu* + Le 3 *Taichong*
Akute Magenschmerzen	Ma 34 Liangqiu + Ma 42 *Chongyang*
Nierenkolik	Ni 5 *Shuiquan* + Ni 3 *Taixi*
	Bl 63 *Jinmen* + Bl 64 *Jinggu*

II Akupunktur-kombinationen

1 Das Äußere entlastende Kombinationen

Einleitung

Diese Kombinationen haben u.a. *Cou Li* (Poren) öffnende, schweißtreibende, Lungen- und *Wei*-(Abwehr-)*Qi* ausbreitende sowie Oberflächen befreiende Funktionen. Sie kommen v.a. zur Anwendung bei Oberflächen-Syndromen der Muskel- und Hautschicht, die durch die sechs pathogenen Faktoren Wind, Kälte, Hitze, Trockenheit, Feuchtigkeit und Sommerhitze ausgelöst werden. Symptome sind Kälteaversion, Fieber, Kopf-, Kreuz- und Gliederschmerzen, meist ist ein oberflächlicher Puls tastbar.

Die Oberfläche befreienden Akupunkturkombinationen sind in drei Kategorien unterteilt:

- Kombinationen zur Entlastung des Äußeren und zum Vertreiben von Kälte,
- Kombinationen zur Entlastung des Äußeren und Kühlen von Hitze,
- Kombinationen zur Befreiung der Oberfläche und zum Tonisieren von *Zheng*-(aufrechtes) *Qi*.

Da sich die äußeren Pathogene in der Oberflächen-Schicht befinden, werden die Nadeln nur oberflächlich gestochen und stark stimuliert, um rasch zu einer Entlastung zu führen. Bei einer Wind-Kälte-Symptomatik kann zusätzlich Moxibustion zur Anwendung kommen, bei Wind-Hitze kann blutig gestochen werden, um Hitze aus der Blut-Schicht zu vertreiben.
Es werden bevorzugt Akupunkturpunkte des *Du Mai*, der Lungen-, Dickdarm-, *Sanjiao*- und Blasen-Leitbahn genadelt.

Bei konstitutionell schwachen oder geschwächten Personen ist eine harmonische neutrale Nadelung mit kurzer Verweildauer der Nadeln angezeigt, um eine Schädigung des *Yang-Qi* zu verhindern. In leichten Fällen kann man alternativ den Pflaumenblütenhammer verwenden oder schröpfen.

Das Äußere entlastende und Kälte vertreibende Kombinationen

Diese Rezepturen sind geeignet zur Behandlung von Wind-Kälte-Syndromen. Ihre hauptsächliche Funktion besteht im Ausleiten von Wind-Kälte.

- **Symptome:** starke Kälteaversion, Fieber, Kopf-, Schulter- und Nackenschmerzen, Körper- und Gliederschmerzen, verminderter Durst, geringes Schwitzen oder starke Schweißproduktion. Meist ist ein weißer dünner Zungenbelag sowie ein oberflächlicher, gespannter Puls feststellbar.
- **Klinische Anwendungen:** Atemwegserkrankungen, Husten, Keuchatmung und Dyspnoe, Asthma bronchiale, Bronchitis, Pneumonie, Erkrankungen der Nase, Fieber, Erkältung und Influenza, Infektionskrankheiten.
- **Akupunkturpunkte:** Vorwiegend verwendete Punkte liegen auf der Blasen-, Lungen-, Dickdarm- und Magen-Leitbahn wie z.B. Lu 7 *Lieque*, Bl 11 *Dazhu*, Bl 12 *Fengmen*, Bl 13 *Feishu*, Gb 20 *Fengchi*, Di 4 *Hegu*, Sj 5 *Waiguan*, Ma 36 *Zusanli*.

Das Äußere entlastende, Wind-Hitze zerstreuende Kombinationen

Kombinationen dieser Gruppe sind angezeigt bei Wind-Hitze-Syndromen oder im

Anfangsstadium von *Wen-Bing*-Wärmeerkrankungen. Die Hauptfunktionen dieser Kombinationen bestehen darin, die Oberfläche zu befreien, äußeren Wind auszuleiten und Hitze zu kühlen.

- **Symptome:** Fieber, Kopfschmerzen, leichte Abneigung gegen Wind und Kälte, Durstgefühl, trockener Mund und Rachen, Husten. Das Zungenbild zeigt häufig einen dünnen, gelben Belag, der Puls ist meist oberflächlich und beschleunigt.
- **Klinische Anwendungen:** Atemwegserkrankungen, Husten, Keuchatmung und Dyspnoe, Asthma bronchiale, Bronchitis, Pneumonie, Erkrankungen der Nase, Fieber, Erkältung und Influenza, Infektionskrankheiten.
- **Akupunkturpunkte:** Kombinationen dieser Gruppe bestehen hauptsächlich aus Akupunkturpunkten der Lungen-, Dickdarm-, *Sanjiao-* und Gallenblasen-Leitbahn wie z.B. Lu 7 *Lieque*, Di 4 *Hegu*, Sj 5 *Waiguan*, Lu 5 *Chize*, Di 11 *Quchi*, Gb 20 *Fengchi*.

Oberfläche befreiende, Zheng-(aufrechtes) Qi tonisierende Kombinationen

Kombinationen dieser Kategorie befreien die Oberfläche, vertreiben äußere Pathogene und unterstützen das *Zheng*-(aufrechte) *Qi*. Sie finden Anwendung bei Oberflächenerkrankungen stark geschwächter oder konstitutionell geschwächter Patienten. Da Oberflächen befreiende und schweißtreibende Rezepturen das *Yin* und die Körperflüssigkeiten schädigen können und bei schwachen oder konstitutionell schwachen Patienten ungenügend *Zheng*-(aufrechtes) *Qi* und Körperflüssigkeiten (Schweiß) vorhanden sind, müssen neben ausleitenden Methoden auch *Qi* stärkende und *Yin* nährende Methoden angewandt werden.

- **Symptome:** Infektanfälligkeit, Kälteaversion, Fieber, Hals- und Nackensteifigkeit, Körper- und Gliederschmerzen, Engegefühl in Thorax und Diaphragma, verstopfte Nase.
- **Klinische Anwendungen:** Erkältung, Influenza, Atemwegsinfektionen.
- **Akupunkturpunkte:** Hauptsächlich finden Punkte des *Du Mai*, der Lungen-, Dickdarm-, Blasen- und Magen-Leitbahn Anwendung, z.B. Du 14 *Dazhui*, Di 4 *Hegu*, Lu 7 *Lieque*, Ma 36 *Zusanli*.

1.1 Erkältung (Wind-Kälte)

Ursprung *Chinese Acupuncture Combinations*

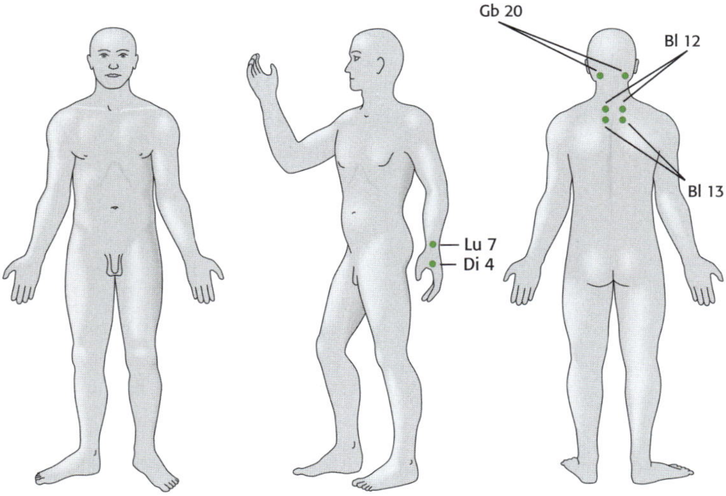

Kombination

Lu 7	*Lieque*
Bl 13	*Feishu*
Bl 12	*Fengmen*
Gb 20	*Fengchi*
Di 4	*Hegu*

Ausführung

An Gb 20 *Fengchi* Nadel 0,8 bis 1,2 *Cun* schräg in Richtung Nase einführen. Neutrale Stimulation bei Bl 13 *Feishu* und Bl 12 *Fengmen*. Sedieren von Gb 20 *Fengchi*, Lu 7 *Lieque* und Di 4 *Hegu*. Moxibustion anwendbar, 7 bis 14 Moxakegel pro Akupunkturpunkt.

Funktion

Vertreibt Wind und Kälte, befreit die Oberfläche und wirkt schweißtreibend.

Pathogenese

Äußere Wind-Kälte greift die Oberfläche an und verschließt die *Cou Li* (Hautporen).

Leitsymptome und Befunde

- **Symptome:** Fieber, Kälteaversion, Glieder- und Muskelschmerzen, Schweißlosigkeit, kratzender Rachen mit Hustenreiz, Auswurf eines klaren flüssigen Sekrets, laufende Nase mit klarem Sekret.
- **Zunge:** weißer, dünner Belag.
- **Puls:** oberflächlich, gespannt.

Erläuterung

Äußere Wind-Kälte verschließt die *Cou Li* (Hautporen) der Körperoberfläche und Muskelschicht. Dadurch kann sich kein Schweiß bilden, und die äußeren Wind-Kälte-Faktoren können nicht ausgeleitet werden. Es entwickelt sich ein Fülle-Kälte-

Muster in der *Taiyang*-Schicht mit Fieber, Kälteaversion, Glieder- und Muskelschmerzen, Schweißlosigkeit, Schnupfen und Husten.

Die Haut ist der Lunge zugeordnet und repräsentiert die Schutz- und Abwehrfunktion des Körpers. Da sich die *Cou Li* (Hautporen) durch die adstringierende Wirkung der äußeren Wind-Kälte verschließen, werden Bl 13 *Feishu*, der *Shu*-(Transport-)Punkt der Lunge, und Lu 7 *Lieque* eingesetzt, um die Oberfläche von äußeren Wind-Kälte-Einflüssen zu befreien und das Lungen-*Qi* auszubreiten, wodurch Schweißlosigkeit und Hustenreiz gelindert werden. Moxibustion an Bl 13 *Feishu* wirkt besonders gut bei äußerer Wind-Kälte mit Fieber, Kälteaversion und Gliederschmerzen.

Die Leitbahnen von Lunge und Dickdarm bilden eine Innen-Außen-Verbindung. Di 4 *Hegu* verhindert ein Vordringen der Pathogene in tiefere Schichten und befreit das Äußere von Wind-Kälte-Pathogenen.

Die beiden „Wind-Punkte“, Gb 20 *Fengchi*, „Wind-Teich“ und Bl 12 *Fengmen*, „Wind-Tor“, zerstreuen Wind-Kälte und unterstützen die Hauptpunkte in ihrer Oberflächen befreienden Wirkung.

Modifikationen

Kopfschmerzen	+ M-HN 9 *Taiyang*
Verstopfte Nase	+ Du 23 *Shangxing*, Di 20 *Yingxiang*
Irritierter Rachen mit starkem Husten	+ Du 13 *Taodao*, Ren 22 *Tiantu*

Klinische Anwendungen

Infektionen der oberen Atemwege, Erkältung, Bronchitis, Pneumonie, Asthma bronchiale, Keuchatmung und Dyspnoe.

1.2 Beginnende Erkältung (Wind-Kälte, Anfangsstadium)

Usrprung *Traditional Combinations*

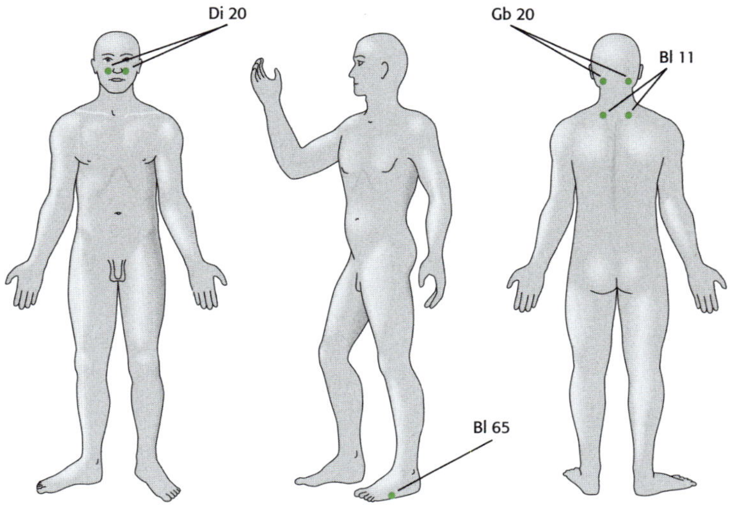

Kombination

Gb 20	*Fengchi*
Bl 11	*Dazhu*
Bl 65	*Shugu*
Di 20	*Yingxiang*

Ausführung

An Gb 20 *Fengchi* für 10 bis 20 Minuten Moxibustion, anschließend die anderen Punkte jeweils 2 bis 3 Minuten sedieren.

Funktion

Vertreibt Wind-Kälte, befreit das Äußere, aktiviert das *Yang-Qi*.

Pathogenese

Wind-Kälte greift das Äußere an. Da das *Zheng*-(aufrechte) *Qi*- und *Wei*-(Abwehr-) *Qi* nicht stark beeinträchtigt sind, entwickelt sich nur eine leichte Fülle-Symptomatik der Körperoberfläche.

Leitsymptome und Befunde

- **Symptome:** Influenza im Anfangsstadium mit gering ausgeprägten Symptomen. Verstopfte Nase mit Ausfluss, gereizter Rachen, Niesen, Husten, Kälteaversion, Schweißlosigkeit, leicht erhöhte Körpertemperatur, ziehende Körper- und Gliederschmerzen.
- **Zunge:** dünner weißer Zungenbelag.
- **Puls:** oberflächlich.

Erläuterung

Durch Kälte zieht sich die Körperoberfläche zusammen und die *Cou Li* (Hautporen) verschließen sich, was zu verminderter Schweißbildung und Kälteaversion führt. Durch Wind-Kälte wird die ausbreitende Lungenfunktion eingeschränkt, wodurch Hustenreiz hervorgerufen wird.

Eine sedierende Nadelung der Akupunkturpunkte befreit die Oberfläche, vertreibt äußere Wind-Kälte und befreit das durch Kälte eingeschnürte *Yang-Qi*. Der Hustenreiz und die restlichen Symptome werden gelindert.

Moxibustion an Gb 20 *Fengchi*, dem Hauptpunkt dieser Kombination, zerstreut äußere Wind-Kälte. Di 20 *Yingxiang* befreit die Nase, lindert Niesen und fördert die Atmung. Da äußere Pathogene zuerst die *Taiyang*-Leitbahn befallen, verwendet man Bl 65 *Shugu* und Bl 11 *Dazhu*, um Wind-Kälte aus der *Taiyang*-Schicht zu vertreiben.

Modifikationen

Bei Schmerzen des Rückens und des Lendenbereichs kann *Zou-Guan* (Schröpfmassage) entlang der Blasen-Leitbahn im Bereich zwischen Du 14 *Dazhui* und Du 9 *Zhiyang* angewendet werden.

Klinische Anwendungen

Infektionen der oberen Atemwege, Erkältung, Bronchitis, Asthma bronchiale, allergische Rhinitis.

1.3 Erkältung (Wind-Kälte mit Ödembildung)

Ursprung *Chinese Acupuncture Combinations*

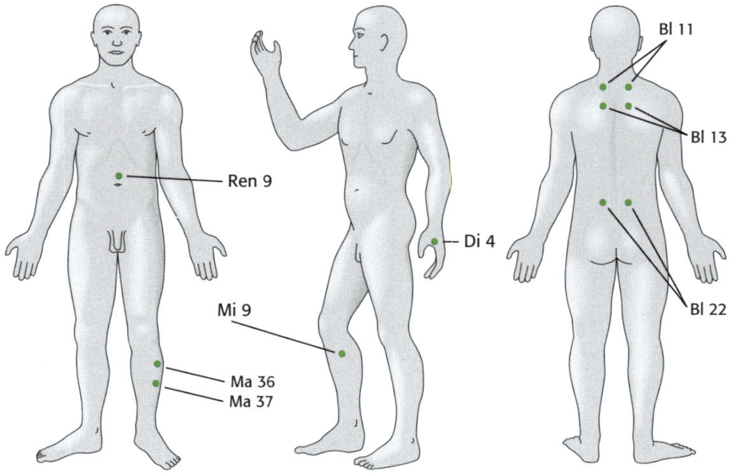

Kombination

Bl 13	*Feishu*
Bl 11	*Dazhu*
Di 4	*Hegu*
Bl 22	*Sanjiaoshu*
Mi 9	*Yinlingquan*
Ma 36	*Zusanli*
Ma 37	*Shangjuxu*
Ren 9	*Shuifen*

Ausführung

Harmonisierende neutrale Nadelung, Moxa anwendbar.

Funktion

Das Äußere befreien, Feuchtigkeit vertreiben. Regulieren der Wasserwege, Lindern von Ödemen.

Pathogenese

Äußere Wind-Kälte greift das Äußere an und blockiert die Umwandlung und den Transport des Wassers und der Körperflüssigkeiten mit Ausbildung oberflächlicher Ödeme.

Leitsymptome und Befunde

- **Symptome:** Äußere Wind-Kälte-Erkrankung mit Frieren, Schweißlosigkeit, zu Beginn leichte Ödembildung an Gesicht und Augen, die sich im weiteren Krankheitsverlauf überall am Körper zeigen können. Glänzende Haut, Beklemmungsgefühl in der Brust, schwerfällige Atmung, dunkler Urin, verminderte Miktion.
- **Zunge:** weißer feuchter oder klebriger Zungenbelag.
- **Puls:** oberflächlich und schlüpfrig.

Erläuterung

Die Wasserwege des Körpers werden durch die Umwandlungs- und Transportfunktion von Lunge und Milz kontrolliert, überflüssiges und verbrauchtes Wasser wird über die ableitenden Harnwege (*Taiyang*-Blase) ausgeleitet. Wenn äußere Wind-Kälte in die Haut (*Taiyang*-Schicht) und Lunge eindringt, sind alle drei Faktoren betroffen, die den Wasserhaushalt regulieren: Es kommt zu einem Funktionsverlust der Lunge, der mit einer Beeinträchtigung der Umwandlungs- und Transportfunktion der Körperflüssigkeiten einhergeht, was sich in Beklemmungsgefühlen der Brust und schwerfälliger Atmung zeigt. Durch die äußere Kälte werden auch das *Yang-Qi* der *Taiyang*-Blasen-Leitbahn beeinträchtigt und die *Qi*-Transformation des Blasen-*Fu*-Organs gehemmt, was sich als Schweißlosigkeit, verminderte Miktion und Ödembildung manifestiert.

Bl 13 *Feishu*, der *Shu*-(Transport-)Punkt der Lunge, und Bl 11 *Dazhu* liegen auf der *Taiyang*-Blasen-Leitbahn. Die beiden Punkte stärken die Lunge und unterstützen die Umwandlung von Wasser und Feuchtigkeit im Oberen *Jiao*, sie fördern den *Qi*-Fluss der *Taiyang*-Leitbahn und befreien von äußerer Wind-Kälte. Di 4 *Hegu* zerstreut äußeren Wind, entlastet die Oberfläche und reguliert das *Wei*-(Abwehr-)*Qi*.

Der *Sanjiao* – er wird unterteilt in den Oberen *Jiao* (Lunge und Herz), den Mittleren *Jiao* (Milz, Leber) und den Unteren *Jiao* (Niere und Blase) – stellt die Infrastruktur für die Regulierung der Wasserwege dar. Ist das *Sanjiao-Qi* blockiert, kommt es zu Stagnationen im Wasserhaushalt, die mit Ödemen im Gesicht und am Körper einhergehen. Bl 22 *Sanjiaoshu*, der *Shu*-(Transport-)Punkt des *Sanjiao*, reguliert die *Qi*- und Wasser-Transformation innerhalb aller drei Schichten des *Sanjiao*, beseitigt Feuchtigkeit, fördert die Miktion und lindert Ödeme.

Ma 36 *Zusanli* ist einer der wichtigsten Punkte zur Regulierung und Harmonisierung des Mittleren *Jiao* und zur Stärkung des *Zheng*-(aufrechten) *Qi* und *Wei*-(Abwehr-)*Qi*. Mi 9 *Yinlingquan* und Ma 37 *Shangjuxu*, der untere *He*-(Vereinigungs-)Punkt des Dickdarms, regulieren den Mittleren *Jiao*, transformieren Wasser und Feuchtigkeit und leiten sie über die *Fu*-Organe Blase und Dickdarm aus.

Ren 9 *Shuifen* regt die *Taiyang*-Funktionen im Unteren *Jiao* an, trennt Klares von Trübem, regt den Wasserhaushalt an und lindert Ödeme.

Modifikationen

Ödeme an Kopf und Gesicht	+ Du 26 *Renzhong*, Du 21 *Qianding*
Beklemmungsgefühl in der Brust (Feuchtigkeits-Stagnation im Thorax)	+ Pe 6 *Neiguan*, Ni 6 *Zhaohai*
Schwerfällige Atmung, Kurzatmigkeit (Feuchtigkeits-Stagnation in der Lunge)	+ Lu 7 *Lieque*, Lu 5 *Chize*

Klinische Anwendungen

Infektionen der oberen Atemwege, Erkältung, Influenza, Bronchitis, Pneumonie, Asthma bronchiale, Keuchatmung und Dyspnoe, Rhinitis, Sinusitis; akute Nephritis; kongestiver Herzfehler.

1.4 Nackensteifigkeit (Wind-Kälte)

Ursprung *Traditional Combinations*

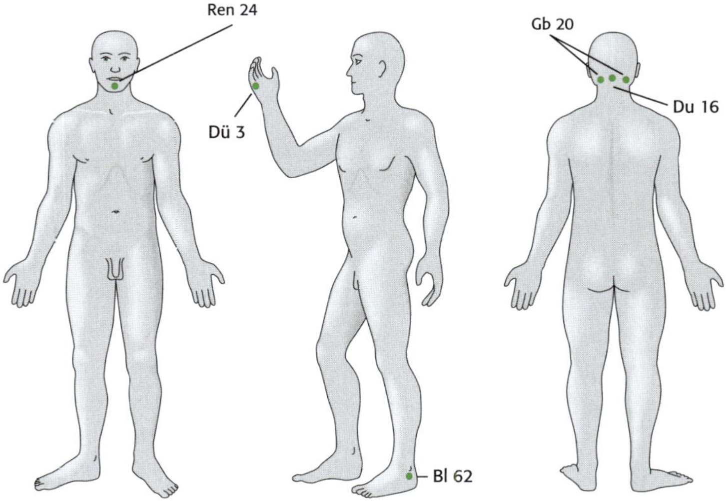

Kombination

Dü 3	*Houxi*
Bl 62	*Shenmai*
Gb 20	*Fengchi*
Du 16	*Fengfu*
Ren 24	*Chengjiang*

Ausführung

Sedieren mit starker Stimulation von Ren 24 *Chengjiang*, Dü 3 *Houxi* und Bl 62 *Shenmai*. Nadelung ca. 20 Minuten mit zwischenzeitlicher Nachstimulierung. Moxa an Gb 20 *Fengchi* und Du 16 *Fengfu* anwendbar.

Funktion

Ausleiten von Wind-Kälte, Entlasten der Muskelschicht, Erwärmen und Durchgängigmachen der Leitbahnen.

Pathogenese

Äußere Wind-Kälte blockiert die Leitbahnen und führt zu einem schmerzhaften Stauungssyndrom im Schulter-Nacken-Bereich.

Leitsymptome und Befunde

- **Symptome:** Nackensteifigkeit, schmerzhafte Verspannung im oberen Rücken und Schulter-Nacken-Bereich, Schweißlosigkeit, Abneigung gegen Wind.
- **Zunge:** weißer Zungenbelag.
- **Puls:** oberflächlich, gespannt.

Erläuterung

Äußere Wind-Kälte greift den Schulter-Nacken-Bereich an, blockiert die Leitbahnen und hemmt die Zirkulation der Körperflüssigkeiten. Dadurch entwickelt sich in diesem Bereich ein schmerzhaftes Stauungssyndrom mit Nackensteifigkeit und schmerzhaften Verspannungen im oberen Rücken und Schulter-Nacken-Bereich.

Dü 3 *Houxi* und Bl 62 *Shenmai* liegen auf den Hand- und Fuß-*Taiyang*-Leitbahnen und gehören zu den Öffnungspunkten der außerordentlichen Gefäße, Dü 3 *Houxi* verbindet sich mit dem *Du Mai*, der entlang der Wirbelsäule verläuft, und Bl 62 *Shenmai* mit dem *Yangqiao Mai*, der den Schulter- und Nackenbereich beeinflusst.

> Die Kombination aus Dü 3 *Houxi* und Bl 62 *Shenmai* ist sehr wirkungsvoll zur Behandlung bei Schmerzen, die im Verlauf des *Du Mai* und der *Taiyang*-Leitbahn lokalisiert sind, z.B. bei Rücken-, Schulter-, Nacken- und Kopfschmerzen.

Die Kombination aus Gb 20 *Fengchi* und Du 16 *Fengfu* zerstreut äußere Wind-Kälte und löst *Qi*- und Blut-Stase im Schulter-Nacken-Bereich auf. Ren 24 *Chengjiang* ist der Korrespondenzpunkt des Nackenbereichs, seine Verwendung in dieser Konstellation basiert auf dem Prinzip „Bei einer Erkrankung des *Yang* behandle das *Yin*", wobei *Yang* für den Rücken- und Nackenbereich und *Yin* für den vorderen Körperbereich steht.

Modifikationen

Schwitzen, Kälteaversion	+ Di 4 *Hegu*, Du 14 *Dazhui*
Starke Schmerzen im Schulter-Nacken-Bereich mit Bewegungseinschränkung	+ Bl 10 *Tianzhu*
Schmerzen der Schultern und des oberen Rückens	+ Gb 21 *Jianjing*, Dü 11 *Tianzong*

Klinische Anwendungen

Erkältung, Influenza; Schulter-Nacken-Syndrom, Nackensteifigkeit, Tendinitis oder Bursitis der Schulter.

1.5 Kälte-induzierte Kopfschmerzen (Shang-Han-Kopfschmerz)

Ursprung *Traditional Combinations*

Kombination

Du 20	*Baihui*
Di 4	*Hegu*
Lu 7	*Fengchi*
Gb 20	*Lieque*
Bl 2	*Zanzhu*
Ma 8	*Touwei*

Ausführung

Sedieren bei mittelstarker bis starker Stimulierung, Verweildauer der Nadeln ca. 20 Minuten.

Funktion

Wind ausleiten, Leitbahnen erwärmen und durchgängig machen, Schmerz stillen.

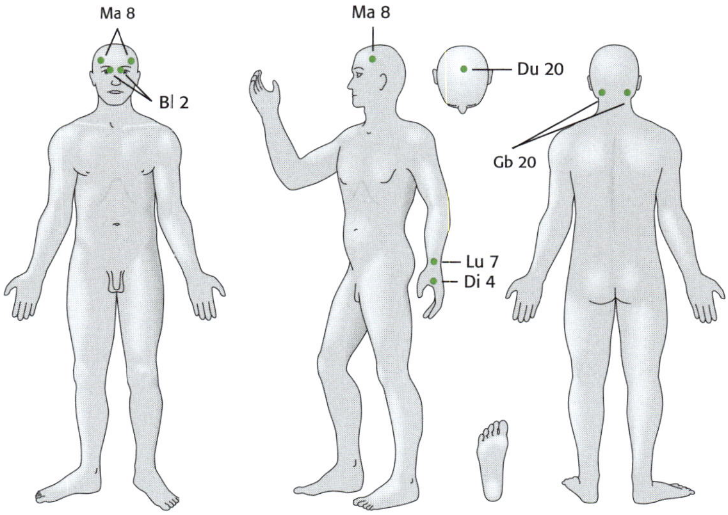

Pathogenese

Äußere Wind-Kälte greift die Oberfläche an und führt zu schmerzhaften *Qi*- und Blut-Stagnationen im Kopfbereich.

Leitsymptome und Befunde

- **Symptome:** Kopfschmerzen, Abneigung gegen Wind und Kälte, Husten, verstopfte Nase, Körperschmerzen, Schweißlosigkeit.
- **Zunge:** dünner weißer Belag.
- **Puls:** straff, gespannt.

Erläuterung

Äußere Wind-Kälte, die ein *Yin*-pathogener Faktor ist, greift die Oberfläche an und dringt in die Leitbahnen des Kopfs ein – den *Yang*-Bereich des Körpers. Infolgedessen entwickelt sich eine Blockade der Leitbahnen und Kollateralen mit schmerzhafter *Qi*- und Blut-Stagnation im Kopfbereich.

Da der Kopf der höchste Punkt des Körpers ist und alle *Yang*-Leitbahnen dort entweder ihren Anfangs- oder ihren Endpunkt haben, gilt er als *Yang*-Bereich des Körpers und als „Treffpunkt der *Yang*-Leitbahnen“. Um die Stagnation der *Yang*-Leitbahnen zu lösen, kombiniert man Du 20 *Baihui* mit Gb 20 *Fengchi*, Bl 2 *Zanzhu* und Ma 8 *Touwei*.

Du 20 *Baihui* ist der Treff- und Sammelpunkt aller *Yang*-Leitbahnen mit der Leber-Leitbahn.

Gb 20 *Fengchi* ist einer der wichtigsten Akupunkturpunkte zur Behandlung von Erkrankungen des Kopfs und, wie sein Name „Wind-Teich“ andeutet, von inneren und äußeren Wind-Erkrankungen. In dieser Kombination zerstreut er äußere Wind-Kälte und lindert *Shaoyang*-Kopfschmerzen.

Bl 2 *Zanzhu* zerstreut Wind, befreit Kopf und Augen und lindert *Taiyang*-Kopfschmerzen.

Ma 8 *Touwei* beseitigt Wind und lindert *Yangming*-Kopfschmerzen.

Da die Lunge über die Oberfläche des Körpers regiert, kommt es infolge des Eindringens von Wind-Kälte zu Husten, verstopfter Nase, Körper- und Gliederschmerzen sowie zu Schweißlosigkeit.

Die *Yuan-Luo*-Kombination aus Di 4 *Hegu* und Lu 7 *Lieque* zerstreut Kälte aus der Oberfläche und wirkt schweißtreibend. Da zudem Lu 7 *Lieque* der Kommandopunkt für Erkrankungen von Kopf und Nacken und Di 4 *Hegu* der Kommandopunkt für Erkrankungen von Gesicht und Mund ist, kann diese Kombination bei vielen Erkrankungen im Kopf- und Gesichtsbereich angewandt werden.

Modifikationen

Stirnkopfschmerz	+ Du 23 *Shangxing*, Gb 14 *Yangbai*
Kopfschmerzen der Schädeldecke	+ Du 21 *Qianding*, M-HN 1 *Sishencong*
Okzipitaler Kopfschmerz	+ Bl 10 *Tianzhu*, Du 19 *Houding*
Schläfenkopfschmerz, Migräne	+ Gb 8 *Shuaigu*, M-HN 9 *Taiyang*
Kopfschmerzen + trüber Schleim	+ Ma 40 *Fenglong*, Mi 9 *Yinlingquan*
Kopfschmerzen + Blut-Stase	Blutlassen an *Ashi*-Schmerzpunkten

Klinische Anwendungen

Erkältung, Influenza; Kopfschmerzen, Spannungskopfschmerzen, Migräne.

1.6 Wind-induzierte Kopfschmerzen (Shang-Feng-Kopfschmerz)

Ursprung *Traditional Combinations*

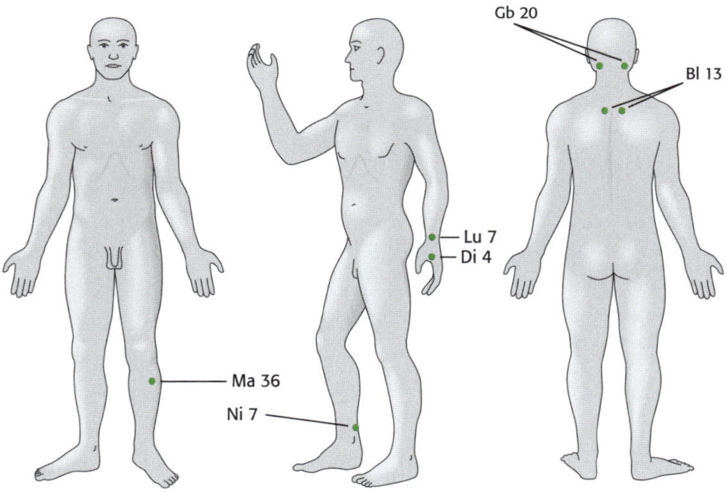

Kombination

Gb 20	*Fengchi*
Lu 7	*Lieque*
Bl 13	*Feishu*
Ma 36	*Zusanli*
Di 4	*Hegu*
Ni 7	*Fuliu*

Ausführung

Tonisieren von Ni 7 *Fuliu*, starkes Sedieren von Di 4 *Hegu*. Neutrale Stimulation der übrigen Akupunkturpunkte. Dauer ca. 20 Minuten mit zwischenzeitlicher Nachstimulierung. Um den Effekt der Behandlung zu verstärken, kann nach der Akupunktur 10 bis 20 Minuten Moxibustion an Gb 20 *Fengchi*, Ma 36 *Zusanli* und Bl 13 *Feishu* erfolgen.

Funktion

Oberfläche und Muskelschicht befreien, *Ying*-(Nähr-)*Qi* und *Wei*-(Abwehr-)*Qi* regulieren.

Pathogenese

Chronisches Mangel-Syndrom des Äußeren mit Wind-Kälte-Angriff.

Leitsymptome und Befunde

- **Symptome**: Fieber, Kopfschmerzen, vermehrtes Schwitzen, Spontanschweiß, Abneigung gegen Wind, laufende Nase mit klarem fließendem Sekret, evtl. auch mit Husten und/oder Erbrechen.
- **Zunge**: dünner weißer Zungenbelag.
- **Puls:** oberflächlich gemächlich.

Erläuterung

Bei konstitutioneller Schwäche der Oberfläche und einem nicht genügend starken *Yang-Qi* der *Wei*-(Abwehr-)Schicht kommt es leicht zu Wind-Kälte-Angriffen. Äußere Wind-Kälte dringt in die Oberfläche ein und schnürt sie zusammen, dies führt zu einer schmerzhaften Stagnation der *Taiyang*-Schicht und behindert die Ausbreitung des Lungen-*Qi*, was sich in folgenden Symptomen zeigt: Windaversion, Nackensteifigkeit, Kopfschmerzen, verstopfter Nase und Husten. Bl 13 *Feishu*, der *Shu*-(Transport-) Punkt der Lunge, und Lu 7 *Lieque* zerstreuen die Wind-Kälte, fördern die Verbreitungsfunktion der Lunge und lindern Kopfschmerzen.

Wind greift als *Yang*-Pathogen zuerst die höher gelegenen Regionen des Körpers an wie Schulter-, Nacken- und Kopfbereich und führt zu Windaversion und Schmerzen. Gb 20 *Fengchi* ist einer der wirkungsvollsten Punkte für die Behandlung von Wind-Erkrankungen und Erkrankungen des Kopfs. Er zerstreut Wind, befreit die Kollateralen und lindert Schmerzen.

Wird die Oberfläche durch das geschwächte *Wei*-(Abwehr-)*Qi* nicht ausreichend gefestigt, kann das *Ying*-(Nähr-)*Qi* nicht im Inneren des Körpers gehalten werden und tritt nach außen, was sich als vermehrtes Schwitzen und spontane Schweißausbrüche manifestiert. Ma 36 *Zusanli*, der Erdepunkt des Magens, stärkt das *Yang-Qi* der Mitte und stabilisiert die *Wei*-(Abwehr-)Schicht von innen heraus.

Das Tonisieren von Ni 7 *Fuliu* und Sedieren von Di 4 *Hegu* ist eine traditionelle Methode, um Schwitzen zu stoppen. Zudem bildet Di 4 *Hegu* mit Lu 7 *Lieque* die *Yuan-Luo*-Kombination des Metall-Elements, die das *Yang-Qi* aktiviert, Kälte zerstreut und die Verbreitungsfunktion der Lunge fördert. Ni 7 *Fuliu* und Ma 36 *Zusanli* kräftigen Magen und Niere, festigen die Oberfläche und stoppen übermäßiges Schwitzen.

Modifikationen

Verstopfte Nase, verminderter Geruchs- und Geschmackssinn	+ Di 20 *Yingxiang*, M-HN 3 *Yintang*
Kopfschmerzen, schmerzhafte Hals- und Nackenverspannung	+ Dü 3 *Houxi*
Keuchatmung, Husten	+ M-BW 1 *Dingchuan*, Ren 17 *Shanzhong*

Klinische Anwendungen

Erkrankungen der oberen Atemwege, Erkältung, Influenza; Kopfschmerzen, Spannungskopfschmerz; vermehrtes Schwitzen.

1.7 Kälte-induzierte Kopfschmerzen (äußere Wind-Kälte mit Qi-Stagnation)

Ursprung *Traditional Combinations*

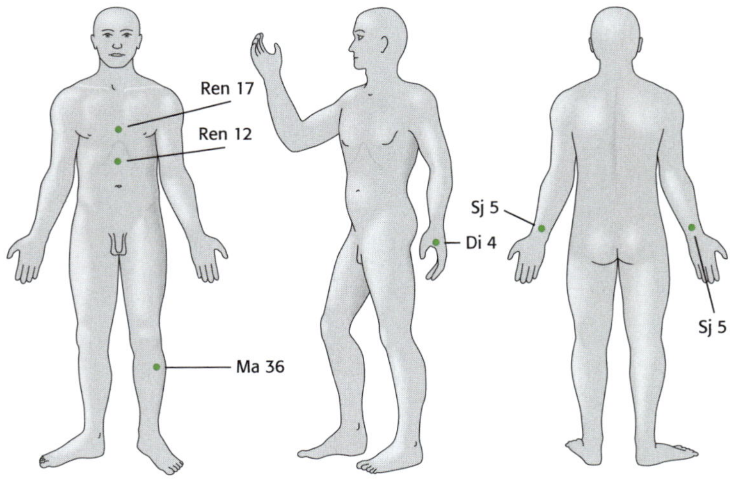

Kombination

Sj 5	*Waiguan*
Di 4	*Hegu*
Ren 17	*Shanzhong*
Ren 12	*Zhongwan*
Ma 36	*Zusanli*

Ausführung

Starkes Sedieren aller Punkte. Nachdem das *De-Qi*-Nadelgefühl erreicht wurde, sollten die Nadeln 20 bis 30 Minuten belassen werden. Ein- bis zweimalige Nachstimulierung. Zusätzliche Moxibustion möglich.

Funktion

Oberfläche befreien, Kälte ausleiten, *Qi*-Fluss anregen und die Mitte harmonisieren.

Pathogenese

Eindringen von äußerer Wind-Kälte bei innerer *Qi*-Stagnation des Oberen und Mittleren *Jiao*.

Leitsymptome und Befunde

- **Symptome:** Kopfschmerzen, Fieber mit Kälteaversion, Schweißlosigkeit, zusammenschnürendes Enge- und Druckgefühl in Thorax und Epigastrium, Appetitlosigkeit, vermindertes Durstempfinden.
- **Zunge:** dünner weißer Zungenbelag.
- **Puls:** oberflächlich.

Erläuterung

Hier handelt es sich um eine Krankheitsdynamik äußerer Wind-Kälte, bei der sich zusätzlich eine *Qi*-Stagnation im Oberen und Mittleren *Jiao* gebildet hat. Betroffen sind der Funktionskreis Lunge und die *Sanjiao*-Leitbahn: Die Lunge regiert über die Oberfläche, und die *Sanjiao*-Leitbahn ist für Störungen verantwortlich, die sich im Zusammenhang mit *Qi*-Stagnationen entwickelt haben.

- Di 4 *Hegu* reguliert durch die Innen-Außen-Kopplung von Lungen- und Dickdarm-Leitbahn das *Wei*-(Abwehr-)*Qi*, vertreibt Wind und befreit die Oberfläche.
- Sj 5 *Waiguan*, vertreibt Wind, befreit das Äußere und reguliert den *Qi*-Fluss.
- In Kombination unterstützen Di 4 *Hegu* und Sj 5 *Waiguan* die Verbreitungsfunktion der Lunge, regulieren den thorakalen *Qi*-Fluss, befreien das Äußere und zerstreuen Kälte.

Mu-He-Kombinationen werden bei Erkrankungen der *Fu*-Organe eingesetzt. Die *Mu-He*-Kombination des Magens – Ren 12 *Zhongwan* und Ma 36 *Zusanli* – reguliert und harmonisiert den *Qi*-Fluss des *Fu*-Organs Magen und der Magen-Leitbahn, sie löst Stagnationen und kehrt gegenläufiges *Qi* um. Ist die Harmonie der Mitte wiederhergestellt, kann sich die Spannung in Thorax und Epigastrium auflösen, und der Appetit nimmt wieder zu.

Ren 17 *Shanzhong* ist der *Hui*-(einflussreiche) Punkt des *Qi*, in Verbindung mit Di 4 *Hegu* und Sj 5 *Waiguan* wird er zur Unterstützung der Lunge und zur Stillung des Hustenreizes eingesetzt. In Verbindung mit Ren 12 *Zhongwan* und Ma 36 *Zusanli* verstärkt er zusätzlich den *Qi* regulierenden und Mitte harmonisierenden Aspekt.

Modifikationen

Starkes Fieber mit Kälteaversion	+ Du 14 *Dazhui*
Verstopfte Nase, klarer Ausfluss	+ Di 20 *Yingxiang*
Starkes Enge- und Druckgefühl im Thorax	+ Pe 6 *Neiguan*
Blähungen, breiiger Stuhl	+ Mi 9 *Yinlingquan*, Ma 25 *Tianshu*
Leber-*Qi* attackiert den Magen	+ Le 14 *Qimen*, Gb 34 *Yanglingquan*

Klinische Anwendungen

Erkältung, Influenza; Magen-Darm-Grippe, chronische Gastritis.

1.8 Wind-Kälte-Syndrom mit Nahrungs-Stagnation

Ursprung *Traditional Combinations*

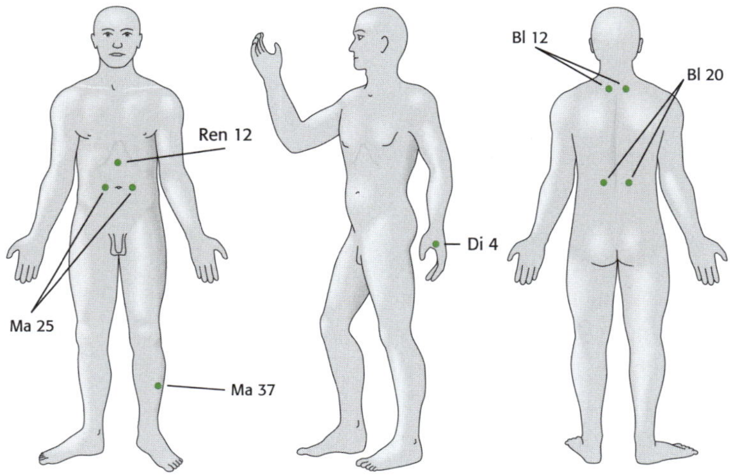

Kombination

Bl 12	*Fengmen*
Di 4	*Hegu*
Ren 12	*Zhongwan*
Bl 20	*Pishu*
Ma 37	*Shangjuxu*
Ma 25	*Tianshu*

Ausführung

Tonisieren von Bl 20 *Pishu*, Sedieren der anderen Punkte. An Ren 12 *Zhongwan* kann zusätzlich Moxa verwendet werden.

Funktion

Oberfläche ausleiten und Kälte vertreiben, Mitte erwärmen und Feuchtigkeit transformieren.

Pathogenese

Äußere Wind-Kälte mit innerer Feuchtigkeits- und Nahrungs-Stagnation.

Leitsymptome und Befunde

- **Symptome:** Kälteaversion, Fieber, meist ohne Schweißbildung, Kopf- und Körperschmerzen, Appetitlosigkeit, Spannungsschmerz und Völlegefühl in Thorax und Epigastrium, weicher Stuhl bzw. Diarrhö.
- **Zunge:** weißer klebriger Belag.
- **Puls:** oberflächlich.

Erläuterung

Der Verzehr kalter Nahrungsmittel schädigt das Milz-*Qi* und Magen-*Yang*, die Umwandlung der Nahrung wie auch der

Nahrungstransport werden verlangsamt und stagnieren. Durch Nahrungs-Stagnation im Magen-Darm-Trakt entwickelt sich innere Feuchtigkeit. Dringt zudem Wind-Kälte in die Oberfläche ein, kommt es zur Schädigung und Stagnation des *Wei*-(Abwehr-)*Qi* an der Körperoberfläche. Es entwickelt sich ein Mischsyndrom mit Wind-Kälte-induziertem *Wei*-(Abwehr-)*Qi* im Äußeren und Feuchtigkeits- und Nahrungs-Stagnation im Inneren.

Di 4 *Hegu* und Bl 12 *Fengmen* („Wind-Tor") zerstreuen äußere Wind-Kälte, befreien die Oberfläche und fördern Schwitzen.

Die Kombination aus Bl 20 *Pishu*, dem *Shu*-(Transport-)Punkt der Milz, und Ren 12 *Zhongwan*, dem *Mu*-(Sammel-) Punkt des Magens, kräftigt und reguliert Milz und Magen. Sie wird eingesetzt, um Feuchtigkeit auszuleiten und Nahrungs-Stagnationen aufzulösen.

Die *Mu-He*-Kombination des Dickdarms aus Ma 25 *Tianshu* und Ma 37 *Shangjuxu*, löst *Qi*-Blockaden im Mittleren *Jiao*, lindert Schmerzen, unterstützt die Transformation von Feuchtigkeit und stoppt Diarrhö.

Moxibustion an Ren 12 *Zhongwan* stärkt das Magen-*Yang*, zerstreut innere Kälte und Nahrungs-Stagnation und unterstützt die Ausleitung oberflächlicher Wind-Kälte-Pathogene.

Modifikationen

Fieber	Du 14 *Dazhui*
Kopf- und Gliederschmerzen, Verspannungen im Schulter- und Nacken-Bereich	Schröpfmassage nach der Akupunktur
Übelkeit, Erbrechen, Spannungs- und Völlegefühl in Brust und Abdomen	Pe 6 *Neiguan*, Ma 34 *Liangqiu*
Diarrhö	Bl 25 *Dachangshu*

Klinische Anwendungen

Magen-Darm-Grippe, akute Gastroenteritis, Gastritis; Erkältung, Influenza; Kopfschmerzen.

1.9 Erkältung (Wind-Hitze)

Ursprung *Traditional Combinations*

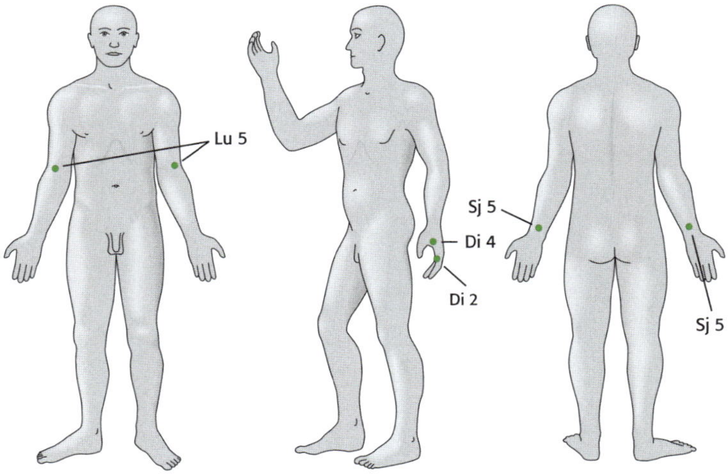

Kombination

Di 4	*Hegu*
Sj 5	*Waiguan*
Lu 5	*Chize*
Di 11	*Quchi*
Di 2	*Erjian*

Ausführung

Starkes Sedieren für 3 bis 5 Minuten mit anschließender Entfernung der Nadeln.

Funktion

Wind-Hitze ausleiten, Lungen-*Qi* ausbreiten und Husten stillen.

Pathogenese

Anfangsstadium einer *Wen-Bing*-Erkrankung (Wärme-Erkrankung). Äußere Wind-Hitze greift die Oberfläche an und schädigt das Lungen- und *Wei*-(Abwehr-)*Qi*.

Leitsymptome und Befunde

- **Symptome:** Husten, Rachenschmerzen, leicht erhöhte Temperatur, leichte Mundtrockenheit.
- **Zunge**: dünner Zungenkörper, weiß-gelber oder gelb verfärbter Zungenbelag.
- **Puls:** oberflächlich, beschleunigt.

Erläuterung

Diese Kombination ist geeignet für das Anfangsstadium einer Wind-Hitze-Erkrankung, wenn die Symptome noch nicht stark ausgeprägt sind.

Di 4 *Hegu* und Sj 5 *Waiguan* zerstreuen oberflächliche Wind-Hitze innerhalb des Oberen *Sanjiao.*

Der Mutter-Kind-Methode *Bu Mu Xie Zi* entsprechend (▸ I/Kap. 3.1), wird bei Fülle der Kindpunkt sediert: Der Kindpunkt der Lungen-(Metall-)Leitbahn ist der Wasserpunkt Lu 5 *Chize.* Er wird gewählt, um Fülle-Hitze der Lunge zu zerstreuen und das Lungen-*Qi* zu verteilen. Di 11 *Quchi* zerstreut Hitze-Toxine, befreit das Äußere und verhindert das Eindringen oberflächlicher Pathogene in tiefere Schichten. Di 2 *Erjian*, der *Ying*-(Quell-)Punkt der Dickdarm-Leitbahn, unterstützt die Wirkung von Di 11 *Quchi*, gemeinsam klären sie Lungen-Hitze, stillen Husten und befreien den Rachen.

Modifikationen

Fieber	+ Du 14 *Dazhui*
Aushusten von gelbem, zähem Schleim	+ Lu 10 *Yuji*
Ausgeprägtes Schwitzen, anhaltendes Fieber, Mundtrockenheit	+ Ma 43 *Xiangu*, Ni 7 *Fuliu*

Klinische Anwendungen

Erkältung, Influenza, akute Bronchitis, Infektionen der oberen Atemwege.

1.10 Sinusitis (Wind-Hitze)

Ursprung *Traditional Combinations*

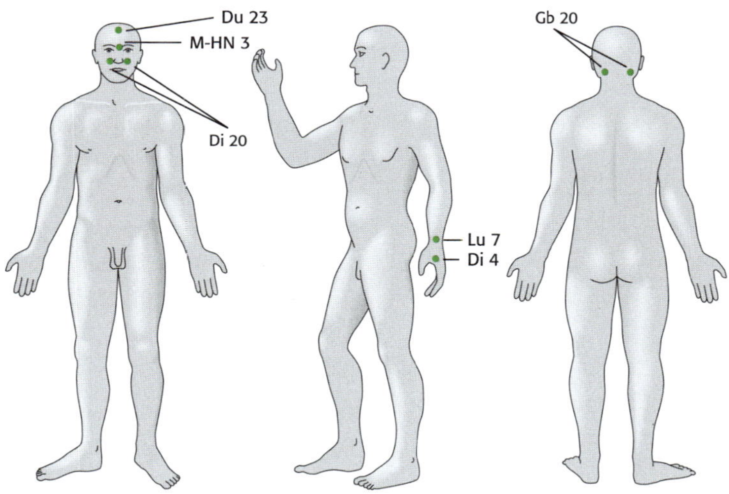

Kombination

Lu 7	*Lieque*
Di 4	*Hegu*
Di 20	*Yingxiang*
M-HN 3	*Yintang*
Du 23	*Shangxing*
Gb 20	*Fengchi*

Ausführung

Sedieren mit zwischenzeitlicher Nachstimulierung, Dauer 20 Minuten. Nach der Akupunktur kann im Bereich der Nasennebenhöhlen Moxibustion zur Anwendung kommen.

Funktion

Ausleiten von Wind-Hitze, Verbreitungsfunktion des Lungen-*Qi* fördern, Nase und Nebenhöhlen befreien.

Pathogenese

Äußerer Wind schädigt Oberfläche und Lungen und wandelt sich in Hitze um. Der freie Fluss des Lungen-*Qi* stagniert, Nase und Nebenhöhlen werden verstopft.

Leitsymptome und Befunde

- **Symptome:** Abneigung gegen Kälte, Fieber, Kopfschmerzen, verstopfte Nase, laufende Nase mit gelbem Sekret.
- **Zunge:** geröteter Zungenkörper, dünner weißer oder gelber Zungenbelag.
- **Puls:** oberflächlich, beschleunigt.

Erläuterung

Die *Yuan-Luo*-Kombination aus Lu 7 *Lieque* und Di 4 *Hegu* ist eine der wichtigsten und wirkungsvollsten Kombinationen, um äußere Wind-Hitze zu zerstreuen und die ungehinderte Ausbreitung des Lungen-*Qi* zu fördern.

Di 20 *Yingxiang* und M-HN 3 *Yintang* sind wirkungsvolle Lokalpunkte zur Behandlung einer Sinusitis. Je nach Art der Stimulierung werden sie bei Wind-Hitze- oder Wind-Kälte-Sinusitis angewandt. Du 23 *Shangxing* ist angezeigt bei einer Sinusitis, die mit Verlust des Geruchssinns einhergeht.

Gb 20 *Fengchi* ist einer der wichtigsten Punkte zur Behandlung von Wind-Erkrankungen im Kopfbereich. Er zerstreut pathogenen Wind, befreit die Oberflächen und klärt die Sinnesorgane.

> Um in den Nebenhöhlen lokale *Qi*- und Blut-Stasen zu lösen, kann in dem betroffenen Bereich Moxibustion angewandt werden.

Modifikationen

Schmerzen entlang der Augenbrauen	Bl 2 *Zanzhu*, Gb 14 *Yangbai*
Druckschmerz am Jochbein	Dü 18 *Quanliao*
Kopfschmerzen, Schwindel, bitterer Mundgeschmack, trockener Rachen	Du 20 *Baihui*, Le 3 *Taichong*

Klinische Anwendungen

(Allergische) Rhinitis, chronische und akute Sinusitis, Kopfschmerzen infolge einer Sinusitis, Nasennebenhöhlenverengung, Allergie.

1.11 Erkältung (äußere Wind-Kälte mit Qi-Mangel)

Ursprung *Traditional Combinations*

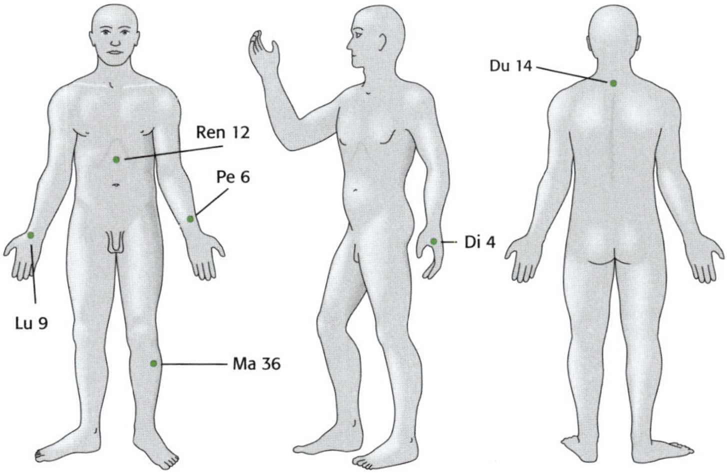

Kombination

Du 14	*Dazhui*
Di 4	*Hegu*
Lu 9	*Taiyuan*
Ma 36	*Zusanli*
Ren 12	*Zhongwan*
Pe 6	*Neiguan*

Ausführung

Tonisieren von Lu 9 *Taiyuan* und Ma 36 *Zusanli*, die anderen Punkte sedieren. Dauer der Nadelung 20 Minuten mit zwischenzeitlicher Nachstimulierung.

Funktion

Qi tonisieren, die Oberfläche befreien, äußere Wind-Kälte zerstreuen.

Pathogenese

Konstitutioneller *Qi*-Mangel mit äußerem Wind-Kälte-Angriff.

Leitsymptome und Befunde

- **Symptome:** Kälteaversion, Fieber, Schweißlosigkeit, Hals- und Nackensteifigkeit, Körper- und Gliederschmerzen, Engegefühl in Thorax und Diaphragma, Übelkeit, Erbrechen, verstopfte Nase, schwere belegte Stimme, Husten mit Auswurf.
- **Zunge:** weißer Zungenkörper, klebriger Zungenbelag.
- **Puls:** oberflächlich.

Erläuterung

Bei einer konstitutionellen *Qi*-Schwäche ist die Oberflächen schützende Wirkung des

Wei-(Abwehr-)*Qi* vermindert, was das Eindringen äußerer pathogener Faktoren erleichtert. Dringen z.B. Wind, Kälte und Feuchtigkeit in die Muskel- und Hautschicht ein, können sie dort stagnieren und das *Wei*-(Abwehr-)*Qi* blockieren und schädigen. Dadurch können die stagnierenden äußeren Pathogene nicht mehr zerstreut und ausgeleitet werden.

Bei einer Schwäche des *Zheng*-(aufrechten) *Qi* und dem gleichzeitigen Einwirken äußerer Krankheitsfaktoren sollte man nicht ausschließlich die äußeren Faktoren vertreiben, da dies zu einer weiteren Schädigung des *Zheng-Qi* führen könnte. Es muss eine kombinierte Anwendung von Methoden zur Befreiung des Äußeren und zur Tonisierung von *Zheng-Qi* erfolgen.

Die Kombination aus Du 14 *Dazhui* und Di 4 *Hegu* vertreibt äußeren Wind und befreit das Äußere.

Die Kombination aus Lu 9 *Taiyuan*, dem *Yuan*-(Quell-)Punkt der Lunge, mit Ma 36 *Zusanli*, dem Erdepunkt der Magen-Leitbahn und wichtiger Tonisierungspunkt für Milz und Magen, unterstützt das *Zheng-Qi* durch Kräftigung von Lunge, Milz und Magen.

Die *He-Mu*-Kombination des Magens, Ma 36 *Zusanli* und Ren 12 *Zhongwan*, kräftigt Milz und Magen, stärkt das *Zheng-Qi* und verhindert ein Eindringen pathogener Faktoren in die *Yangming*-Schicht (Magen und Dickdarm, Verdauungstrakt).

Gemeinsam mit Ren 12 *Zhongwan* reguliert Pe 6 *Neiguan*, der Kommandopunkt für Erkrankungen des Thorax, den *Qi*-Fluss des Oberen und Mittleren *Jiao*, öffnet den Thorax und zerstreut Feuchtigkeit.

Modifikationen

Husten, starker Auswurf, Keuchatmung	Bl 13 *Feishu*, Lu 7 *Lieque*
Schulter- und Nackensteifigkeit	Anschließendes Schröpfen
Engegefühl in Thorax und Diaphragma, Übelkeit, Erbrechen	Pe 6 *Neiguan*, Mi 4 *Gongsun*
Dünner und weicher Stuhl, Dysenterie	Ma 25 *Tianshu*, Ma 37 *Shangjuxu*

Klinische Anwendungen

Influenza, Erkältung, Atemwegsinfektionen; Magen-Darm-Erkrankungen.

1.12 Erkältung (äußere Wind-Kälte mit Yang-Mangel)

Ursprung *Traditional Combinations*

Kombination

Du 14	*Dazhui*
Du 12	*Shenzhu*
Gb 20	*Fengchi*
Bl 13	*Feishu*
Lu 7	*Lieque*
Bl 43	*Gaohuangshu*

Ausführung

Tonisieren von Du 14 *Dazhui*, Du 12 *Shenzhu* und Bl 13 *Feishu*, Sedieren von Gb 20 *Fengchi* und Lu 7 *Lieque*. Bei allen Punkten sollte nach Erreichen des *De-Qi*-Gefühls oder anschließend an die Akupunkturbehandlung eine Wärmebehand-

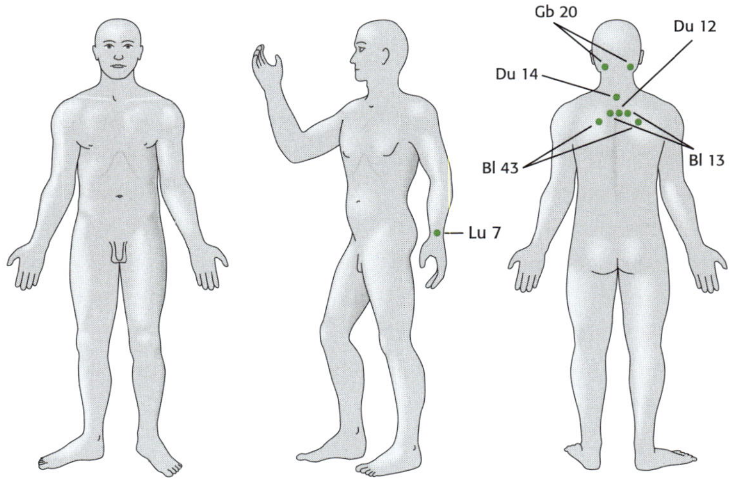

lung, z. B. in Form von Moxibustion, erfolgen. Die indirekte Moxibustion an Bl 43 *Gaohuang* erfolgt mit 5 bis 7 mittleren Moxakegeln mit Ingwer-Zwischenschicht.

Funktion

Yang-Qi tonisieren, Oberfläche befreien.

Pathogenese

Wind-Kälte Angriff bei Patienten mit konstitutioneller *Yang-Qi*-Schwäche.

Leitsymptome und Befunde

- **Symptome**: anfänglich ohne Schweißbildung, jedoch mit relativ stark ausgeprägter Kälteempfindlichkeit und leichtem bis mittelgradigem Fieber.
- **Zunge:** blasser Zungenkörper.
- **Puls:** tief (nicht wie zu erwarten oberflächlich).

Erläuterung

Hier handelt es sich um einen Wind-Kälte-Angriff auf die Oberfläche durch äußere Pathogene bei konstitutioneller *Yang-Qi*-Schwäche. Bei der Behandlung muss darauf geachtet werden, neben dem Ausleiten äußerer Krankheitsfaktoren auch die *Yang-Qi*-Schwäche zu behandeln, damit der Körper in der Lage ist, von selbst die Krankheit auszutreiben und ein erneutes Krankwerden zu verhindern.

Der *Du Mai* kontrolliert und reguliert das *Yang-Qi* des gesamten Körpers. Du 14 *Dazhui* und Du 12 *Shenzhu* unterstützen das *Yang-Qi* und vertreiben oberflächliche Pathogene. Du 14 *Dazhui* wird auch *Bailao* (Hundert Belastungen) genannt, die Bezeichnung verweist darauf, dass der Punkt zur Behandlung von Leere-Zuständen und bei Erschöpfung geeignet ist.

Moxabehandlung an Bl 43 *Gaohuangshu* erwärmt die Leitbahnen und Kollateralen, unterstützt das *Yang-Qi* und *Zheng-Qi* und tonisiert und nährt die *Zang-Fu*-Organe. Der Punkt kommt bei allen Arten von Mangel-Zuständen und Belastungssymptomen zur Anwendung. Zusammen mit Du 14 *Dazhui* sorgt er für die Wiederherstellung von *Yang-Qi* und die Tonisierung des *Zheng-Qi*.

Gb 20 *Fengchi* (Wind-Teich) ist ein wichtiger Punkt zur Behandlung von Wind-Erkrankungen. Er eliminiert den pathogenen Faktor Wind, klärt die Sinnesorgane und aktiviert die Leitbahnen. Durch den Angriff von Wind-Kälte auf die Oberfläche verliert das Lungen-*Qi* seine ausbreitende Funktion, wodurch es zur Stagnation des *Wei*-(Abwehr-)*Qi* kommt. Bl 13 *Feishu* und Lu 7 *Lieque* leiten oberflächliche Pathogene aus, unterstützen das *Wei*-(Abwehr-)*Qi* und aktivieren das Lungen-*Qi*.

Modifikationen

Stark ausgeprägte Kälteaversion	+ Moxibustion an Du 14 *Dazhui*
Husten, Keuchatmung	+ Ren 17 *Shanzhong*, M-BW 1 *Dingchuan*

Klinische Anwendungen

Erkältung, Influenza, Immunschwäche.

1.13 Erkältung (äußere Wind-Kälte mit Yin-Mangel)

Ursprung *Traditional Combinations*

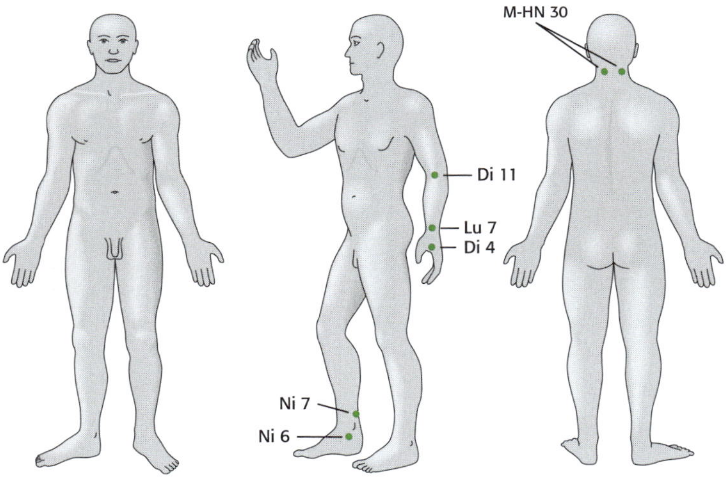

Kombination

Di 4	*Hegu*
Ni 7	*Fuliu*
M-HN 30	*Bailao*
Lu 7	*Lieque*
Ni 6	*Zhaohai*
Di 11	*Quchi*

Ausführung

Sedieren von Di 4 *Hegu* und Di 11 *Quchi*. Tonisieren von Ni 7 *Fuliu*. Harmonisierende neutrale Nadelung an allen übrigen Punkten. Dauer der Nadelung ca. 10 Minuten mit zwischenzeitlicher Nachstimulierung.

Funktion

Yin tonisieren, Hitze kühlen, Wind ausleiten und Oberfläche befreien.

Pathogenese

Bei Patienten mit konstitutioneller *Yin*-Schwäche wandelt sich äußerer Wind zu Hitze um und dringt anschließend in tiefere Schichten des Körpers ein.

Leitsymptome und Befunde

- **Symptome:** Kopfschmerzen, erhöhte Körpertemperatur, leichte Abneigung gegen Wind und Kälte, Schweißlosigkeit oder nur sehr geringe Schweißproduktion, Mund- und Rachentrockenheit, erhöhtes Durstgefühl, trockener Husten, Unruhe.
- **Zunge:** gerötet.
- **Puls:** oberflächlich.

Erläuterung

Es handelt sich um einen Wind-Kälte-Angriff auf die Oberfläche durch äußere Pathogene bei gleichzeitiger *Yin*-Schwäche und einem Mangel an Körperflüssigkeiten. Da das Schwitzen den Hauptmechanismus bei der Ausleitung oberflächlicher pathogener Faktoren darstellt, muss bei der Behandlung darauf geachtet werden, *Yin* und Körperflüssigkeiten zu nähren, damit der Körper in der Lage ist, Schweiß zu produzieren.

Di 4 *Hegu* und Di 11 *Quchi* zerstreuen äußere Wind-Hitze, klären Hitze und verhindern das weitere Eindringen der pathogenen Faktoren in tiefere Schichten. Bei einem Mangel an *Yin* und Körperflüssigkeiten fehlt dem Körper die Kraft, sich gegen äußere Pathogene zu wehren. Die Nierenpunkte Ni 7 *Fuliu* und Ni 6 *Zhaohai* tonisieren *Yin*, mehren Körperflüssigkeiten, fördern die Schweißproduktion und klären Mangel-Hitze.

M-HN 30 *Bailao* und Lu 7 *Lieque* fördern die ausbreitende und absenkende Funktion der Lunge, stoppen Husten, lindern Dyspnoe und klären Mangel-Hitze.

Modifikationen

Stark ausgeprägte Oberflächensymptomatik	Du 14 *Dazhui*, Gb 20 *Fengchi*
Trockener Rachen, Husten mit spärlichem und schwer abhustbarem Auswurf	Lu 10 *Yuji*, Lu 5 *Chize*
Unruhe, Mundtrockenheit	He 8 *Shaofu*, Ni 10 *Yingu*

Klinische Anwendungen

Erkältung, Influenza, Atemwegsinfektionen.

1.14 Grippe, Prävention (Wind-Kälte)

Ursprung *Traditional Combinations*

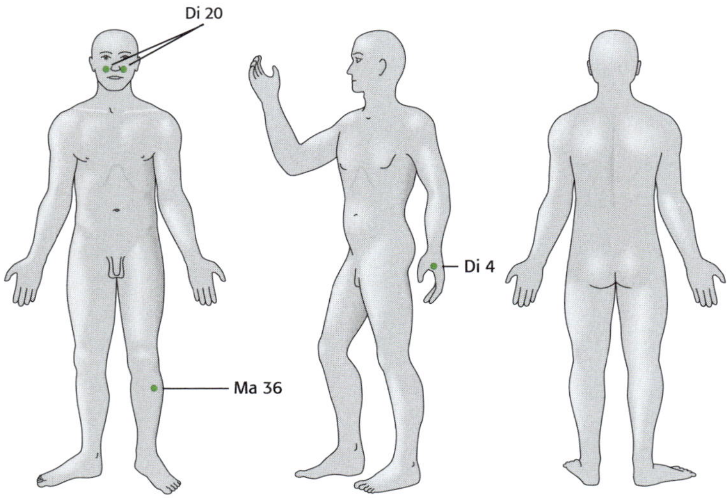

Kombination

Di 20	*Yingxiang*
Di 4	*Hegu*
Ma 36	*Zusanli*

Ausführung

Sedieren von Di 20 *Yingxiang* und Di 4 *Hegu*, Tonisieren und Moxabehandlung von Ma 36 *Zusanli*. Nach Erreichen des *De-Qi*-Gefühls die Nadeln ca. 1 Minute stimulieren. Bei Kindern oder Patienten mit Angst vor Nadeln können Di 20 *Yingxiang* und Di 4 *Hegu* auch manuell stimuliert werden.

Funktion

Prävention von Erkältungen, Ausleiten oberflächlicher Pathogene und Stärken des *Zheng*-(aufrechten) *Qi*.

Leitsymptome und Befunde

- **Symptome:** anfängliche Influenza oder beginnender grippaler Infekt. Jucken der Nase, laufende Nase, Niesen, trockener Hals und Rachen.
- **Zunge:** meist noch keine Veränderung.
- **Puls:** leicht oberflächlich.

Erläuterung

Di 20 *Yingxiang* befreit die Nase. Di 4 *Hegu* reguliert das *Wei*-(Abwehr-)*Qi*, vertreibt Wind und befreit die Oberfläche. Ma 36 *Zusanli* unterstützt das *Zheng*-(aufrechte) *Qi* und stärkt die Abwehrkräfte des Körpers. Diese Kombination ist auch als Grundmuster zum Behandeln grippaler Infekte nutzbar.

Klinische Anwendungen

Grippeprävention, Infektanfälligkeit; Allergie.

2 Hitze klärende Kombinationen

Einleitung

Die in diesem Kapitel aufgeführten Kombinationen haben folgende Aufgaben: Hitze klären, Feuer ausleiten, Blut kühlen, Toxine auflösen und Körperflüssigkeiten bilden. Sie kommen bei folgenden Disharmoniemustern zur Anwendung: bei innerer Hitze, *Wen-Re*-Erkrankungen (fiebrige, epidemische Erkrankungen) sowie bei Störungen, die sich infolge der Ansammlung von Hitze-Toxinen (fiebrige Erkrankungen mit Eiter- oder Abszessbildung) entwickelt haben. Die Kombinationen werden gemäß ihren Funktionen in sechs Kategorien eingeteilt:

- *Qi*-(Energie-)Schicht klärende Kombinationen,
- *Ying*-(Nähr-)Schicht und Blut kühlende Kombinationen,
- Hitze klärende und Toxine beseitigende Kombinationen,
- Hitze der *Zang-Fu*-Organe klärende Kombinationen,
- Sommerhitze zerstreuende Kombinationen,
- Mangel-Hitze klärende Kombinationen.

> Zustände innerer Hitze erfordern eine mittel bis stark sedierende Nadelung von kurzer Dauer, Moxa wird in den wenigsten Fällen eingesetzt. Bei starken Hitze-Toxinen oder bei Hitze in der *Ying*-(Nähr-)Schicht oder des Bluts kann zusätzlich blutig gestochen werden.
> Hauptsächlich werden Akupunkturpunkte der Hand- und Fuß-*Yangming*-Leitbahnen (Dickdarm und Magen), der Hand- und Fuß-*Shaoyang*-Leitbahnen (*Sanjiao* und Gallenblase) sowie des *Du Mai* verwendet.

Qi-(Energie-)Schicht klärende Kombinationen

Diese Kombinationen klären Hitze aus der *Qi*-(Energie-)Schicht und beseitigen Reizbarkeit. Zudem fördern sie die Bildung von Körperflüssigkeiten und lindern Durst. Sie werden oft gemeinsam mit Maßnahmen eingesetzt, die das *Qi, Yin* oder Blut tonisieren und stärken und kommen zur Anwendung bei Fülle-Symptomen (Hitze der *Qi*-Schicht) wie z. B. bei akut fiebrigen Erkrankungen mit aufsteigendem Feuer. Außerdem bei gemischten Fülle-Leere-Mustern, bei denen äußere Pathogene nicht ausgeleitet wurden, die dadurch weiter ins Innere eindringen konnten und zu Hitze transformieren, was zu einer Schädigung von *Qi*, *Yin* und Körperflüssigkeiten führt.

- **Symptome:** starke Hitze, hohes Fieber, Unruhe, Durst, starkes Schwitzen, gelber Zungenbelag, schneller, schlüpfriger, großer, wellenartiger Puls. Oder starke Unruhe und Nervosität nach einer nicht ausgeheilten fiebrigen Erkrankung.
- **Klinische Anwendungen:** Bei Fieber mit oder ohne Infektion, Diabetes mellitus.
- **Akupunkturpunkte:** Hauptsächlich werden Punkte der *Yangming*-Leitbahnen (Magen und Dickdarm) eingesetzt wie z.B. Di 11 *Quchi*, Ma 44 *Neiting*, Sj 1 *Guanchong*.

Ying-(Nähr-)Schicht und Blut kühlende Kombinationen

Diese Rezepturen klären die Hitze der *Ying*-(Nähr-)*Qi*-Schicht und kühlen Blut-Hitze. Typische Anwendungsgebiete sind Krankheitsmuster, bei denen Hitze in die Schichten des *Ying*-(Nähr-)*Qi* und Blut eingedrungen sind.

- **Symptome:** Fieber, Nervosität und Unruhe bis hin zu Manie, Ohnmacht und Delirium, Exanthembildung, Hämatemesis, Hämaturie, Hämatochezie. Zudem fällt eine dunkel gerötete Zunge auf, der Puls ist meist fein und schnell.
- **Klinische Anwendungen:** Fieber unterschiedlicher Ätiologie, Blutungen.
- **Akupunkturpunkte:** Zur Anwendung kommen insbesondere Punkte entlang des *Du Mai* sowie der Herz- und Perikard-Leitbahn, z. B. He 9 *Shaochong*, Pe 3 *Quze, Pe 9 Zhongchong*, Du 14 *Dazhui, Di* 11 *Quchi.*

Hitze klärende und Toxine beseitigende Kombinationen

Diese Rezepturen klären eingedrungene Hitze, lösen Toxine auf, zerstreuen sie und leiten sie aus. Sie werden u. a. eingesetzt bei Fülle-Hitze, Hitze-Stagnation, Feuer und Toxinen im Oberen, Mittleren und Unteren *Jiao* sowie bei epidemischen und toxischen Wärme- und Hitze-Krankheiten an Kopf und Gesicht.

- **Symptome:** Fieber, Reizbarkeit, Nervosität, Unruhe, Wahn, Manie, Hämatemesis, Exanthembildung, Rötung und Schwellung im Kopf- und Gesichtsbereich, Ulzerationen, Furunkel, Beulenbildung und ähnliche Anzeichen von Ansammlungen toxischer Gifte.
- **Klinische Anwendungen:** infektions- und entzündungsbedingte Erkrankungen wie Otitis media, Atemwegsinfektionen, Erkältungen, Influenza, Pneumonie, Bronchiektasen, Mumps, Tonsillitis, Rachenentzündung, Enzephalitis, Meningitis, Blutungen.
- **Akupunkturpunkte:** Eingesetzt werden v. a. Punkte der *Yangming*-Leitbahnen (Magen und Dickdarm), der Gallenblasen- und Leber-Leitbahn und des *Du Mai*, z. B. Ma 36 *Zusanli*, Ma 43 *Xiangu*, Di 4 *Hegu*, Di 11 *Quchi*, Bl 40 *Weizhong*, Gb 43 *Xiaxi*, Le 2 *Xingjian*, Du 14 *Dazhui.*

Kombinationen zur Klärung von Hitze der Zang-Fu-Organe

Diese Rezepturen klären die Hitze der *Zang-Fu-Organe* und in den dazugehörigen Leitbahnen. Die Symptome unterscheiden sich je nach *Zang-Fu*-Organ, nach den betroffenen Körperarealen und -strukturen sowie nach Stärke der Hitze-Pathogene.

- **Symptome:**
  - Hitze, die das Herz beeinträchtigt, führt zu Unruhe, Reizbarkeit und *Shen*-(Geist-)Störungen.
  - Hitze in Leber- und Gallenblase verursacht gerötete Augen, Schmerzen in den lateralen Rippenbögen und bitteren Mundgeschmack.
  - Lungen-Hitze zeigt sich in Husten und Dyspnoe.
  - Magen-Hitze ruft Fieber, Zahnschmerzen, Zahnfleischulzerationen und Mundgeruch hervor.
  - Hitze im Darm kann zu abdominalen Schmerzen und schmerzhaftem Stuhlgang führen.

- **Klinische Anwendungen:** Lungenerkrankungen, Lungenentzündung, Magenschleimhautentzündung, Blutungen im oberen Magen-Darm-Trakt, Gastritis, Gastroenteritis, Enteritis, Kolitis, Colitis ulcerosa, Dysenterie, Hepatitis,

Cholezystitis, Glomerulonephritis, Pyelonephritis, nephrotisches Syndrom, Konjunktivitis, Otitis media, Sinusitis, Nasenblutung, Stomatitis, Gingivitis, Parodontose, Hodenentzündung, Prostatitis, Mastitis, Zervizitis, entzündliche Beckenerkrankungen, Harnwegsinfektionen, Herpes.

- **Akupunkturpunkte:** Zur Anwendung kommen v. a. Punkte des *Ren Mai* sowie der Lungen-, Dickdarm-, Magen-, Blasen-, Leber-, Gallenblasen-, Herz- und Perikard-Leitbahn, z. B. Lu 5 *Chize*, Lu 10 *Yuji*, Di 1 *Shangyang*, Di 4 *Hegu*, Ma 36 *Zusanli*, Ma 44 *Neiting*, Le 2 *Xingjian*, Le 3 *Taichong*, Pe 9 *Zhongchong*, Pe 7 *Daling*, He 9 *Shaochong*, Sj 1 *Guanchong*, Mi 6 *Sanyinjiao*, Ni 6 *Zhaohai*.

Sommerhitze zerstreuende Kombinationen

Sommerhitze-Erkrankungen gehören zu den Hitze-Krankheiten. Sommerhitze ist einer der äußeren sechs pathogenen Faktoren (*Liu Yin*) und der vorherrschende äußere Faktor der feucht-heißen Jahreszeit und des Sommers. Während dieser Zeit treten vermehrt Sommerhitze-Syndrome auf, die gekennzeichnet sind durch Hitze- und Feuchtigkeits-Symptome sowie durch Symptome, die durch den Verbrauch von Körperflüssigkeiten und *Qi* hervorgerufen werden. Zieht man sich aufgrund der Sommerhitze in kühle Räume zurück, nutzt zur Abkühlung evtl. eine Klimaanlage und nimmt kalte Speisen und Getränke zu sich, kommt es oft zu einer raschen Abkühlung des Äußeren und Inneren. Dadurch wird das *Wei*-(Abwehr-)*Qi* geschwächt, und die Möglichkeit einer Wind-Kälte-Schädigung nimmt zu.

Die Behandlungsstrategie ähnelt der bei *Wen-Bing*-Hitzeerkrankungen: Sommerhitze zerstreuen und Äußeres entlasten. Kommt es zu einer Verbindung von Sommerhitze mit Feuchtigkeit, wird zusätzlich Feuchtigkeit ausgeleitet. Da Sommerhitze leicht den *Qi*-Fluss schädigt und die Entwicklung von *Qi*-Mangel-Symptomen begünstigt, muss zusätzlich *Qi* tonisiert werden.

- **Symptome:** z. B. Fieber, Unruhe, erhöhter Durst, Schwitzen, Mattigkeit, Abgeschlagenheit, Energielosigkeit.
- **Klinische Anwendungen:** Hitzschlag, Sonnenstich, Hitzesynkope, Hitzekrampf, Hitzeerschöpfung, Erkältung oder Influenza im Sommer.
- **Akupunkturpunkte:** Eingesetzt werden v. a. Akupunkturpunkte des *Du Mai*, der Perikard-, Blasen- und Magen-Leitbahn, z. B. Du 14 *Dazhui*, Du 26 *Renzhong*, Du 20 *Baihui*, M-UE 1 *Shixuan*, Pe 3 *Quze*, Pe 6 *Neiguan*, Bl 40 *Weizhong*, Ma 36 *Zusanli*, Ma 44 *Neiting*.

Mangel-Hitze klärende Kombinationen

Diese eignen sich zur Behandlung chronisch-fieberhafter Erkrankungen mit hitzebedingter Schädigung des *Yin* und der Körperflüssigkeiten, wie sie v. a. in den Spätstadien von Hitze-Syndromen auftreten. Grundsätzliche Behandlungsstrategien: *Yin* nähren, Hitze klären und über die Oberfläche ausleiten.

- **Symptome:** Bei *Yin*-Mangel-Hitze kommt es häufig zu morgendlichem Kälteempfinden und abendlichen Hitzeschüben. Bei Leber- und Nieren-Schwäche zeigt sich Leere-Hitze als undulierendes Fieber mit dem Gefühl von Knochendampfen. Bei chronischen Mangel-Hitze-Erkrankungen kann es zu lang anhaltendem, nicht abklingendem niedrigem Fieber und *Wu Xin Ren* („Hitze der fünf Herzen" – Hitze an Hand- und Fußflächen und Brustbein) kommen.

- **Klinische Anwendungen:** Fieber bei chronischen Erkrankungen, nach Operationen oder aufgrund von Tumorerkrankungen, Infektionen des Atemtrakts, Tuberkulose und Menopausebeschwerden.
- **Akupunkturpunkte:** Zur Anwendung kommen insbesondere Punkte des *Du Mai*, der Lungen-, Nieren- und Blasen-Leitbahn, z. B. Ni 3 *Taixi*, Lu 10 *Yuji*, Bl 43 *Gaohuangshu*, Bl 17 *Geshu*, Du 14 *Dazhui*.

2.1 Hitze der Qi-(Energie-)Schicht

Ursprung *Systematic Classic, The Classic of Categories*

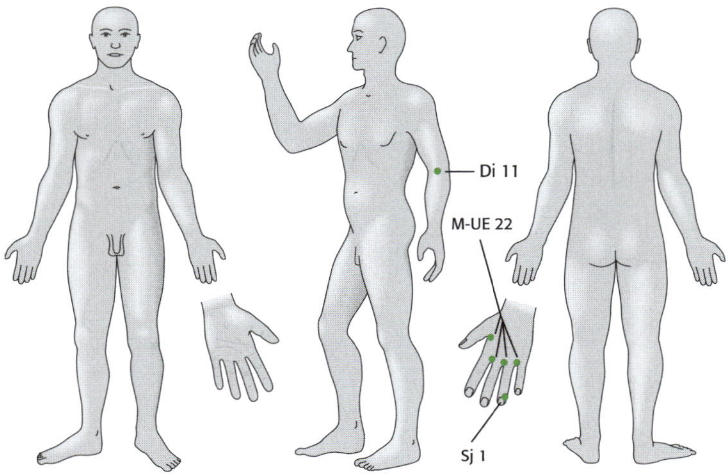

Kombination

M-UE 22	*Baxie*
Sj 1	*Guanchong*
Di 11	*Quchi*

Ausführung

An allen Punkten wird blutig gestochen – pro Punkt nur 1 bis 2 Tropfen Blut lassen. Die Anwendung kann mehrmals wiederholt werden, bis eine deutliche Fiebersenkung erzielt wurde.

Funktion

Hitze der *Qi*-(Energie-)Schicht klären, *Yangming*-Hitze kühlen, Unruhe beseitigen.

Pathogenese

In der *Yangming*-Leitbahn liegt Fülle-Hitze vor oder es handelt sich um äußere Hitze, die in die *Qi*-(Energie-)Schicht eingedrungen ist und fiebrige Erkrankungen wie z. B. Infektionskrankheiten hervorgerufen hat.

Leitsymptome und Befunde

- **Symptome:** anhaltend hohes Fieber, Mund- und Zungentrockenheit, ausgeprägter Durst mit Verlangen nach Flüssigkeit, gerötetes Gesicht, Hitzeaversion, starkes Schwitzen.
- **Zunge:** gelber, trockener Belag.
- **Puls:** überflutend, groß und kräftig.

Erläuterung

Das Kernstück dieser Kombination – Blutigstechen an M-UE 22 *Baxie* – folgt dem therapeutischen Konzept der *Großen Kombination der Acht Tore* aus dem *Huang Di Neijing*. Dort heißt es: „Bei großer Hitze, Unruhe und Schlaflosigkeit: Blutigstechen zwischen den zehn Fingern, dies ist bekannt als die große Kombination der Acht Tore“. Die Bezeichnung „Acht Tore“ bezieht sich auf die acht Fingerzwischenräume.

Innere Hitze mit den Leitsymptomen hohes Fieber, großer Durst, starkes Schwitzen ist Ausdruck von Hitze in der *Yangming*-Schicht. Di 11 *Quchi* ist einer der wirkungsvollsten Punkte zum Klären von *Yangming*-Hitze.

Punkte der *Sanjiao*-Leitbahn sind angezeigt bei Erkrankungen, die in Bezug zu gestörten *Qi*-Bewegungen stehen. Sj 1 *Guanchong* klärt als *Jing*-(Brunnen-)Punkt Hitze in der *Qi*-Schicht des Oberen *Jiao* und wird meist bei akuten Symptomen verwendet.

Die beiden Punkte Di 11 *Quchi* und Sj 1 *Guanchong* verstärken die Hitze ausleitende Funktion von M-UE 22 *Baxie*.

Modifikationen

Fieber, Kälteaversion, Schweißlosigkeit	+ Di 4 *Hegu*, Bl 12 *Fengmen*
Eindringen von Hitze in die *Ying*-Schicht	+ Pe 3 *Quze*, Pe 9 *Zhongchong*
Hitzschlag	+ Pe 7 *Daling*, Bl 40 *Weizhong*
Akkumulation von Hitze-Toxinen	+ Di 1 *Shangyang*, Du 10 *Lingtai*
Malaria, hohes Fieber	+ Du 14 *Dazhui*, Dü 3 *Houxi*
Tremor	+ Le 3 *Taichong*, Gb 34 *Yanglingquan*
Ohnmacht	+ Du 26 *Renzhong*, Pe 6 *Neiguan*
Delirium	+ Du 20 *Baihui*, Pe 7 *Daling*

Klinische Anwendungen

Fieber, Infektionen, Erkältung, Influenza; Hitzschlag; Diabetes mellitus. In China werden diese Punkte u.a. als Akutmaßnahme bei schweren Erkrankungen wie Enzephalitis und Meningitis eingesetzt.

2.2 Yangming-Hitze

Ursprung *Systematic Classic, Traditional Combinations*

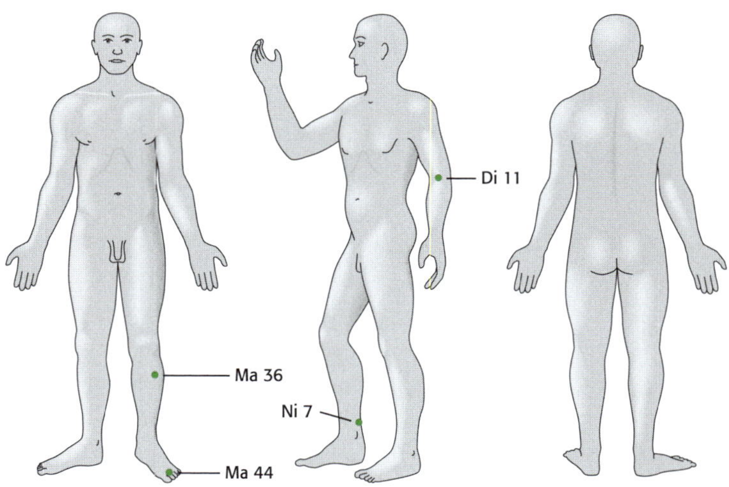

Kombination

Di 11	*Quchi*
Ma 44	*Neiting*
Ma 36	*Zusanli*
Ni 7	*Fuliu*

Ausführung

Sedieren von Di 11 *Quchi*, Tonisieren von Ma 36 *Zusanli* und Ni 7 *Fuliu*, Blutigstechen an Ma 44 *Neiting*.

Funktion

Hitze kühlen und Körperflüssigkeiten erzeugen, *Qi* tonisieren und Magen harmonisieren.

Pathogenese

Hitze-Pathogene bei Wärme- und Sommerhitze-Erkrankungen wurden nicht vollständig ausgeleitet und verletzen *Qi* und Körperflüssigkeiten.

Leitsymptome und Befunde

- **Symptome:** Fieber, starkes Schwitzen, vermehrtes Durstgefühl, Engegefühl in der Brust, Übelkeit, Erbrechen, Unruhe, Schlafstörungen.
- **Zunge:** geröteter Zungenkörper, geringer Zungenbelag.
- **Puls:** schwach, schnell.

Erläuterung

Nicht vollständig ausgeleitete Hitze-Pathogene dringen aus der *Taiyang-* in die *Yangming*-Schicht ein, wandeln sich um in Hitze und verletzen das *Qi* und die Körperflüssigkeiten. Es entwickelt sich eine *Qi*-Fülle mit *Yangming*-Hitze-Symptomen wie Fieber, starkes Schwitzen und vermehrtes Durstgefühl, Unruhe und Schlafstörungen. Ma 44 *Neiting* klärt als *Ying*-(Quell-)Punkt die Hitze der Magen-Leitbahn. In Kombination mit Di 11 *Quchi* kühlt er die Hitze der *Yangming-* und *Qi*-Schicht und beruhigt den *Shen* (Geist).

Durch die eingedrungenen Hitze-Pathogene wird das *Qi* des Mittleren *Jiao* geschädigt, was sich als Engegefühl der Brust manifestiert und zur Ausbildung von gegenläufigem *Qi* mit Übelkeit und Erbrechen führt. Ma 36 *Zusanli* reguliert und harmonisiert die Mitte und kehrt gegenläufiges Magen-*Qi* um, außerdem lindert er Übelkeit und Erbrechen.

Ni 7 *Fuliu* stärkt das Nieren-*Yin* und ermöglicht dadurch die Bildung von Körperflüssigkeiten, er hilft, Hitze zu klären und Durst und Schwitzen zu lindern.

Modifikationen

Nervosität, Unruhe, erhöhtes Durstgefühl	+ He 5 *Tongli*, Ni 6 *Zhaohai*
Übelkeit, Erbrechen	+ Ren 12 *Zhongwan*, Pe 6 *Neiguan*
Husten	+ Lu 8 *Jingqu*, Lu 5 *Chize*

Klinische Anwendungen

Fieber mit oder ohne Infektion, Erkältung; Hitzschlag; Diabetes mellitus.

2.3 Delirium (Hitze in der Ying-[Nähr-]Schicht)

Ursprung *Traditional Combinations*

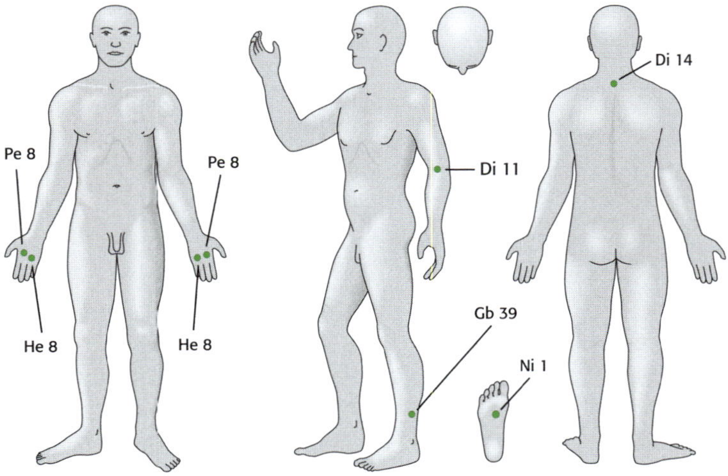

Kombination

He 8	*Shaofu*
Pe 8	*Laogong*
Du 14	*Dazhui*
Di 11	*Quchi*
Gb 39	*Xuanzhong*
Ni 1	*Yongquan*

Ausführung

Sedieren an allen Punkten für 1 bis 2 Minuten, anschließend werden die Nadeln entfernt.

Funktion

Die Hitze der *Ying*-(Nähr-)*Qi*-Schicht klären, den *Shen* (Geist) beruhigen, *Yin* aufbauen.

Pathogenese

Äußere Hitze dringt in die *Ying*-(Nähr-) Schicht ein.

Leitsymptome und Befunde

- **Symptome:** anhaltendes Fieber mit Zunahme zum Abend hin, Unruhe, Nervosität, Schlafstörungen, ggf. verstärktes Durstempfinden, zeitweise kann es zu Delirium und wirrem Reden kommen, im Extremfall zu Wahn, Manie, Schwachsinn und Entrücktheit.
- **Zunge:** dunkel geröteter und trockener Zungenkörper.
- **Puls:** schnell.

Erläuterung

Zwischen *Qi* und Blut besteht eine synergistische Beziehung: Das *Qi* bewegt das Blut und das Blut nährt das *Qi*. Das *Ying*-(Nähr-)*Qi* – das *Qi* innerhalb des Bluts, das auch für den Blutfluss verantwortlich ist – stellt sicher, dass jeder Bereich des Körpers mit Blut und Nährstoffen versorgt wird. Darüber „wacht" das Herz als „Herrscher des Bluts". Da Hitze in der *Ying*-(Nähr-)Schicht also in einem engen Bezug zu Herz und Perikard sowie zum Element Feuer steht, muss bei der Behandlung darauf geachtet werden, die Hitze aus Herz und Perikard zu klären sowie das *Yin* zu nähren und das Blut zu bewegen. Die *Ying*-(Quell-)Punkte der Herz- und Perikard-Leitbahn, He 8 *Shaofu* und *Pe 7 Daling*, klären Hitze aus der *Ying*-(Nähr-) Schicht und kühlen das Blut, beruhigen den *Shen* (Geist) und beseitigen Nervosität und Unruhe.

Wenn Hitze in die *Ying*-(Nähr-)Schicht eindringt, sollte man *Qi* bewegende Methoden einsetzen, um die Hitze-Stagnation in der *Ying*-(Nähr-)Schicht und dem Blut zu verhindern. Die Kombination aus Du 14 *Dazhui* und Di 11 *Quchi* vertreibt Hitze aus der *Qi*-Schicht der *Yang*-Leitbahnen. Dadurch wird auch Hitze, die in die *Ying*-(Nähr-)Schicht eingedrungen ist, in die *Qi*-Schicht gelenkt und kann von dort über die Oberfläche ausgeleitet werden.

Gb 39 *Xuanzhong*, der *Hui*-(einflussreiche) Punkt des Knochenmarks, klärt Hitze aus der tiefsten Ebene des Marks.

Ni 1 *Yongquan*, der *Jing*-(Brunnen-) Punkt der Nieren-Leitbahn, klärt Hitze, nährt das *Yin*, beruhigt den *Shen* (Geist) und öffnet die Sinnesorgane.

Modifikationen

Fieber, Nervosität, Unruhe	Blutigstechen von Di 11 *Quchi*
Bewusstlosigkeit	Blutigstechen von M-UE 1 *Shixuan*

Klinische Anwendungen

Psoriasis, Dermatitis, Purpura; Sepsis, Fieber, akutes Delirium bei (hohem) Fieber, Infektionskrankheiten.

2.4 Delirium (Blut-Hitze)

Ursprung *Systematic Classic, Great Compendium*

Kombination

Du 26	*Renzhong*
Di 11	*Quchi*
He 9	*Shaochong*
Pe 9	*Zhongchong*
Pe 3	*Quze*
Bl 40	*Weizhong*

Ausführung

Blutigstechen von He 9 *Shaochong*, Pe 9 *Zhongchong*, Pe 3 *Quze* und Bl 40 *Weizhong*. Sedieren von Du 26 *Renzhong*, bis eine Linderung des Deliriums erreicht werden kann. Die anderen Punkte sedieren.

Funktion

Hitze klären, Blut kühlen, *Shen* (Geist) beruhigen.

Pathogenese

Äußere Hitze dringt in die *Ying*-(Nähr-) oder die Blut-Schicht ein, verbraucht Körperflüssigkeiten und stört den *Shen* (Geist).

Leitsymptome und Befunde

- **Symptome:** hohes Fieber, Delirium mit Bewusstseins- und Orientierungsstörungen, Wahn, Manie, Ulzerationen im Mund- und Rachenraum, gerötetes Ge-

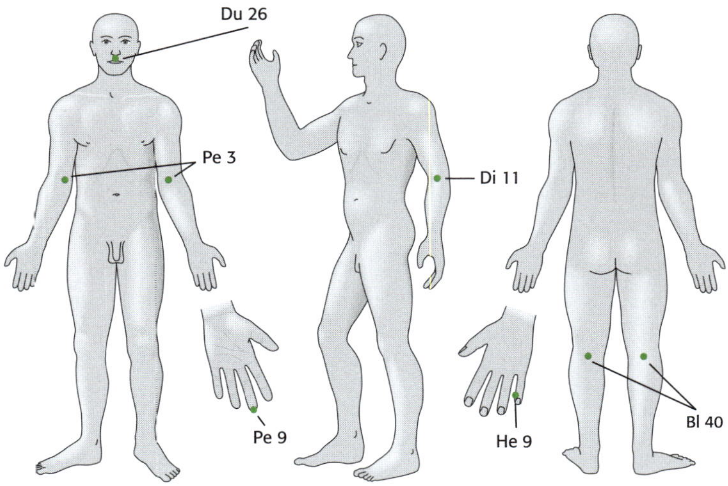

sicht, rote Augen, harter Stuhl, Obstipation, Exanthembildung.

- **Zunge:** dunkelrot.
- **Puls:** schnell.

Erläuterung

Das Herz, das dem Element Feuer zugeordnet ist, kontrolliert das Blut. Durch das Eindringen von äußerer Hitze in die Blut-Schicht entwickelt sich durch die Verbindung des Hitze-Pathogens mit dem Feuer-Element ein absolutes Übermaß an Hitze in der Blut- und *Ying*-(Nähr-)Schicht: Es treten folgende Symptome auf: Fieber, Delirium mit Bewusstseins- und Orientierungsstörungen, Ulzerationen im Mund- und Rachenraum und Exantheme.

Um Hitze aus der Blut- und *Ying*-(Nähr-)Schicht zu leiten, das Bewusstseins zu klären und *Shen*-(Geist-)Störungen zu beseitigen, werden He 9 *Shaochong* und Pe 9 *Zhongchong*, die *Jing*-(Brunnen-)Punkte der Herz- und Perikard-Leitbahn, blutig gestochen. Blutigstechen an Pe 3 *Quze* und Bl 40 *Weizhong* löst Hitze-Stase der Blut-Schicht und leitet Hitze der *Ying*-(Nähr-)Schicht aus. Der Punkt Bl 40 *Weizhong* wird auch *Xue Xi* (Blut-Grenzpunkt) genannt, wodurch seine überragende Bedeutung bei der Auflösung von Blut-Stasen sowie seine Fähigkeit, Blut zu kühlen, deutlich wird.

Die *Yangming*-Leitbahnen (Magen und Dickdarm) führen viel *Qi* und viel Blut. Deswegen werden bei Fülle- und Leere-Erkrankungen von *Qi* und Blut häufig Punkte der Magen- und Dickdarm-Leitbahn gewählt. Di 11 *Quchi* wird oft eingesetzt, um die *Yangming*-Fülle-Hitze in der *Qi*- und Blut-Schicht zu klären und den *Qi*-Fluss zu fördern.

Du 26 *Renzhong* stellt das Bewusstsein wieder her und beruhigt den *Shen* (Geist). Er ist der Kommandopunkt zur Wiederherstellung des Bewusstseins und kann bei allen Arten von Ohnmacht oder Bewusstlosigkeit verwendet werden.

Modifikationen

Exanthembildung	+ Mi 10 *Xuehai*
Krampf der Kaumuskulatur	+ Ma 6 *Jiache*
Krämpfe, Zuckungen	+ Dü 3 *Houxi*, Gb 34 *Yanglingquan*

Klinische Anwendungen

Hämorrhagisches Fieber, Enzephalitis, Meningitis, Purpura, Sepsis; Leukämie.

2.5 Appendizitis (Hitze-Toxine im Darm)

Ursprung *Traditional Combinations*

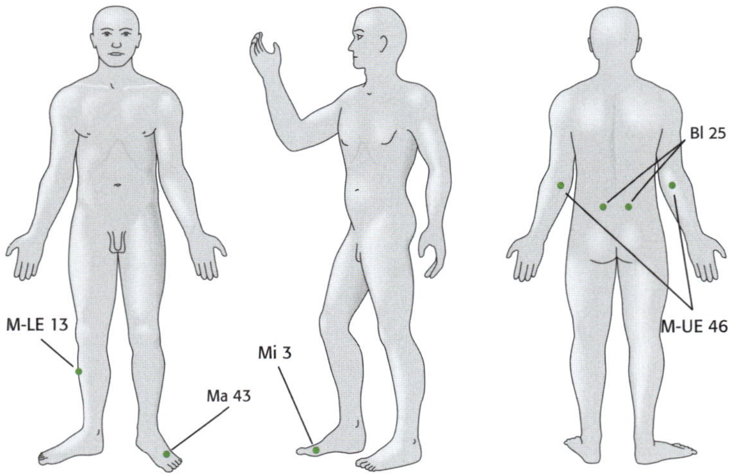

Kombination

Mi 3	*Taibai*
Ma 43	*Xiangu*
Bl 25	*Dachangshu*
M-UE 46	*Zhoujian*
M-LE 13	*Lanweixue*

Ausführung

Moxa an M-UE 46 *Zhoujian*, die übrigen Punkte sedieren. Dauer der Nadelung 30 bis 60 Minuten. Bl 25 *Dachangshu* sollte schräg in Richtung der Wirbelsäule gestochen werden, um das *De-Qi*-Gefühl in den Bauchraum ausstrahlen zu lassen.

Funktion

Ausleiten von Feuchte-Hitze-Toxinen, Akkumulation auflösen, Schmerzen stillen.

Pathogenese

Feuchte-Hitze im Dickdarm führt zur Akkumulation von Hitze-Toxinen, die Schmerzen und Schwellungen verursachen.

Leitsymptome und Befunde

- **Symptome:** beginnend diffuse Oberbauchschmerzen, Schmerzen im unteren Abdomen, starke Druckempfindlichkeit, Abwehrspannung, Ausstrahlung der Schmerzen in die Lende, Fieber, Kälteaversion, Appetitverlust, Übelkeit, Erbrechen.
- **Zunge:** gelber, klebriger Belag.
- **Puls:** schlüpfrig und schnell.

Erläuterung

Bei der Appendizitis handelt es sich um Feuchte-Hitze im Dickdarm mit akuter oder chronischer Entwicklung von Hitze-Toxinen, die zu intestinalen Abszessen, Schmerzen und Schwellungen führen.

Der Hauptpunkt dieser Kombination ist M-LE 13 *Lanweixue*, der für Erkrankungen des Appendix eingesetzt wird. Er löst Stasen, wirkt abschwellend, klärt Hitze-Toxine aus dem Dickdarm und lindert abdominale Schmerzen. M-UE 46 *Zhoujian* klärt Hitze-Toxine, löst Blut-Stasen, lindert Schwellungen und wird auch bei Abszessen, die im Darm lokalisiert sind, angewendet.

Die Kombination aus Bl 25 *Dachangshu*, dem *Shu*-(Transport-)Punkt des Dickdarms, und den *Shu*-(Bach-)Punkten der Milz- und Magen-Leitbahn, Mi 3 *Taibai* und Ma 43 *Xiangu*, reguliert den Magen-Darm-Trakt, löst die *Qi*- und Blut-Stase auf, fördert die Durchgängigkeit der *Yangming*-Hohlorgane, zerstreut Feuchte-Hitze im Darm und leitet sie über den Darmtrakt nach außen. Durch die Unterstützung und Regulierung des Magen-Darm-Trakts kann der Heilungsprozess einer Appendizitis unterstützt werden.

Modifikationen

Übelkeit, Erbrechen	+ Pe 6 *Neiguan*
Fieber	+ Di 11 *Quchi*
Abdominale Spannung	+ Ma 25 *Tianshu*
Starke abdominale Schmerzen	+ Mi 8 *Diji*, *Ashi*-Punkte

Klinische Anwendungen

Abdominale Schmerzen mit Abszessbildung im Darmtrakt, Appendizitis.

2.6 Abszess der Mammae (Hitze-Toxine-Stagnation der Mammae)

Ursprung *One Hundred Symtoms, Golden Mirror, Traditional Combinations*

Kombination

Ma 36	*Zusanli*
Di 8	*Xialian*
Dü 1	*Shaoze*
Gb 21	*Jianjing*
Gb 41	*Zulinqi*
Gb 43	*Xiaxi*
Lu 10	*Yuji*
Bl 40	*Weizhong*

Ausführung

Gb 21 *Jianjing* darf nur oberflächlich, in einer Tiefe von 0,5 bis 0,8 *Cun* gestochen werden, das Nadelgefühl sollte bis in die Brustvorderseite spürbar sein.

> Gb 21 *Jianjing* darf nicht zu tief gestochen werden, da die Gefahr eines Pneumothorax besteht.

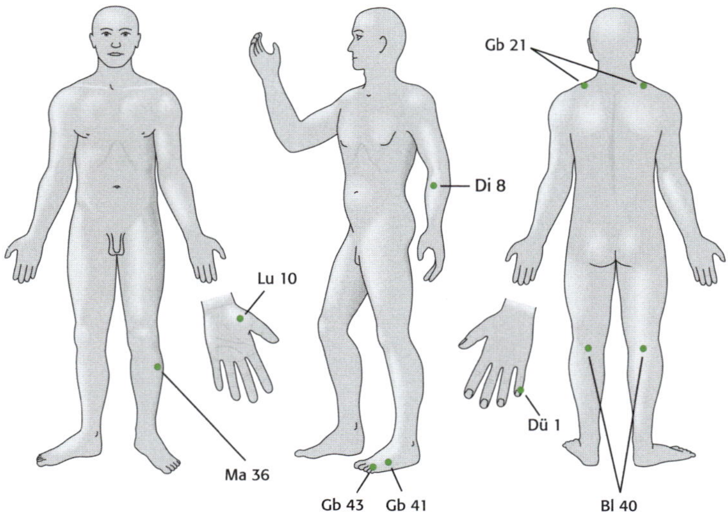

Alle andere Punkte sedieren, Dauer der Nadelung ca. 30 Minuten mit zwischenzeitlicher Nachstimulierung. Blutigstechen an Bl 40 *Weizhong* und Dü 1 *Shaoze*. Die Behandlung kann durch lokale Anwendung warmer Wickel und Tuina-Therapie ergänzt werden.

Funktion

Magen-Hitze klären, Leber-*Qi*-Fluss fördern, Schwellungen lindern, Verhärtungen lösen.

Pathogenese

Leber-*Qi*-Stagnation und Magen-Hitze führen zur Stagnation und Verhärtung der Muttermilch im Bereich der Brustdrüsen.

Leitsymptome und Befunde

- **Symptome:** schmerzhaftes Anschwellen der Brust mit tastbaren Verhärtungen, Rötung und Erwärmung, verminderter Milchfluss. Spannung und Völlegefühl in Brust und Rippenbogen, Appetitverlust, Kälteaversion, Fieber, Schüttelfrost.
- **Zunge:** gelber, klebriger Belag.
- **Puls:** beschleunigt.

Erläuterung

Die Brust wird der Magen-Leitbahn zugeordnet, die Brustwarzen der Leber-Leitbahn. Eine schmerzhafte Schwellung und Verhärtung oder ein Brustabszess entstehen meist durch eine Leber-*Qi*-Stagnation mit Magen-Hitze. Ma 36 *Zusanli* und Di 8 *Xialian* klären und zerstreuen *Yangming*-Hitze-Toxine und leiten diese über die *Yangming*-Hohlorgane (Magen und Dickdarm) aus.

Die Fernpunkte Gb 43 *Xiaxi* und Gb 41 *Zulinqi* klären Stauungshitze der Leber- und Gallenblasen-Leitbahn und fördern den *Qi*-Fluss. Die Lungen-Leitbahn entspringt dem Mittleren *Jiao* (Magen), Lu 10 *Yuji* klärt die Hitze der Lungen- und Magen-Leitbahn und hilft, Brustabszesse zu behandeln.

Blutigstechen des *Xi*-(Grenz-)Punkts des Bluts, Bl 40 *Weizhong*, klärt Blut-Hitze und leitet Toxine aus. Dü 1 *Shaoze* fördert den Milchfluss und lindert wirkungsvoll Schwellungen und Verhärtungen der Brust.

Gb 21 *Jianjing* ist ein empirischer Punkt zur Behandlung von Brustabszessen, er zerstreut lokal Hitze-Toxine und klärt Hitze der Gallenblasen-Leitbahn.

Modifikationen

Schwellungen der Brust	+ Moxa an Ma 18 *Rugen*
Kälteaversion, Fieber	+ Du 14 *Dazhui*
Spannungen und Schmerzen in Brustkorb und Rippenbogen	+ Ren 17 *Shanzhong*, Le 14 *Qimen*

Klinische Anwendungen

Abszess der Mamma, Brustdrüsenabszess, Mastitis.

2.7 Geschwüre (Hitze-Toxine): Moxabehandlung

Ursprung *The Source of Acupuncture and Moxibustion*

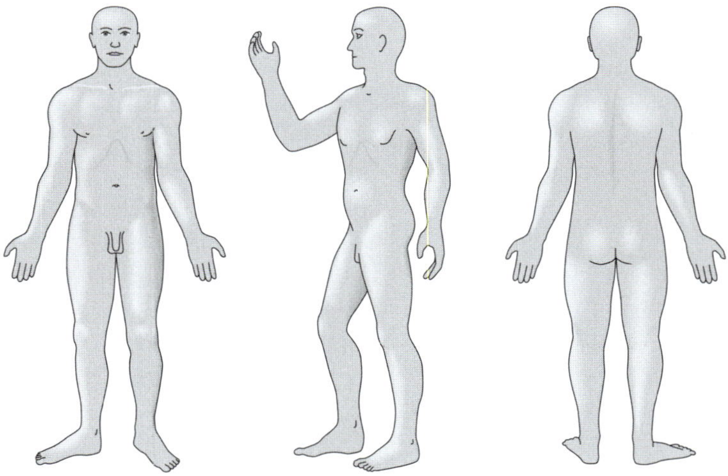

Kombination

Ashi-Punkte.

Ausführung

Etwa 5 mm dicke Knoblauchscheiben auf den Geschwürherd aufbringen. Darauf werden bohnengroße Moxakegel positioniert und verbrannt. Nach drei Kegeln sollten die Knoblauchscheiben gewechselt werden.

Bei schmerzhaften Geschwüren wird dies so lange wiederholt, bis der Schmerz nachlässt, bei schmerzfreien Geschwüren so lange, bis sich ein leichtes Schmerzgefühl einstellt. Bei sehr großen oder vielen Geschwüren kann alternativ Knoblauch gepresst und auf die betroffenen Stellen aufgetragen werden. Anschließend mit einer Moxazigarre behandeln.

Funktion

Hitze-Toxine ausleiten, Schwellungen und Verhärtungen auflösen.

Pathogenese

Im Frühstadium einer eitrig-infektiösen Erkrankung kommt es zur Ansammlung von Hitze-Toxinen an der Oberfläche mit lokaler *Qi*- und Blut-Stase und Geschwürbildung.

Leitsymptome und Befunde

- **Symptome:** Geschwüre im Anfangsstadium. Geschwüre, Karbunkel, Abszesse auf dem Rücken, die nicht älter als 2 bis 5 Tage sind. Anwendung im Frühstadium einer eitrig-infektiösen Erkrankung, z.B. bei Furunkel, Karbunkel, Phlegmone, Mastitis und sonstigen Schwellungen.
- **Zunge:** gerötet, evtl. mit Petechien.
- **Puls:** beschleunigt oder fein und schlüpfrig.

Cave: Nicht anwenden bei offenen, eitrigen Geschwüren.

Erläuterung

In dieser Kombination werden nur *Ashi*-Punkte eingesetzt. Im Altertum galt das Sprichwort „Wo Schmerzen sind, ist ein Akupunkturpunkt“, dies ist eine gängige Methode zur Behandlung lokaler Blut- und *Qi*-Stasen. Durch Moxibustion können der *Qi*- und Blutfluss aktiviert, Schwellungen gelindert und Verhärtungen erweicht werden. Der Knoblauch entgiftet die betroffenen Stellen, leitet Toxine aus und wirkt abschwellend.

Klinische Anwendungen

Geschwüre, Abszesse, eiterbildende Dermatosen wie Pickel, Pusteln, Furunkel, Mammaabszess.

2.8 Geschwüre (Hitze-Toxine): Dr. Zhous Moxabehandlung

Ursprung *Nach Dr. Zhou Mei Sheng*

Kombination

Du 14	*Dazhui*
Ashi-Schmerzpunkte	

Ausführung

Abhängig vom betroffenen Gebiet wird entlang des *Du Mai* sowie im Verlauf der *Taiyang*-, *Yangming*- oder *Shaoyang*-Leitbahn nach Schmerzpunkten gesucht. An diesen *Ashi*-Schmerzpunkten wird anschließend wahlweise die *Hängende-Moxa*-Technik oder die *Vogel-Pick*-Methode angewandt.

Bei der täglichen Behandlung sollte eine komplette Moxazigarre verwendet werden.

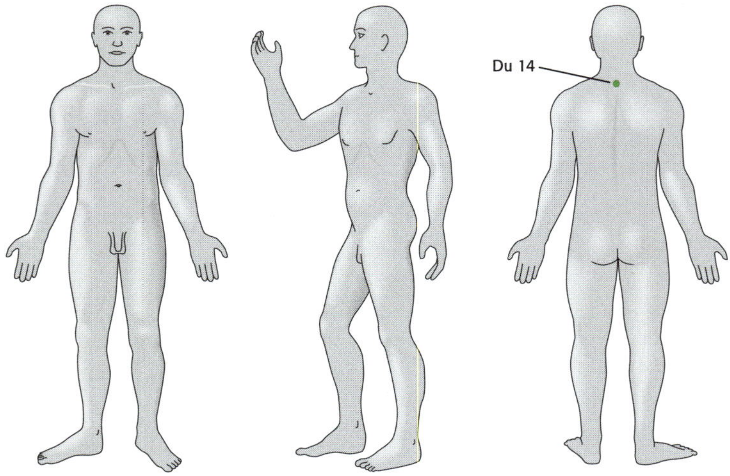

An Du 14 *Dazhui* sollte für 20 Minuten die *Vogel-Pick*-Methode angewandt werden.

Funktion

Hitze-Toxine klären und ausleiten.

Pathogenese

Yang-Effloreszenzen der Oberflächenschicht mit lokaler Hitze-Toxine-Stase.

Leitsymptome und Befunde

- **Symptome:** gerötete, geschwollene und schmerzhafte Geschwüre, Ulzerationen und Wunden mit deutlicher Druckempfindlichkeit. Mögliche **Begleitsymptome** sind u.a. Unruhe, Nervosität, erhöhtes Durstgefühl, Fieber, gerötetes Gesicht, dunkler Urin, Obstipation.
- **Zunge:** roter Zungenkörper mit dünnem, gelbem Zungenbelag.
- **Puls:** beschleunigt und kräftig.

Erläuterung

Yang-Effloreszenzen zeichnen sich aus durch Rötung, Schmerz und Schwellung. Sie entstehen durch Feuchte-Hitze, teilweise mit Bildung von Hitze-Toxinen.

Du 14 *Dazhui*, der Treffpunkt der sechs *Yang*-Leitbahnen mit dem *Du Mai*, klärt Hitze aus den äußeren *Yang*-Anteilen des Körpers, speziell aus den drei *Yang*-Leitbahnen (*Taiyang, Yangming* und *Shaoyang*). An den *Ashi*-Schmerzpunkten der *Yang*-Leitbahnen und des *Du Mai* werden durch Moxibustion die lokalen *Qi*- und Blut-Stagnationen gelöst, wodurch sich Hitze-Toxine, die sich infolge der Stasen entwickelt haben, auflösen. Gemäß dem Grundsatz „Mit Feuer Feuer bekämpfen" werden durch Moxibustion die Stagnationen von Feuer und Toxinen in der Hautschicht zerstreut sowie Ödeme und Verhärtungen aufgelöst.

Klinische Anwendungen

Geschwüre, Abszesse, verschiedene eiterbildende Dermatosen wie z.B. Pickel, Pusteln, Furunkel, Mammaabszess.

2.9 Ekzeme (Hitze-Toxine)

Ursprung *Systematic Classic, Traditional Combinations*

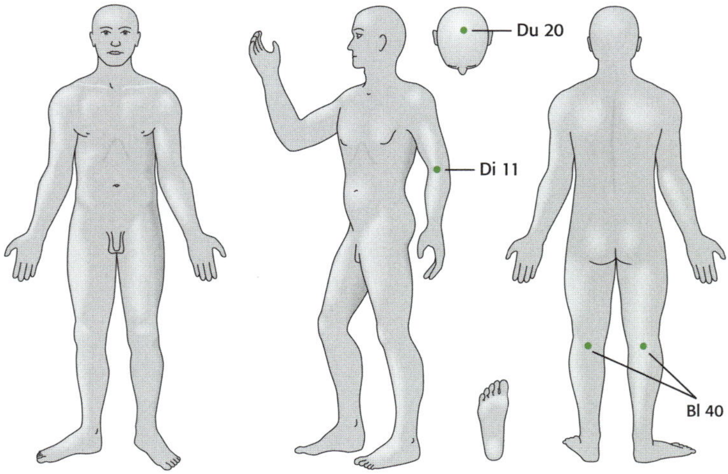

Kombination

Bl 40	*Weizhong*
Du 20	*Baihui*
Di 11	*Quchi*
Ashi-Schmerzpunkt	

Ausführung

Blutigstechen von Bl 40 *Weizhong* und der *Ashi*-Schmerzpunkte. Größere *Ashi*-Schmerzpunkte können an mehreren Stellen kreisförmig umstochen werden, hierbei sollte die Nadelspitze zum Zentrum des schmerzhaften Bereichs zeigen. Sedieren an den übrigen Punkten.

Funktion

Hitze kühlen, Toxine ausleiten. Blut kühlen, Blut-Stase lösen.

Pathogenese

Fülle-Hitze und Feuer-Toxine blockieren Leitbahnen oder die Muskelschicht. Es kommt zu lokalen Hitze-Toxine-Reaktionen der Haut mit Bildung von Effloreszenzen.

Leitsymptome und Befunde

- **Symptome:** Effloreszenzen mit Rötung, Erwärmung und Schmerzen der betroffenen Stellen, leichter Erhebung, farblich deutlicher Abgrenzung und flächiger Ausbreitung. Oder es besteht eine eher oberflächliche, schmerzhafte, rötliche Schwellung, möglicherweise mit Ulzeration und Eiterbildung ohne subkutane Knotenbildung. **Begleitsymptome** umfassen u.a. Fieber, Kopfschmerzen, Lymphknotenschwellungen, Nervosität und Unruhe, Mundtrockenheit.
- **Zunge:** gelber Zungenbelag.
- **Puls:** beschleunigt.

Erläuterung

Hitze und Hitze-Toxine breiten sich über die Blut-Schicht aus, blockieren die Leitbahnen oder die Hautschicht, sodass es zur Entwicklung lokaler Hitze-Toxine-Reaktionen der Haut mit Bildung von Effloreszenzen kommt.

Die zusätzliche Bezeichnung für den Punkt Bl 40 *Weizhong* als „Blut-Grenzpunkt" verweist auf seine Wirkung in Bezug auf Bluterkrankungen, speziell von Erkrankungen, die durch Hitze und Hitze-Toxine in der Blut-Schicht hervorgerufen wurden. Blutigstechen an Bl 40 *Weizhong* klärt Hitze-Toxine der Blut-Schicht und behandelt Hauterkrankungen. Blutigstechen der *Ashi*-Schmerzpunkte unterstützt die lokale Ausleitung von Hitze-Toxinen.

Zusammen mit Bl 40 *Weizhong* ist Di 11 *Quchi* einer der wichtigsten Punkte bei dermatologischen Erkrankungen. Dies erklärt sich durch die Innen-Außen-Kopplung der Dickdarm- und Lungen-Leitbahn. Die Lunge kontrolliert die Haut und die Körperbehaarung. Durch Sedieren der gekoppelten *Yang*-Leitbahn (Dickdarm) können Hauterkrankungen vom Fülle-Typ behandelt werden. Di 11 *Quchi*, der *He*-(Vereinigungs-)Punkt der Dickdarm-Leitbahn, zerstreut Wind und Nässe, klärt Hitze, Feuer und Hitze-Toxine der Haut und verringert Juckreiz.

Du 20 *Baihui* ist der Treffpunkt der sechs *Yang*-Leitbahnen mit dem *Du Mai* und zerstreut Hitze-Pathogene aus allen *Yang*-Leitbahnen.

Modifikationen

Fieber	+ Du 14 *Dazhui*, Di 4 *Hegu*
Unruhe, Übelkeit	+ Pe 6 *Neiguan*

Klinische Anwendungen

Effloreszenzen wie Urtikaria, Quaddeln, Ekzeme, Exantheme (z.B. bei Masern, Röteln, Scharlach).

2.10 Ekzeme (Feuchte-Hitze-Toxine)

Ursprung *Systematic Classic, Great Compendium, Traditional Combinations*

Kombination

Di 4	*Hegu*
Di 11	*Quchi*
Ma 36	*Zusanli*
Bl 40	*Weizhong*
Mi 6	*Sanyinjiao*

Ausführung

Blutigstechen von Bl 40 *Weizhong*, die anderen Punkte sedieren. Dauer der Nadelung 10 bis 20 Minuten mit Zwischenstimulierung.

Funktion

Hitze ausleiten, Feuchtigkeit transformieren, Hitze-Toxine ausleiten.

Pathogenese

Feuchte-Hitze-Akkumulation in Magen und Dickdarm tritt an die Oberfläche.

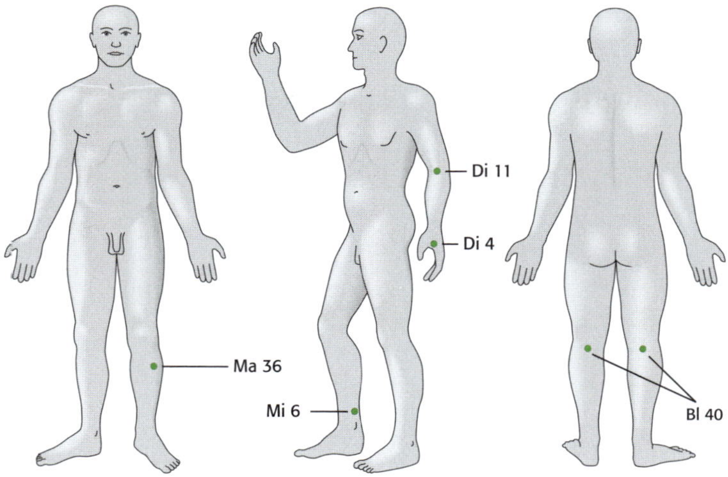

Leitsymptome und Befunde

- **Symptome:** ganzkörperliche oder lokale Rötungen, Schwellungen, Ulzerationen, Blasen oder eitrige Pusteln mit Parästhesien und Juckreiz. Teilweise mit schmerzhaften, druckempfindlichen subkutanen Verhärtungen und Knötchenbildung. Zu Beginn meist leichte Schmerzen, im weiteren Verlauf zunehmende Rötung, Erwärmung, Ödembildung und Schmerzen. Eventuell einhergehend mit Fieber, Schüttelfrost und Kälteaversion.
- **Zunge:** weißer oder gelber, klebriger Zungenbelag.
- **Puls:** weich, beschleunigt.

Erläuterung

Wenn sich Feuchte-Hitze in den *Yangming*-Hohlorganen (Magen und Dickdarm) ansammelt, zeigt sich das oft auf der Haut. Zum einen, weil Hitze-Toxine der *Yangming*-Hohlorgane (Magen und Dickdarm) über die Innen-Außen-Kopplung von Dickdarm und Lunge zur Haut als der äußeren Manifestation der Lunge gelangen. Zum anderen hat Feuchte-Hitze die Eigenschaft, wie heißer Dampf nach oben zu steigen. Die Haut hindert die Feuchte-Hitze daran, auszutreten, wodurch es zur Stagnation der Feuchte-Hitze in der Hautschicht kommt, die wiederum mit der Bildung von Feuchte-Hitze-Toxinen und der Entstehung von Effloreszenzen einhergeht.

Bei der Behandlung müssen die Feuchte-Hitze geklärt und Hitze-Toxine zerstreut werden. Zudem sollte, um die Ursache der Störung zu behandeln, der Magen-Darm-Trakt reguliert werden.

Di 4 *Hegu* und Di 11 *Quchi* klären die Hitze der *Yangming*-Leitbahnen. Blutigstechen von Bl 40 *Weizhong*, dem Blut-Grenzpunkt, zerstreut die Hitze-Stase der Blut-Schicht. Mi 6 *Sanyinjiao* und Ma 36 *Zusanli* tonisieren Milz und Magen, beseitigen Feuchtigkeit und stärken das Blut.

Modifikationen

Fieber	+ Du 14 *Dazhui*
Bewusstlosigkeit, Koma	+ M-UE 1 *Shixuan*
Unruhe, Nervosität	+ Pe 8 *Laogong*

Klinische Anwendungen

Effloreszenzen wie Urtikaria, Neurodermitis, Quaddeln, Eiterbläschen, Pusteln.

2.11 Mumps (Wind-Hitze-Toxine des Oberen Jiao)

Ursprung *Systematic Classic, Traditional Combinations*

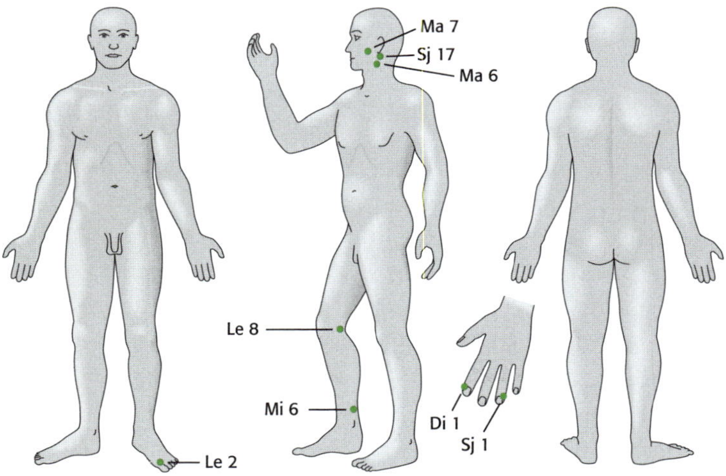

Kombination

Sj 17	*Yifeng*
Ma 6	*Jiache*
Ma 7	*Xiaguan*
Sj 1	*Guanchong*
Di 1	*Shangyang*
Le 2	*Xingjian*
Le 8	*Ququan*
Mi 6	*Sanyinjiao*

Ausführung

Blutigstechen von Sj 1 *Guanchong* und Di 1 *Shangyang*. Die anderen Punkte sedieren. Dauer der Nadelung ca. 15 Minuten mit zwischenzeitlicher Nachstimulierung. Bei pädiatrischen Behandlungen sollten die Nadeln direkt nach der Stimulierung entfernt werden.

Funktion

Hitze klären, Toxine ausleiten, Schwellungen mindern und Verhärtungen auflösen.

Pathogenese

Epidemische Wind-Hitze-Toxine greifen die Oberfläche an, sie blockieren die Leitbahnen, was zu *Qi*- und Blut-Stase und zur Anhäufung von Hitze-Toxinen führt.

Leitsymptome und Befunde

- **Symptome:** nicht eitrige Schwellung der Ohrspeicheldrüse, harte, druckempfindliche Schwellung vor und unter dem Ohr mit lokaler Erwärmung, Schluckbeschwerden; ansteigendes Fieber sowie Kopf- und Gliederschmerzen. **Komplikationen:** Pankreatitis mit Bauchschmerzen und Erbrechen, nach der Pubertät besteht das Risiko einer Orchitis mit Gefahr der Sterilität, bei Erkrankung des ZNS kann sich eine Meningitis entwickeln.
- **Zunge:** gelber Zungenbelag.
- **Puls:** beschleunigt.

Erläuterung

Greifen epidemische Wind-Hitze-Toxine die Oberfläche an und blockieren die Leitbahnen im Ohrbereich, treten druckempfindliche Schwellungen der Ohrspeicheldrüse mit Schluckbeschwerden, Fieber sowie Kopf- und Gliederschmerzen auf.

Sj 17 *Yifeng* (Wind-Schild) ist der Hauptpunkt der Kombination, zusammen mit Ma 6 *Jiache* und Ma 7 *Xiaguan* eliminiert er Wind-Hitze und zerstreut lokale Wind-Hitze-Toxine sowie *Qi*- und Blut-Stase.

Jing-(Brunnen-)Punkte klären Hitze und wirken auf die am höchsten gelegenen Bereiche der Leitbahnen. Die *Sanjiao*-Leitbahn steigt zum Kopf auf und verläuft bogenförmig um das Ohr. Blutigstechen an Sj 1 *Guanchong* und Di 1 *Shangyang* klärt Hitze der Dickdarm- und *Sanjiao*-Leitbahnen und zerstreut Hitze-Toxine aus dem Kopfbereich. Sie sind geeignet zur Behandlung von Fieber aufgrund äußerer Wind-Hitze-Toxine, außerdem lindern sie Schmerzen und Schwellungen im Ohr- und Rachenbereich.

Über die gekoppelte Leitbahnverbindung zwischen der *Shaoyang*- und der *Jueyin*-Schicht können äußere Wind-Hitze-Toxine, welche die *Sanjiao*-Leitbahn befallen, auf die Leber-Leitbahn übergreifen und eine Orchitis hervorrufen. Die Leber-Leitbahn umkreist und versorgt die Geschlechtsorgane. Le 2 *Xingjian* und Le 8 *Ququan* vertreiben Feuer und Hitze-Toxine aus der Leber-Leitbahn und lösen Verhärtungen, Le 2 *Xingjian* wird außerdem zur Prävention und Behandlung einer Orchitis eingesetzt.

Mi 6 *Sanyinjiao* harmonisiert den Blutfluss, löst Blut-Stase, aktiviert Leitbahnen, lindert Schmerzen und schützt die Milz-Pankreas-Leitbahn.

Modifikationen

Fieber	+ Du 14 *Dazhui*, Di 11 *Quchi*
Orchitis	+ Le 3 *Taichong*, Mi 10 *Xuehai*, Le 12 *Jimai*
Ohnmacht, Bewusstlosigkeit	+ Du 26 *Renzhong*
Bauchschmerzen und Erbrechen	+ Ma 36 *Zusanli*, Le 13 *Zhangmen*, Ren 12 *Zhongwan*

Klinische Anwendungen

Mumps, Orchitis, Entzündungen im Kopf-, Hals- und Rachenbereich, Fieber.

2.12 Sinusitis (Wind-Hitze)

Ursprung *Systematic Classic, Great Compendium, Traditional Combinations*

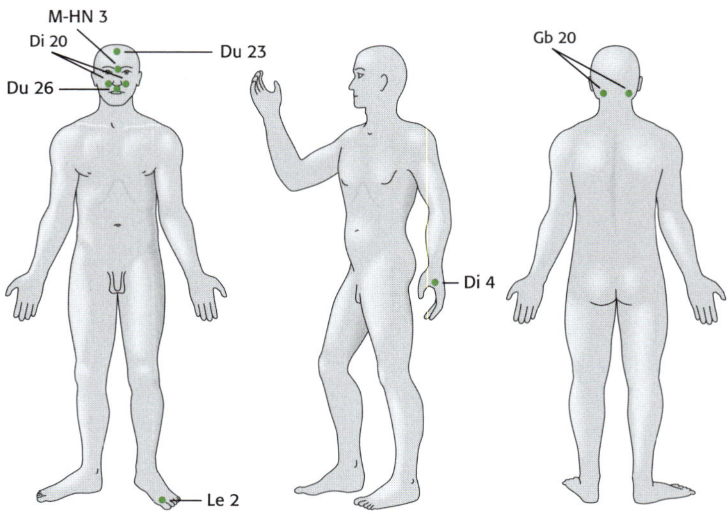

Kombination

Du 23	*Shangxing*
Gb 20	*Fengchi*
Di 20	*Yingxiang*
Du 26	*Renzhong*
M-HN 3	*Yintang*
Le 2	*Xingjian*
Di 4	*Hegu*

Ausführung

M-HN 3 *Yintang* und Du 26 *Renzhong* werden jeweils transversal in Richtung Nase gestochen. Die übrigen Punkte werden sediert. Dauer der Nadelung 10 bis 15 Minuten mit zwischenzeitlicher Nachstimulierung.

Funktion

Wind vertreiben, Hitze klären, Nase durchgängig machen.

Pathogenese

Äußere Wind-Hitze und aufsteigende Leber-Gallenblasen-Hitze greifen die Nase an.

Leitsymptome und Befunde

- **Symptome:** verstopfte Nase, vermehrtes Nasensekret, evtl. eitriger, stinkender Nasenausfluss, vermindertes Geruchsempfinden.
- **Zunge:** roter Zungenkörper, gelber, klebriger Zungenbelag.
- **Puls:** saitenförmig und beschleunigt.

Erläuterung

Greift äußere Wind-Hitze die Oberfläche an, sind meist zuerst die Lunge und die Nase, das ihr zugeordnete Sinnesorgan, betroffen. Dies zeigt sich in vermehrter Bildung von Nasensekret, verstopfter Nase, Niesen und ähnlichen Symptomen. Besteht zusätzlich Hitze oder Feuchte-Hitze in Leber und Gallenblase, bildet sich Feuchte-Hitze-Schleim, der gelb, eitrig und von zäher Konsistenz ist. Außerdem ist der Geruchssinn beeinträchtigt.

Bei der Behandlung muss zum einen äußere Wind-Hitze ausgeleitet und zum anderen die Feuchte-Hitze von Leber und Gallenblase geklärt und zerstreut werden.

Di 20 *Yingxiang* vertreibt Wind, klärt Hitze und macht die Nase durchgängig. Wie sein Name „Empfang des Duftes" andeutet, ist Di 20 *Yingxiang* einer der wichtigsten Lokalpunkte bei Erkrankungen der Nase, die mit Störungen des Geruchssinns einhergehen. Du 23 *Shangxing*, Du 26 *Renzhong* und M-HN 3 *Yintang* fördern den lokalen *Qi*- und Blutfluss und unterstützen Di 20 *Yingxiang* in seiner Eigenschaft, die Nase durchgängig zu machen.

Di 4 *Hegu* ist der Kommandopunkt für Erkrankungen des gesamten Gesichtsbereichs und der Sinnesorgane, außerdem zerstreut er Wind-Hitze der Dickdarm- und Lungen-Leitbahn.

Le 2 *Xingjian* klärt als *Ying*-(Quell-) Punkt die Hitze der Leber-Leitbahn und Gb 20 *Fengchi* zerstreut sowohl äußere als auch innere Wind-Hitze der Leber- und Gallenblasen-Leitbahn.

Modifikationen

Fieber	+ Du 14 *Dazhui*, Di 11 *Quchi*
Frontale Kopfschmerzen	+ M-HN 6 *Yuyao*

Klinische Anwendungen

Sinusitis, Rhinitis, Störungen des Geruchssinns: Anosmie, Hyposmie, Hyperosmie, Parosmie.

2.13 Hals- und Rachenschmerzen (Lungen- und Magen-Hitze)

Ursprung *Systematic Classic, Golden Mirror, Traditional Combinations*

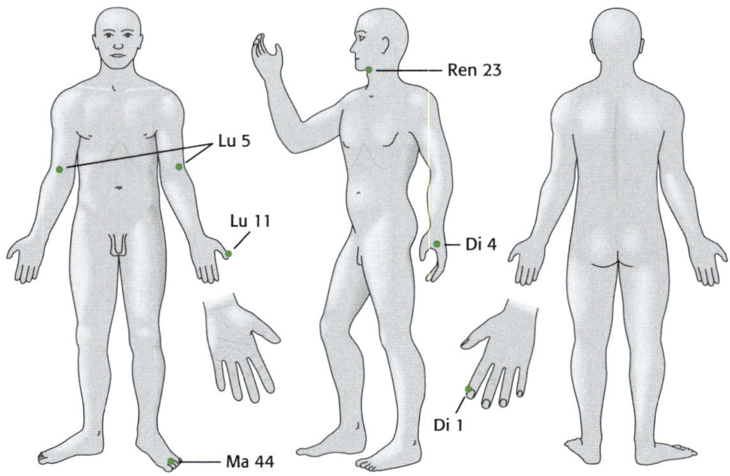

Kombination

Lu 11	*Shaoshang*
Lu 5	*Chize*
Di 4	*Hegu*
Ren 23	*Lianquan*
Ma 44	*Neiting*
Di 1	*Shangyang*

Ausführung

Blutigstechen von Lu 11 *Shaoshang* und *Di 1 Shangyang.* Ren 23 *Lianquan* wird schräg in Richtung Zungengrund etwa 0,5 *Cun* tief gestochen. Die anderen Punkte sedieren.

Funktion

Hitze klären, Rachen befreien.

Pathogenese

Aufsteigendes Lungen- und Magen-Feuer schädigt Hals und Rachen.

Leitsymptome und Befunde

- **Symptome:** Hals- und Rachenschmerzen mit Rötung und Schwellung, erhöhtes Durstgefühl mit Verlangen nach Flüssigkeit, Husten mit gelbem, klebrigem Auswurf, Kopfschmerzen, Mundgeruch, Obstipation.
- **Zunge:** gelber, klebriger Zungenbelag.
- **Puls:** voll und beschleunigt.

Erläuterung

Lungen- oder Magen-Hitze äußert sich einerseits in Hitze-Symptomen wie z. B. in Hals- und Rachenschmerzen mit Rötung und Schwellung sowie erhöhtem Durstgefühl mit Verlangen nach Flüssigkeit. Und andererseits in *Yin*-Mangel-Symptomen und Trockenheit der Lunge und des Verdauungstrakts wie Husten mit gelbem, klebrigem Auswurf, Mundgeruch und Obstipation.

Es sollte darauf geachtet werden, die Hitze aus Lunge und Magen zu klären, um die Regeneration von *Yin* und Körperflüssigkeiten zu fördern.

Die *Jing*-(Brunnen-)Punkte Lu 11 *Shaoshang* und Di 1 *Shangyang* klären Hitze am entgegengesetzten Ende ihrer jeweiligen Leitbahnen und lindern Hals- und Rachenschmerzen aufgrund von Hitze und Hitze-Toxinen.

Ying-(Quell-)Punkte – hier Ma 44 *Neiting* – klären Hitze und Stagnation der Speicher- und Hohlorgane und Leitbahnen. Sie eignen sich zur Behandlung von Lungen-Hitze und Hitze-Störungen im oberen Bereich des Körpers.

Lu 11 *Shaoshang* und Lu 5 *Chize* klären Hitze aus dem Lungen-Speicherorgan und der Lungen-Leitbahn. Ma 44 *Neiting* und Di 1 *Shangyang* klären Hitze der *Yangming*-Leitbahnen (Magen und Dickdarm). Di 4 *Hegu* vertreibt Wind-Hitze aus dem Oberen *Jiao*, aktiviert die Leitbahnen und lindert Schmerzen.

Der Lokalpunkt Ren 23 *Lianquan* klärt Hitze, befreit den Rachen, reguliert die Flüssigkeitsproduktion im Mund und wird bei Mundtrockenheit und Durst eingesetzt.

Modifikationen

Fieber mit Kälteaversion	+ Du 14 *Dazhui*, Di 11 *Quchi*
Stark ausgeprägte Hals- und Rachenschmerzen	+ M-HN 20 *Jinjin Yuye*

Klinische Anwendungen

Halsschmerzen, Tonsillitis, Pharyngitis, Parotitis.

2.14 Zahnschmerzen (Yangming-Hitze)

Ursprung *Systematic Classic, Great Compendium, Traditional Combinations*

Kombination

Ma 6	*Jiache*
Ma 7	*Xiaguan*
Ma 44	*Neiting*
Di 2	*Erjian*
Di 4	*Hegu*
Le 2	*Xingjian*

Ausführung

Sedieren an allen Punkten für 10 bis 15 Minuten mit zwischenzeitlicher Nachstimulierung.

Funktion

Hitze klären, Feuer ausleiten, Wind vertreiben, Schmerz stillen.

Pathogenese

Yangming-Fülle-Hitze aus dem Magen und Dickdarm steigt im Leitbahnverlauf nach oben und verursacht Zahnschmerzen.

Leitsymptome und Befunde

- **Symptome:** Zahnschmerzen, geschwollenes Zahnfleisch, Mundtrockenheit,

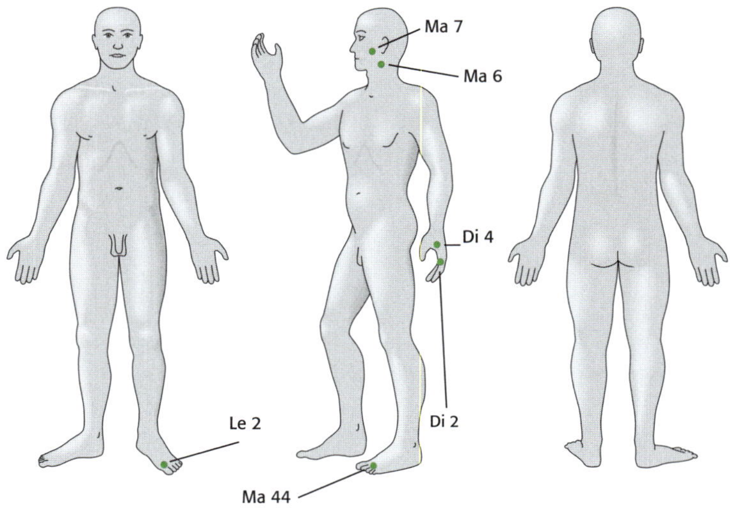

vermehrter Durst, Mundgeruch, Obstipation mit hartem trockenem Stuhl.

- **Zunge:** gelber Zungenbelag.
- **Puls:** saitenförmig, beschleunigt.

Erläuterung

Die Äste der *Yangming*-Leitbahnen (Magen und Dickdarm) versorgen Zähne und Zahnfleisch des Ober- und Unterkiefers. Steigt Fülle-Hitze der *Yangming*-Hohlorgane im Leitbahnverlauf nach oben, kommt es zu Zahnschmerzen sowie zu Schwellungen und Schmerzen des Zahnfleischs. Innere Hitze der *Yangming*-Hohlorgane führt zu vermehrtem Durst, Mundgeruch und Obstipation mit hartem und trockenem Stuhl.

Die Lokalpunkte Ma 6 *Jiache* und Ma 7 *Xiaguan* zerstreuen Hitze der Magen-Leitbahn und lindern Zahnschmerzen sowie Schmerzen und Schwellungen des Zahnfleischs. Ma 44 *Neiting*, Di 4 *Hegu* und Di 2 *Erjian* klären die *Yangming*-Hitze und leiten widrig aufsteigendes *Yangming*-Feuer nach unten.

Durch gegenläufig aufsteigende *Yangming*-Hitze wird die Leber-Leitbahn beeinflusst, und es entwickelt sich Leber-Feuer. Le 2 *Xingjian*, der *Ying*-(Quell-)Punkt der Leber-Leitbahn, klärt das Leber-Feuer aus dem Kopfbereich, beruhigt den Leber-Wind und unterstützt somit die anderen Punkte in deren Wirkung.

Modifikationen

Fieber mit Kälteaversion	+ Gb 20 *Fengchi*, Sj 5 *Waiguan*
Obstipation mit hartem Stuhl	+ Sj 6 *Zhigou*
Ulzerationen der Mundhöhle	+ Du 26 *Renzhong*, Du 1 *Changqiang*

Klinische Anwendungen

Stomatitis, Zahnschmerzen, Gingivitis, Halsschmerzen, Mundgeruch.

2.15 Augenschmerzen (Wind-Hitze)

Ursprung *Systematic Classic, Ode of the Jade Dragon, Traditional Combinations*

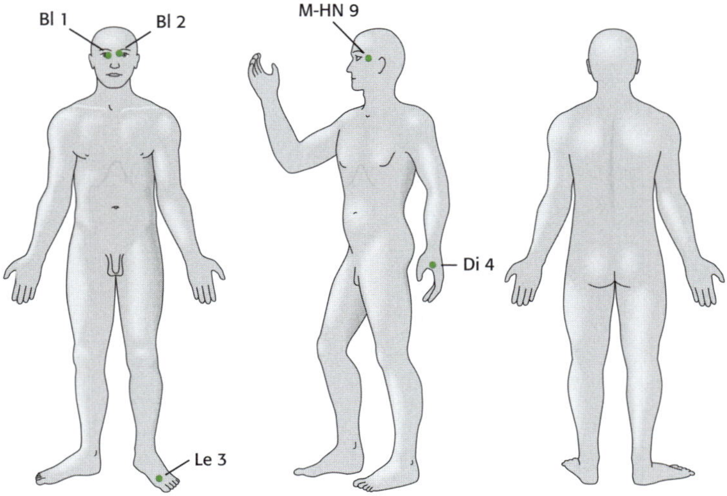

Kombination

Bl 2	*Zanzhu*
Bl 1	*Jingming*
M-HN 9	*Taiyang*
Di 4	*Hegu*
Le 3	*Taichong*

Ausführung

Sedieren aller Punkte, Dauer der Nadelung ca. 20 Minuten mit zwischenzeitlicher Nachstimulierung. Blutigstechen an M-HN 9 *Taiyang*.

Cave: Bl 1 *Jingming* sollte nur von erfahrenen Akupunkteuren gestochen werden.

Funktion

Hitze klären, Feuer ausleiten, Schmerz und Schwellungen lindern.

Pathogenese

Wind-Hitze attackiert die Augen.

Leitsymptome und Befunde

- **Symptome:** gerötete Skleren, Fotophobie, vermehrtes Augentränen, Schwellung der Augen mit schmerzhaftem Druckgefühl. Mundtrockenheit, Fieber, Nervosität, Kopfschmerzen.
- **Zunge:** Rötung der Zungenspitze und des Zungenrandes.
- **Puls:** saitenförmig, beschleunigt.

Erläuterung

Attackiert äußere Wind-Hitze die Augen, treten folgende Symptome auf: gerötete Skleren, Fotophobie, vermehrter Tränenfluss, schmerzhafte Schwellung der Augen und Kopfschmerzen. Die Augen sind als „Öffnung" der Leber nach außen die dem

Funktionskreis Leber zugeordneten Sinnesorgane. Somit können äußere Angriffe von Wind-Hitze oder Hitze-Toxinen auf die Augen zu Leber-Feuer mit Mundtrockenheit, Fieber und Nervosität führen.

Bei der Behandlung müssen nicht nur die Oberfläche befreit und äußere Wind-Hitze zerstreut, sondern auch Leber-Hitze geklärt und Leber-Wind zerstreut werden.

An Bl 1 *Jingming* treffen sich viele Leitbahnen, die in einer Beziehung zum Auge stehen (*Taiyang*-, *Yangming*-, *Yangwei*- und *Yinqiao*-Leitbahn). Durch eine Stimulierung von Bl 1 *Jingming* lassen sich diese Leitbahnen aktivieren, Stauungs-Hitze ausleiten und die Augen klären. Er ist einer der effektivsten Punkte zur Behandlung von Augenerkrankungen und wird in seiner Funktion durch den benachbarten Punkt Bl 2 *Zanzhu* unterstützt.

Di 4 *Hegu* leitet äußere Wind-Hitze aus und ist ein wichtiger Punkt bei Erkrankungen im Kopf- und Gesichtsbereich. Le 3 *Taichong* beruhigt als *Yuan*-(Quell-)Punkt die Leber und leitet widrig aufsteigendes Leber-Feuer nach unten ab. Das blutige Stechen von M-HN 9 *Taiyang* unterstützt die Behandlung lokaler Hitze und lindert Kopfschmerzen.

Modifikationen

Stark ausgeprägte Augenschmerzen und Juckreiz der Augen	+ Gb 37 *Guanming*, Le 2 *Xingjian*
Stirnkopfschmerz	+ M-HN 3 *Yintang*
Stark ausgeprägte Leber-Gallenblasen-Hitze	+ Gb 43 *Xiaxi*, Gb 34 *Yanglingquan*

Klinische Anwendungen

Keratitis, Iritis, Glaukom, Konjunktivitis, Infektionen der Augen.

2.16 Herz-Fülle-Feuer

Ursprung *Systematic Classic, Secrets of a Frontier Official, Traditional Combinations*

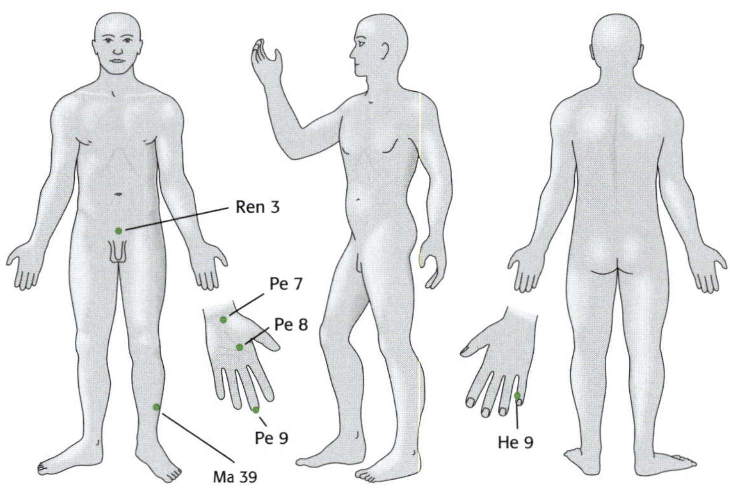

Kombination

Pe 9	*Zhongchong*
Pe 8	*Laogong*
Pe 7	*Daling*
He 9	*Shaochong*
Ma 39	*Xiajuxu*
Ren 3	*Zhongji*

Ausführung

Blutigstechen an Pe 9 *Zhongchong* und He 9 *Shaochong*, die anderen Punkte werden sediert. Dauer der Nadelung ca. 15 Minuten mit zwischenzeitlicher Nachstimulierung.

Funktion

Herz kühlen, *Shen* (Geist) beruhigen, Miktion fördern.

Pathogenese

Übermäßiges Herz-Feuer.

Leitsymptome

- **Symptome:** Hitzegefühl mit Unruhe und Nervosität im Herzen und in der Brust, Mundtrockenheit, erhöhtes Durstgefühl, Hitzegefühl in Hand- und Fußflächen, Schlaflosigkeit, vermehrtes Träumen, Ulzerationen der Mundhöhle und Zunge, spärlicher, dunkler Urin, bis hin zu schmerzhaften Miktionsbeschwerden wie Strangurie und Algurie.
- **Zunge:** rote Zungenspitze, dünner, gelber Zungenbelag.
- **Puls:** beschleunigt.

Erläuterung

Übermäßiges Herz-Feuer entsteht meist aufgrund äußerer Pathogene, die in das Innere eindringen und zu Feuer transformieren. Grundsätzlich kann jedes der sechs äußeren Pathogene (Wind, Kälte, Sommerhitze, Feuchtigkeit, Trockenheit und Hitze) zu einer Feuer-Transformation führen.

Durch das übermäßige Herz-Feuer wird der *Shen* (Geist) gestört, was sich in Unruhe und Nervosität, Beklemmungsgefühl im Herzen und in der Brust, Schlaflosigkeit und vermehrtes Träumen zeigt. Herz-Feuer schädigt das *Yin* und die Körperflüssigkeiten und führt zu Mundtrockenheit, erhöhtem Durstgefühl, Ulzerationen der Mundhöhle und Zunge, Hitzegefühl in Hand- und Fußflächen sowie zu spärlichem, dunklem Urin. Das Fülle-Feuer des Herzens wird über die gekoppelten Leitbahnen nach unten geleitet, um dort über die Blase ausgeschieden zu werden. Bei übermäßiger Hitze bildet sich Hitze im Unteren *Jiao* mit schmerzhaften Miktionsbeschwerden wie Strangurie und Algurie.

Die Kombination aus den Punkten der Herz- und Perikard-Leitbahn ist besonders geeignet zur Behandlung von starkem Herz-Feuer. Die *Jing*-(Brunnen-)Punkte der beiden Leitbahnen, Pe 9 *Zhongchong* und He 9 *Shaochong*, klären übermäßiges Herz- und Perikard-Feuer, lindern Agitiertheit und beruhigen den *Shen* (Geist). Pe 7 *Daling* und Pe 8 *Laogong* klären ebenfalls Hitze aus Herz und Perikard sowie Hitze der *Ying*-Nährschicht und des Bluts und beruhigen zudem den *Shen* (Geist).

Da bei übermäßigem Herz-Feuer die Hitze des Herz-Feuers auf den Dünndarm übergehen kann, wird die Hitze über das entsprechende *Fu*-Organ ausgeleitet: Entsprechend dem Grundsatz „*He*-Meerpunkte behandeln die *Fu*-Organe“ hilft Ma 39 *Xiajuxu*, der untere *He*-(Vereinigungs-)Punkt des Dünndarms, Hitze über den Dünndarm auszuleiten.

Ren 3 *Zhongji*, der *Mu*-(Sammel-)Punkt der Blase, fördert das Ausleiten von Feuchte-Hitze über die Blase, löst Stagnationen des Unteren *Jiao* und verhindert so Hitze-Stagnationen innerhalb der ableitenden Harnwege.

Modifikationen

Schlaflosigkeit	+ He 7 *Shenmen*, Mi 6 *Sanyinjiao*
Spärlicher, dunkler Urin	+ Bl 28 *Pangguangshu*, Du 27 *Duiduan*
Hitzegefühl, Mundtrockenheit	+ Di 11 *Quchi*
Unruhe, Aggression, erhöhte Streitlust	+ Pe 5 *Jianshi*

Klinische Anwendungen

Fieber; Agitiertheit; Perikarditis; Urethritis, Zystitis, Nephritis.

2.17 Diabetes mellitus (Sanjiao-Mangel-Hitze)

Ursprung *Systematic Classic, Golden Mirror, Traditional Combinations*

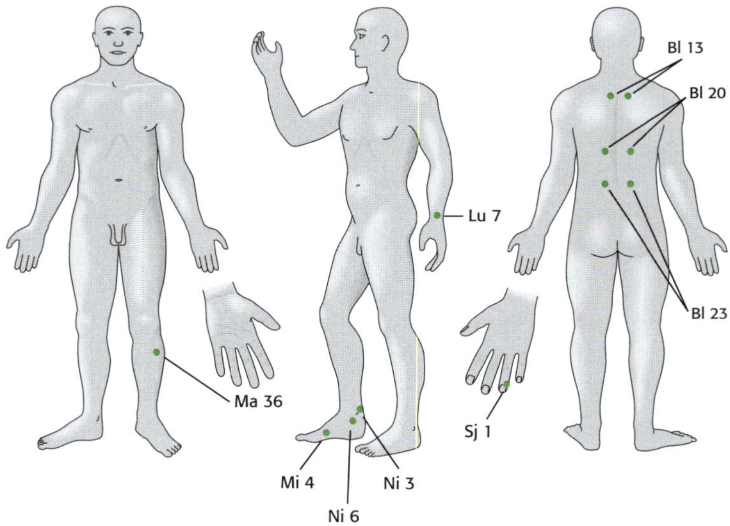

Kombination

Bl 20	*Pishu*
Bl 13	*Feishu*
Bl 23	*Shenshu*
Sj 1	*Guanchong*
Lu 7	*Lieque*
Mi 4	*Gongsun*
Ma 36	*Zusanli*
Ni 6	*Zhaohai*
Ni 3	*Taixi*

Ausführung

Blutigstechen an Sj 1 *Guanchong*, Sedieren oder neutrale Nadelung der übrigen Punkte, Dauer der Nadelung 20 bis 30 Minuten mit zwischenzeitlicher Nachstimulierung.

Funktion

Mangel-Hitze des Oberen, Mittleren und Unteren *Jiao* klären, *Yin* nähren.

Pathogenese

Durch einen Mangel an Lungen-, Magen- und Nieren-*Yin* entwickelt sich Trockenheit und Mangel-Hitze im Oberen (Perikard und Lunge), Mittleren (Milz und Magen) und Unteren (Niere und Leber) *Jiao* mit dem Hauptsymptom des unstillbaren Durstes (*Xiao Ke*).

Leitsymptome

- **Symptome:** Mund- und Zungentrockenheit, ständiges Wasserlassen (Polyurie), ständiger Drang zu trinken (Polydipsie), starker Appetit, Unruhe, Hitzegefühl, vermehrtes Schwitzen, trockener und harter Stuhl, Gewichtsverlust, Abmagerung, Kräfteverlust.
- **Zunge:** gelber Belag.
- **Puls:** schlüpfrig, beschleunigt.

Erläuterung

Die Erkrankung Diabetes mellitus wird in der Chinesischen Medizin als *Xiao Ke*, unstillbarer Durst, bezeichnet. *Xiao* bedeutet „verschwinden" und beschreibt den Verlust von Körperflüssigkeiten und *Yin*, der die Ursache des unstillbaren Durstes *Ke* darstellt.

Xiao Ke entsteht aufgrund von *Yin*-Mangel-Hitze und innerer Trockenheit innerhalb des *Sanjiao*. Je nachdem, welchem der drei *Jiao* die Hauptsymptome zuzuordnen sind, wird unterteilt in das Obere *Xiao*-, Mittlere *Xiao*- und Untere *Xiao*-Syndrom.

- Beim **Oberen Xiao-Syndrom** stehen Symptome eines Lungen-*Yin*-Mangels wie Polydipsie, Polyurie und Mund- und Zungentrockenheit im Vordergrund.
- Beim **Mittleren Xiao-Syndrom** treten Magen-*Yin*-Mangel-Symptome wie verstärkter Appetit mit Heißhungerattacken, Abmagerung und Obstipation mit trockenem Stuhl auf.
- Beim **Unteren Xiao-Syndrom** bestehen Symptome eines Nieren-*Yin*-Mangels wie Polyurie mit veränderter Konsistenz des Harns und süßem Geschmack, Mundtrockenheit, Schwindel sowie Schwäche und Schmerzen des unteren Rückens und der Knie.

Bei der Behandlung liegt der Schwerpunkt auf der Regulation des Oberen, Mittleren und Unteren *Jiao*. Bl 13 *Feishu*, Bl 20 *Pishu* und Bl 23 *Shenshu* sind die *Shu*-(Transport-)Punkte von Lunge, Milz und Niere, sie regulieren den *Qi*-Fluss des Oberen, Mittleren und Unteren *Jiao* und klären Hitze aus allen drei Ebenen.

- Blutigstechen von Sj 1 *Guanchong*, dem *Jing*-(Brunnen-)Punkt der *Sanjiao*-Leitbahn, klärt Hitze-Pathogene des Oberen *Jiao*.
- Lu 7 *Lieque* klärt Lungen-Hitze und beschützt das Lungen-*Yin*, gemeinsam mit Sj 1 *Guanchong* ist er angezeigt zur Behandlung des Oberen *Xiao*-Syndroms.
- Mi 4 *Gongsun* und Ma 36 *Zusanli* klären Magen-Hitze, regulieren das *Qi* des Mittleren *Jiao* und werden eingesetzt beim Mittleren *Xiao*-Syndrom.
- Ni 6 *Zhaohai* und Ni 3 *Taixi* tonisieren Nieren-*Yin* und kommen zur Anwendung beim Unteren *Xiao*-Syndrom.

Diese Kombination behandelt durch Ausleiten übermäßiger Hitze und Befeuchten der Trockenheit sowie durch Tonisieren von *Yin* und Körperflüssigkeiten sowohl die Ursache als auch die Symptome des Diabetes mellitus.

Modifikationen

Starker Durst und vermehrte Flüssigkeitsaufnahme	+ Oberer *Lianquan* (von Ren 23 *Lianquan* ausgehend schräg in Richtung Zungengrund stechen), Sedieren von Lu 10 *Yuji*
Stark gesteigerter Appetit, Hungerattacken	+ Sedieren von Ren 12 *Zhongwan* und Bl 21 *Weishu*
Polyurie	+ Tonisieren von Bl 23 *Shenshu* und Ni 7 *Fuliu*

Klinische Anwendungen

Diabetes mellitus Typ 1 und Typ 2, schwangerschaftsbedingter Diabetes mellitus.

Bei einer Behandlung während der Schwangerschaft darf nur oberflächlich gestochen und nur sanft oder bevorzugt gar nicht stimuliert werden.

2.18 Bronchiektasen (Hitze-Schleim in der Lunge)

Ursprung *Spiritual Pivot, The Classic of Categories, Golden Mirror, Traditional Combinations*

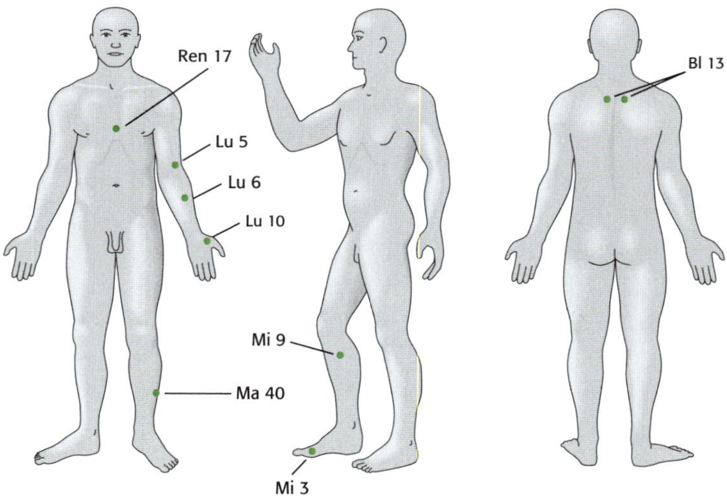

Kombination

Bl 13	*Feishu*
Lu 10	*Yuji*
Lu 5	*Chize*
Lu 6	*Kongzui*
Ma 40	*Fenglong*
Mi 3	*Taibai*
Mi 9	*Yinlingquan*
Ren 17	*Shanzhong*

Ausführung

Blutigstechen von Lu 5 *Chize*, die übrigen Punkte sedieren. Dauer der Nadelung ca. 15 Minuten mit zwischenzeitlicher Nachstimulierung.

Funktion

Lungen-Hitze klären, Schleim transformieren und Stagnationen lösen.

Pathogenese

Die Stagnation pathogener Hitze in der Lunge verbraucht das Lungen-*Yin* und die Körperflüssigkeiten, es bildet sich zäher Schleim, der die Leitbahnen und die Blutzirkulation blockiert und zur Blut-Stase führt. Schleim und stagniertes Blut vermengen sich mit der pathogenen Hitze, wodurch sich eitrige Abszesse im Speicherorgan Lunge entwickeln.

Leitsymptome

- **Symptome:** chronischer Husten mit schleimigem, stinkendem, gelb-grünem Auswurf, Abhusten eines maulvollen dreischichtigen blutig-schleimigen Auswurfs, Bluthusten. Mund- und Rachentrockenheit, Druck- und Beklemmungsgefühl der Brust mit Unruhe, Keuchatmung, Schwäche, rezidivierendes Fieber, gerötetes Gesicht, gesteigerter Durst mit Verlangen nach kalten Getränken.
- **Zunge:** geröteter Zungenkörper, gelber, klebriger Belag.
- **Puls:** schlüpfrig, beschleunigt.

Erläuterung

Wirkt pathogene Hitze auf den Lungen-Funktionskreis ein, werden die ausbreitende und absinkende Funktion der Lunge gestört. Die sich entwickelnde Hitze schädigt das Speicherorgan Lunge und lässt in der Lunge Blut-Stase entstehen, welche die Lungenfunktion noch weiter einschränkt und den Transport von Flüssigkeiten hemmt, was zu Feuchtigkeits-Stagnationen in der Lunge führt. Durch Hitze geschädigtes Blut zerfällt und entwickelt sich zusammen mit Feuchtigkeit zu Eiter (Feuchte-Hitze-Schleim), dieser Feuchte-Hitze-Schleim sammelt sich in der Lunge und wird als blutig-schleimiger Auswurf abgehustet.

Ein Grundsatz der TCM besagt: „Schleim entsteht in der Milz und sammelt sich in der Lunge“. Das bedeutet, dass in Fällen einer Schleim-Ansammlung und Schleim-Stagnation Milz und Lunge gemeinsam behandelt werden müssen. Da es sich um eine Erkrankung des Speicherorgans Lunge handelt, liegt in dieser Kombination der Schwerpunkt auf Punkten, die auf den Funktionskreis Lunge einwirken. Unterstützend werden Punkte der Milz-Leitbahn sowie *Qi* und Schleim bewegende Punkte verwendet. Bl 13 *Feishu*, der *Shu*-(Transport-)Punkt der Lunge, wird kombiniert mit Lu 10 *Yuji*, Lu 5 *Chize* und Lu 6 *Kongzui*, um Lungen-Hitze zu klären, trüben Schleim umzuwandeln und den akuten Zustand zu lindern.

Ren 17 *Shanzhong*, der *Hui*-(einflussreiche) Punkt des *Qi*, reguliert wirkungsvoll den *Qi*-Fluss der Lunge und stillt den Hustenreiz.

Mi 3 *Taibai* ist der *Yuan*-(Quell-)Punkt der Milz und somit der Hauptpunkt zur Tonisierung und Harmonisierung der Milz-Leitbahn und der Milz als Speicherorgan. Zusammen mit Mi 9 *Yinlingquan* stärkt er die Milz und unterstützt ihre Schleim transformierende Funktion. Ma 40 *Fenglong*, der *Luo*-(Verbindungs-)Punkt des Magens, ist einer der wichtigsten Punkte zur Behandlung von Schleim und Feuchtigkeit jeglicher Ätiologie.

Modifikationen

Hohes Fieber	+ Du 14 *Dazhui*, Di 4 *Hegu*
Beklemmungsgefühl im Brustraum	+ Pe 6 *Neiguan*, Mi 4 *Gongsun*

Abschnitt 4: Kombinationen zur Klärung von Hitze der Zang-Fu-Organe 2

Klinische Anwendungen

Infektionen der oberen Atemwege, Pneumonie, Bronchiektasen, Keuchhusten, Erkältung, Influenza, Halsschmerzen, Laryngitis, Pharyngitis, Tonsillitis.

2.19 Magenschmerzen (Leber-Feuer attackiert den Magen)

Ursprung *Great Compendium, Spiritual Pivot, Traditional Combinations*

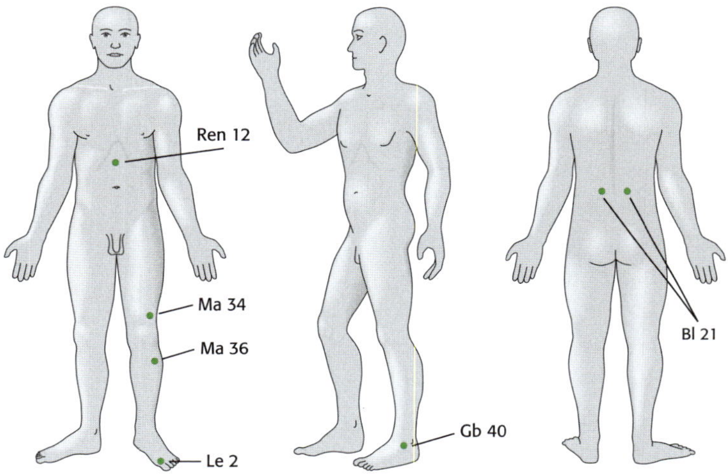

Kombination

Ren 12	*Zhongwan*
Ma 36	*Zusanli*
Ma 34	*Liangqiu*
Bl 21	*Weishu*
Le 2	*Xingjian*
Gb 40	*Qiuxu*

Ausführung

Sedieren aller Punkte, Dauer der Nadelung ca. 15 Minuten mit zwischenzeitlicher Nachstimulierung.

Funktion

Magen-Hitze kühlen und Leber-Feuer ausleiten.

Pathogenese

Eine chronische Leber-*Qi*-Stagnation ruft pathogene Hitze hervor, die den Magen attackiert.

Leitsymptome

- **Symptome:** brennende epigastrische Schmerzen, Schmerzen im Hypochondrium, Unruhe, Nervosität, leicht aufbrausend, Sodbrennen, saures Aufstoßen, Schluckauf, Mundtrockenheit, bitterer Mundgeschmack, Obstipation, trockener, harter Stuhl.

- **Zunge:** roter Zungenkörper, gelber Belag.
- **Puls:** saitenförmig, beschleunigt.

Erläuterung

Durch innere Faktoren wie chronische emotionale Belastungszustände (Frustration, Stress, Nervosität usw.) oder chronisch unterdrückte Emotionen wie Zorn, Ärger und Wut wird das Leber-*Qi* in seiner Ausbreitung beeinträchtigt, und es bildet sich eine Leber-*Qi*-Stagnation mit Schmerzen im Hypochondrium, Unruhe, Nervosität und leicht aufbrausendem Temperament. Besteht die Leber-*Qi*-Stagnation über längere Zeit, entwickelt sich pathogene Hitze, die den Magen attackiert, es kommt zu brennenden epigastrischen Schmerzen, Sodbrennen, saurem Aufstoßen, Schluckauf, Mundtrockenheit, bitterem Mundgeschmack und Obstipation.

Bei Erkrankungen, die einem bestimmten Hohlorgan zugeordnet sind, ist es am wirkungsvollsten, die *Shu-Mu*-Kombination mit den zugehörigen unteren *He*-(Verbindungs-)Punkten anzuwenden (▶ I/Kap. 3.3). Die *Shu-Mu*-Kombination des Magens – Bl 21 *Weishu* und Ren 12 *Zhongwan* – fördert die *Qi*-Zirkulation und beruhigt den Magen, sie hebt klare Flüssigkeiten und hilft Trübes abzusenken. Ma 36 *Zusanli* ist der wichtigste Punkt zur Behandlung von Magen-Darm-Erkrankungen, er reguliert und kräftigt Milz und Magen und verhindert weitere Attacken durch die Leber.

Xi-(Grenz-)Punkte werden zur Behandlung akuter Zustände und Schmerzen der *Zang-Fu*-Organe und bei Erkrankungen im Leitbahnverlauf eingesetzt. Ma 34 *Liangqiu*, der *Xi*-(Grenz-)Punkt des Magens, aktiviert die Magen-Leitbahn und stillt epigastrische Schmerzen. Sedieren an Le 2 *Xingjian* und Gb 40 *Qiuxu* klärt Leber-Feuer, dämpft überaktives Leber- und Gallenblasen-*Qi* und verhindert dadurch ein Übergreifen der Leber auf den Magen.

Modifikationen

Druck- und Spannungsgefühl im Abdomen	+ Bl 20 *Pishu*, Mi 4 *Gongsun*
Schmerzen im Bereich des Rippenbogens	+ Gb 34 *Yanglingquan*, Le 14 *Qimen*

Klinische Anwendungen

Magenschmerzen, Störungen der Gallenblase, Pankreatitis, Hepatitis, Gastritis, Ulcus ventriculi, Obstipation.

2.20 Vorzeitige Menstruation (Hitze-Stase im Uterus)

Usprung *Thousand Ducat Formulas, Bronze Man, Great Compendium*

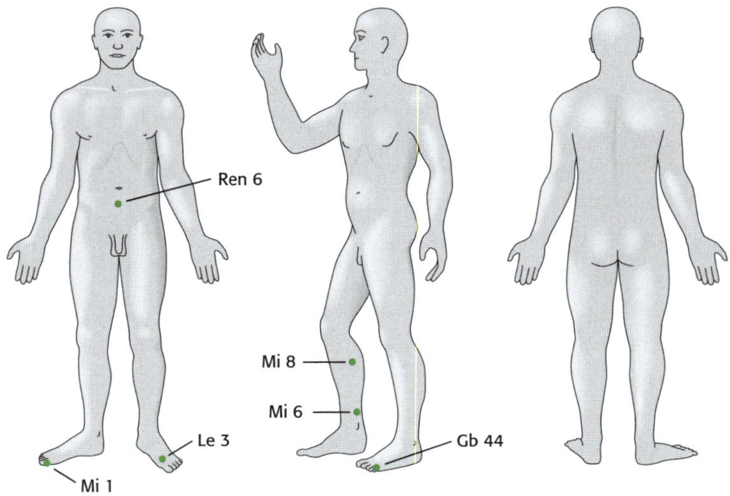

Kombination

Ren 6	*Qihai*
Mi 6	*Sanyinjiao*
Le 3	*Taichong*
Gb 44	*Zuqiaoyin*
Mi 1	*Yinbai*
Mi 8	*Diji*

Ausführung

Sedieren von *Le 3 Taichong* und Gb 44 *Zuqiaoyin*. Tonisieren von Mi 6 *Sanyinjiao*, Ren 6 *Qihai* und Mi 8 *Diji*. Nadelung für 30 Minuten mit zwischenzeitlicher Nachstimulierung. Moxibustion an Mi 1 *Yinbai*.

Funktion

Uterus-Hitze klären, *Ren Mai* und *Chong Mai* regulieren.

Pathogenese

Hitze-Stase des Uterus durch *Qi*-Stagnation im Unteren *Jiao*.

Leitsymptome und Befunde

- **Symptome:** vorzeitige Menstruation, starke Blutung, dunkel-livides Blut. Brustbeklemmung, Hitzegefühl mit Unruhe und Nervosität, Mundtrockenheit, erhöhter Durst, trockener Stuhl, dunkel verfärbter Urin.
- **Zunge:** gerötet.
- **Puls:** schlüpfrig, beschleunigt.

Erläuterung

Der *Ren Mai* (Konzeptionsgefäß) und der *Chong Mai* (Durchdringungsgefäß) entspringen bei Frauen im Uterus. Deshalb führt Hitze im Unteren *Jiao*, die auf den Uterus übergreift, zu einer Dysregulation dieser beiden Leitbahnen mit Menstruationsbeschwerden wie vorzeitiger Menstruation (Polymenorrhö), starker Regelblutung und Hitzegefühl mit Unruhe und Nervosität.

Da der Untere *Jiao* in enger Verbindung zu den Funktionskreisen von Niere, Leber und Milz steht, müssen diese bei Erkrankungen im Unteren *Jiao* reguliert werden. Die Leber-Leitbahn umkreist die Genitalien und dringt in den Unterbauch ein, sie harmonisiert den *Qi*-Fluss und zerstreut die *Qi*-Stagnationen im Unteren *Jiao*. Sedieren *von* Le 3 *Taichong* und Gb 44 *Zuqiaoyin*, beruhigt Leber- und Gallenblase, fördert die Blutzirkulation und klärt die Hitze im Unteren *Jiao*.

Qi ist der Oberbefehlshaber des Bluts, was sich insbesondere an den folgenden drei Aufgaben zeigt:

- *Qi* lässt Blut entstehen – Blutproduktion von Milz und Niere.
- *Qi* bewegt Blut – Herz- und Leber-*Qi* gewährleisten den Blutfluss.
- *Qi* hält Blut in den Gefäßen – die adstringierende Kraft des Milz-*Qi* verhindert die Bildung von Hämorrhagien.

Bei starken Blutungen liegt der Schwerpunkt auf der Blutstillung, begleitend muss Blut tonisiert und bewegt werden, damit sich keine Blut-Stase entwickelt.

Die Milz hält das Blut in den Gefäßen. Ist die Milz schwach und nicht in der Lage, das Blut in den Gefäßen zu halten, kommt es zu einer meist chronisch verlaufenden Blutung im Bereich des Unteren *Jiao*, hier zu einer übermäßigen Uterusblutung. Ist das Milz-*Qi* stark genug, vermag es den Blutfluss zu kontrollieren und das Blut zu halten. Tonisierende Nadelung mit Moxibustion an Mi 1 *Yinbai* stärkt das Milz-*Qi* und -*Yang* und stoppt Blutungen.

Xi-(Grenz-)Punkte werden bei akuten Erkrankungen und Schmerzen eingesetzt, die *Xi*-(Grenz-)Punkte der *Yin*-Leitbahnen kommen zusätzlich bei Bluterkrankungen zur Anwendung. Mi 8 *Diji*, der *Xi*-(Grenz-) Punkt der Milz, zerstreut die Blut-Stase im Uterus und reguliert zusammen mit Mi 6 *Sanyinjiao* den Blutfluss des Unteren *Jiao*, weshalb er sich zur Behandlung von Uterusblutungen und Dysmenorrhö eignet. Mi 6 *Sanyinjiao* ist einer der wichtigsten und meist benutzten Punkte zur Regulierung gynäkologischer Erkrankungen, er stärkt die Milz, reguliert die Menstruation, harmonisiert den Unteren *Jiao* und fördert die Blutbildung.

Ren 6 *Qihai* tonisiert und reguliert das *Qi* des Unteren *Jiao*, speziell des *Yuan-Qi* der Nieren, und reguliert zusammen mit Mi 6 *Sanyinjiao* die Menstruation und lindert Dysmenorrhö.

Modifikationen

Feuchte-Hitze im Unteren *Jiao*	+ Ren 3 *Zhongji*, Mi 9 *Yinlingquan*
Hitze mit Unruhe	+ Pe 6 *Neiguan*
Akute Dysmenorrhö	+ Di 4 *Hegu*
Unregelmäßige Menstruation	+ Mi 10 *Xuehai*

Klinische Anwendungen

Unregelmäßige Menstruation, Endometriose, Polymenorrhö.

2.21 Hitzschlag (Sommerhitze)

Ursprung *Systematic Classic, Traditional Combinations*

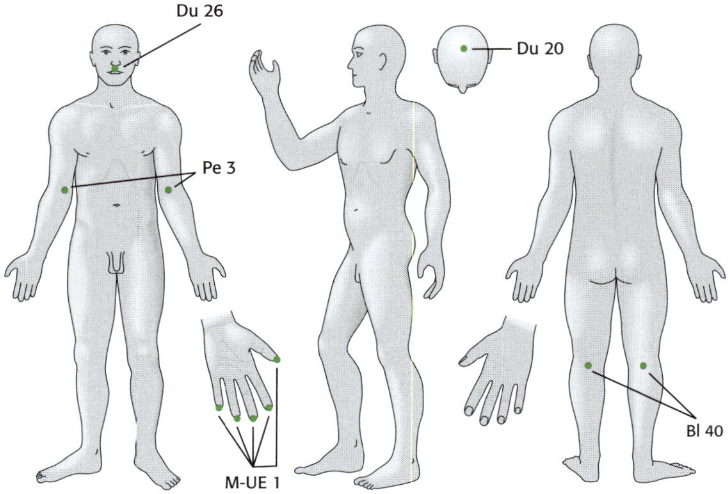

Kombination

Du 26	*Renzhong*
M-UE 1	*Shixuan*
Pe 3	*Quze*
Bl 40	*Weizhong*
Du 20	*Baihui*
Ma 36	*Zusanli*
Ma 44	*Neiting*

Ausführung

Blutigstechen an M-UE 1 *Shixuan*, Pe 3 *Quze*, Bl 40 *Weizhong* und Ma 44 *Neiting*. Die übrigen Punkte sedieren. Nadelung für ca. 20 Minuten mit zwischenzeitlicher Nachstimulierung.

Funktion

Sommerhitze klären und ausleiten, Herz beruhigen und Sinnesorgane öffnen.

Pathogenese

Sommerhitze verbraucht Körperflüssigkeiten und schädigt das Perikard.

Leitsymptome

- **Symptome:** Fieber, Schweißlosigkeit, gerötetes Gesicht und rote Skleren, Unruhe und Nervosität. In schweren Fällen können sich ein Hitzekollaps oder Hitzekrämpfe entwickeln, mit Muskelzuckungen und -krämpfen, Bewusstlosigkeit, kalten Extremitäten, perlenartigem Schweißausbruch und dunkelroter Zunge mit einem dünnen feinen Puls.
- **Zunge:** roter Zungenkörper.
- **Puls:** pulsierend, groß und beschleunigt.

Erläuterung

Durch zu stark und zu lang einwirkende Sommerhitze auf den *Yang*-Teil des Körpers (Kopf und Nackenbereich) kommt es durch übermäßiges Schwitzen zum Verlust von *Yin* und Körperflüssigkeiten. Der Schweiß ist als Körperflüssigkeit dem Herzen zugeordnet, übermäßiges Schwitzen führt zur Hitze-Schädigung im Perikard und zu einem Verschluss der Sinnesorgane mit hohem Fieber, Krämpfen, Schweißlosigkeit durch akuten Mangel an Körperflüssigkeiten, Benommenheit, Schwindel, Bewusstseinstrübung und Bewusstlosigkeit.

Die Lokalpunkte Du 26 *Renzhong* und Du 20 *Baihui* erwecken das Gehirn und öffnen die Sinnesorgane.

Blutigstechen an M-UE 1 *Shixuan* zerstreut Hitze der Blut-Schicht, öffnet die Sinnesorgane, wirkt stark wiederbelebend und kommt bei Bewusstlosigkeit, Wind-Apoplex und Hitzschlag zur Anwendung. Blutigstechen an Pe 3 *Quze* und Bl 40 *Weizhong*, dem Blut-Grenzpunkt, kühlt die Hitze der *Ying*-(Nähr-)Schicht und Blut-Schicht.

Ma 36 *Zusanli* stärkt die Mitte und fördert die Produktion von Schweiß und Körperflüssigkeiten. Ma 44 *Neiting* behandelt als *Ying*-(Quell-)Punkt Hitzestörungen im oberen Bereich des Körpers und zerstreut Sommerhitze.

Modifikationen

Starkes Fieber	+ Du 14 *Dazhui*, Di 11 *Quchi*
Krämpfe und Zuckungen	+ Gb 34 *Yanglingquan*
Perlenartiger Schweißausbruch, dünner feiner Puls	+ Moxa an Ren 4 *Guanyuan*, Ren 6 *Qihai*

Klinische Anwendungen

Hitzschlag, Sonnenstich, Hitzesynkope, Hitzekrampf, Hitzeerschöpfung, Krampfanfall.

2.22 Sonnenstich (Sommerhitze)

Ursprung *Systematic Classic, Golden Mirror*

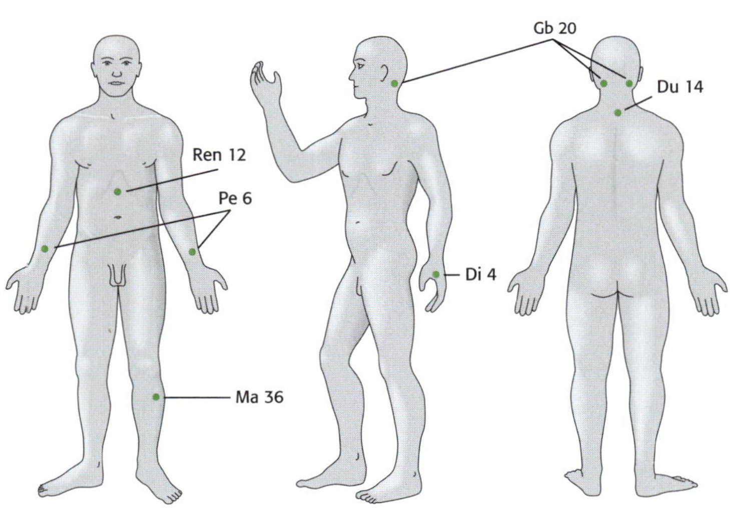

Kombination

Du 14	*Dazhui*
Di 4	*Hegu*
Pe 6	*Neiguan*
Ma 36	*Zusanli*
Gb 20	*Fengchii*
Ren 12	*Zhongwan*

Ausführung

Alle Punkte sedieren, Nadelung für ca. 20 Minuten mit zwischenzeitlicher Nachstimulierung.

Funktion

Sommerhitze kühlen, Mitte harmonisieren, Feuchtigkeit transformieren.

Pathogenese

Sommerhitze mit Feuchtigkeitsbeteiligung, Stagnation der Pathogene in der äußeren Muskel-Haut-Schicht.

Leitsymptome

- **Symptome:** Kopfschmerzen, Schwindel, Fieber, Schwitzen, Übelkeit, Erbrechen, Unruhe, Nervosität, Schweregefühl der Gliedmaßen.
- **Zunge:** weißer, klebriger Belag.
- **Puls:** weich, oberflächlich und beschleunigt.

Erläuterung

Durch zu starke Sommerhitze und übermäßiges Schwitzen werden *Yin* und Körperflüssigkeiten geschädigt, und es entwickelt sich Fülle-Hitze im Perikard mit Kopfschmerzen, Schwindel, Fieber, Schwitzen, Unruhe und Nervosität. Besteht gleichzeitig ein feucht-heißes Klima, dringt äußere Feuchtigkeit über die geöffneten Poren in die Haut- und Muskelschicht ein. Da der Körper aufgrund des Flüssigkeitsverlusts nicht mehr ausreichend schwitzen kann, können die Feuchtigkeits-Pathogene der Oberfläche nicht zerstreut und ausgeschwitzt werden. Stattdessen dringt die Feuchtigkeit nach innen ein, schädigt den Magen-Darm-Trakt und ruft Übelkeit und Erbrechen sowie ein Schweregefühl der Gliedmaßen hervor.

Die Kombination aus Du 14 *Dazhui*, Di 4 *Hegu* und Gb 20 *Fengchi* klärt Wind-Hitze und leitet Hitze-Toxine aus, sie lindert Kopfschmerzen, Schwindel, Fieber und fördert das Schwitzen.

- Du 14 *Dazhui*, der Treffpunkt des *Du Mai* mit den sechs *Yang*-Leitbahnen, klärt Hitze aus den äußeren *Yang*-Schichten des Körpers und aktiviert die Zirkulation des *Yang-Qi*, wodurch das Zerstreuen von Feuchtigkeit (ein *Yin*-Pathogen) unterstützt wird.
- Di 4 *Hegu* und Gb 20 *Fengchi* vertreiben Wind-Hitze und befreien die Oberfläche.

Die *Shu-Mu*-Kombination des Magens, Ma 36 *Zusanli* und Ren 12 *Zhongwan*, harmonisiert die Mitte und transformiert Feuchtigkeit und lindert dadurch Übelkeit und Erbrechen sowie das Schweregefühl der Gliedmaßen.

Pe 6 *Neiguan* harmonisiert den *Qi*-Fluss der Mitte und des Brustraums und ist einer der wirkungsvollsten Punkte bei Übelkeit und Erbrechen, Unruhe und Nervosität.

Modifikationen

Kopfschmerzen, Schwindel	+ Du 20 *Baihui*, M-HN 9 *Taiyang*
Unruhe, Nervosität	+ He 7 *Shenmen*, He 5 *Tongli*

Klinische Anwendungen

Hitzschlag, Sonnenstich, Hitzesynkope, Hitzekrampf, Hitzeerschöpfung, Erkältung oder Influenza im Sommer; Gastroenteritis.

2.23 Husten (Yin-Mangel)

Ursprung *Thousand Ducat Formulas, Great Compendium, Traditional Combinations*

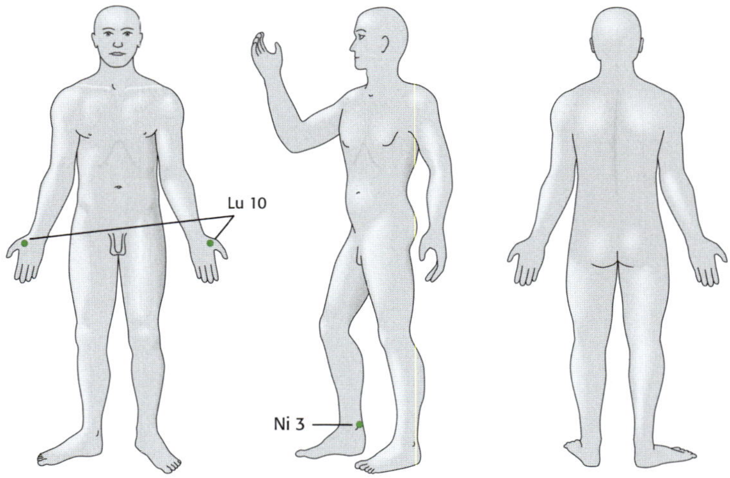

Kombination

Ni 3	*Taixi*
Lu 10	*Yuji*

Ausführung

Tonisieren von Ni 3 *Taixi*, Sedieren von Lu 10 *Yuji*. Nadelung für 10 bis 15 Minuten mit zwischenzeitlicher Nachstimulierung.

Funktion

Nieren- und Lungen-*Yin* tonisieren, Lungen-Hitze klären.

Pathogenese

Lungen- und Nieren-*Yin*-Mangel-Hitze führen zu trockener Hitze in der Lunge.

Leitsymptome

- **Symptome:** trockener Husten mit geringem, z. T. blutig-schleimigem Auswurf, Trockenheit in Mund, Hals und Rachen, undulierendes Fieber, Nachtschweiß.
- **Zunge:** geröteter Zungenkörper, geringer Zungenbelag.
- **Puls:** fein und beschleunigt.

Erläuterung

Ein *Yin*-Mangel der Lunge entsteht meist durch chronischen Husten, wodurch das Lungen-*Yin* verbraucht wird. Dies geschieht durch fiebrige Erkrankungen, bei denen es zur Schädigung von *Yin* und Körperflüssigkeiten kam, oder aufgrund von *Lao Chong*, die das Lungengefäßsystem schädigen, wobei das Blut in das Lungengewebe austritt. *Lao Chong* bezeichnet schwere, chronische, oftmals auch parasitär bedingte Lungenerkrankungen, die meist mit trockenem Husten, blutigem Auswurf und Heiserkeit einhergehen. Assoziiert werden damit Lungenerkrankungen wie

Tuberkulose, Legionellose, Mukoviszidose, Bronchiektasen und Lungenkrebs oder Erkrankungen von Lunge und Niere wie die granulomatöse Polyangiitis oder das Goodpasture-Syndrom.

Um den Lungen-*Yin*-Mangel zu kompensieren, wird vermehrt Nieren-*Yin* zu den Lungen transportiert. Hält dieser Zustand über einen längeren Zeitraum an oder ist er von starker Intensität, entwickelt sich ein Lungen- und Nieren-*Yin*-Mangel mit trockenem Husten, blutigem Auswurf, Mundtrockenheit, trockenem Hals und Rachen, undulierendem Fieber und Nachtschweiß.

Bei der Behandlung müssen das Nieren- und Lungen-*Yin* tonisiert und die Lungen-Hitze geklärt werden. Das Sedieren von Lu 10 *Yuji*, dem *Ying*-(Quell-)Punkt der Lungen-Leitbahn, klärt die Mangel-Hitze der Lunge und ist angezeigt bei Bluthusten. Tonisieren von Ni 3 *Taixi*, dem *Yuan*-(Quell-)Punkt der Nieren-Leitbahn, regeneriert und nährt das Nieren-*Yin*.

Die Kombination aus Lu 10 *Yuji* und Ni 3 *Taixi*, kühlend und nährend zugleich, beeinflusst die Elemente Metall und Wasser und sorgt deshalb für eine Harmonisierung der Funktionskreise Lunge und Niere. Durch ihre Einfachheit ist sie eine vielseitig anwendbare Grundkombination zur Behandlung von Erkrankungen, die dem Lungen- und Nieren-Mangel-Hitze-Syndrom zugeordnet werden können.

Modifikationen

Geröteter und geschwollener Rachen	+ Lu 11 *Shaoshang*, Ni 6 *Zhaohai*
Starker Husten	+ Lu 7 *Lieque*
Bluthusten	+ Lu 6 *Kongzui*
Hals- und Rachentrockenheit, Hitzegefühl der Mundhöhle	+ Dü 1 *Shaoze*
Heiserkeit	+ Di 18 *Futu*, Di 17 *Tianding*

Klinische Anwendungen

Pneumonie, Bronchitis, Asthma bronchiale, Tonsillitis, Tuberkulose, Mukoviszidose, Bronchiektasen, Bronchialkarzinom; Legionellose; granulomatöse Polyangiitis, Goodpasture-Syndrom.

2.24 Xu Lao (Belastungs-Leere)

Ursprung *The Classic of Categories, Thousand Ducat Formulas*

Kombination

Bl 13	*Feishu*
Bl 43	*Gaohuangshu*
M-BW 24	*Yaoyan*
Bl 17	*Geshu*
Bl 19	*Danshu*
Bl 21	*Weishu*
Du 14	*Dazhui*

Ausführung

Alle Punkte tonisieren. Zuerst Bl 13 *Feishu*, Bl 43 *Gaohuangshu*, Bl 21 *Weishu* und Du 14 *Dazhui*, anschließend Bl 17 *Geshu*, Bl 19 *Danshu* und M-BW 24 *Yaoyan*. Nadelung für ca. 20 Minuten mit zwischenzeitlicher Nachstimulierung.

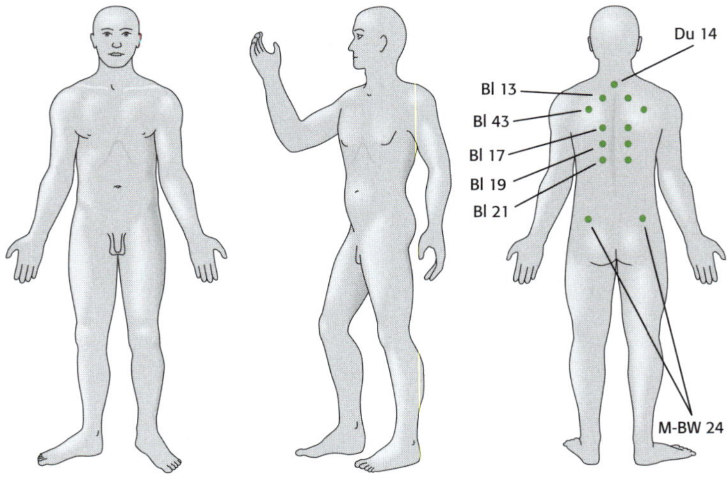

Funktion

Yin nähren, Leere-Hitze klären, Knochendampfen lindern.

Pathogenese

Das Syndrom des *Xu Lao* (Mangel-Belastungs-Syndrom), das sich infolge von Überanstrengung oder chronischem Kräfteverlust entwickelt, lässt Mangel-Hitze entstehen, die das Lungen-*Yin* schädigt.

Leitsymptome

- **Symptome:** anhaltendes, niedriges Fieber, Husten mit spärlichem Auswurf, undulierendes Fieber am Nachmittag, Gewichtsverlust, evtl. Auszehrung, Nachtschweiß, Unruhe, Nervosität, Schlafstörungen, Spermatorrhö, Amenorrhö.
- **Zunge:** geröteter Zungenkörper.
- **Puls:** dünn, beschleunigt.

Erläuterung

Xu Lao ist der Oberbegriff für einen chronischen Mangel-Zustand, bei dem die *Zang-Fu*-Organe geschädigt und *Yin* und Körperflüssigkeiten verbraucht werden und das *Yuan*-(Ursprungs-)*Qi* abnimmt. Häufig ist das *Xu-Lao*-Syndrom eine Folge schwerer chronischer, auszehrender Erkrankungen, die Mangel-Hitze hervorrufen, wodurch wiederum das Lungen- und Nieren-*Yin* geschädigt werden mit folgenden Symptomen: leicht erhöhte Körpertemperatur, trockener Husten, Gewichtsverlust, Nachtschweiß, Unruhe, Nervosität und Schlafstörungen.

Bei der Behandlung müssen sowohl der ursächliche Mangel-Zustand als auch die Symptome der jeweils betroffenen *Zang-Fu*-Organe berücksichtigt werden. In diesem Fall wird Nieren-*Yin* und Lungen-*Qi* tonisiert.

Bl 43 *Gaohuangshu* und Du 14 *Dazhui* sind zwei der wichtigsten Punkte zur Behandlung von Mangel-Zuständen und Leere-Belastungs-Syndrom.

Bl 13 *Feishu*, der *Shu*-(Transport-)Punkt der Lunge, wird kombiniert mit *Si Hua* (Vier Blumen Kombination), bestehend aus

Bl 17 *Geshu*, dem *Hui*-(einflussreichen) Punkt des Bluts, und Bl 19 *Danshu*. Diese Kombination ist angezeigt bei Nachtschweiß und Knochendampfen infolge eines *Yin*- und Blut-Mangels, sie klärt Mangel-Hitze und reguliert das Lungen-*Qi*. Bl 21 *Weishu* stärkt als *Shu*-(Transport-)Punkt den Magen und schützt die Mitte, wodurch die Lunge, deren Leitbahn im Mittleren *Jiao* beginnt, eine starke Basis bekommt und eine mögliche Ausbreitung der Mangel-Zustände auf Milz und Magen verhindert oder gemildert wird. Die Lumbalregion ist der Hof der Niere, M-BW 24 *Yaoyan* lindert Mangel-Zustände und Leere-Belastungs-Syndrom aufgrund von Nieren-Schwäche und konsumierenden Erkrankungen.

Modifikationen

Stark ausgeprägter Nieren-*Yin*-Mangel	+ Bl 23 *Shenshu*, Ni 6 *Zhaohai*
Nachtschweiß	+ Ni 7 *Fuliu*, He 6 *Yinxi*
Appetitlosigkeit	+ Ren 12 *Zhongwan*, Ma 36 *Zusanli*
Schlafstörungen	+ Pe 5 *Jianshi*, Ni 3 *Taixi*
Spermatorrhö	+ Ren 4 *Guanyuan*, Bl 52 *Zhishi*
Amenorrhö	+ Ma 30 *Qizhong*, Mi 6 *Sanyinjiao*

Klinische Anwendungen

Fieber bei Tumorerkrankungen, Leukämie, Auszehrung; chronische Pyelonephritis; Tuberkulose, Pneumonie; Diabetes mellitus.

3 Feuchtigkeit vertreibende Kombinationen

Einleitung

Feuchtigkeit ist ein *Yin*-Pathogen mit schwerem, nach unten sinkendem und stagnierendem Charakter. Feuchtigkeits-Syndrome entwickeln sich langsam und verlaufen meist chronisch-rezidivierend. Feuchtigkeit entsteht durch äußere oder innere Faktoren, häufig sind beide Faktoren beteiligt.

- **Äußere Feuchtigkeit** entsteht, wenn Feuchtigkeit (z.B. bei Regen, feuchtem Wetter oder durch feuchte Kleidung) in die äußeren Hautschichten – in die Haut, Muskeln, Leitbahnen und Kollateralen – eindringt und Fieber, Kälteaversion, körperliches Schweregefühl, Gelenkschmerzen und Ödeme hervorruft.
- **Innere Feuchtigkeit** entsteht meist durch falsche Ernährungsgewohnheiten, durch den übermäßigen Verzehr von Milchprodukten, fettreicher oder zuckerhaltiger Nahrung. Es kommt zu einer Milz-*Qi*-Schwäche, die die transformierenden und transportierenden Milz-Funktionen beeinträchtigt. Dies äußert sich in einem thorakal-abdominalen Spannungsgefühl mit Kurzatmigkeit, Verdauungsstörungen, Übelkeit, Erbrechen, Diarrhö, Ödemen der unteren Gliedmaßen und *Lin Zheng* (Dysurie-Syndrom).

Es wird unterschieden zwischen folgenden Kombinationen:

- Feuchtigkeit trocknende und den Magen harmonisierende Kombinationen,
- Hitze klärende und Feuchtigkeit vertreibende Kombinationen,
- Wasser regulierende und Feuchtigkeit ausleitende Kombinationen,
- Kälte vertreibende und Feuchtigkeit beseitigende Kombinationen.

Feuchtigkeit trocknende und Magen harmonisierende Kombinationen

Diese sind angezeigt bei Feuchtigkeits-Stagnation und bei Ansammlung trüber Körperflüssigkeiten bei Milz-Magen-Disharmoniemustern mit abdominal-epigastrischen Spannungs- und Völlegefühlen, Aufstoßen, Übelkeit, Erbrechen, Reflux, Diarrhö, vermindertem Appetit und Abgeschlagenheit.

- **Klinische Anwendungen:** Gastritis, Colitis ulcerosa, Ulcus ventriculi, Magenneurose, Verdauungsstörungen, Ikterus, Hepatitis, Magenkarzinom, Pankreaskarzinom.
- **Akupunkturpunkte:** Häufig verwendete Punkte liegen entlang des *Ren Mai* sowie auf der Magen- und Milz-Leitbahn wie z.B. Ren 12 *Zhongwan*, Ma 36 *Zusanli*, Mi 4 *Gongsun*.

Hitze klärende und Feuchtigkeit vertreibende Kombinationen

Geeignet zur Behandlung von äußeren und inneren Feuchte-Hitze-Syndromen, bei Feuchte-Hitze im Unteren *Jiao*, Ikterus, *Lin Zheng* (Dysurie-Syndrom) und *Wei Bi* (atrophische Verschlusskrankheit).

- **Klinische Anwendungen:** Dysurie, Harnwegsinfektionen, Blasenentleerungsstörungen, Infektionen des Urogenitaltrakts, Nieren- und Harnsteine, Leukorrhö, Prostataerkrankungen; Hauterkrankungen wie Dermatitis, Neurodermitis, Ekzeme, Urtikaria, Psoriasis; Leber- und Gallenblasenerkrankungen, Ikterus; Magen-Darm-Erkrankungen wie Dysenterie, Enteritis.
- **Akupunkturpunkte:** Häufig verwendete Punkte liegen entlang des *Ren Mai* sowie

auf der Milz-, Magen-, Blasen- und Dickdarm-Leitbahn, z. B. Ren 3 *Zhongji*, Mi 9 *Yinlingquan*, Mi 6 *Sanyinjiao*, Ma 36 *Zusanli*.

Wasser regulierende und Feuchtigkeit ausleitende Kombinationen

Diese sind bevorzugt einzusetzen bei Ansammlung von Feuchtigkeit, die mit Miktionsstörungen einhergeht. Häufige Symptome sind Ödeme, Harnverhalt, spärlich-trüber Urin, Diarrhö.

- **Klinische Anwendungen:** Aszites, Leberzirrhose, Tumoren des Bauchraums, Ödeme, Glomerulonephritis, nephrotisches Syndrom.
- **Akupunkturpunkte:** Häufig verwendete Punkte liegen entlang des *Ren Mai* sowie auf der Milz-, Magen- und Nieren-Leitbahn, z. B. Ren 9 *Shuifen*, Ni 7 *Fuliu*, Ma 40 *Fenglong*, Mi 2 *Dadu*.

Kälte vertreibende und Feuchtigkeit beseitigende Kombinationen

Diese kommen zur Anwendung bei Kälte-Feuchtigkeits-Mustern aufgrund fehlender Transformation von Wasser und Feuchtigkeit bei *Yang*-Mangel. Typische Symptome sind Ödeme der unteren Extremitäten, Miktionsstörungen, schmerzhafte *Bi*-(Verschluss-)Syndrome und *Tan-Yin*-(Schleimretention-)Erkrankungen.

- **Klinische Anwendungen:** Ödeme, Nephritis, nephrotisches Syndrom, Rechtsherzinsuffizienz, Hepatitis, Leberzirrhose, Polyneuropathie.
- **Akupunkturpunkte:** Häufig verwendete Punkte liegen entlang der Milz-, Magen-, Dickdarm- und Gallenblasen-Leitbahn wie z. B. Ni 2 *Rangu*, Ma 36 *Zusanli*, Mi 6 *Sanyinjiao*.

3.1 Oberbauchschmerzen (Leere-Kälte)

Ursprung *Nach Dr. Yang Yong Xuan*

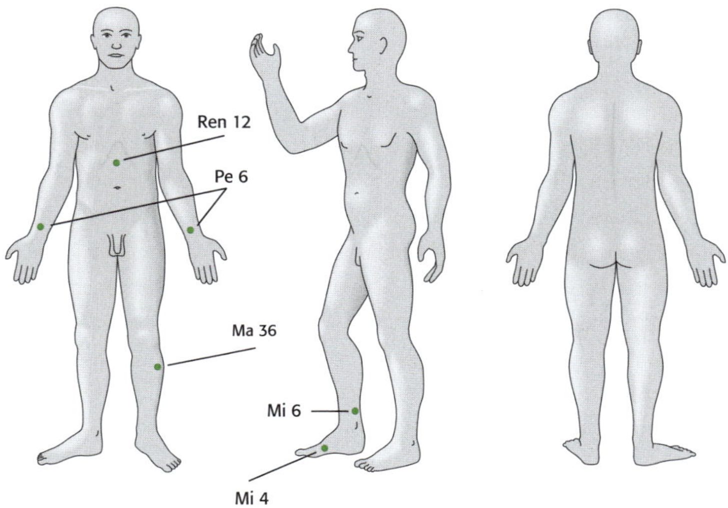

Kombination

Ren 12	*Zhongwan*
Ma 36	*Zusanli*
Mi 4	*Gongsun*
Mi 6	*Sanyinjiao*
Pe 6	*Neiguan*

Ausführung

Tonisieren von Ren 12 *Zhongwan*, Ma 36 *Zusanli* und Mi 4 *Gongsun*, Sedieren von Pe 6 *Neiguan*. An Ren 12 *Zhongwan* und Ma 36 *Zusanli* kann zusätzlich Moxibustion angewendet werden.

Funktion

Mitte erwärmen, Kälte vertreiben, Milz und Magen harmonisieren.

Pathogenese

Leere-Kälte des Mittleren *Jiao* führt zu Oberbauchschmerzen.

Leitsymptome und Befunde

- **Symptome:** dumpfer abdominaler Schmerz, Übelkeit, saures Aufstoßen, Erbrechen klarer Flüssigkeiten, Besserung durch Wärme und Druck, Appetitverlust, Abgeschlagenheit, Müdigkeit, kalte Extremitäten, vermehrter heller Urin, weicher bis breiiger Stuhl.
- **Zunge:** blasser Zungenkörper, dünner weißer Zungenbelag.
- **Puls:** tief, dünn und kraftlos.

Erläuterung

Unregelmäßige Nahrungsaufnahme, der vermehrte Verzehr kalter, roher, fettiger oder verunreinigter Nahrung, chronische Magen-Darm-Erkrankungen, eine konstitutionelle Milz-Magen-Schwäche sowie unterdrückte Emotionen wie Wut und Ärger oder übermäßige Sorgen können das *Yang-Qi* des Mittleren *Jiao* blockieren oder schädigen und zu Oberbauchschmerzen führen.

Aus Sicht der Chinesischen Medizin handelt es sich um eine Leere-Kälte-Krankheit. Leere-Symptome benötigen wärmende und tonisierende Methoden. Bestehen zusätzlich Kälte-Feuchtigkeits-Symptome, sollten Methoden, die wärmen und die Feuchtigkeit trocknen, zur Anwendung kommen.

Der Hauptpunkt dieser Kombination, Ren 12 *Zhongwan*, der *Mu*-(Sammel-) Punkt des Magens, begünstigt die Aufnahme und Umwandlung von Nahrung, harmonisiert die Mitte und löst Stagnationen. Moxibustion an Ren 12 *Zhongwan* wärmt die Mitte und transformiert Feuchtigkeit. Zusammen mit Ma 36 *Zusanli* wärmt und unterstützt er die Mitte, trocknet Feuchtigkeit und unterstützt das harmonische Absinken des Magen-*Qi*, leitet widerstrebendes *Qi* nach unten und hilft so, Übelkeit und Brechreiz zu lindern.

Mi 6 *Sanyinjiao* tonisiert Milz und Magen und beseitigt Feuchtigkeit. Er ist ein wichtiger Punkt zur Behandlung innerer Wasser- und Feuchtigkeitsansammlungen, die sich aufgrund von Milz-*Yang*-Mangel oder -Stagnation entwickelt haben.

Mi 4 *Gongsun* und Pe 6 *Neiguan* gehören zu den Öffnungspunkten der acht außerordentlichen Gefäße. Sie befreien und öffnen die Brust, lösen *Qi*-Blockaden, lindern Übelkeit und Erbrechen und sind eine wirksame Kombination zur Behandlung thorakaler und abdominaler Schmerzen.

Modifikationen

Diarrhö aufgrund von Milz-Schwäche	+ Ma 25 *Tianshu*, Bl 25 *Dachangshu*
Kalte Extremitäten	+ Moxibustion an Di 10 *Shousanli* und Gb 39 *Xuanzhong*
Starke Oberbauchschmerzen	+ Ma 34 *Liangqiu*

Klinische Anwendungen

Gastritis, Colitis ulcerosa, Ulcus ventriculi, Magenneurose; Anorexia nervorsa; Verdauungsstörungen.

3.2 Spannungsschmerz im Abdomen (Stagnation von trübem Qi)

Ursprung *Principles of Devine Moxibustion*

Kombination

Ma 44	*Neiting*
Mi 4	*Gongsun*
Ma 36	*Zusanli*

Ausführung

7 bis 14 Moxakegel an Ma 44 *Neiting*, jeweils 14 bis 21 Moxakegel an Mi 4 *Gongsun* und Ma 36 *Zusanli*.

Funktion

Milz-*Qi* kräftigen und aktivieren, Klares anheben und Trübes absenken.

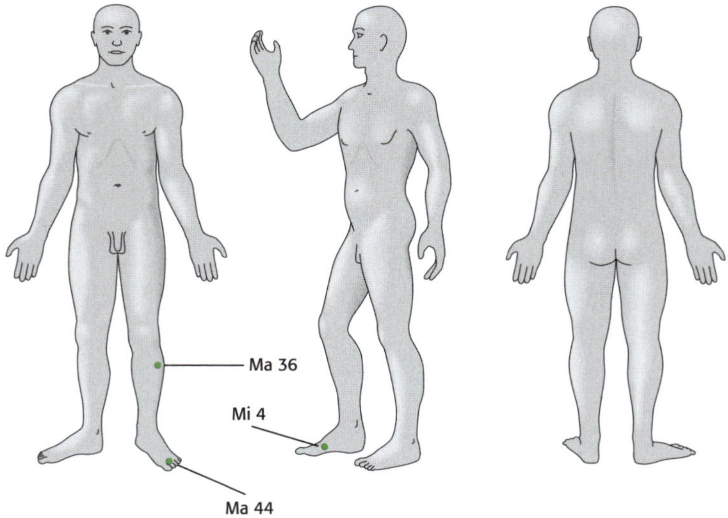

Pathogenese

Durch einen erworbenen oder konstitutionellen Milz-*Qi*-Mangel kommt es zu Störungen in der Zirkulation von Trübem und Klarem. Kann Klares nicht aufsteigen, stagniert Trübes im Bauchraum und lässt abdominale Spannungen und Schmerzen entstehen.

Leitsymptome und Befunde

- **Symptome:** Spannungen und Schmerzen im Bauchraum, Oberbauchschmerzen, Kraftlosigkeit der Extremitäten, körperliche Erschöpfung, Blässe und Gelbfärbung der Haut; dünner, breiiger Stuhl, Appetitverlust.
- **Zunge:** blasser Zungenkörper.
- **Puls:** weich und träge.

Erläuterung

Im *Neijing* heißt es: „Befindet sich trübes *Qi* in den oberen Bereichen, so entstehen abdominale Spannungen". Zwischen Milz und Magen besteht eine Innen-Außen-Kopplung. Der Magen ist für das Absenken des Trüben (Stoffwechselendprodukte) zuständig, die Milz für das Anheben des Klaren (Nährstoffe und Essenzen der Nahrung), somit regulieren Milz und Magen die Zirkulation des trüben und klaren *Qi*. Im harmonischen Zusammenspiel bewegen Milz und Magen die Mitte, transformieren Nahrung, ernähren den Körper und stellen die Grundlage des nachgeburtlichen *Qi* dar. Bei Schwächung oder Störung in Milz und/oder Magen kommt es zu einer Störung in der Zirkulation und Trennung von Trübem und Klarem.

> Bei einer Milz-Schwäche kann Klares nicht aufsteigen und infolgedessen Trübes nicht absinken. Bei einer Magen-Schwäche kann Trübes nicht absinken, deshalb kann Klares nicht aufsteigen.

Ma 44 *Neiting* klärt als *Ying*-(Quell-)Punkt Stauungshitze des Magens und der Därme. Ma 36 *Zusanli* ist der Kommandopunkt für Erkrankungen des Abdomens und lindert

Spannungen im Bauchraum, die sich aufgrund einer Milz-Magen-Leere entwickelt haben. Beide Punkte unterstützen das Absinken des Magen-*Qi*, leiten trübes *Qi* nach unten und geben den Weg frei, damit klares Milz-*Qi* aufsteigen kann. Mi 4 *Gongsun* stärkt als *Luo*-(Verbindungs-)Punkt die Milz und harmonisiert den Magen, lässt Klares aufsteigen und Trübes absinken.

Modifikationen

Weicher bis sehr weicher Stuhl	+ Mi 6 *Sanyinjiao*, Mi 9 *Yinlingquan*
Appetitlosigkeit	+ Ren 12 *Zhongwan*, Ren 21 *Xuanji*
Abdominale Spannungen bei Leber-*Qi*-Stagnation	+ Le 3 *Taichong*

Klinische Anwendungen

Gastritis, Magenneurose, Verdauungsstörungen.

3.3 Erbrechen (Leere-Kälte)

Ursprung *Combinations from Shanghanlun*

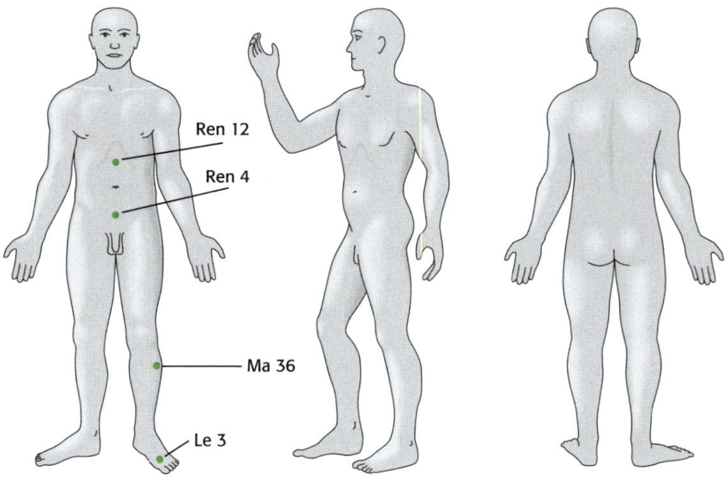

Kombination

Ren 4	*Guanyuan*
Le 3	*Taichong*
Ren 12	*Zhongwan*
Ma 36	*Zusanli*

Ausführung

Zuerst 7 bis 9 Moxakegel an Ren 4 *Guanyuan* und Ren 12 *Zhongwan*, anschließend 7 bis 9 Moxakegel an *Le 3 Taichong* und Ma 36 *Zusanli*.

Funktion

Yang-Qi erwärmen, Kälte vertreiben, Milz stärken, Erbrechen stoppen.

Pathogenese

Erbrechen aufgrund einer erworbenen oder konstitutionellen Milz- und Magen-*Yang*-Schwäche.

Leitsymptome und Befunde

- **Symptome:** Brechreiz, Erbrechen, abdominale Schmerzen, weicher bis breiiger Stuhl.
- **Zunge:** blasser, gedunsener Zungenkörper.
- **Puls:** tief und fein.

Erläuterung

Bei einer *Yang-Qi*-Schwäche von Milz und Magen kommt es zu einer Störung im Kreislauf des Klaren und Trüben. Bei einer Magen-*Yang*-Schwäche kann Trübes nicht absinken, und es entwickelt sich eine gegenläufige *Qi*-Bewegung mit Brechreiz und Erbrechen. Bei einer Milz-*Yang*-Schwäche kommt es zu abdominalen Schmerzen und breiigem Stuhl.

Ren 4 *Guanyuan*, das „Tor des Ursprungs-*Qi*", ist einer der Hauptpunkte, um das Ursprungs-*Qi* zu unterstützen und zu nähren sowie das Nieren-*Yin* und -*Yang* zu stärken. Moxibustion an Ren 4 *Guanyuan* wärmt und stärkt Milz und Niere und lindert Diarrhö. In Kombination mit *Le 3 Taichong* und Ma 36 *Zusanli* vertreibt er innere Kälte, erwärmt und aktiviert Leitbahnen und Kollateralen, entlastet Milz und Magen und harmonisiert die Blutzirkulation.

Moxibustion an den Punkten der *He-Mu*-Kombination des Magens, Ren 12 *Zhongwan* und Ma 36 *Zusanli*, ist angezeigt bei Magen-Kälte mit Flüssigkeits- und *Qi*-Stagnation. Dies wärmt und belebt die Mitte, vertreibt Leere-Kälte, beendet den Brechreiz und reguliert die absinkenden und aufsteigenden *Qi*-Mechanismen des Mittleren *Jiao*.

Modifikationen

Stark ausgeprägte Leere-Kälte	+ Moxibustion an Ren 6 *Qihai*, Du 20 *Baihui*
Stark ausgeprägtes Erbrechen mit abdominalen Schmerzen	+ Bl 21 *Weishu*, Pe 6 *Neiguan*
Diarrhö	+ Ma 25 *Tianshu*, Mi 9 *Yinlingquan*, Bl 25 *Dachangshu*

Klinische Anwendung

Gastritis, Ulcus ventriculi, Magenneurose, Verdauungsstörungen.

3.4 Ikterus (Yin-Ikterus)

Ursprung *Principles of Devine Moxibustion*

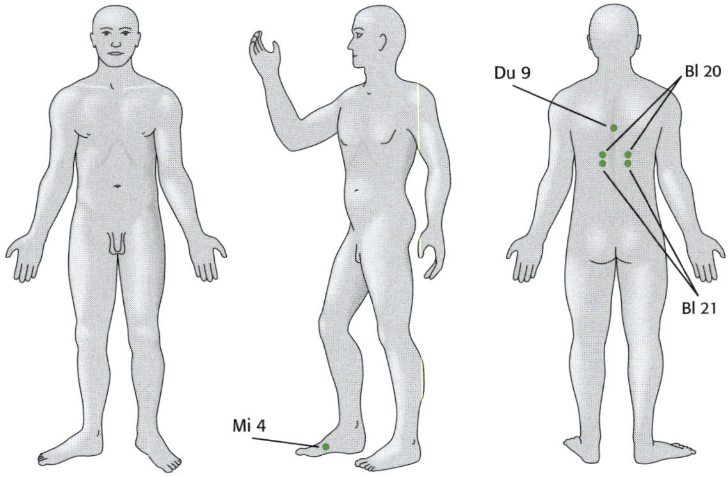

Kombination

Mi 4	*Gongsun*
Du 9	*Zhiyang*
Bl 20	*Pishu*
Bl 21	*Weishu*

Ausführung

Zuerst Bl 20 *Pishu* und Bl 21 *Weishu* tonisieren. Anschließend Mi 4 *Gongsun* und Du 9 *Zhiyang* sedieren. Nach dem Erreichen des *De-Qi*-Gefühls sollten die Nadeln entfernt werden.

Funktion

Milz aufbauen, Feuchtigkeit transformieren, Gallenblase durchgängig machen und Symptome des Ikterus lindern.

Pathogenese

Aufgrund von Milz-*Qi*-Mangel und Leber-*Qi*-Stagnation entsteht Feuchte-Hitze, die zur Ausbildung eines *Yin*-Ikterus führt.

Leitsymptome und Befunde

- **Symptome:** *Yin*-Ikterus mit Gelbfärbung von Haut, Gesicht und Skleren, dunkelgelbe Miktion, beidseitiger Spannungsschmerz im Rippenbogen, Appetitverlust, dünner, breiiger Stuhl.
- **Zunge:** blasser, gedunsener Zungenkörper, evtl. mit livider Verfärbung.
- **Puls:** saitenförmig und träge.

Erläuterung

In der Chinesischen Medizin wird zwischen einem *Yin*-Ikterus und einem *Yang*-Ikterus unterschieden.

- Ein **Yang-Ikterus** (▶ Kap. 3.7) entwickelt sich meist aufgrund einer Ansammlung äußerer Feuchte-Hitze in Leber und Gallenblase und einer damit einhergehenden Leber- und Gallenblasen-*Qi*-Stagnation.
- Ein **Yin-Ikterus** entsteht meist aufgrund innerer Faktoren wie übermäßiger Kon-

sum von Alkohol und Lebensmitteln, zu starke mentale Tätigkeit oder übermäßiges Grübeln. Milz und Magen werden in ihren transformierenden und transportierenden Funktionen gestört, weshalb sich Feuchtigkeit im Inneren ansammelt, stagniert und den *Qi*-Fluss des Mittleren *Jiao* blockiert, wodurch wiederum die Bewegung des Leber- und Gallenblasen-*Qi* beeinträchtigt und das Abfließen der Galle gehemmt werden. Es entsteht Stauungshitze, die sich mit der Feuchtigkeit zu Feuchte-Hitze verbindet und zur Gelbfärbung von Haut und Skleren führt.

Bl 20 *Pishu* und Bl 21 *Weishu*, die *Shu*-(Transport-)Punkte von Milz und Magen, werden mit Mi 4 *Gongsun*, dem *Luo*-(Verbindungs-)Punkt der Milz, kombiniert. Diese Kombination reguliert und harmonisiert die *Qi*-Mechanismen der Mitte, kräftigt Milz und Magen und vertreibt Feuchtigkeit. Dadurch wird der Weg für die Galle frei und die Gallenblase entlastet.

Du 9 *Zhiyang* stärkt die Milz, beseitigt Nässe und harmonisiert den Mittleren *Jiao*. Dadurch wird die Gallenblase reguliert und der Abfluss der Galle gefördert. Du 9 *Zhiyang* ist einer der Hauptpunkte zur Behandlung eines Ikterus und wurde traditionell zur Behandlung der fünf Ikterus-Typen eingesetzt.

Modifikationen

Abgeschlagenheit, Kälteaversion	+ Moxa an Du 4 *Mingmen* und Ren 4 *Guanyuan*
Breiiger bis flüssiger Stuhl	+ Ma 25 *Tianshu*, Bl 25 *Dachangshu*
Miktionsbeschwerden, Harnverhalt	+ Bl 28 *Pangguangshu*, Ren 9 *Shuifen*

Klinische Anwendungen

Ikterus, Hepatitis; chronisch-atrophische Gastritis, Magenkarzinom; Pankreaskarzinom.

3.5 Lin Zheng (Dysurie-Syndrom)

Ursprung *Great Compendium*

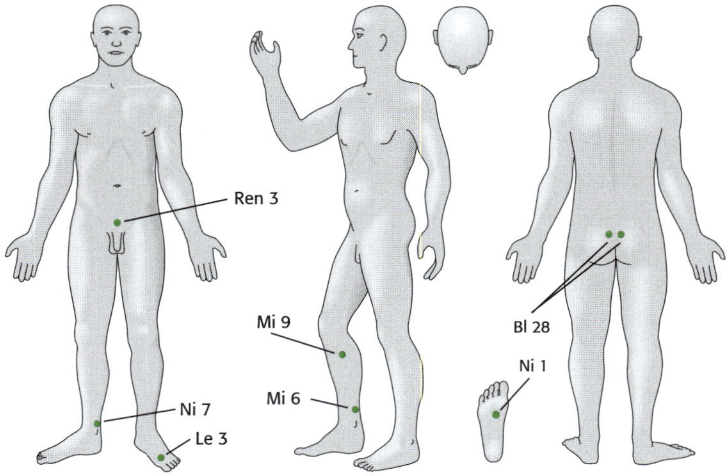

Kombination

Ren 3	*Zhongji*
Le 3	*Taichong*
Bl 28	*Pangguangshu*
Mi 9	*Yinlingquan*
Mi 6	*Sanyinjiao*
Ni 7	*Fuliu*
Ni 1	*Yongquan*

Ausführung

Starkes Sedieren aller Punkte, Nadelung für 10 Minuten mit zwischenzeitlicher Nachstimulierung.

Funktion

Hitze klären und Feuer ausleiten, Wasserwege durchgängig machen, Harnfluss fördern.

Pathogenese

Nieren-Schwäche und Hitze der Blase rufen Feuchte-Hitze im Unteren *Jiao* hervor. Mangelnde *Qi*-Transformation der Blase führt zum Dysurie-Syndrom.

Leitsymptome und Befunde

- **Symptome:** Dysurie mit erschwerter und schmerzhafter Harnentleerung, brennenden, stechenden Schmerzen beim Wasserlassen und Druckschmerz im Unterbauch. Es kann zu Hämaturie, Abgang von Gries oder Harnsteinen, bis hin zum Harnverhalt kommen. Als Begleitsymptome können Mund- und Rachentrockenheit auftreten.
- **Zunge:** gelber Zungenbelag.
- **Puls:** schlüpfrig und beschleunigt.

Erläuterung

Der Hauptgrund für das *Lin Zheng* (Dysurie-Syndrom) ist Feuchte-Hitze im Unteren *Jiao*. Diese kann durch innere und äußere Faktoren entstehen, meist liegt eine Mischform vor. Bei einer Nieren-Schwäche besteht meist ein Nieren-*Yang*-Mangel, der eine Ansammlung von Feuchtigkeit im Unteren *Jiao* begünstigt. Kommt es zusätzlich zu einer Schädigung des Unteren *Jiao*, speziell der Blase, durch Kälte oder andere exogene Noxen, wird die *Qi*-Transformation der Blase eingeschränkt und das Ausscheiden trüber Feuchtigkeit vermindert. Die Miktion ist erschwert, evtl. besteht sogar Harnverhalt. Dadurch kommt es zur Stagnation von Feuchtigkeit und Hitze-Transformation in der Blase, die einhergeht mit schmerzhafter Dysurie, Abgang von Gries oder Harnsteinen und Druckschmerz im Unterbauch. Kommt es aufgrund der Stauungs-Hitze in der Blase oder den ableitenden Harnwegen zur Schädigung von Blutgefäßen, kann sich zusätzlich eine Hämaturie entwickeln.

Die *Shu-Mu*-Kombination der Blase aus Ren 3 *Zhongji* und Bl 28 *Pangguangshu* aktiviert den *Qi*-Fluss der Blasen-Leitbahn und des Hohlorgans Blase, sie unterstützt die *Qi*-Transformation der Blase und fördert den Harnfluss.

Mi 9 *Yinlingquan* und *Mi 6 Sanyinjiao* klären Feuchte-Hitze im Unteren *Jiao* und unterstützen das Wasserlassen.

Die Leber-Leitbahn umkreist die Genitalien und wirkt auf den Unteren *Jiao*, Le 3 *Taichong* reguliert als *Yuan*-(Quell-)Punkt der Leber den Unteren *Jiao*, klärt Fülle-Hitze der Leber-Leitbahn und lindert Schmerzen im Urogenitaltrakt.

Ni 1 *Yongquan* und Ni 7 *Fuliu* nähren das Nieren-*Yin*, regulieren die Wasserwege und klären Feuchte-Hitze im Unteren *Jiao*.

Modifikationen

Hämaturie	+ Mi 10 *Xuehai*
Spannungsschmerzen im Unterbauch	+ Ma 30 *Qichong*, Ma 36 *Zusanli*

Klinische Anwendungen

Dysurie, Harnwegsinfektionen, Prostatahyperplasie, Nieren- und Harnsteine.

3.6 Anurie (Long Bi)

Ursprung *Systematic Classic*

Kombination

Ren 4	*Guanyuan*
Ren 2	*Qugu*
Ren 5	*Shimen*
Bl 40	*Weizhong*
Mi 9	*Yinlingquan*
Bl 22	*Sanjiaoshu*
Ma 36	*Zusanli*

Ausführung

Starkes Sedieren aller Punkte, Nadelung ca. 10 Minuten mit zwischenzeitlicher Nachstimulierung.

Funktion

Feuchte-Hitze kühlen und ausleiten, Harnwege durchgängig machen und Schmerzen lindern.

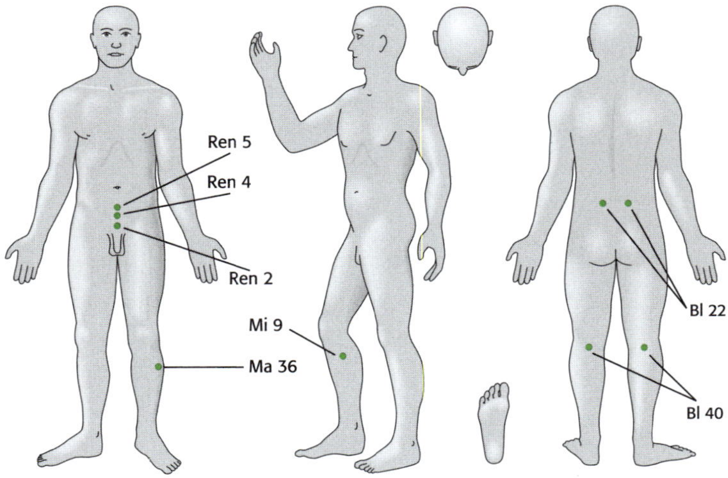

Pathogenese

Feuchte-Hitze des Mittleren *Jiao* dringt in die Blase ein, blockiert die *Qi*-Transformation der Blase und führt zu verminderter Miktion bis hin zum Harnverhalt.

Leitsymptome und Befunde

- **Symptome:** stark verminderte Urinmenge (Anurie bis Oligurie) mit Harndrang, Harnträufeln, dunkel verfärbter Urin, schmerzhafte Miktion (Dysurie), drückende Unterbauchschmerzen. **Begleitsymptome**: Unruhe, Tachykardie, Hypertonie, Mundtrockenheit, erhöhter Durst, verminderter, evtl. trockener Stuhl.
- **Zunge:** roter Zungenkörper, gelber, klebriger Zungenbelag.
- **Puls:** beschleunigt.

Erläuterung

Aufgrund eines Milz-*Qi*-Mangels entsteht Feuchtigkeit, die das Absinken von Magen, Dickdarm und Gallenblase behindert und Stagnations-Hitze entstehen lässt. Es entwickelt sich Feuchte-Hitze im Mittleren *Jiao*, die wegen der absinkenden Eigenschaft von Feuchtigkeit als *Yin*-Pathogen in den Unteren *Jiao* abfließt und die *Qi*-Transformation der Blase hemmt, was zu verminderter Miktion bis hin zum Harnverhalt bei gleichzeitig vermehrtem Harndrang führt. Infolge der Ansammlung von Feuchte-Hitze treten außerdem Unruhe, Mundtrockenheit und erhöhter Durst auf.

Die *Shu-Mu*-Kombination des *Sanjiao*, Bl 22 *Sanjiaoshu* und Ren 5 *Shimen*, reguliert die *Qi*-Transformation des *Sanjiao*, fördert die Miktion und löst Urinretention. Die Kombination aus Ren 4 *Guanyuan* und Ren 2 *Qugu* reguliert den Unteren *Jiao* und unterstützt die Blase, fördert die Miktion und stillt Schmerzen im Unterbauch.

He-(Vereinigungs-)Punkte wirken auf die jeweiligen Speicher- oder Hohlorgane und unterstützen das Ausleiten von Feuchte-Hitze. Bl 40 *Weizhong* fördert den Harnfluss und ist indiziert bei erschwertem Wasserlassen, dunklem Urin und Unterleibschmerzen. Die Kombination aus den *He*-(Vereinigungs-/Meer-)Punkten der Milz und des Magens, Mi 9 *Yinlingquan* und Ma 36 *Zu-*

sanli, reguliert Milz und Magen und klärt Feuchte-Hitze im Mittleren und Unteren *Jiao*.

Modifikationen

Spannungsschmerzen im Unterbauch	+ Ma 30 *Qichong*, Mi 6 *Sanyinjiao*
Starkes Durstgefühl	+ M-HN 21 *Shang-Lianquan*
Unruhe, Nervosität	+ Pe 6 *Neiguan*, M-HN 3 *Yintang*

Klinische Anwendungen

Harnretention, Harnverhalt (Ischurie), Oligurie, Anurie, Pollakisurie, Entzündungen des Harntrakts (Zystitis, Urethritis), Abflussstauungen im Bereich von Harnblase oder Urethra infolge von Steinverlegung (Zystolithiasis, Urethralithiasis), Prostataerkrankungen (Prostatitis, benigne Prostatahyperplasie, Prostatakarzinom), Harnröhrenstriktur, Harnblasenkarzinom; Gebärmuttersenkung; neurogene Blasenentleerungsstörungen; psychogener Harnverhalt.

3.7 Ikterus (Yang-Ikterus)

Ursprung *Glorious Anthology*

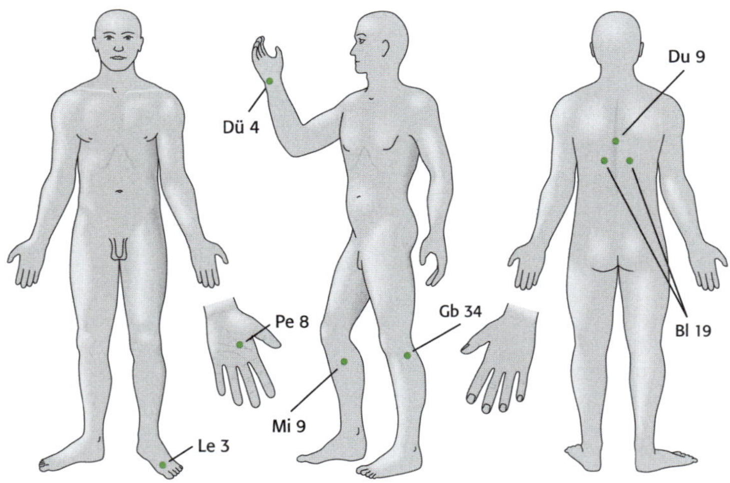

Kombination

Du 9	*Zhiyang*
Bl 19	*Danshu*
Gb 34	*Yanglingquan*
Le 3	*Taichong*
Dü 4	*Wangu*
Pe 8	*Laogong*
Mi 9	*Yinlingquan*

Ausführung

Starkes Sedieren an allen Punkten, Nadelung für ca. 10 Minuten mit zwischenzeitlicher Nachstimulierung.

Funktion

Hitze klären, Feuchtigkeit ausleiten, Leber und Gallenblase aktivieren und Stagnationen lösen.

Pathogenese

Yang-Ikterus aufgrund einer Stagnation von Feuchte-Hitze in Leber und Gallenblase.

Leitsymptome und Befunde

- **Symptome:** helle Gelbfärbung von Skleren und Haut, Mundtrockenheit, Durst, evtl. Fieber, dunkelgelb gefärbter, spärlicher Harn, trockener harter Stuhl, Spannung im Bauchraum und Schmerz nach Nahrungsaufnahme, Depression mit Engegefühl der Brust, vermehrtem Seufzen, Übelkeit.
- **Zunge:** gelber, klebriger Zungenbelag.
- **Puls:** saitenförmig und beschleunigt.

Erläuterung

In der Chinesischen Medizin wird zwischen *Yin*-Ikterus und *Yang*-Ikterus unterschieden.

- Ein **Yin-Ikterus** (▶ Kap. 3.4) entsteht meist aufgrund innerer Faktoren, die mit einem Milz-*Qi*-Mangel und Feuchtigkeits-Stagnation im Mittleren *Jiao* einhergehen.
- Ein **Yang-Ikterus** entwickelt sich meist aufgrund einer Ansammlung äußerer Feuchte-Hitze in Leber und Gallenblase und einer damit einhergehenden Leber- und Gallenblasen-*Qi*-Stagnation. Die Galle kann nicht in den Dünndarm abfließen, dringt zusammen mit der Feuchten-Hitze in die *Ying*-(Nähr-)Schicht ein und ruft eine helle Gelbfärbung der Haut und Skleren hervor.

Durch die Hitze in Leber und Gallenblase kommt es zusätzlich zu Depression mit Engegefühl der Brust, vermehrtem Seufzen, Mundtrockenheit und bitterem Mundgeschmack. Da Leber- und Gallenblasen-Hitze leicht den Magen-Darm-Trakt angreift, kommt es zu Spannungen im Bauchraum mit Schmerzen nach Nahrungsaufnahme und Übelkeit.

Diese Kombination eignet sich zur Behandlung eines *Yang*-Typ-Ikterus. Die Kombination aus dem *Shu*-(Transport-)Punkt und dem *He*-(Vereinigungs-)Punkt der Gallenblase, Bl 19 *Danshu* und Gb 34 *Yanglingquan*, reguliert das Gallenblasen-*Qi* und fördert den Fluss der Galle. Le 3 *Taichong* verteilt das Leber-*Qi* und lindert Einschnürungen des Milz-*Qi*. Gemeinsam klären sie Feuchte-Hitze aus Leber und Gallenblase und entlasten den Mittleren *Jiao*.

Das Sedieren von Mi 9 *Yinlingquan* stärkt das Milz-*Qi* und beseitigt Feuchtigkeit. *Pe* 8 *Laogong* klärt Feuchte-Hitze aus der *Ying*-(Nähr-)Schicht, kühlt das Blut und beruhigt den *Shen* (Geist). Gemeinsam klären sie Feuchte-Hitze aus der Milz, Leber und Gallenblase und lindern die Symptome des Ikterus.

Die Kombination aus Du 9 *Zhiyang* und Dü 4 *Wangu*, dem *Yuan*-(Quell-)Punkt des Dünndarms, ist eine traditionelle Kombination zur Behandlung eines Ikterus unterschiedlicher Genese.

Du 9 *Zhiyang* liegt auf Höhe des Diaphragmas und markiert den Übergang vom Mittleren *Jiao* in den Oberen *Jiao*. Im Bereich des Mittleren *Jiao* leitet Du 9 *Zhiyang* Feuchte-Hitze aus und ist bei den „fünf Arten von Ikterus" indiziert.

Dü 4 *Wangu* klärt Feuchte-Hitze aus der *Taiyang*-Schicht und ist ein empirischer Punkt zur Behandlung von Ikterus.

Modifikationen

Depression, Übelkeit, thorakales Engegefühl	+ Pe 6 *Neiguan*, Mi 4 *Gongsun*
Appetitlosigkeit, abdominale Spannung	+ Ren 12 *Zhongwan*, Ma 36 *Zusanli*

Klinische Anwendung

Ikterus, infektiöser Ikterus, Hepatitis, Leberzirrhose, Cholezystitis, Cholelithiasis.

3.8 Dysenterie (Feuchte-Hitze im Dickdarm)

Ursprung *Principles of Devine Moxibustion*

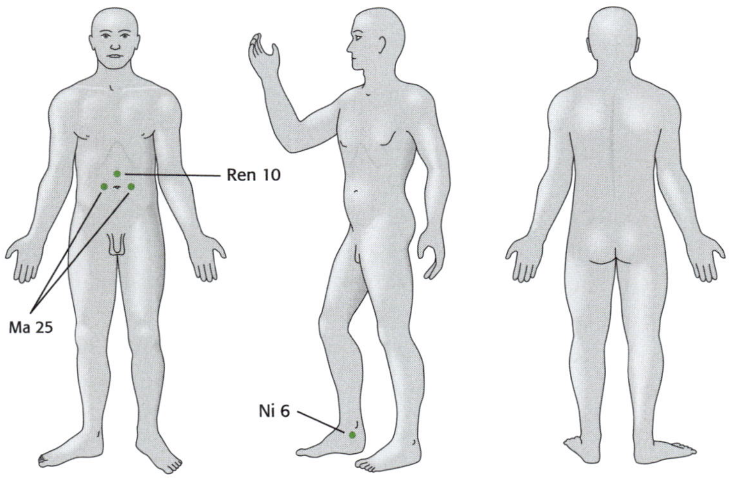

Kombination

Ren 10	*Xiawan*
Ma 25	*Tianshu*
Ni 6	*Zhaohai*

Ausführung

Die Nadelung wird in folgender Reihenfolge vorgenommen:

1. Sedieren von Ren 10 *Xiawan* und Ma 25 *Tianshu*, Stichtiefe 4 bis 5 cm.
2. Harmonisieren von Ni 6 *Zhaohai*, Stichtiefe 2 bis 3 cm. Nadelung für ca. 30 Minuten mit zwischenzeitlicher Nachstimulierung für je 1 bis 3 Minuten.

Funktion

Feuchte-Hitze klären, *Qi* regulieren, Diarrhö stoppen.

Pathogenese

Feuchte-Hitze und Hitze-Toxine im Dickdarm führen zu blutig-schleimiger Diarrhö.

Leitsymptome und Befunde

- **Symptome:** Akute Dysenterie mit starken Bauchschmerzen, Tenesmen, blutig-schleimiger Stuhl, unvollständige Stuhlentleerung mit brennenden Schmerzen des Afters und spärlichem, dunklem Urin. Bei schwerem Krankheitsverlauf kann es zu hohem Fieber, Übelkeit und Erbrechen, Unruhe, Nervosität und starker Mundtrockenheit kommen.

- **Zunge:** gelber, klebriger Belag.
- **Puls:** schlüpfrig und beschleunigt.

Erläuterung

Dringen Hitze-Toxine über kontaminierte Nahrung und Wasser in den Magen-Darm-Trakt ein, bildet sich dort Feuchte-Hitze, die sich mit den Hitze-Toxinen verbindet und den Dickdarm und die Blutgefäße angreift, was zu akuter Dysenterie mit starken Bauchschmerzen, Tenesmen und blutig-schleimigen Stühlen führt.

Die Stagnation und Bildung von Feuchte-Hitze geht mit der Schädigung von *Yin* und Körperflüssigkeiten einher, wodurch es zu brennenden Schmerzen des Afters und spärlichem, dunklem Urin kommt. Bei schwerem Krankheitsverlauf können sich Hitze und Hitze-Toxine ausbreiten und folgende Symptome hervorrufen: hohes Fieber, Übelkeit und Erbrechen, Unruhe, Nervosität und starke Mundtrockenheit.

Die beiden Punkte Ren 10 *Xiawan* und Ma 25 *Tianshu* stellen das Herzstück dieser Kombination dar. *Mu*-(Sammel-)Punkte sind besonders effektiv bei der Behandlung akuter Erkrankungen der *Fu*-Hohlorgane.

- Sedieren des Punkts Ma 25 *Tianshu*, *Mu*-(Sammel-)Punkt des Dickdarms, beseitigt Feuchtigkeit und Feuchte-Hitze des Dickdarms, reguliert den *Qi*-Fluss im Magen-Darm-Trakt und stillt Diarrhö und Dysenterie.
- Der auch als *Unteres Epigastrium* oder *Unterer Kontrolleur* bekannte Punkt Ren 10 *Xiawan* harmonisiert den Magen, beseitigt Nahrungs-Stagnationen und zerstreut Feuchte-Hitze des Magen-Darm-Trakts.

Der Dickdarm und die Niere sind über die Fülle- und Leere-Zeiten der Organuhr miteinander gekoppelt. Bei einer Fülle des Dickdarms wird Nieren-*Yin* verbraucht, die Leere der Niere begünstigt wiederum das Entstehen von Fülle-Syndromen des Dickdarms. Bei der Behandlung von Fülle-Syndromen des Dickdarms, wie hier von Feuchte-Hitze und Hitze-Toxinen, muss darauf geachtet werden, eine Schädigung des Nieren-*Yin* und der Körperflüssigkeiten zu verhindern. Um das Nieren-*Yin* zu nähren und Hitze aus dem Magen-Darm-Trakt zu klären, wird der Punkt Ni 6 *Zhaohai* eingesetzt.

Modifikationen

Tenesmen	+ Sedieren von Ma 37 *Shangjuxu*, Du 1 *Changqiang*
Hohes Fieber, Übelkeit, Erbrechen	+ Sedieren von Du 14 *Dazhui*, Di 4 *Hegu*, *Ping-Bu-Ping-Xie* an Pe 6 *Neiguan*

Klinische Anwendung

Bakterielle Dysenterie, Amöbenruhr, akute oder chronische Enteritis, Kolitis, Gastroenteritis.

3.9 Akutes Feuchtigkeits-Ekzem (Shi Zhen)

Ursprung *The Classic of Categories*

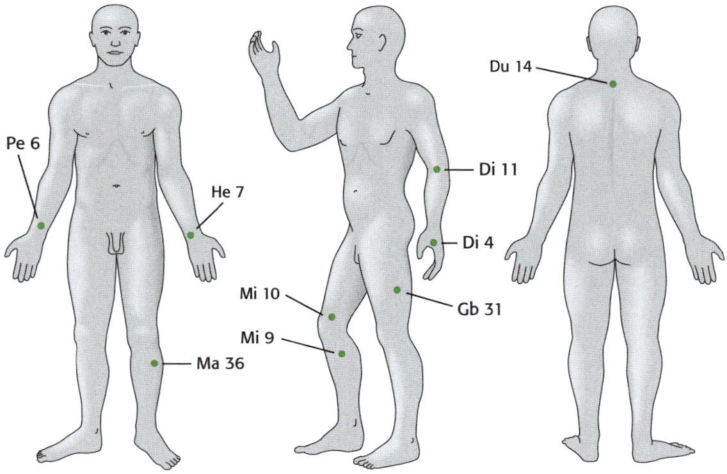

Kombination

Di 4	*Hegu*
Gb 31	*Fengshi*
Du 14	*Dazhui*
Di 11	*Quchi*
He 7	*Shenmen*
Pe 6	*Neiguan*
Ma 36	*Zusanli*
Mi 9	*Yinlingquan*
Mi 10	*Xuehai*

Ausführung

Harmonisieren von He 7 *Shenmen*, Pe 6 *Neiguan*, Ma 36 *Zusanli* und Mi 10 *Yinlingquan*. Sedieren der übrigen Punkte. 15 bis 30 Minuten Nadelung mit zwischenzeitlicher Nachstimulierung.

Für die Behandlung akuter Ekzeme empfiehlt es sich, in der ersten Woche täglich zu akupunktieren, danach jeden zweiten Tag. Zehn Behandlungen entsprechen einem Behandlungsblock, danach sollte eine Pause von 3 bis 5 Tagen eingelegt werden, bevor die Behandlung fortgeführt wird.

Funktion

Hitze kühlen, Feuchtigkeit transformieren, Juckreiz stoppen.

Pathogenese

Ekzembildung durch stagnierende Wind-Hitze und Feuchtigkeit in der Hautschicht.

Leitsymptome und Befunde

- **Symptome:** In den meisten Fällen liegt ein akutes Geschehen vor mit Ekzembildung, Pruritus, Rötung, Bläschen, Blasen, Erosionen und Krustenbildung. **Begleitsymptome:** klebriger, bitterer Mundgeschmack, Appetitverlust, harter

Stuhl, spärlicher und dunkler Urin, Schlafstörungen, allgemeine Kraftlosigkeit.
- **Zunge:** gerötet mit klebrigem, gelbem Belag.
- **Puls:** schlüpfrig, beschleunigt oder saitenförmig.

Erläuterung

Wie der chinesische Name *Shi Zhen* (Feuchtigkeits-Ekzem) bereits zu erkennen gibt, ist der hauptsächliche pathogene Faktor eines Ekzems die Feuchtigkeit. Beim akuten Fülle-Typ *Shi Zhen* (Feuchtigkeits-Ekzem) stagnieren Wind, Feuchtigkeit und Hitze in der Haut- und Muskelschicht und führen zu Ekzembildung mit Pruritus, Rötung, Bläschen und Blasen, Erosionen und Krustenbildung.

Di 4 *Hegu* und Gb 31 *Fengshi* (Wind-Markt) vertreiben Wind und lindern den Juckreiz. Du 14 *Dazhui* und Di 11 *Quchi* vertreiben Wind, klären Hitze und verringern den Juckreiz.

> Di 11 *Quchi* ist einer der wichtigsten Punkte bei dermatologischen Erkrankungen und kann bei einer Vielzahl von Hauterkrankungen eingesetzt werden.

He 7 *Shenmen* und Pe 6 *Neiguan* klären Hitze und beruhigen Herz und *Shen* (Geist).

Ma 36 *Zusanli* tonisiert die Mitte, stärkt den Magen und transformiert Feuchtigkeit. Mi 9 *Yinlingquan* reguliert die Milz und beseitigt Feuchtigkeit. Mi 10 *Xuehai* kühlt die Stagnations-Hitze des Bluts und unterstützt die Haut.

Modifikationen

Fieber	+ Du 14 *Dazhui*
Appetitverlust	+ Ma 36 *Zusanli*
Trockener, harter Stuhl	+ Ma 25 *Tianshu*, Sj 6 *Zhigou*
Unruhiger Schlaf	+ Pe 6 *Neiguan*

Klinische Anwendung

Dermatitis, Ekzeme, Urtikaria, Psoriasis.

3.10 Herpes zoster (Feuchte-Hitze in Leber und Gallenblase)

Ursprung *Heavenly Star*

Kombination

Ashi-Punkte	
Di 11	*Quchi*
Mi 4	*Gongsun*
Sj 5	*Waiguan*
Ma 44	*Neiting*
Mi 6	*Sanyinjiao*
Gb 34	*Yanglingquan*

Ausführung

Je nach Größe der betroffenen Stellen werden 4 bis 10 Nadeln im äußeren Bereich der betroffenen Stellen gesetzt. Die Nadeln werden von außen in Richtung Zentrum gestochen. Alle Nadeln werden oberflächlich gestochen und ausleitend stimuliert. Nadelung für ca. 30 Minuten mit zwischenzeitlicher Nachstimulierung.

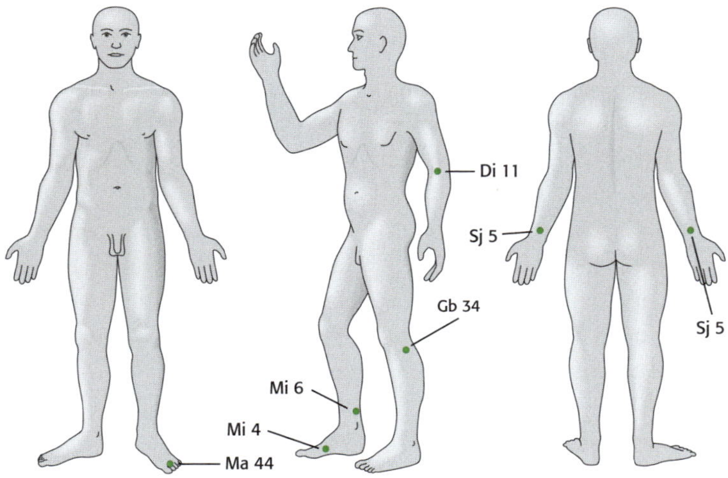

Funktion

Hitze klären, Feuchtigkeit ausleiten, Schmerz stillen und Juckreiz lindern.

Pathogenese

Loderndes Leber-Feuer und Feuchte-Hitze führen zu lokalen *Qi*- und Blut-Stasen im Verlauf der betroffenen Leitbahnen und Körperareale.

Leitsymptome

- **Symptome:** lokal begrenzte Effloreszenzen, stecknadel- bis reiskorngroße, wasserklare Bläschen, in Verbindung mit Parästhesien; Hautrötung und brennende Schmerzen im Versorgungsgebiet des betroffenen Ganglions, meist halbseitig in Gruppen und segmental angeordnet. **Begleitsymptome:** beginnend meist mit Abgeschlagenheit, Kälteaversion, leichtem Fieber, Kopf- und Gliederschmerzen, später auch mit Mundtrockenheit; bitterer Mundgeschmack, harter, trockener Stuhl, spärlicher, dunkler Urin.
- **Zunge:** gerötet mit gelbem, klebrigem Zungenbelag.
- **Puls:** saitenförmig und beschleunigt.

Erläuterung

Es gibt zwei Ursachen für die Entstehung des Herpes zoster – loderndes Feuer in der Leber-Leitbahn und Feuchte-Hitze. Meist kommt es begleitend zu einer lokalen Stagnation von *Qi* und Blut im Verlauf der betroffenen Leitbahnen und Körperareale.

Loderndes Feuer der Leber-Leitbahn entsteht meist durch emotionale Störungen wie z. B. unterdrückte Emotionen, Wut und Zorn oder durch Feuchte-Hitze der Gallenblasen-Leitbahn, die meist mit einer Infektion durch exogene Wind-Hitze-Toxine einhergeht.

Feuchtigkeit im Inneren ist die Folge einer Milz-Schwäche. Diese innere Feuchtigkeit entwickelt sich zu Feuchte-Hitze durch chronische Feuchtigkeits-Stagnation oder durch akute Hitze-Störungen der Leber- und Gallenblasen-Leitbahnen. In beiden Fällen bilden sich Hitze-Toxine, die mit der Bildung der typischen schmerzhaften Bläscheneruptionen einhergeht.

Treten im Rahmen der Bläschenbildung zusätzlich starke *Qi*- und Blut-Stagnationen auf, können die Hitze-Toxine nicht aus den betroffenen Gewebe- und Hautarealen ausgeleitet werden, und es entstehen Parästhesien und Schmerzen. Bei der Behandlung müssen Wind-Hitze-Toxine, Hitze in Leber und Gallenblase sowie die lokale *Qi*- und Blut-Stase zerstreut und die Feuchtigkeit ausgeleitet werden.

Die *Ashi*-Punkte stimulieren den lokalen *Qi*- und Blutfluss, dadurch lösen sie Stagnationen und wirken schmerzlindernd.

Sj 5 *Waiguan* (das Äußere Tor) vertreibt äußere Wind-Hitze und leitet Pathogene aus den oberflächlichen Schichten aus. Sedieren von Di 11 *Quchi* und Ma 44 *Neiting* klärt Hitze aus der *Yangming*-Schicht und leitet Hitze-Toxine der Leber- und Gallenblasen-Leitbahn über die Hohlorgane aus. Sedieren von Mi 4 *Gongsun* und Mi 6 *Sanyinjiao* stärkt die Milz und unterstützt die Funktion der Umwandlung von Feuchtigkeit, wodurch Feuchte-Hitze zerstreut und die Neubildung von Feuchtigkeit verhindert wird.

Gb 34 *Yanglingquan* reguliert und aktiviert den *Qi*-Fluss von Leber und Gallenblase und unterstützt Sj 5 *Waiguan* darin, Hitze-Toxine der *Shaoyang*-Leitbahnen zu zerstreuen.

Modifikationen

Mundtrockenheit, bitterer Mundgeschmack	+ M-HN 21 *Shang-Lianquan*, Gb 40 *Qiuxu*
Kälteaversion und Fieber	+ Di 4 *Hegu*, Gb 20 *Fengchi*

Klinische Anwendung

Herpes zoster, Dermatitis, Urtikaria, Psoriasis.

3.11 Fluor genitalis (Dai Xia)

Ursprung *Glorious Anthology*

Kombination

Bl 20	*Pishu*
Mi 9	*Yinlingquan*
Mi 6	*Sanyinjiao*
Ren 3	*Zhongji*

Ausführung

Harmonisierende Nadelung für 20 bis 30 Minuten mit zwischenzeitlicher Nachstimulierung.

Funktion

Hitze klären, Feuchtigkeit transformieren, den Unteren *Jiao* durchgängig machen und regulieren.

Pathogenese

Milz-*Qi*-Mangel mit Leber-*Qi*-Stagnation bilden Feuchte-Hitze, die den Unteren *Jiao* schädigt und zu Fluor genitalis führt.

Leitsymptome und Befunde

- **Symptome:** eitriger, gelb- bis grüngrauer, stinkender vaginaler Ausfluss

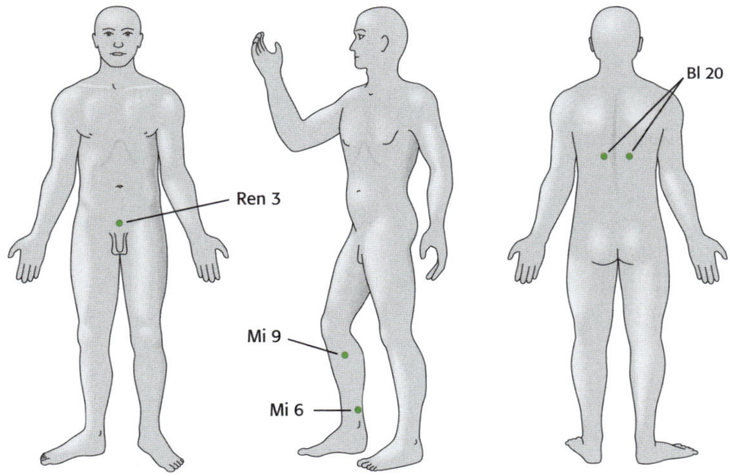

mit Juckreiz; blutig-eitriger oder blutig-seröser Ausfluss. **Begleitsymptome:** bitterer Mundgeschmack, trockener Mund- und Rachenraum, erhöhte Temperatur, Unruhe, Nervosität, Herzrasen, Schlafstörungen, Obstipation, dunkler, spärlicher Urin.

- **Zunge:** gelber, klebriger Zungenbelag.
- **Puls:** weich und beschleunigt.

Erläuterung

Die Hauptursache für die Entwicklung einer *Dai-Xia*-Erkrankung (Fluor genitalis) liegt in der inneren Ansammlung von Feuchtigkeit aufgrund einer Milz-*Qi*-Schwäche, die meist mit einer Leber-*Qi*-Stagnation einhergeht.

Durch eine Milz-*Qi*-Schwäche kommt es zur Ansammlung innerer Feuchtigkeit und durch eine Leber-*Qi*-Stagnation zur *Qi*-Stagnation im Unteren und Mittleren *Jiao*, die mit der Bildung von Hitze einhergehen. Feuchtigkeit und Hitze vereinen sich zu Feuchte-Hitze, die in den Unteren *Jiao* fließt und das Nieren-*Qi* schädigt. Dadurch kann sie nicht adäquat transformiert und ausgeleitet werden, und es bildet sich ein übel riechender, gelblich verfärbter Vaginalausfluss mit Juckreiz.

Bl 20 *Pishu* aktiviert und kräftigt als *Shu*-(Transport-)Punkt das Speicherorgan Milz, er tonisiert das *Qi* und transformiert Feuchtigkeit. Mi 9 *Yinlingquan* reguliert die Milz, unterstützt den Unteren *Jiao* und beseitigt Feuchtigkeit, indem er die ableitenden Wasserwege aktiviert. *Mi 6 Sanyinjiao*, der Kreuzungspunkt der Fuß-*Yin*-Leitbahnen, reguliert das Zusammenspiel von Milz, Leber und Nieren und beseitigt Feuchtigkeit des Unteren *Jiao*.

Ren 3 *Zhongji*, der *Mu*-(Sammel-)Punkt der Blase, stärkt die Blasenfunktionen, reguliert die *Qi*-Transformation und leitet Feuchte-Hitze des Unteren *Jiao* über die ableitenden Harnwege aus. Ren 3 *Zhongji* ist ein wichtiger Punkt zur Behandlung von genitalem Juckreiz und Leukorrhö und wird häufig bei urogenitalen Erkrankungen eingesetzt.

Modifikationen

Mehr Feuchtigkeit als Hitze	+ Ma 40 *Fenglong*
Mehr Hitze als Feuchtigkeit	+ Di 11 *Quchi*
Unruhe, Schlafstörungen	+ Le 3 *Taichong*

Klinische Anwendung

Fluor genitalis, Leukorrhö, Infektionen des Urogenitaltrakts; Polypen, Neoplasien.

3.12 Genitaler und analer Pruritus

Ursprung *Secrets of a Frontier Official*

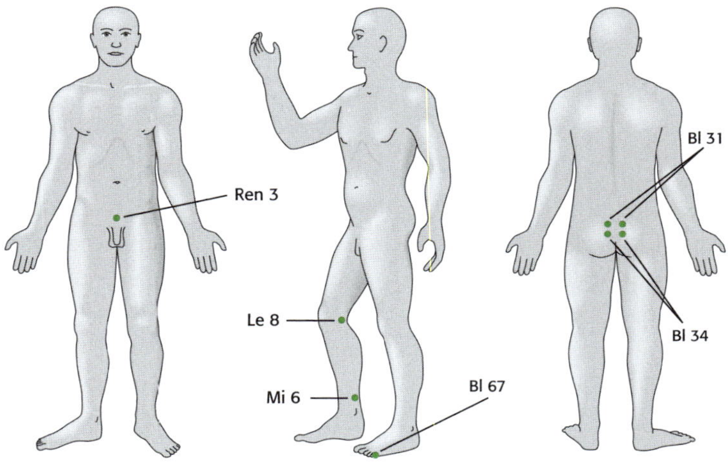

Kombination

Bl 31	*Shangliao*
Bl 34	*Xialiao*
Ren 3	*Zhongji*
Bl 67	*Zhiyin*
Le 8	*Ququan*
Mi 6	*Sanyinjiao*

Ausführung

Starkes Sedieren aller Punkte. Nadelung für ca. 20 Minuten mit zwischenzeitlicher Nachstimulierung.

Funktion

Hitze kühlen, Feuchtigkeit ausleiten, Juckreiz stoppen.

Pathogenese

Feuchte-Hitze im Unteren *Jiao* führt zu genitalem und/oder analem Juckreiz.

Leitsymptome und Befunde

- **Symptome:** Genital-analer Juckreiz, evtl. schmerzhaft. **Begleitsymptome:** Unruhe, Gereiztheit, Nervosität, Schlafstörungen, dunkler und spärlicher Urin, vermehrte Leukorrhö mit Geruchsbildung.

- **Zunge:** gelber, klebriger Zungenbelag.
- **Puls:** schlüpfrig und beschleunigt.

Erläuterung

Die Begriffe *Yin*-Pruritus oder „Juckreiz der beiden *Yin*-Tore" (äußere Geschlechtsorgane und After), beschreiben einen genital-analen Juckreiz, der sich aufgrund einer Dysfunktion von Milz, Leber und Niere entwickelt hat. Die häufigsten Ursachen sind Feuchte-Hitze der Leber-Leitbahn, Leber- und Nieren-*Yin*-Mangel sowie pathologischer Wind aufgrund von Blut-Mangel.

Die hier beschriebene Kombination ist geeignet für die Behandlung von Feuchte-Hitze im Unteren *Jiao* aufgrund von Milz-Schwäche und Hitze der Leber-Leitbahn. Durch eine Milz-Schwäche entsteht Feuchtigkeit, die im Bereich der *Yin*-Tore stagniert und durch Hitze der Leber-Leitbahn, zu Feuchte-Hitze transformiert und zu anal-genitalem Juckreiz führt.

Die Kombination aus den Lokalpunkten Ren 3 *Zhongji*, Bl 31 *Shangliao* und Bl 34 *Xialiao* mit dem Fernpunkt Bl 67 *Zhiyin* leitet Feuchte-Hitze des Unteren *Jiao* über die Harnwege aus und ist besonders wirkungsvoll bei Feuchte-Hitze-Erkrankungen des Urogenitaltrakts.

Le 8 *Ququan* und Mi 6 *Sanyinjiao* klären Feuchte-Hitze aus der Leber- und Milz-Leitbahn, speziell im Unteren *Jiao*, unterstützen die Genitalien und lindern Juckreiz.

Modifikationen

Unruhe, Gereiztheit, Schlafstörungen	+ Pe 5 *Jianshi*
Rote, vaginale Schwellung	+ Ren 2 *Qugu*, Ren 1 *Huiyin*

Klinische Anwendungen

Genitaler Juckreiz, analer Juckreiz, Fluor vaginalis, Leukorrhö, Infektionen des Urogenitaltrakts; Neurodermitis.

3.13 Guzhang („Trommelbauch") (Milz- und Nieren-Yang-Schwäche)

Ursprung *The Classic of Categories*

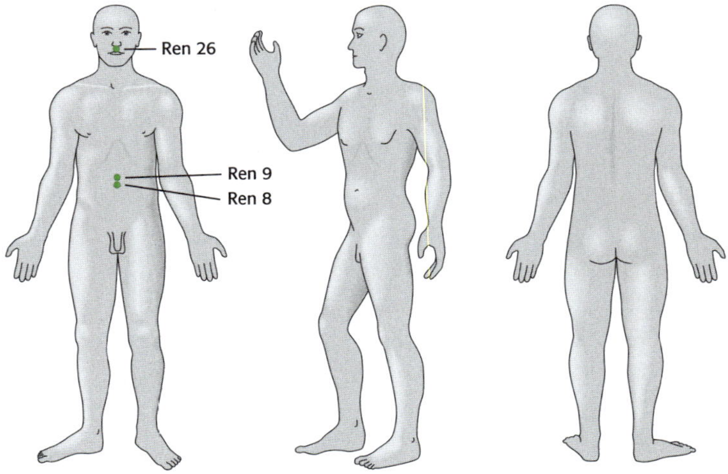

Kombination

Ren 8	*Shenjue*
Du 26	*Renzhong*
Ren 9	*Shuifen*

Ausführung

Zuerst 20 bis 30 Minuten Moxibustion an Ren 8 *Shenjue*. Anschließend Nadelung von Ren 9 *Shuifen*, bei straff gespannter Bauchdecke sollte alternativ Moxibustion zur Anwendung kommen. Nach Erreichen des De-*Qi*-Gefühls an Du 26 *Renzhong* sollte für ca. 1 Minute stimuliert und die Nadeln danach entfernt werden, alternativ können auch 3 bis 5 Moxakegel verwendet werden.

Funktion

Wärmen und Tonisieren von Milz und Niere, *Qi* transformieren und Wasser bewegen.

Pathogenese

Eine Milz- und eine Nieren-*Yang*-Schwäche führen zur Stagnation trüber Flüssigkeiten in der Bauchhöhle.

Leitsymptome und Befunde

- **Symptome:** schmerzhaft gespanntes und aufgeblähtes Abdomen mit glänzender Haut, Fingerdruck hinterlässt sichtbare Druckstellen, Gelbfärbung des Gesichts, Völlegefühl, Appetitverlust, Abgeschlagenheit, Kälteaversion, kalte Extremitäten, evtl. Ödeme der unteren Extremitäten, spärliche Miktion, Miktionsschwierigkeiten.
- **Zunge:** gedunsener, blasser und livider Zungenkörper.
- **Puls:** tief, fein und saitenförmig.

Erläuterung

Die Milz kontrolliert die Transformation von Nahrung und den Transport der aus ihr gewonnenen Essenzen. Bei einer Milz-Schwäche sind die Funktionen des Umwandelns und des Transports beeinträchtigt, demzufolge kann das Klare nicht aufsteigen und die aus der Nahrung gewonnenen Essenzen können nicht an die *Zang-Fu*-Organe verteilt werden. Außerdem kann das Trübe nicht absinken, Wasser und Feuchtigkeit werden nicht mehr bewegt und können nicht nach außen geleitet werden. Somit vermischt sich Klares und Trübes und verstopft den Mittleren *Jiao*, wodurch die ausbreitende Funktion der Leber blockiert wird und es zur Stagnation im *Qi*- und Blutfluss kommt. Die Stagnation von Wasser, Feuchtigkeit, *Qi* und Blut entwickelt sich zur abdominalen Aufschwellung mit Spannung und Blähungen.

Bei einer Chronifizierung des Krankheitsbildes kommt es zu einer allmählichen Schwächung von Milz und Leber, die sich auf die Niere ausweiten kann. Da das Nieren-*Yang* die Milz erwärmt, können bei Nieren-*Yang*-Mangel pathogene Ansammlungen von Kälte und Wasser nicht aus der Mitte vertrieben werden. Außerdem ist infolge der Innen-Außen-Kopplung von Niere und Blase die *Qi*-Transformation der Blase eingeschränkt und damit die Fähigkeit, Klares und Trübes auszuscheiden. Dadurch schreitet die Erkrankung weiter fort.

Moxaanwendung an Ren 8 *Shenjue* stärkt das Milz-*Yang* und die Umwandlungskraft der Milz. Du 26 *Renzhong* reaktiviert die Bewegung des *Yang-Qi*. Wenn dieses wieder ausreichend zirkuliert, können Wasser und Feuchtigkeit transformiert werden. Ren 9 *Shuifen* unterstützt die Transformation von Flüssigkeiten sowie das Ausleiten pathogener Wasseransammlungen und ist bei *Yin*-Ödemen aufgrund von Milz- und Nieren-Schwäche indiziert.

Diese Kombination stärkt Milz und Niere und verhindert so die Bildung von Schleim und Feuchtigkeit. Sie unterstützt die *Qi*-Transformation, wodurch Wasser- und Feuchtigkeitsansammlungen ausgeleitet werden können und „*Guzhang*", der Trommelbauch, abschwillt.

Cave: Diese Rezeptur sollte nicht bei lebensbedrohlichem Aszites aufgrund eines Milz- und Nieren-*Yang-Qi*-Kollaps verwendet werden.

Modifikationen

Geblähtes, gespanntes Abdomen	+ Le 13 *Zhangmen*
Völlegefühl, Appetitverlust	+ Pe 6 *Neiguan*, Ren 12 *Zhongwan*
Abgeschlagenheit, Kälteaversion	+ Moxa an Ren 4 *Guanyuan*
Ödeme der unteren Extremitäten	+ Mi 9 *Yinlingquan*, Mi 5 *Shangqiu*
Verminderte Miktion	+ Ren 3 *Zhongji*

Klinische Anwendungen

Aszites, Leberzirrhose, Tumoren des Bauchraums, Peritonitis.

3.14 Feng Shui (Wind-Feuchtigkeits-Ödeme)

Ursprung *Thousand Ducat Formulas*

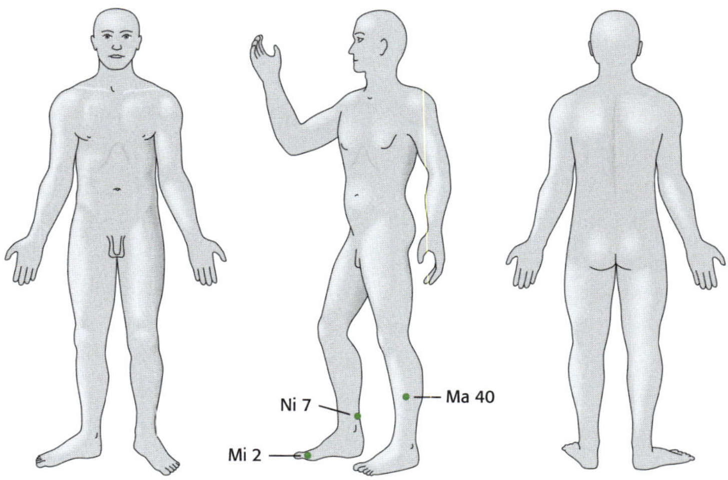

Kombination

Ni 7	*Fuliu*
Ma 40	*Fenglong*
Mi 2	*Dadu*

Ausführung

Zuerst Tonisieren von Ni 7 *Fuliu*, anschließend Sedieren von Ma 40 *Fenglong* und Mi 2 *Dadu*. Dauer der Nadelung ca. 30 Minuten.

Funktion

Wind vertreiben, Leitbahnen aktivieren, Wasser und Feuchtigkeit ausleiten.

Pathogenese

Aufgrund einer Milz- und Nieren-Schwäche und ungenügend starkem *Wei-*(Abwehr-)*Qi* kann äußerer Wind in die Oberfläche eindringen und Leitbahnen und Kollateralen blockieren. Dies führt zur Stagnation von Wasser und Feuchtigkeit in der Haut- und Muskelschicht der Extremitäten.

Leitsymptome und Befunde

- **Symptome:** Schwitzen, Abneigung gegen Wind und Zugluft, Husten, Gliederschmerzen, Ödembildung an den Extremitäten, Schweregefühl des Körpers, Oligurie.
- **Zunge**: blasser Zungenkörper, dünner weißer Belag.
- **Puls:** oberflächlich und träge.

Erläuterung

Diese Wind-Feuchtigkeits-Ödeme werden auch als *Feng Shui* (Wind-Wasser) bezeichnet und zeichnen sich dadurch aus, dass sie auf der Grundlage einer Milz- und Nieren-Schwäche in Verbindung mit äußerem Wind entstehen.

- Eine Nieren-Schwäche geht einher mit einer allgemeinen körperlichen Schwäche mit vermehrtem Schwitzen, wodurch äußerer Wind über die Oberfläche in die Nieren eindringen kann und das Wasser der Niere in Richtung Oberfläche treibt.

- Die Milz-Schwäche bringt es mit sich, dass die Milz (Element Erde) das Wasser nicht stoppen kann. Es fließt in die Hautschicht, wo es sich mit äußerem Wind vereint, sodass sich Ödeme entwickeln. Durch den Einfluss der äußeren Wind-Pathogene kann es gleichzeitig zu einer Oberflächen-Symptomatik kommen wie z. B. Husten, Gliederschmerzen, Abneigung gegen Zugluft und ein oberflächlicher Puls.

In anderen Quellen, z. B. im *Golden Mirror*, findet sich die Aussage, dass Ödeme der oberen Extremitäten mit vermehrtem Schwitzen Folge des äußeren Wind-Pathogens sind, und Ödeme der unteren Extremitäten mit Oligurie sich infolge einer inneren Feuchtigkeits-Akkumulation aufgrund einer Milz- und Nieren-Schwäche entwickeln.

Ni 7 *Fuliu* ist angezeigt bei Ödemen und Miktionsbeschwerden, die aufgrund einer Nieren-Schwäche und einer gestörten *Qi*-Transformation der Blase entstanden sind. Ma 40 *Fenglong* ist der wichtigste Akupunkturpunkt zur Umwandlung von Schleim und Feuchtigkeit jeglicher Genese. Aufgrund seiner Innen-Außen-Kopplung mit der Milz-Leitbahn ist er speziell zur Behandlung von Feuchtigkeit aufgrund einer Milz-Schwäche geeignet.

Mi 2 *Dadu* stärkt in Verbindung mit Ma 40 *Fenglong* die Milz und harmonisiert den Magen, gemeinsam wandeln sie Schleim und Feuchtigkeit um und machen die Wasserwege frei. Da die Milz auf die vier Extremitäten einwirkt, behandelt man mit dieser Kombination Ödeme der Extremitäten sowie Miktionsbeschwerden, die durch Milz-*Qi*-Mangel hervorgerufen wurden.

Modifikationen

Schwitzen, Abneigung gegen Zugluft	+ Di 4 *Hegu*, Gb 31 *Fengshi*, Gb 20 *Fengchi*
Fieber	+ Du 14 *Dazhui*, Di 11 *Quchi*
Ödeme der vier Extremitäten	+ Ren 9 *Shuifen*, Mi 9 *Yinlingquan*, Bl 20 *Pishu*, Bl 23 *Shenshu*

Klinische Anwendungen

Ödeme, idiopathische Ödeme; Glomerulonephritis, nephrotisches Syndrom.

3.15 Ödeme (Nieren-Yang-Mangel)

Ursprung *Systematic Classic*

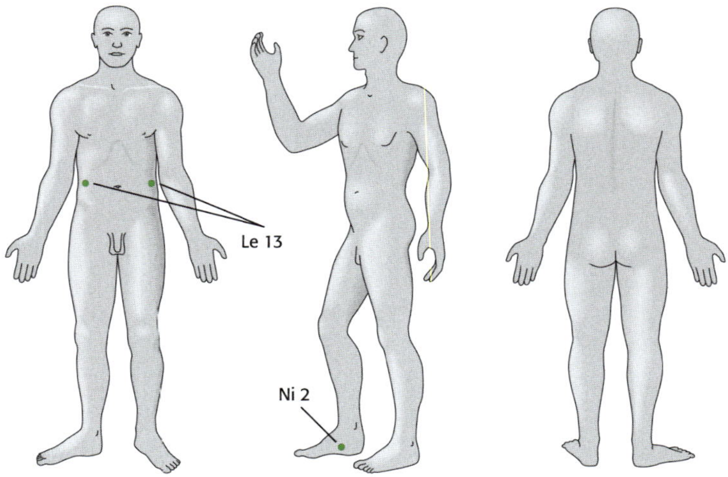

Kombination

Le 13	*Zhangmen*
Ni 2	*Rangu*

Ausführung

Ni 2 *Rangu* senkrechte Nadelung, ca. 2 cm tief, zusätzlich Moxibustion für 3 bis 5 Minuten, Le 13 *Zhangmen*, senkrechte Nadelung ca. 2 cm tief, Nadelung für 20 bis 30 Minuten.

Funktion

Niere wärmen, das *Yang-Qi* unterstützen, *Qi* transformieren, Wasser bewegen.

Pathogenese

Ein Mangel an Nieren-*Yang* beeinträchtigt die *Qi*-Transformation von Wasser. Das Wasser tritt aus seinen Bahnen aus, sinkt aufgrund mangelnder Transportfunktion nach unten und sammelt sich in den unteren Extremitäten.

Leitsymptome und Befunde

- **Symptome:** Ödeme im Gesicht und am Körper, v.a. unterhalb der Hüfte, eindrückbare Schwellung, die sich nur langsam zurückbildet. **Begleitsymptome:** Herzrasen, Atemnot, Schweregefühl, Schmerzen und Kälteempfindlichkeit im Hüftbereich, Schweregefühl der Extremitäten, verminderte Harnmenge, Kälteaversion, Müdigkeit und Abgeschlagenheit, gräulich-weiße Gesichtsfarbe.
- **Zunge:** blasser, geschwollener Zungenkörper, weißer Zungenbelag.
- **Puls:** tief und fein oder tief und verlangsamt.

Erläuterung

Das Element Wasser ist der Niere zugeordnet und wird durch das Element Erde (Milz) kontrolliert. Bei Nieren-*Yang*-Mangel werden infolge der überhand nehmenden inneren Kälte der Wassertransport und die *Qi*-Transformation der Blase gehemmt.

Durch die innere Ansammlung von Kälte und Wasser werden der Funktionskreis Erde (Milz und Magen) überwältigt und das Milz-*Yang* geschädigt. Es entwickelt sich eine Nieren- und Milz-*Yang*-Schwäche mit innerer Kälte und Wasser-Stagnation. Der Therapieansatz besteht darin, das Nieren-*Yang* zu wärmen und den Wasserhaushalt zu regulieren.

Ying-(Quell-)Punkte haben normalerweise die Funktion, Fülle, Hitze und Stagnationen zu klären. Ni 2 *Rangu* bildet hier eine Ausnahme, da die Nieren das wahre *Yin* und das wahre *Yang* speichern, die nie im Zustand einer absoluten Fülle sein können, und Nieren-*Yin*- bzw. Nieren-*Yang*-Mangelzustände nie isoliert voneinander auftreten. Durch Moxibustion an Ni 2 *Rangu* wird das Nieren-*Yang* gestärkt, um innere Kälte (ein *Yin*-Pathogen) zu vertreiben, die *Qi*-Transformation von Wasser anzuregen und Ödeme zu beseitigen.

Wie bei einem Staudamm wird Wasser durch Erde eingedämmt, kontrolliert und am Überlaufen gehindert. Le 13 *Zhangmen*, der *Mu*-(Sammel-)Punkt der Milz, unterstützt das *Yang-Qi* der Milz und transformiert Feuchtigkeit, dadurch können *Yin*-Pathogene zerstreut sowie Kälte und Wasser-Ansammlung aufgelöst werden.

Modifikationen

Ödeme der oberen Extremitäten	+ Di 6 *Pianli*
Ödeme der unteren Extremitäten	+ Mi 9 *Yinlingquan*
Ödeme auf dem Fußrücken	+ Mi 5 *Shangqiu*
Verminderte Miktion	+ Ren 9 *Shuifen*, Ren 3 *Zhongji*
Breiiger, sehr weicher Stuhl	+ Ma 25 *Tianshu*

Klinische Anwendungen

Venöse Stauungsödeme, hypoproteinämische Ödeme, Nephritis, nephrotisches Syndrom; Rechtsherzinsuffizienz; Hepatitis, Leberverhärtung, Leberzirrhose.

3.16 Feuchtes Jiao-Qi (Bein-Qi)

Ursprung *Thousand Ducat Formulas*

Kombination

Gb 31	*Fengshi*
Ma 32	*Futu*
Ma 35	*Dubi*
Ma 36	*Zusanli*
Di 9	*Shanglian*
Di 8	*Xialian*
Gb 39	*Xuanzhong*
Mi 6	*Sanyinjiao*

Ausführung

Tägliche Moxaanwendung an allen Punkten, ca. 10 bis 12 Moxakegel pro Akupunkturpunkt.

Funktion

Feuchtigkeit ausleiten, Leitbahnen durchgängig machen.

Pathogenese

Kälte und Feuchtigkeit dringt in Haut, Sehnen und Muskulatur der unteren Extremi-

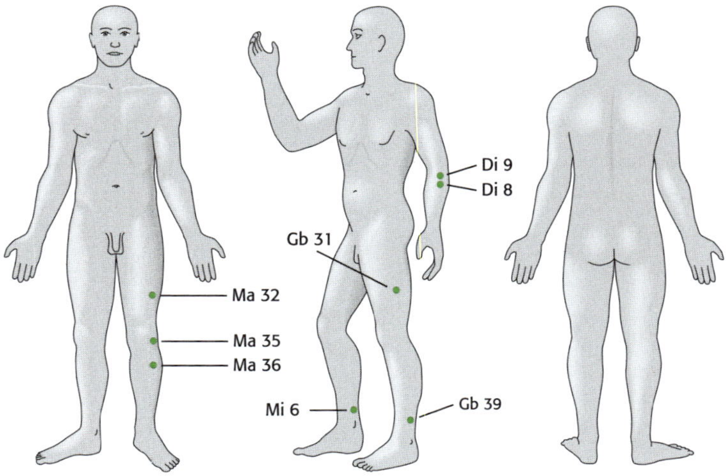

täten ein. Es kommt zu Blockaden der *Qi*- und Blutzirkulation und zur Ausbildung des feuchten *Jiao-Qi*.

Leitsymptome und Befunde

- **Symptome:** Taubheit, Schmerzen und Schwäche der unteren Extremitäten, oft einhergehend mit Krämpfen, Schwellungen, Rötung sowie Hitzeempfinden in den Beinen und Füßen. **Begleitsymptome:** Kraftlosigkeit, Schweregefühl, Müdigkeit und Lethargie.
- **Zunge:** dünner, weißer, klebriger Zungenbelag.
- **Puls:** weich.

Erläuterung

Bein-*Qi* entsteht durch das Eindringen von Feuchte-Kälte oder Wind-Toxinen in die Haut, die Sehnen und die Muskulatur der unteren Extremitäten oder als Folge einer Milz-*Qi*-Schwäche, die sich infolge übermäßiger Aufnahme schwer verdaulicher, fettiger Speisen entwickelt und mit der Bildung von Feuchtigkeit und Hitze einhergeht. Diese Feuchte-Hitze fließt abwärts zu den Beinen, es entwickeln sich Blockaden in der *Qi*- und Blutzirkulation und das feuchte *Jiao-Qi* mit Taubheit, Schmerzen und Schwäche der unteren Extremitäten. Diese Stagnationen provozieren eine Unterversorgung der Beine und Füße mit Ausbildung von Krämpfen, Schwellungen, Rötung und Hitzeempfinden. Außerdem liegen Begleitsymptome einer Milz-*Qi*-Schwäche vor wie z. B. Kraftlosigkeit, Schweregefühl des Körpers, Müdigkeit, Lethargie sowie ein oberflächlicher, dünner und weicher Puls.

Die Behandlungsstrategie besteht darin, den *Yangming*-Kreislauf zu stärken, Sehnen, Muskeln und Gelenke der unteren Extremitäten zu nähren und Stagnationen von *Qi*, Blut und Feuchtigkeit auszuleiten.

Man kombiniert die Punkte Ma 32 *Futu*, Ma 35 *Dubi* und Ma 36 *Zusanli* der Magen-Leitbahn mit den Punkten Di 9 *Shanglian* und Di 8 *Xialian* der Dickdarm-Leitbahn, um den Energiefluss im oberen und unteren *Yangming*-Kreislauf wiederherzustellen und Feuchtigkeit über die Hohlorgane auszuleiten.

Mi 6 *Sanyinjiao* stärkt die Milz und leitet Feuchtigkeit aus. Davon ausgehend, dass Wind-Feuchtigkeit austrocknen kann und die Gallenblasen-Leitbahn dem Element Holz und somit dem klimatischen Faktor Wind zugeordnet ist, sind Punkte der Gallenblasen-Leitbahn angezeigt: Gb 31 *Fengshi* beseitigt Wind und transformiert Feuchtigkeit. Gb 39 *Xuanzhong*, Treffpunkt des Knochenmarks, stärkt die Knochen und Sehnen von innen heraus.

Modifikationen

Ödeme der Unterschenkel	+ Mi 9 *Yinlingquan*
Rötung und Schwellung des Fußrückens	+ M-LE 8 *Bafeng*
Schwäche von Milz und Magen	+ Bl 20 *Pishu*, Ren 12 *Zhongwan*

Klinische Anwendungen

Polyneuropathie der unteren Extremitäten; Beriberi.

4 Wind ausleitende Kombinationen

Einleitung

Kombinationen dieser Kategorie werden eingesetzt, um äußeren Wind zu zerstreuen und inneren Wind zu beruhigen.

Kombinationen zur Beseitigung von äußerem Wind

Äußerer-Wind-Syndrome entstehen durch Eindringen von äußerem Wind in die oberflächlichen Körperstrukturen wie z. B. Haut, Sehnen, Bänder, Muskeln und Gelenke sowie in Leitbahnen und Kollateralen. Äußerer Wind tritt meist in Verbindung mit Hitze, Kälte und Feuchtigkeit auf, charakteristisch sind außerdem häufig wechselnde Lokalisationen.

- **Symptome:** Kopfschmerzen, Abneigung gegen Zugluft und Wind, Juckreiz, Taubheitsgefühl der Extremitäten, Gelenkschmerzen, Muskelkrämpfe und herabhängende Mundwinkel.
- **Klinische Anwendungen:** Pruritus, Hauterkrankungen wie Urtikaria, Ekzeme, Psoriasis und Neurodermitis; Fazialisparese, Kopfschmerzen, Trigeminusschmerzen, Schmerzen, Parästhesien, Taubheit und Lähmung der peripheren Nerven.
- **Akupunkturpunkte:** Häufig verwendete Punkte liegen auf der Dickdarm-, Magen-, Gallenblasen-, Blasen-Leitbahn und auf dem *Du Mai*, z. B. Di 4 *Hegu*, Di 11 *Quchi*, Gb 20 *Fengchi*, Sj 5 *Waiguan*, Ma 36 *Zusanli*, Du 20 *Baihui*.

Kombinationen zur Beseitigung von innerem Wind

Innerer-Wind-Syndrome entstehen meist durch aufsteigenden Leber-Wind, der sich wiederum meist infolge von Störungen der *Zang-Fu*-Organe aufgrund extremer Hitze, *Yin*-Mangel oder Blut-Mangel entwickelt.

- **Symptome:** Schwindel, Benommenheit, Zittern, Muskelkrämpfe, Dysphasie, plötzliche Bewusstlosigkeit, Halbseitenlähmung, herabhängende Mundwinkel.
- **Klinische Anwendungen:** Herz-Kreislauf-Erkrankungen, Kreislaufstörungen, Benommenheit, Schwindel, Tinnitus, Hypertonie, Schlaganfall und Folgeschäden, Alzheimer-Demenz, Demenz.
- **Akupunkturpunkte:** Häufig verwendete Punkte liegen auf der Gallenblasen-, Leber- und Dickdarm-Leitbahn sowie auf dem *Du Mai*, z. B. Gb 20 *Fengchi*, Le 3 *Taichong*, Di 11 *Quchi*, Du 20 *Baihui*, Mi 6 *Sanyinjiao*, Ni 3 *Taixi*, Ma 36 *Zusanli*.

4.1 Schmerzen der Extremitäten (Wind attackiert die Körperoberfläche)

Ursprung *Great Compendium*

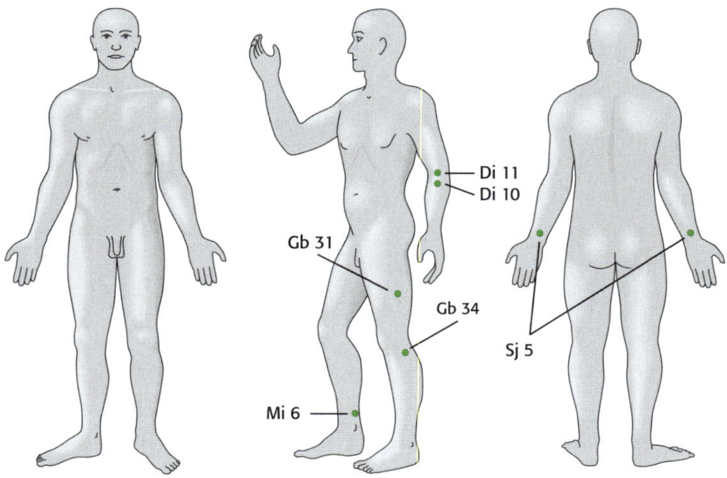

Kombination

Di 11	*Quchi*
Di 10	*Shousanli*
Sj 5	*Waiguan*
Gb 31	*Fengshi*
Gb 34	*Yanglingquan*
Mi 6	*Sanyinjiao*

Ausführung

Sedieren aller Punkte. Zuerst sticht man Di 11 *Quchi*, Di 10 *Shousanli* und Sj 5 *Waiguan*, anschließend Gb 31 *Fengshi*, Gb 34 *Yanglingquan* und *Mi 6 Sanyinjiao* nadeln. Dauer der Nadelung ca. 30 Minuten.

Funktion

Wind ausleiten, Leitbahnen durchgängig machen, Schmerz stillen.

Pathogenese

Äußerer Wind greift die Körperoberfläche an und ruft wandernde Schmerzen mit Schwellungen und Bewegungseinschränkung hervor.

Leitsymptome

- **Symptome:** wandernde Schmerzen v.a. in den Extremitäten, Verschlimmerung durch Zugluft und Wind. Bei ausgeprägter Symptomatik kann es zu schmerzhaften Schwellungen der Extremitäten mit Bewegungseinschränkung kommen.
- **Zunge:** blasser Zungenkörper, dünner, weißer Zungenbelag.
- **Puls:** oberflächlich und träge.

Erläuterung

Äußerer Wind greift die Körperoberfläche an und schädigt an den Eindringstellen und bei bereits vorgeschädigten oder geschwächten Partien der Leitbahnen das Blut und die *Ying*-(Nähr-)Schicht und führt zu wandernden Schmerzen mit Verschlimmerung durch Zugluft und Wind.

Die Behandlungsstrategie kombiniert schmerzstillende Methoden, die Wind ausleiten und Leitbahnen durchgängig machen, mit Methoden, die das Blut stärken, um weitere Schädigungen zu verhindern. In der aufgeführten Kombination wirken die ersten drei Punkte bevorzugt auf die oberen Extremitäten, die letzten drei Punkte auf die unteren Extremitäten.

Die Kombination aus Di 11 *Quchi* und Di 10 *Shousanli* befreit die Oberfläche, zerstreut äußeren Wind und aktiviert die *Yangming*-Leitbahn, die besonders viel *Qi* und Blut transportiert, und lindert somit Schmerzen der oberen Extremitäten. Da Wind zu den *Yang*-Pathogenen zählt, greift dieser nach Eindringen in den Körper vermehrt die Leitbahnen und Verbindungsgefäße der *Yang*-Leitbahnen an.

Sj 5 *Waiguan* ist der Öffnungspunkt des *Yangwei*-Verbindungsgefäßes, das die Oberfläche kontrolliert. Er vertreibt Wind, befreit die Leitbahnen und ist einer der Hauptpunkte für Erkrankungen der *Yang*-Leitbahnen.

Die Kombination aus Di 11 *Quchi*, Di 10 *Shousanli* und Sj 5 *Waiguan* befreit nicht nur die Oberfläche und klärt äußere Hitze, sondern vermag es auch, Wind aus den übrigen *Yang*-Leitbahnen auszuleiten und diese wieder durchgängig zu machen, um Schmerzen zu lindern.

Gb 31 *Fengshi* (Wind-Markt) vertreibt äußeren Wind, macht Leitbahnen durchgängig und stillt Schmerzen. Gb 34 *Yanglingquan* zerstreut als *Hui*-(einflussreicher) Punkt der Sehnen äußeren Wind, der sich in Sehnen und Gelenken aufhält, er aktiviert Leitbahnen und lindert Schmerzen. Gemeinsam befreien Gb 31 *Fengshi* und Gb 34 *Yanglingquan* die Sehnen, Muskeln und Leitbahnen der unteren Extremitäten von äußerem Wind und wirken schmerzlindernd.

Ein Grundsatz der Chinesischen Medizin besagt, dass „bei Behandlung von Wind-Erkrankungen zuerst das Blut behandelt werden muss". Es hilft, sich dieses Konzept als Bild vor Augen zu halten: Wenn eine Wasserleitung (Blutgefäße und Leitbahnen) nicht vollständig mit Wasser (Blut) gefüllt ist, können sich durch Verwirbelungen aufgrund von eingeschlossener Luft (Wind) oder durch Luft bedingte Korrosionsprozesse entlang der Innenseite der Leitungen Schäden entwickeln. Die einfachste Möglichkeit, dies zu vermeiden, besteht darin, die Leitung komplett zu füllen, sodass die Luft aus ihr vertrieben wird. Mi 6 *Sanyinjiao* tonisiert das Blut und füllt die Leitbahnen, sodass äußerer Wind keinen Platz hat und sein pathogener Einfluss gemindert werden kann.

Modifikationen

Fieber	Starkes Sedieren von Di 11 *Quchi*
Ausgeprägtes Wind-Pathogen	Starkes Sedieren von Gb 31 *Fengshi*
Akutes Äußeres-Wind-Syndrom oder starke Wind-Symptomatik	+ Gb 20 *Fengchi*

Klinische Anwendungen

Fibromyalgie, Rheuma, Schmerzen der peripheren Nerven, Kopfschmerzen.

4.2 Fazialisparese (Wind attackiert die Leitbahnen)

Ursprung *Great Compendium*

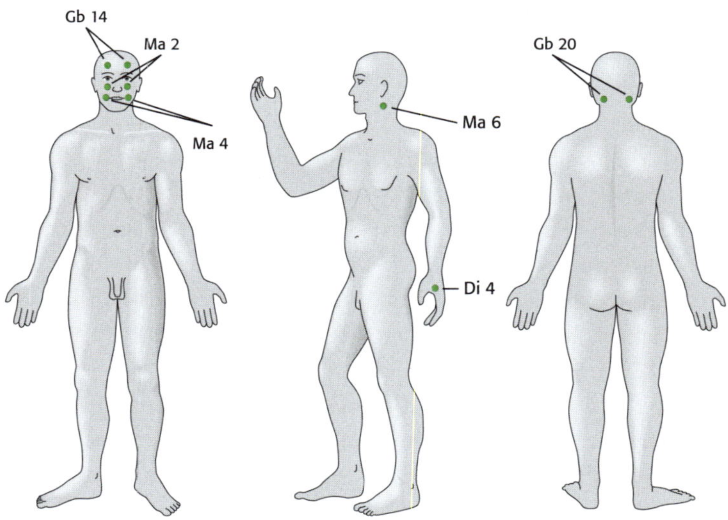

Kombination

Gb 20	*Fengchi*
Ma 2	*Sibai*
Ma 4	*Dicang*
Ma 6	*Jiache*
Gb 14	*Yangbai*
Di 4	*Hegu*

Ausführung

Bei diesen Beschwerden ist eine kontralaterale Akupunktur angezeigt. Sedieren von Gb 20 *Fengchi* und Di 4 *Hegu*. Ma 4 *Dicang* wird in Richtung Ma 6 *Jiache* gestochen, Ma 2 *Sibai* wird erst horizontal stimuliert, anschließend schräg kaudal genadelt, Gb 14 *Yangbai* in Richtung M-HN 6 *Yuyao* stechen. Nadelung für 30 Minuten, Anwendung von Moxibustion möglich.

Funktion

Wind-Pathogene ausleiten, Leitbahnen durchgängig machen, *Qi* und Blut harmonisieren.

Pathogenese

Hängende Mund- und Augenwinkel aufgrund eines Angriffs durch äußeren Wind.

Leitsymptome

- **Symptome:** meist akute Symptomatik, hängende Mund- und Augenwinkel, unvollständiger Augenschluss, Stirnrunzeln nicht möglich, Sensibilitätsstörungen in Wange und Ohr, dumpfer Schmerz hinter dem Ohr. **Begleitsymptome:** Kälteaversion, Fieber, Kopf- und Knochenschmerzen.
- **Zunge:** blassroter Zungenkörper, weißer oder gelber, dünner Zungenbelag.

- **Puls:** oberflächlich und beschleunigt oder oberflächlich und gespannt.

Erläuterung

Dieses Krankheitsbild entsteht meist auf der Grundlage eines *Wei*-(Abwehr-)*Qi*- und Blut-Mangels, die mit einer Unterversorgung der Oberfläche und Leitbahnen einhergehen. Dadurch kann äußere Wind-Kälte in die *Yangming*- und *Shaoyang*-Leitbahnen im Kopf- und Gesichtsbereich eindringen, wo sie den *Qi*-Fluss blockiert und die Funktionen der Sehnen und Muskeln beeinträchtigt und zu folgenden Symptomen führt: hängende Mund- und Augenwinkel, unvollständiger Augenschluss und Sensibilitätsstörungen sowie Schmerzen im Bereich von Wange und Ohr.

Die Aussage „Das Gesicht ist das Dorf des *Yangming*" bedeutet, dass Beschwerden im Gesicht hauptsächlich den *Yangming*-Leitbahnen zugeordnet und durch diese behandelt werden. Di 4 *Hegu* ist der *Yuan*-(Quell-)Punkt der Dickdarm-Leitbahn und Kommandopunkt für Erkrankungen von Gesicht und Mund. Mit den Lokalpunkten Ma 2 *Sibai*, Ma 4 *Dicang* und Ma 6 *Jiache* vertreibt er äußere Wind-Kälte, erwärmt Leitbahnen und macht sie durchgängig. Alle vier Punkte vertreiben Kälte, nähren und wärmen Sehnen und Muskeln und fördern den *Qi*- und Blutfluss der *Yangming*-Leitbahnen.

Die *Shaoyang*-Leitbahn beginnt am äußeren Kanthus des Auges, umkreist das Ohr und versorgt die Stirn. Durch das Einwirken von äußerem Wind kommt es zu hängenden Augenwinkeln, unvollständigem Augenschluss, das Stirnrunzeln ist nicht möglich, und es entwickeln sich Sensibilitätsstörungen in Wange und Ohr mit dumpfen Schmerzen hinter dem Ohr.

Gb 20 *Fengchi* (Wind-Teich) ist einer der wichtigsten Punkte zur Behandlung von Wind-Erkrankungen im Kopf- und Gesichtsbereich. Gemeinsam mit Gb 14 *Yangbai* vertreibt er äußeren Wind, macht die *Shaoyang*-Leitbahnen durchgängig, fördert die Genesung und lindert Schmerzen und Parästhesien.

Modifikationen

Fehlender Lidschluss; Unfähigkeit, die Augenbrauen zu runzeln	+ Bl 2 *Zanzhu*
Abgeflachte Nasolabialfalte	+ Di 20 *Yingxiang*
Hängendes Philtrum	+ Du 26 *Renzhong*
Hängende Mentolabialfalte	+ Ren 24 *Chengjiang*
Taubheitsgefühl der Zunge, Verlust des Geschmackssinns	+ Ren 23 *Lianquan*

Klinische Anwendungen

Fazialisparese, Trigeminusneuralgie, Migräne, vaskuläre Kopfschmerzen, Hemiplegie, Folgeschäden nach Apoplex.

4.3 Hautausschlag (Wind-Hitze)

Ursprung *Compilation of Acupuncture and Moxibustion*

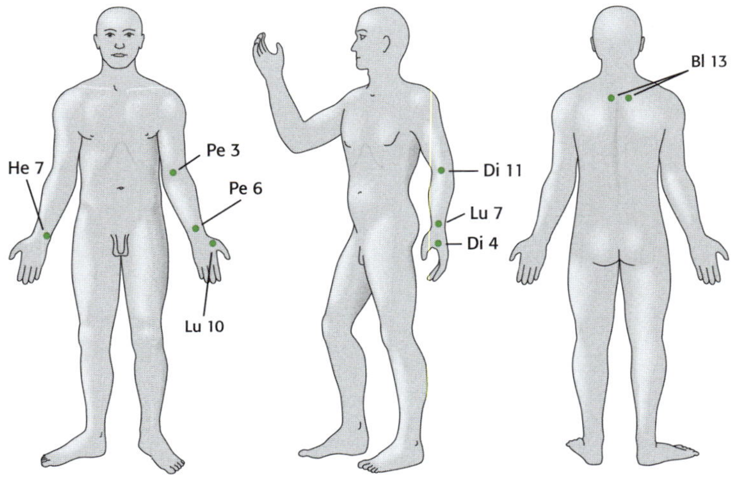

Kombination

Di 11	*Quchi*
Di 4	*Hegu*
Lu 7	*Lieque*
Lu 10	*Yuji*
Bl 13	*Feishu*
He 7	*Shenmen*
Pe 3	*Quze*
Pe 6	*Neiguan*

Ausführung

Zuerst Bl 13 *Feishu* sedieren oder blutig schröpfen. Anschließend Di 11 *Quchi* und Pe 3 *Quze* sedieren oder gering bluten lassen. Danach Di 4 *Hegu*, Lu 7 *Lieque*, Lu 10 *Yuji*, He 7 *Shenmen* und Pe 6 *Neiguan* sedieren. Dauer der Nadelung ca. 20 Minuten.

Funktion

Wind ausleiten, Hitze kühlen, Oberfläche befreien, Ausschläge lindern.

Pathogenese

Äußere Wind-Hitze dringt in die Oberflächen ein und stagniert in der Haut- und Muskelschicht, wodurch die Regulation des *Ying*-(Nähr-) und *Wei*-(Abwehr-)*Qi* gestört wird und es zur Ekzembildung kommt.

Leitsymptome

- **Symptome:** akute Hautausschläge mit z. T. flachen, wie Insektenstiche erhabenen, wolkenförmigen Effloreszenzen, von ungleicher Ausbreitung, weißer oder roter Färbung, mit Jucken und Brennen. Die Symptome können unter Umständen mehrmals täglich schnell hintereinander auftreten und wieder abklingen. **Begleitsymptome:** Fieber, Unruhe, Mundtrockenheit, Husten, Körper- und Gliederschmerzen.
- **Zunge:** dünner Zungenkörper, weißer Zungenbelag.
- **Puls:** sanft, beschleunigt.

Erläuterung

Die Lunge kontrolliert die Körperoberfläche und ist zuständig für die Haut. Greift Wind-Hitze den Körper an, werden zuerst Körperoberfläche und Haut in Mitleidenschaft gezogen. Durch Sedieren des Punkts Bl 13 *Feishu*, dem *Shu*-(Transport-)Punkt der Lunge, wird Wind zerstreut und die Oberfläche befreit, blutiges Schröpfen zerstreut stagnierende Hitze der Blut- und Hautschicht.

Die Lungenpunkte Lu 7 *Lieque* und Lu 10 *Yuji* unterstützen die natürliche Ausbreitung des Lungen-*Qi*, vertreiben Hitze, befreien die Oberfläche und lindern Hautausschläge. Durch die Innen-Außen-Kopplung der Lungen- und Dickdarm-Leitbahn kann bei Fülle-Syndromen der Lunge Di 11 *Quchi* und Di 4 *Hegu* sediert werden, um Hitze zu klären und Toxine aus der *Ying*-(Nähr-)Schicht zu vertreiben.

In den *19 Pathomechanismen* des *Huang Di Neijing* heißt es: „Jegliche Form von Schmerz, Wunde oder Juckreiz wird dem Herz zugeordnet“. Stagnation von äußerer Wind-Hitze in der *Ying*-(Nähr-)Schicht führt zu Blut-Hitze, die innerlich auf Herz und Perikard übergreift und äußerlich zu Ekzembildung führt. Pe 3 *Quze* und Pe 6 *Neiguan* kühlen Blut-Hitze und leiten Toxine aus. Sedieren von He 7 *Shenmen*, dem *Yuan*-(Quell-)Punkt der Herz-Leitbahn, kühlt Hitze, beruhigt den *Shen* (Geist) und lindert Unruhe.

Modifikationen

Stark ausgeprägte Wind-Hitze-Symptome	+ Du 14 *Dazhui*
Jucken	+ Gb 20 *Fengchi*, Bl 17 *Geshu*
Hals- und Rachenschmerzen	+ Lu 11 *Shaoshang*

Klinische Anwendungen

Juckreiz, Urtikaria, Ekzeme, Psoriasis, Neurodermitis, Allergie, Kontaktallergie.

4.4 Alopecia areata (Blut-Mangel, Wind-Exzess)

Ursprung *Great Compendium*

Kombination

Gb 20	*Fengchi*
Bl 17	*Geshu*
Ma 36	*Zusanli*
Du 20	*Baihui*
Ashi-Punkte	

Ausführung

Sedieren von Gb 20 *Fengchi*, Tonisieren von Bl 17 *Geshu* und Ma 36 *Zusanli*. Neutrale Stimulierung von Du 20 *Baihui*. *Ashi*-Punkte (= betroffene Hautstellen) erst mit gepresstem Ingwersaft einreiben und anschließend mit einer Pflaumennadel (*Meihua Zhen*) abklopfen oder mit einer Dermalnadel behandeln, bis die Haut gerötet ist oder leicht blutet.

Funktion

Blut aufbauen, Wind austreiben, Haarwuchs fördern.

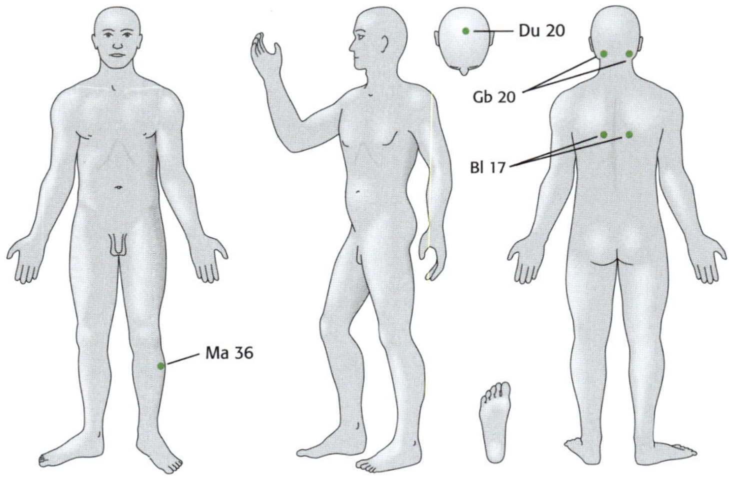

Pathogenese

Haarausfall aufgrund von Blut-Mangel und Wind-Exzess.

Leitsymptome

- **Symptome**: akuter, lokal begrenzter, kreisförmiger Haarausfall, evtl. mit schwachem Juckreiz. Schwindel, Schlafstörungen, Herzrasen, Vergesslichkeit.
- **Zunge**: blasser Zungenkörper, weißer, dünner Zungenbelag.
- **Puls**: dünn und beschleunigt.

Erläuterung

Alopecia areata, der kreisrunde Haarausfall, entsteht aus Sicht der Chinesischen Medizin durch das Einwirken von Wind sowie durch chronischen Leber-Blut-Mangel. Aufgrund des Leber-Blut-Mangels entsteht innerer Wind. Außerdem kommt es zu einer Unterversorgung der Kopfhaut und der Haarfollikel, wodurch das Eindringen von äußerem Wind erleichtert wird.

Wind ist ein *Yang*-Pathogen und steigt gemäß seiner Natur zum höchsten Punkt des Körpers, dem Kopfbereich, auf und bewirkt an wechselnden Stellen der behaarten Kopfhaut eine Zerstreuung von Blut und *Ying*-(Nähr-)*Qi*. Dadurch kommt es zu einer Mangelversorgung der Kopfhaut und Haarfollikel mit Haarausfall an der betroffenen Stelle. Aufgrund der wandernden Natur des Windes tauchen diese kahlen Stellen immer in unterschiedlichen Arealen der behaarten Kopfhaut auf.

Die Behandlung umfasst Punkte, die den Wind vertreiben und das Blut aufbauen. Die Lokalpunkte Gb 20 *Fengchi* (Wind-Teich) und Du 20 *Baihui* vertreiben inneren und äußeren Wind aus den Leitbahnen und stellen deren Durchlässigkeit für den Transport von Blut und Nährstoffen wieder her.

Ein Sprichwort der Chinesischen Medizin lautet: „Bei Wind-Erkrankungen behandle zuerst das Blut; bewegt sich das Blut, wird der Wind ausgeleitet“. Bl 17 *Geshu* ist der *Hui*-(einflussreiche) Punkt des Bluts und wird in vielen Quellen als der wichtigste Akupunkturpunkt zur Behandlung von Erkrankungen aufgeführt, die durch Blut-Stase oder Blut-Mangel hervorgerufen werden. Der Punkt kräftigt und belebt das Blut, beseitigt Blut-Stasen und unterstützt das Ausleiten von Wind. Ma 36 *Zusanli* kräftigt Milz und Magen und regt die *Qi*- und Blut-Produktion an. Dadurch wird die Versorgung der Kopfhaut und Kopfbehaarung mit Nährstoffen und Blut gewährleistet.

Eine Stimulierung der *Ashi*-Schmerzpunkte belebt die lokale Blutzirkulation und vertreibt pathogenen Wind.

Modifikationen

Herzrasen, Schlafstörungen	+ He 7 *Shenmen*
Schwindel, Vergesslichkeit	+ M-HN 1 *Sishencong*
Abdominale Spannung, Appetitverlust	+ Ren 12 *Zhongwan*

Klinische Anwendungen

Nicht vernarbende Alopezien wie Alopecia androgenetica und Alopecia areata, Haarausfall aufgrund von Mangelernährung, Eisenmangel, endokrinen Störungen bei Schwangerschaft, Hypo- bzw. Hyperthyreose. Begrenzt einsetzbar bei vernarbenden Alopezien aufgrund von Infektionen, Pilzerkrankungen, Tumoren, physikalischen oder chemischen Noxen, bei verschiedenen Dermatosen wie Lupus erythematodes, Lichen ruber planus oder Sarkoidose.

4.5 Po Shang Feng (Tetanus)

Ursprung *Supplements of the Thousand Ducat Formulas*

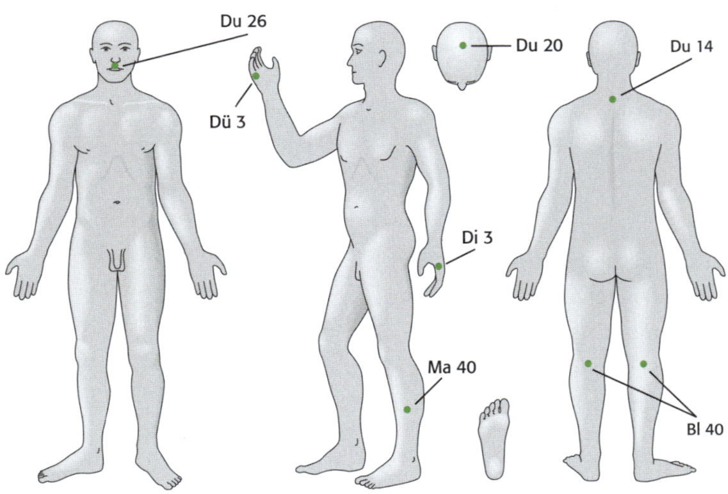

Kombination

Du 20	*Baihui*
Du 14	*Dazhui*
Du 26	*Renzhong*
Bl 40	*Weizhong*
Dü 3	*Houxi*
Di 3	*Sanjian*
Ma 40	*Fenglong*

Ausführung

Alle Punkte sedieren, die Nadeln verbleiben für mehrere Stunden mit zwischenzeitlicher Nachstimulierung. Wenn nötig, können die Nadeln 24 bis 48 Stunden im Körper bleiben. Sind die Symptome unter Kontrolle, kann man mit Dauernadeln die Stimulierung für mehrere Stunden bis Tage fortführen.

Funktion

Wind ausleiten, Schleim transformieren, Krämpfe und Zuckungen stoppen.

Pathogenese

Wind dringt zusammen mit Tetanuserregern über offene Verletzungen in den Körper ein und verursacht unter anaeroben Bedingungen Tetanustoxine, die wiederum akuten Wundstarrkrampf hervorrufen.

Leitsymptome

- **Symptome:** tonische Krämpfe zuerst der Kiefer- und Zungenmuskulatur (Trismus, Risus sardonicus), dann auch der Muskulatur von Nacken, Rücken (Opisthotonus) und Bauch sowie Krämpfe und Zuckungen der Extremitäten.
- **Zunge:** geröteter Zungenkörper.
- **Puls:** tief und beschleunigt oder drahtig und beschleunigt.

Erläuterung

Das Bakterium *Clostridium tetani*, das meist mit verunreinigter Erde in eine Wunde und damit in den Körper gelangt, produziert unter anaeroben Bedingungen das Tetanustoxin, das die spastischen Lähmungen der Muskulatur hervorruft.

In der Chinesischen Medizin wird die Erkrankung beschrieben als Eindringen von äußerem *Po-Shang*-Wind (zerstörender und schädigender Wind) in den Körper, der auf den Leber-Funktionskreis übergreift, das Leber-Blut und die *Ying*-(Nähr-)Schicht durch Wind-Toxine schädigt und die Bildung von starkem Leber-Wind provoziert. Dieser steigt nach oben zum Gehirn auf und führt zu akuten Wundstarrkrämpfen bis hin zu tonisch-klonischen Krämpfen. Bei starker Ausprägung können die toxischen Leber-Winde so stark werden, dass sie die Kräfte des Kontrollzyklus des Metall-Elements überwinden und auf die Lunge überschlagen, was zu lebensgefährlichen Krämpfen der Atemmuskulatur führt.

Du 20 *Baihui*, Du 14 *Dazhui* und Du 26 *Renzhong* lösen akute Stagnationen des *Du Mai* und regen den *Qi*- und Blutfluss wieder an, dadurch werden Verkrampfungen der Wirbelsäule und der Opisthotonus gelöst. Links und rechts des *Du Mai* zieht die *Taiyang*-Leitbahn über den gesamten Rücken und dringt zusammen mit diesem in das Gehirn ein. Die *Taiyang*-Schicht stellt die oberflächlichste Schicht im Sechs-Schichten-System dar und wird infolgedessen bevorzugt von Wind angegriffen.

Dü 3 *Houxi* ist als Öffnungspunkt des *Du Mai* indiziert bei Erkrankungen des *Du Mai*, z.B. bei Steifheit und Schmerzen entlang der Wirbelsäule sowie bei Krampfanfällen. Die alternative Bezeichnung von Bl 40 *Weizhong* als Blut-Grenzpunkt verweist auf seine Fähigkeit, akute Erkrankungen der „Blut-Schicht" zu behandeln, indem er Toxine der *Ying*-(Nähr-)Schicht ausleitet und Blut-Stasen zerstreut. Dadurch kann die Blutzirkulation wiederhergestellt werden, was die Grundlage für die Behandlung von Wind-Erkrankungen darstellt.

Die Kombination aus Dü 3 *Houxi* und Bl 40 *Weizhong* reguliert das *Qi* der Hand- und der Fuß-*Taiyang*-Leitbahn, sie zerstreut Wind-Toxine und macht die Leitbahnen durchgängig, lockert Sehnen und Bänder und löst Krämpfe entlang der Wirbelsäule.

Die Kombination aus Di 3 *Sanjian* und Ma 40 *Fenglong* reguliert und harmonisiert die *Yangming*-Leitbahnen. Di 3 *Sanjian* löst Stasen im Leitbahnverlauf, befreit die Hand- und Fingergelenke und lindert Muskelkrämpfe der oberen Extremitäten. Ma 40 *Fenglong* löst den Wind-Schleim, beruhigt den *Shen* (Geist) und befreit Leitbahnen und Kollateralen.

Modifikationen

Trismus, Risus sardonicus	+ Ma 7 *Xiaguan*, Ma 4 *Dicang*, Ma 6 *Jiache*, Di 4 *Hegu*, Ma 44 *Neiting*
Opisthotonus	+ Bl 57 *Chengshan*, Gb 34 *Yanglingquan*, Sj 6 *Zhigou*, Sj 5 *Waiguan*
Zheng-Qi-Schwäche	+ Ma 36 *Zusanli*, Ren 6 *Qihai*
Krämpfe	+ Le 3 *Taichong*, Gb 31 *Fengshi*, Di 11 *Quchi*

Klinische Anwendungen

Tetanus, Sepsis; Krampfanfall, Epilepsie.

4.6 Bi Zheng (schmerzhaftes Blockade-Syndrom)

Ursprung *Great Compendium*

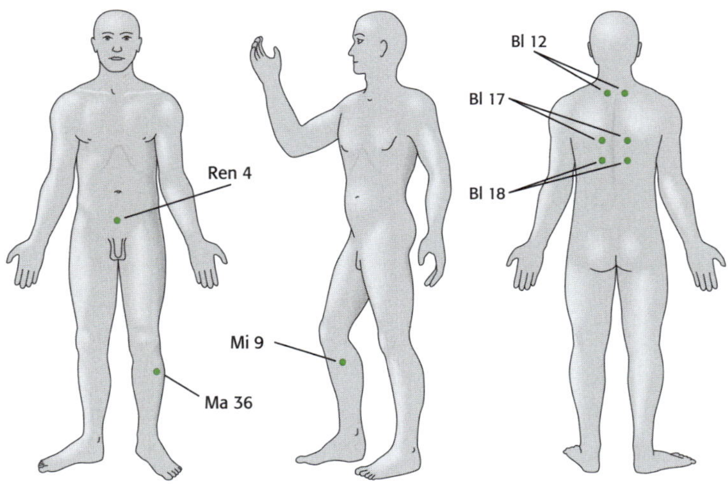

Kombination

Bl 12	*Fengmen*
Bl 17	*Geshu*
Bl 18	*Ganshu*
Ren 4	*Guanyuan*
Ma 36	*Zusanli*
Mi 9	*Yinlingquan*

Ausführung

Sedieren von Bl 12 *Fengmen*, Bl 17 *Geshu* und Bl 18 *Ganshu*. Tonisierende Nadelstimulation und Moxibustion an Ren 4 *Guanyuan*, Ma 36 *Zusanli* und Mi 9 *Yinlingquan*. Dauer der Nadelung: 20 bis 30 Minuten.

Funktion

Leitbahnen erwärmen und durchgängig machen, Wind zerstreuen und Feuchtigkeit ausleiten, Schleim und Blut-Stasen auflösen.

Pathogenese

Der pathogene Faktor Wind greift die Leitbahnen und Kollateralen an und ruft Parästhesien hervor. Wirkt Wind über lange Zeit ein, verbindet er sich mit den Faktoren Kälte und Feuchtigkeit, wodurch Blut- und *Qi*-Stasen entstehen und Schmerzen verursacht werden.

Leitsymptome

- **Symptome**: Parästhesien an Händen und Füßen mit wandernden Schmerzen, Gelenkschmerzen, Bewegungseinschränkungen der betroffenen Gelenke, Muskelkrämpfen.
- **Zunge**: oft gedunsener Zungenkörper mit livider Verfärbung und Ausbildung von Petechien.
- **Puls**: gespannt, schlüpfrig.

Erläuterung

Bei einem *Bi*-Syndrom kommt es zu einer Verbindung von Wind, Kälte und Feuchtigkeit in den Leitbahnen, wodurch sich wandernde Gelenkschmerzen mit Bewegungseinschränkungen und Muskelkrämpfen entwickeln.

In den meisten Fällen wird ein *Bi*-Syndrom sowohl durch innere als auch durch äußere Faktoren hervorgerufen. Bei den inneren Faktoren handelt es sich meist um Feuchtigkeits-Stagnation infolge eines Milz-*Qi*- oder Milz-*Yang*-Mangels, um innere Kälte, die durch einen Nieren-*Yang*-Mangel hervorgerufen wird, sowie um inneren Wind und Blut-Stase, die sich aufgrund von Leber-Disharmonien entwickelt haben. Als äußere klimatische Faktoren können Wind, Kälte und Feuchtigkeit das Krankheitsbild auslösen und in den meisten Fällen noch verstärken.

Bei der Behandlung sollten sowohl innere wie auch äußere Faktoren in Erwägung gezogen und je nach Schweregrad bei der Behandlung berücksichtigt werden.

Bl 12 *Fengmen* vertreibt Wind-Kälte. Sedieren von Bl 17 *Geshu*, dem *Hui*-(einflussreichen) Punkt des Bluts, aktiviert die Blutzirkulation und löst Blut-Stasen auf. In Verbindung mit Bl 18 *Ganshu*, dem Rücken-*Shu*-Punkt der Leber, wird sowohl das Leber-*Qi* angeregt und reguliert, als auch das Blut genährt und belebt. Dieser Therapieansatz lässt sich ableiten aus dem Grundsatz „Bei Wind-Erkrankungen behandle zuerst das Blut, bewegt sich das Blut, vergeht der Wind".

Bei einer Stagnation von Wasser und Feuchtigkeit muss auch immer ein Mangel oder eine Disharmonie im Element Erde und den zugeordneten Organen Milz und

Magen als eine der Ursachen bedacht werden. In diesen Fällen sollte der Funktionskreis Erde unterstützt werden: Die *He*-(Vereinigungs-)Punkte der Magen- und Milz-Leitbahn, Ma 36 *Zusanli* und Mi 9 *Yinlingquan*, stärken Milz und Magen und stellen deren Funktionen der Umwandlung und des Transports wieder her, leiten Feuchtigkeit aus und nehmen gleichzeitig Einfluss auf die Ursache der Feuchtigkeitsentwicklung.

Bei einem chronischen Verschluss-Syndrom liegt meist eine Schwäche des *Yang-Qi* vor. Moxibustion an Ren 4 *Guanyuan* stärkt das Nieren-*Yang* als Quelle des Feuers und hilft so, Kälte-Pathogene aus dem Körper zu vertreiben.

Modifikationen

Taubheitsgefühl und Missempfindungen an Händen und Füßen	+ Sj 5 *Waiguan*, Sj 4 *Yangchi*, Di 5 *Yangxi*, Dü 4 *Wangu*, Bl 60 *Kunlun*, Gb 40 *Qiuxu*
Bewegungseinschränkungen	+ Gb 39 *Xuanzhong*, Gb 34 *Yanglingquan*
Hitze-Zeichen	+ Du 14 *Dazhui*, Di 11 *Quchi*

Klinische Anwendungen

Rheuma, Arthritis, frozen shoulder, Entzündungen der Gelenke und umgebenden Strukturen, Fibromyalgie.

4.7 Schwindel (Leber-Wind)

Ursprung *Outline and Details of Medicine*

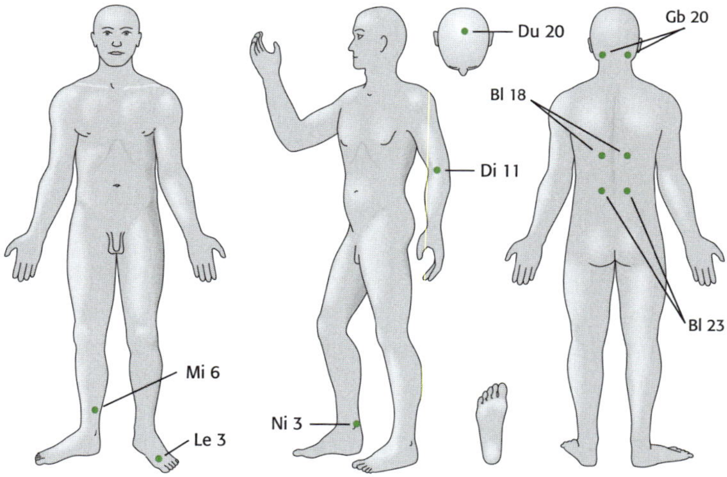

Kombination

Gb 20	*Fengchi*
Mi 6	*Sanyinjiao*
Ni 3	*Taixi*
Du 20	*Baihui*
Di 11	*Quchi*
Bl 18	*Ganshu*
Bl 23	*Shenshu*
Le 3	*Taichong*

Ausführung

Tonisieren von Mi 6 *Sanyinjiao*, Ni 3 *Taixi*, Bl 18 *Ganshu* und Bl 23 *Shenshu*. Sedieren von Gb 20 *Fengchi*, Du 20 *Baihui*, Le 3 *Taichong* und Di 11 *Quchi*. Dauer ca. 20 Minuten.

Funktion

Leber- und Nieren-*Yin* aufbauen, Leber-*Yang* absenken und verankern, Leber-Wind neutralisieren, Blutdruck senken.

Pathogenese

Eine *Yin*-Schwäche mit relativem Übermaß an *Yang-Qi* lässt inneren pathologischen Leber-Wind entstehen, der sich unkontrolliert im Inneren bewegt und Schwindel erzeugt.

Leitsymptome

- **Symptome:** Schwindelanfälle bei Hypertonie mit Kopfschmerzen, Tinnitus, Spannungsgefühl der Augen, trockenen brennenden Augen, verschlechterter Sicht (verschwommen o. Ä.). Vergesslichkeit, Palpitationen; Schlafstörungen, Fünf-Herzen-Hitze (Hitzegefühl an Hand- und Fußsohlen, sowie Unwohlsein und/oder Hitzegefühl in der Herzgegend), Parästhesien der Extremitäten, aufsteigende Hitze und leicht geröteter Kopf bei Anstrengung.
- **Zunge:** geröteter Zungenkörper, gelber dünner Zungenbelag.
- **Puls:** drahtig, fein.

Erläuterung

Da aus Sicht der Chinesischen Medizin Leber und Niere den gleichen Ursprung haben, kann ein schwaches Nieren-*Yin* zu einer Leber-*Yin*-Schwäche führen. Eine Schwäche des Leber-*Yin* bringt es mit sich, dass das Leber-*Yang* nicht genügend kontrolliert wird und unzureichend verankert ist. Durch die unkontrollierte und übermäßige Bewegung des Leber-*Yang* entsteht Leber-Wind, der aufsteigt und zu Schwindel mit Kopfschmerzen und Tinnitus führt. Gleichzeitig bestehen Symptome eines Leber-*Yin*-Mangels wie trockene Augen, verschwommenes Sehen, Vergesslichkeit, Fünf-Herzen-Hitze sowie Symptome, die durch das übermäßige Leber-*Yang* hervorgerufen werden wie Schlafstörungen, aufsteigende Hitze mit Rötung von Kopf und Gesicht.

Die Kombination aus Mi 6 *Sanyinjiao* und Ni 3 *Taixi* tonisiert das Leber- und Nieren-*Yin*. Die *Shu*-(Transport-)Punkte von Leber und Niere, Bl 18 *Ganshu* und Bl 23 *Shenshu*, tonisieren das Leber-Blut und das Nieren-*Jing* und stärken dadurch das *Yuan-Qi* als den gemeinsamen Ursprung von Niere und Leber.

Die Kombination aus Gb 20 *Fengchi*, Du 20 *Baihui* und *Le 3 Taichong* besänftigt exzessiv aufsteigendes Leber-*Yang* und senkt es ab. Die *Yangming*-Leitbahn ist reich an *Qi* und Blut. Sedieren von Di 11 *Quchi* – einem der wichtigsten Punkte bei Hypertonie – kühlt das Blut und fördert das Absinken von Leber-*Yang*.

Modifikationen

Palpitationen, Schlafstörungen	+ He 7 *Shenmen*, Pe 7 *Daling*
Parästhesien der Extremitäten	+ Sj 5 *Waiguan*, Gb 34 *Yanglingquan*
Hypertonie	+ Blutigstechen an M-HN 9 *Taiyang*, Di 11 *Quchi*, Bl 40 *Weizhong*

Klinische Anwendungen

Hypertonie; Kopfschmerzen; Tinnitus; Glaukom; Benommenheit; Neurasthenie, Prävention von Krampfanfällen, Epilepsie und Apoplex.

4.8 Akute Schreck-Epilepsie bei Kindern

Ursprung *Systematic Classic*

Kombination

Gb 13	*Benshen*
Du 21	*Qianding*
Du 22	*Xinhui*
Bl 10	*Tianzhu*

Ausführung

Alle Punkte sedieren. Transversal-schräge Nadelung an Gb 13 *Benshen* 1,5 bis 3 cm, Du 21 *Qianding* 1,0 bis 1,5 cm und Du 22 *Xinhui* 0,5 bis 1,0 cm. Senkrechte Nadelung an Bl 10 *Tianzhu* 1,5 bis 2,5 cm.

> Eine Akupunktur am Schädel darf bei Kleinkindern, deren Fontanelle noch nicht vollständig geschlossen ist, nicht vorgenommen werden. Stattdessen kann für 5 bis 10 Minuten Moxa angewendet werden. Es sollten kreisende Bewegun-

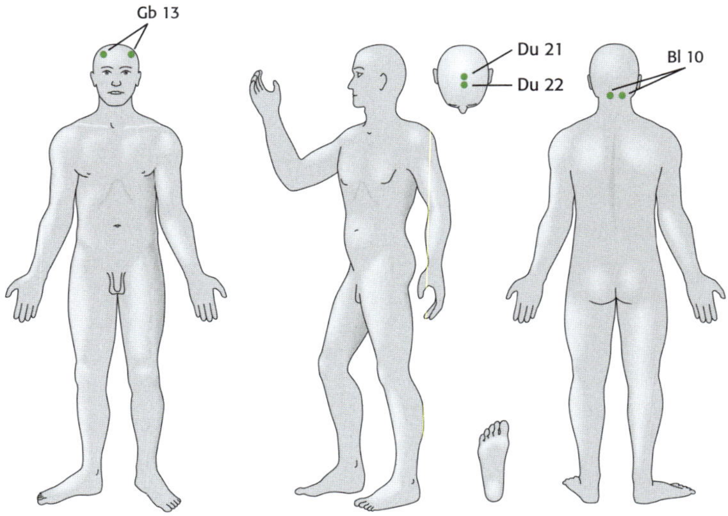

gen in ausreichender Entfernung zum Schädel und speziell zur Fontanelle ausgeführt werden. Zudem darf nicht zu lange an einer Stelle behandelt werden, da es dadurch zu Schädigungen kommen kann.

Funktion

Beruhigt den *Shen* (Geist), lindert Schrecken und Zuckungen.

Pathogenese

Epilepsie bei Säuglingen und Kindern aufgrund akuter innerer Wind-Symptomatik infolge von Angst und Schreck.

Leitsymptome und Befunde

- **Symptome:** Ängstlichkeit, Schlafstörungen (unruhiger Schlaf oder verstärktes Schlafbedürfnis mit anormal tiefem Schlaf), Angstschreie und Weinen bei Erwachen, livide Gesichtsfarbe, kalte Extremitäten, Zuckungen z. T. mit Krämpfen der Extremitäten. In den meisten Fällen besteht keine oder eine nur leicht erhöhte Temperatur.
- **Zunge:** dünner, weißer Zungenbelag.
- **Puls:** livide Verfärbung der oberflächlichen Venen des Zeigefingers. Da bei Säuglingen und Kleinkindern kein Puls gefühlt werden kann, wird der Zustand der oberflächlichen Venen des Zeigefingers begutachtet.

Erläuterung

Bei Säuglingen ist der *Shen* (Geist) noch schwach und das *Yuan*-(Ursprungs-)*Qi* noch nicht vollständig aufgefüllt und gefestigt. Widerfährt dem Säugling ein akuter Schreck, z. B. durch plötzliches Erblicken oder Hören ungewohnter Gegenstände, Personen oder Geräusche oder durch versehentliche Stürze, wird der *Shen* (Geist) in Unruhe und Aufruhr versetzt. Denn Schreck schädigt aus Sicht der Chinesischen Medizin das Herz und den *Shen* (Geist) und bringt den *Qi*-Fluss in Unruhe.

Angst schädigt die Nieren, schwächt den Willen und lässt das *Qi* absinken. Je intensiver und stärker Schreck und Angst sind, desto größer ist die Gefahr, dass sich die *Qi*-Zirkulation nicht mehr regulieren kann, sondern im Bereich der Nieren stagniert und die Unruhe des Herzens verstärkt.

Aufgrund der Stagnation im Unteren *Jiao* kann sich die Angst als emotionaler Ausdruck der Niere nicht mehr auflösen, stattdessen wird sie weiter verstärkt. Zudem wird die Zirkulation zwischen Herz und Niere blockiert, was zur Unruhe des *Shen* (Geist) führt, der im Herzen beheimatet ist. Durch die Unruhe der *Qi*-Bewegung entsteht akuter innerer Wind, der die Schreck-Epilepsie bei Kindern auslöst.

Du 21 *Qianding* und Du 22 *Xinhui* beruhigen den *Shen* (Geist) und lindern Zuckungen. Gb 13 *Benshen* (Wurzel des Geistes) eliminiert Wind und beruhigt den *Shen*. Er ist angezeigt bei Schreck-Epilepsie bei Kindern, Wind-Apoplex und Hemiplegie.

Bl 10 *Tianzhu* zählt zu den Himmel-Fenster-Punkten, er reguliert die chaotische *Qi*-Bewegung und beruhigt inneren Wind. Er behandelt innere Wind-Symptome, z.B. kindliche Epilepsie, Schulter-Nacken-Steifheit und Schwindel.

> Es muss diagnostisch unterschieden werden, ob es sich um eine Schreck-Epilepsie aufgrund von innerem Wind oder infolge von Schleim-Hitze handelt.

Modifikationen

Wind-Epilepsie	+ Du 20 *Baihui*, *Yintang* (M-HN 3), Ren 24 *Chengjiang*
Schleim-Hitze-Epilepsie	+ Ma 40 *Fenglong*, Mi 5 *Shangqiu*, Du 8 *Jinsuo*
Fieber	+ Du 14 *Dazhui*, Di 11 *Quchi*
Unruhiger Schlaf	+ Pe 6 *Neiguan*, He 7 *Shenmen*, Bl 15 *Xinshu*
Komatöser Schlaf	+ M-HN 1 *Sishencong*, Bl 20 *Pishu*
Zuckungen der Extremitäten	+ Du 8 *Jinsuo*, Bl 62 *Shenmai*

Klinische Anwendungen

Angststörungen, Schlafstörungen und Krampfanfälle bei Kleinkindern.

4.9 Spannungskopfschmerz (aufsteigendes Leber-Yang)

Ursprung *Ode of Xi Hong*

Kombination

Du 20	*Baihui*
Gb 20	*Fengchi*
Gb 5	*Xuanlu*
Le 3	*Taichong*

Ausführung

Alle Punkte sedieren, Nadelung für ca. 30 Minuten mit zwischenzeitlicher Nachstimulierung.

Funktion

Leber beruhigen, *Yang* absenken, Wind auslöschen, Schmerz stillen.

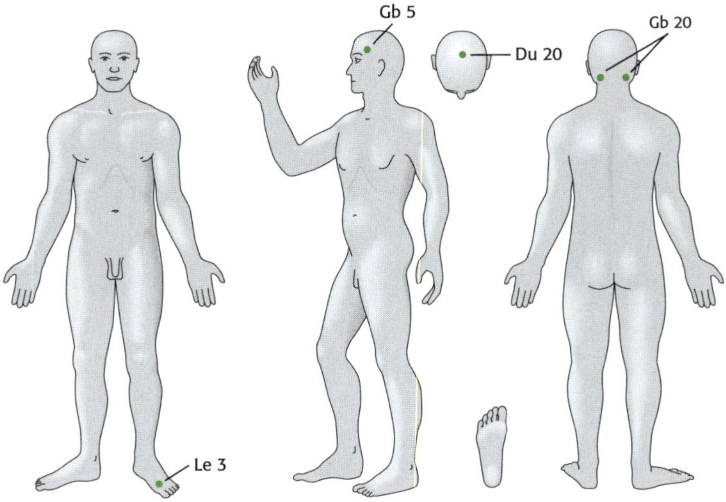

Pathogenese

Kopfschmerzen durch aufsteigendes Leber-*Yang*.

Leitsymptome

- **Symptome:** seitlicher, meist einseitiger krampfartig-ziehender Kopf- und Schläfenschmerz, Schwindel, gerötetes Gesicht und rote Skleren, bitterer Mundgeschmack; Unruhe, Nervosität, Reizbarkeit. Verstärkung der Symptome durch psychoemotionale Schwankungen, Stress und Aufregung.
- **Zunge:** geröteter Zungenkörper.
- **Puls:** gespannt.

Erläuterung

Länger bestehende psychoemotionale Umstände wie z.B. Wut und Ärger gehen mit einem übermäßigen Aufsteigen des Leber-*Yang* einher, das wiederum Leber-Wind entstehen lässt. Leber-*Yang* und -Wind vereinen sich und steigen nach oben: Kopfschmerzen, Rötung der Skleren, bitterer Mundgeschmack sowie Unruhe und Reizbarkeit sind die Folge.

Du 20 *Baihui* ist der Treffpunkt des *Du Mai* mit der Leber-Leitbahn. Wird dieser Punkt sediert, werden das aufsteigende Leber-*Yang* neutralisiert, Wind besänftigt und Kopfschmerzen gelindert. Da die Leber-Leitbahn nicht zum Kopf aufsteigt, sind zur Behandlung von Kopfschmerzen, die durch Leber-Wind entstanden sind, lokale Punkte entlang der innen-außen-gekoppelten Gallenblasen-Leitbahn geeignet.

Gb 20 *Fengchi* und Gb 5 *Xuanlu* kühlen das Leber-*Yang* und besänftigen den Leber-Wind.

> Gb 20 *Fengchi* und Gb 5 *Xuanlu* stellen eine der wirksamsten Kombinationen zur Behandlung von Migräne und Spannungskopfschmerz aufgrund von Leber-Wind dar.

Le 3 *Taichong* beruhigt die Leber, besänftigt den Leber-Wind und lenkt widerstrebendes Leber-*Qi* nach unten.

Modifikationen

Starker Kopf-Wind mit seitlichen Kopfschmerzen	+ *Tou Ci* (subkutane Verbindung) von Sj 23 *Sizhukong* zu Gb 8 *Shuaigu*
Gerötete Skleren	+ Blutigstechen an Sj 1 *Guanchong*
Hitze im Kopf- und Gesichtsbereich	+ Ma 44 *Neiting*

Klinische Anwendungen

Migräne, Spannungskopfschmerzen, Cluster-Kopfschmerzen, vaskuläre Kopfschmerzen; Hirnthrombose, Hypertonie.

4.10 Apoplex-Vorzeichen (Leber-Wind)

Ursprung *Precious Mirror of Health*

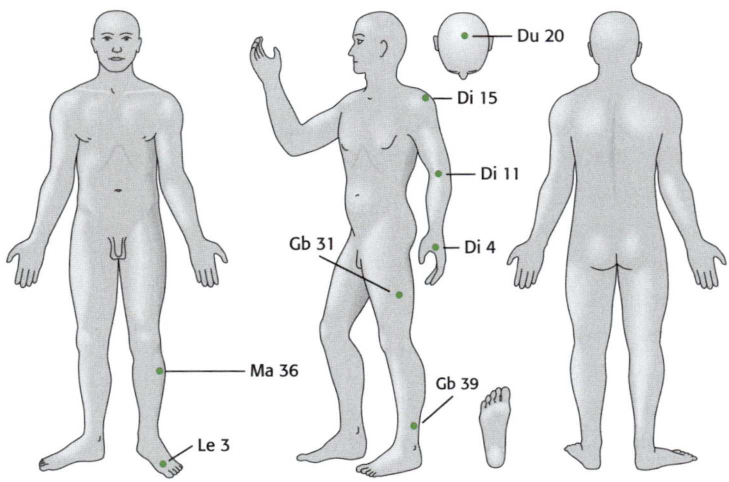

Kombination

Du 20	*Baihui*
Di 4	*Hegu*
Le 3	*Taichong*
Di 15	*Jianyu*
Di 11	*Quchi*
Gb 31	*Fengshi*
Ma 36	*Zusanli*
Gb 39	*Xuanzhong*

Ausführung

Es wird eine kontralaterale Moxibustion an allen Punkten in folgender Reihenfolge vorgenommen: Du 20 *Baihui*, Gb 20 *Fengchi*, Di 15 *Jianyu*, Gb 31 *Fengshi*, Ma 36 *Zusanli*, Gb 39 *Xuanzhong* und entlang der Haarlinie jeweils 5 bis 7 Moxakegel oder ca. 10 Minuten pro Akupunkturstelle. Sedieren von Di 4 *Hegu* und Le 3 *Taichong*.

Funktion

Leber beruhigen, Wind eliminieren, Leitbahnen befreien, *Qi*- und Blutfluss wiederherstellen.

Pathogenese

Bei hochbetagten Patienten mit *Qi*-Mangel, vermehrter Schleimproduktion und Schleim-Symptomatik, gegenläufigem Leber-*Qi* und/oder aufsteigendem Leber-*Yang* kommt es zu einer Minderversorgung des Gehirns mit Vorzeichen eines Apoplex wie Zungensteifigkeit, Sprachstörung und Parästhesien.

Leitsymptome

- **Symptome:**
  - Vorzeichen eines Apoplex wie z.B. sporadisch auftretende Zungensteifigkeit, Sprachstörung, Parästhesien der Fingerspitzen, Sehstörungen, Gesichtsfeldausfälle.
  - Apoplex geringer Ausprägung mit Taubheit und Parästhesien der Extremitäten, einseitiger Gesichtslähmung mit herabhängenden Mundwinkeln und Augenlidern, Sprachstörungen, vermehrter Speichelfluss. In schwereren Fällen tritt eine Hemiplegie auf.
  - **Begleitsymptome:** Kälteaversion, Fieber, Muskelzuckungen und -krämpfe, Gelenkschmerzen, Schwindel, Palpitationen.
- **Zunge:** dünner weißer Belag.
- **Puls:** oberflächlich und gespannt oder gespannt und fein.

Den folgenden, von amerikanischen Ärzten entwickelten Schnelltest (FAST: face – arms – speech – time) sollten Sie bei Verdacht auf einen Schlaganfall sofort durchführen.

- Face: Bitten Sie die Person, zu lächeln. Das Gesicht wird bei Lähmung einseitig verzogen.
- Arms: Bitten Sie die Person, gleichzeitig beide Arme nach vorne zu heben, die Handflächen zeigen nach oben. Bei einer Lähmung kann ein Arm nicht gehoben werden, er sinkt oder dreht sich, v.a. bei geschlossenen Augen.
- Speech: Bitten Sie die Person, einen einfachen Satz nachzusprechen, zum Beispiel: „Ich benötige keine Hilfe“. Der Satz muss korrekt wiederholt werden, die Sprache darf nicht verwaschen sein.
- Time: Ist mindestens einer der beschriebenen Tests positiv, so schnell wie möglich einen Notruf durchführen.

Erläuterung

Bei dieser Symptomatik wird zwischen inneren und äußeren pathogenen Faktoren unterschieden.

- Zu den **inneren pathogenen Faktoren** zählt z.B. eine altersbedingte Leber- und Nieren-Schwäche. Bei einem Leber- und Nieren-*Yin*-Mangel kann das Leber-*Yang* nicht mehr durch das *Yin* gebändigt werden, und es kommt zum Auflodern von innerem Leber-Wind.
- Wurde die Erkrankung durch **äußere pathogene Faktoren** hervorgerufen, handelt es sich meist um einen Mangel

an *Zheng-Qi*, der eine Leere der Leitbahnen verursacht. In den meisten Fällen geht dies mit einem Mangel an *Wei-*(Abwehr-)*Qi* einher, wodurch äußerer Wind tief in das Körperinnere eindringen und den *Qi-* und Blutfluss von Leitbahnen und Kollateralen blockieren kann. Dies hat wiederum zur Folge, dass Sehnen, Bänder, Leitbahnen und andere Strukturen nicht mehr mit Blut und Nährstoffen versorgt werden können.

Der therapeutische Ansatz ist in beiden Fällen derselbe: Leber beruhigen, Wind beseitigen, Leitbahnen und Kollateralen frei und durchgängig machen und die normale *Qi-* und Blutzirkulation wiederherstellen.

Der Hauptpunkt dieser Kombination, Du 20 *Baihui*, beruhigt Wind und zähmt das Leber-*Yang*, er unterstützt das Gehirn und erweckt den *Shen* (Geist). Moxibustion an Du 20 *Baihui* befreit von Stagnationen entlang des *Du Mai*, aktiviert den *Qi-* und Blutfluss und stärkt das *Wei-*(Abwehr-)*Qi*. Die Kombination aus Di 4 *Hegu* und Le 3 *Taichong* wird auch als „*Si-Guan*" (vier Tore) bezeichnet und wird verwendet, um das Leber-*Qi* zu regulieren, das *Yang-Qi* nach unten zu leiten und zu verankern.

In den Hand- und Fuß-*Yangming*-Leitbahnen (Magen und Dickdarm) bewegt sich viel *Qi* und Blut. Deshalb sind Punkte der *Yangming*-Leitbahn bei einer Vielzahl von Erkrankungen angezeigt, die mit einer Stagnation von *Qi* und Blut einhergehen, v. a., wenn es sich um eine Stagnation aufgrund einer Mangelsituation handelt. Di 15 *Jianyu* und Di 11 *Quchi* zerstreuen die Blut-Stase und lindern Schmerzen der oberen Extremitäten. Ma 36 *Zusanli* löst Stagnationen der unteren Extremitäten und fördert die *Qi-* und Blutproduktion des Mittleren *Jiao*.

Die Moxabehandlung an Gb 31 *Fengshi* (Wind-Markt) und Gb 39 *Xuanzhong*, *Hui-*(einflussreicher) Punkt des Marks, zerstreut Wind und stärkt Sehnen und Knochen.

Modifikationen

Gesichtslähmung	+ Moxa an lokalen Punkte wie z. B. Ma 4 *Dicang*, Ma 6 *Jiache*, Gb 14 *Yangbai*

Klinische Anwendungen

Apoplex, Hemiplegie, Parästhesien.

4.11 Zhong Jing Luo (Apoplex geringer Ausprägung)

Ursprung *Precious Mirror of Health*

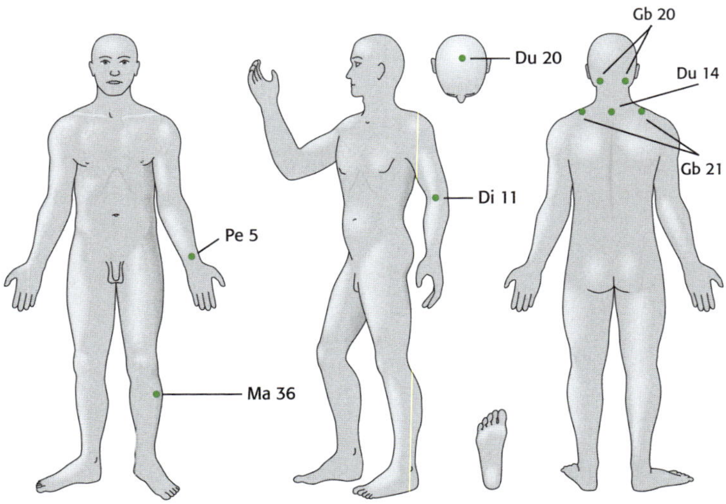

Kombination

Du 20	*Baihui*
Du 14	*Dazhui*
Gb 20	*Fengchi*
Gb 21	*Jianjing*
Di 11	*Quchi*
Ma 36	*Zusanli*
Pe 5	*Jianshi*

Ausführung

Therapie der Wahl ist die Moxaanwendung: Als direkte Moxibustion werden an jedem Punkt 5 bis 7 Moxakegel abgebrannt, bei indirekter Moxibustion wird pro Punkt für 5 bis 10 Minuten gemoxt.

Funktion

Leber beruhigen, Wind besänftigen, Hitze kühlen und Schleim ausleiten, Herz beruhigen, Sinnesorgane öffnen.

Pathogenese

Zhong Jing Luo, die Apoplexie geringer Ausprägung, entwickelt sich infolge eines gegenläufigen und chaotischen *Qi*- und Blutflusses, der zu Blut-Stasen im Gehirn und damit zur Beeinträchtigung bestimmter Gehirnareale und -funktionen führt. Oft handelt es sich hierbei um die Vorstufe eines *Zhong-Zang-Fu*-Apoplex.

Leitsymptome

- **Symptome:** Halbseitenlähmung, herabhängende Mundwinkel und Augenlider, Tremor der Finger, Sprachstörungen, verwaschene Aussprache, vermehrte Speichel- und Schleimbildung, Schluckstörungen, Schwindel.
- **Zunge:** weißer, klebriger Zungenbelag.
- **Puls:** gespannt.

Erläuterung

In der TCM wird der Apoplex (*Zhong Feng*) gemäß der Schwere seiner Ausprägung unterteilt in das *Zhong-Jing-Luo*-Syndrom (Eindringen in die Leitbahnen und Kollateralen) und den *Zhong-Zang-Fu*-Apoplex (Eindringen in die Speicher- und Hohlorgane).

Das *Zhong-Jing-Luo*-Syndrom (Eindringen in die Leitbahnen und Kollateralen) beschreibt eine Apoplexie ohne Bewusstlosigkeit, es bestehen allerdings Lähmungen, Hemiparese und Aphasie. Das Syndrom wird als mögliches Vorzeichen eines Apoplex gedeutet.

Der *Zhong-Zang-Fu*-Apoplex (Eindringen in die Speicher- und Hohlorgane) beschreibt das Eindringen der Pathogene in die tiefen Schichten der *Zang-Fu*-Organe mit Ausbildung von *Qi*- und Blut-Stagnation im Gehirn und einer damit einhergehenden Verschlechterung der Symptomatik mit Bewusstlosigkeit und psychisch-mentalen Veränderungen. Es handelt sich meist um schwere Komplikationen mit schlechter Prognose. Deshalb ist präventives Handeln und eine therapeutische Unterstützung notwendig. Im Buch *Zheng Zhi Hui Bu* (Sammlung und Nachtrag der Syndrombehandlung) schreibt der Arzt Li Yongcui: „Wenn Menschen, bei denen sonst keine Symptome sichtlich sind, über Taubheitsgefühle und Missempfindungen der Finger sowie häufige Schwindelanfälle klagen, so ist das ein mögliches Vorzeichen für *Zhong Feng* (Apoplex) und muss dementsprechend behandelt werden".

Es gibt verschiedene Ursachen und Pathogenesen für die Entwicklung eines *Zhong-Jing-Luo*-Syndroms (Eindringen in die Leitbahnen und Kollateralen):

- Eine Schwäche des Milz-Funktionskreises lässt Feuchtigkeit und Schleim entstehen, die sich mit Wind oder Hitze verbindet und die Leitbahnen und Kollateralen sowie die Sinnesorgane als Öffnungswege des Klaren verstopfen. Dadurch sammelt sich im Kopfbereich und Gehirn trüber Schleim an, was zu einer Störung des *Shen* (Geist) führt.
- Extreme psychoemotionale Belastungen oder starke Wut und Aggression führen zur verstärkten Bildung von Herz-Feuer, was mit einem unkontrollierten Ausbruch des Leber-*Yang* und Leber-Windes einhergeht. Letzterer entfacht das Herz-Feuer, Feuer und Wind verbinden und verstärken sich gegenseitig. Es kommt zu einer Disharmonie der Auf- und Abwärtsbewegung von *Yin* und *Yang*, *Qi* und Blut steigen nach oben und benebeln den *Shen* (Geist).
- *Qi*-Mangel mit Blut-Stagnation.
- Übermäßiger innerer Wind aufgrund von *Yin*-Mangel.

Der *Du Mai* ist der Gouverneur aller *Yang*-Leitbahnen und hat einen starken Einfluss auf die Bewegung des *Yang-Qi*. Die Moxabehandlung an Du 20 *Baihui* und Du 14 *Dazhui* reguliert die Funktionen des *Du Mai* und stärkt das *Yang-Qi*, wodurch unkontrolliert aufsteigendes *Yang* wieder nach unten geleitet und verankert werden kann. Gb 20 *Fengchi* und Gb 21 *Jianjing* regulieren den *Qi*-Fluss der Gallenblase, leiten gegenläufiges *Yang* nach unten und besänftigen den Leber-Wind.

Die *Yangming*-Leitbahnen führen viel *Qi* und Blut, weshalb viele Punkte der *Yangming*-Leitbahnen über ausgeprägte Eigenschaften verfügen, die Bewegung von *Qi* und Blut zu aktivieren. Ma 36 *Zusanli* und Di 11 *Quchi* sind zwei besonders wirkungsvolle Punkte der Hand- und Fuß-*Yang-ming*-Leitbahn und zerstreuen *Qi-* und Blut-Stasen der oberen und unteren Extremitäten. Moxibustion an Ma 36 *Zusanli* stärkt zusätzlich die Mitte und unterstützt die Transformation von Milz und Magen, wodurch die Bildung von Feuchtigkeit und *Tan*-Schleim eingedämmt wird. Di 11 *Quchi* klärt zusätzlich pathogene Hitze, die Folge einer *Yang*-Fülle ist. Pe 5 *Jianshi* beruhigt das Herz und den *Shen* (Geist), belebt die Leitbahnen, harmonisiert den Magen und vertreibt Schleim.

Modifikationen

Hängende Augenlider und Mundwinkel	+ Ma 4 *Dicang*, Ma 6 *Jiache*, Bl 2 *Zanzhu*
Sprachstörungen	+ Ren 23 *Lianquan*, He 5 *Tongli*
Tremor der Finger	+ M-UE 22 *Baxie*
Schwindel, vermehrte Verschleimung	+ Ma 40 *Fenglong*

Klinische Anwendungen

Apoplex, Folgen eines Apoplex, Hemiplegie, Aphasie, Lähmung nach Schlaganfall, Hirnblutung; Hypertonie; vaskuläre Kopfschmerzen.

4.12 Tonisch-klonische Krämpfe

Ursprung *Great Compendium*

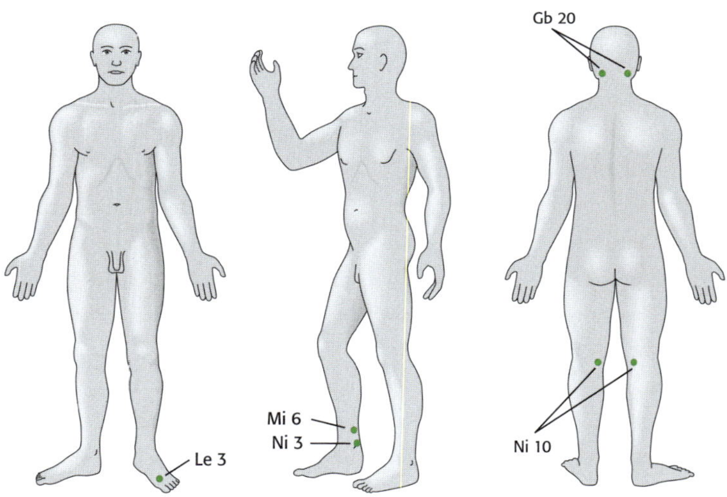

Kombination

Gb 20	*Fengchi*
Le 3	*Taichong*
Mi 6	*Sanyinjiao*
Ni 3	*Taixi*
Ni 10	*Yingu*

Ausführung

Sedieren von Gb 20 *Fengchi* und Le 3 *Taichong*. Tonisieren von *Mi 6 Sanyinjiao*, Ni 3 *Taixi* und Ni 10 *Yingu*. Dauer der Nadelung: 10 bis 20 Minuten mit zwischenzeitlicher Nachstimulierung.

Funktion

Nähren der Körperflüssigkeiten, Wind beruhigen.

Pathogenese

Eine nicht ausgeheilte *Wen-Re*-Erkrankung (febrile Erkrankung) führt zu Leber-Wind mit Zuckungen, Muskelkrämpfen und Lähmungserscheinungen.

Leitsymptome

- **Symptome**: Zuckungen, tonisch-klonische Muskelkrämpfe, Kraftlosigkeit und Lähmung. **Begleitsymptome:** subfebrile Temperaturen, Muskelatrophie, Hauttrockenheit, Sprachstörungen, Wortfindungsstörungen, Aphasie.
- **Zunge**: rot bis dunkelroter Zungenkörper mit geringem Zungenbelag.
- **Puls**: gespannt und beschleunigt oder fein und beschleunigt.

Erläuterung

Durch eine nicht ausgeheilte *Wen-Re*-Erkrankung (febrile Erkrankung) wird Nieren- und Leber-*Yin* verbraucht, wodurch eine innere Mangel-Hitze mit subfebrilen Temperaturen, Muskelatrophie, Hauttrockenheit und geröteter Zunge entsteht. Durch den Mangel an Leber-*Yin* entwickelt sich ein relativer Leber-*Yang*-Exzess, der sich als innerer Wind mit Zuckungen, Muskelkrämpfen und Lähmungserscheinungen manifestiert.

In der Chinesischen Medizin wird die Zunge als „der Sprössling des Herzens" betrachtet. Durch mangelndes Leber-*Yin* und Leber-Blut wird die Zunge nicht ausreichend mit Blut und Nährstoffen versorgt, sodass sie die Beweglichkeit verliert. Da Sprache zudem als Ausdruck der Leber verstanden wird, kommt es durch Leber-*Yin*-Mangel sowie durch vermehrten Leber-Wind zu Sprach- und Wortfindungsstörungen bis hin zur Aphasie.

Mi 6 *Sanyinjiao*, Ni 3 *Taixi* und Ni 10 *Yingu* aktivieren das Leber- und Nieren-*Yin*, sie unterstützen die Bildung von Körperflüssigkeiten und tonisieren Sehnen und Muskeln. Sedieren von Gb 20 *Fengchi* und Le 3 *Taichong*, dem *Yuan*-(Quell-)Punkt der Leber-Leitbahn unterbindet inneren Wind und löst Krämpfe. Zusammen ergibt sich eine *Yin* nährende und *Yang* kontrollierende Kombination zur Harmonisierung von *Yin* und *Yang*, die zugleich den inneren Wind auf natürliche Weise neutralisiert.

Modifikationen

Subfebrile Temperatur	+ Du 14 *Dazhui*
Aphasie	+ Ren 23 *Lianquan*, Di 4 *Hegu*, Du 15 *Yamen*
Zuckungen der Extremitäten	+ Di 10 *Shousanli*, Gb 34 *Yanglingquan*

Klinische Anwendungen

Apoplex, Folgen eines Apoplex, Hemiplegie, Lähmung nach Apoplex, Hirnblutung; Hypertonie; Krampfanfälle.

5 Schleim lösende Kombinationen

Einleitung

Schleim vertreibende Akupunkturkombinationen fördern die Umwandlung von Körperflüssigkeiten, lösen Schleim auf und verteilen ihn. Der chinesische Oberbegriff für Schleim lautet *Tan Yin*.

- **Tan** bezeichnet sichtbaren, dicken Schleim, der z. B. abgehustet werden kann oder sich entlang der Leitbahnen bewegt. Es kann auch sein, dass er sich als Verhärtung oder Knoten ansammelt und unterschiedliche Körperareale beeinträchtigt.
- **Yin** ist der Begriff für Flüssigkeiten, die weder sichtbar noch spürbar sind, noch transformiert oder transportiert werden und somit die Funktionsfähigkeit der Areale beeinträchtigen, an denen sie entstanden sind oder sich angesammelt haben. In manchen Veröffentlichungen wird der *Yin*-Schleim deshalb auch als unsichtbarer Schleim bezeichnet.

Pathogenese

Die Pathologie der *Tan-Yin*-Schleim-Erkrankungen steht in engem Bezug zu den Organen, welche die Wasserzirkulation des Körpers regulieren: Milz, Lunge und Niere. Die Milz wandelt aufgenommene Nahrung und Wasser um, sodass sie vom Körper verwertet werden können, und sorgt zusammen mit der Lunge für den Transport und die Verteilung von Körperflüssigkeiten. Die Niere scheidet verbrauchte, trübe Flüssigkeiten aus und gewährleistet die Rückgewinnung klarer Flüssigkeiten. Störungen dieser Organe können mit der Ansammlung von Wasser- und Feuchtigkeit sowie mit Schleimbildung einhergehen.

Bei einem Milz-*Qi*- oder Milz-*Yang*-Mangel kommt es zu Störungen bei der Aufnahme und Umwandlung von Wasser und Nahrung, wodurch sich Feuchtigkeit bildet. Hält dieser Zustand über längere Zeit an, wird die Feuchtigkeit weiter eingedickt, und es entsteht Schleim. Eine weitere Ursache für die Entwicklung von *Tan-Yin*-Schleim-Erkrankungen besteht darin, dass Körperflüssigkeiten entweder durch Fülle-Hitze oder Leere-Hitze verdampft werden und Feuchte-Hitze oder Hitze-Schleim entstehen lassen. Es ist auch möglich, dass es aufgrund von Kälte, eines *Qi*- oder *Yang*-Mangels zu einer Stagnation von Körperflüssigkeiten kommt, welche die Entwicklung von Kälte-Schleim fördert.

Ein wichtiger Grundsatz der Chinesischen Medizin lautet: „Schleim entsteht in der Milz und wird in der Lunge gespeichert". Dies beschreibt Feuchtigkeit und Schleim als gemeinsames pathologisches Produkt der *Taiyin*-Funktionskreise Milz und Lunge. Da Milz und Lunge nicht nur für die Umwandlung, sondern auch für den Transport von Körperflüssigkeiten zuständig sind, wird der Schleim entlang der Leitbahnen im ganzen Körper verteilt. Dadurch kann sich Schleim fast überall im Körper festsetzen und unterschiedliche Erkrankungen und Störungen hervorrufen. Obwohl Schleim jeden Körperbereich schädigen kann, treten bevorzugt Störungen in Brust, Diaphragma, Magen, Darm und im Verlauf der Leitbahnen bevorzugt an den vier Extremitäten auf.

Behandlung

Bei der Behandlung von *Yin*-Schleim-Erkrankungen sollten idealerweise Symptom und Ursache zugleich behandelt werden.

- Bei **Milz-Mangel** muss die Milz gestärkt werden, um Feuchtigkeit zu trocknen und Schleim aufzulösen.
- Trocknet **innere Hitze** Körperflüssigkeiten aus und wandelt diese in Schleim um, muss innere Hitze geklärt und Schleim aufgelöst werden.
- Bei **Lungen-Yin-Mangel-Hitze** muss das Lungen-*Yin* genährt, die Lunge befeuchtet und Schleim aufgelöst werden.
- Bei Schleim aufgrund von **Yang-Mangel** oder **Kälte** in **Lunge, Milz** oder **Niere** muss das *Yang* erwärmt und Schleim aufgelöst werden.
- Bei Schleim infolge **äußerer Faktoren,** die zu *Qi*- und Feuchtigkeits-Stagnationen führen, müssen äußere Faktoren ausgeleitet und die Oberfläche befreit, die Lunge belüftet und Schleim aufgelöst werden.
- Bei **Leber-Wind** wird Schleim in die oberen Regionen gebracht und kann dort die Sinnesorgane verschließen. Hier müssen zusätzlich Methoden angewendet werden, die den Leber-Wind besänftigen.
- Besteht eine Schleim-Stagnation, beeinträchtigt diese die *Qi*-Zirkulation, sodass es zu einem *Qi*-Mangel kommt, der hauptsächlich durch das Milz- und Lungen-*Qi* kompensiert wird. Dadurch kann ein Milz-*Qi*-Mangel entstehen, der durch Beeinträchtigung der Umwandlungs- und Transportfunktionen die Schleimbildung weiter fördert. Daher kommen in vielen Fällen *Qi* bewegende Methoden zur Anwendung. Kommt es aufgrund von Schleim-Stagnation zu Verhärtungen und Knotenbildung in Haut, Muskeln oder Leitbahnen, besteht der Therapieansatz darin, die Leitbahnen zu öffnen, Verhärtungen aufzuweichen und den Schleim zu zerstreuen.

Symptome

Typische Symptome sind Husten, Keuchatmung, Übelkeit, Erbrechen, Benommenheit, Schwindel, Krampfanfälle, Epilepsie, Manie sowie Verhärtungen und Knotenbildung.

Klinische Anwendungen

Schleimlösende Kombinationen kommen bei folgenden Indikationen zur Anwendung:

- Erkrankungen der Atemwege wie akute und chronischer Bronchitis, Pneumonie, Pleuritis (Pleuritis tuberculosa, Pleuritis exsudativa), Asthma bronchiale, Husten.
- Magen-Darm-Erkrankungen wie Gastritis, Oberbauchschmerzen, Refluxösophagitis, Erbrechen.
- Neurologische Erkrankungen: Morbus Menière, Krampfanfälle und Epilepsie, Schlaganfall.
- Lymphknotenschwellungen, Mastitis.

Akupunkturpunkte

Häufig verwendete Akupunkturpunkte liegen entlang des *Ren Mai* und *Du Mai* sowie auf der Blasen-, Magen-, Milz- und Lungen-Leitbahn, z.B. Du 26 *Renzhong*, Ren 12 *Zhongwan*, Ren 17 *Shanzhong*, Ren 22 *Tiantu*, Bl 13 *Feishu*, Bl 20 *Pishu*, Ma 36 *Zusanli*, Ma 40 *Fenglong*, Mi 4 *Gongsun*, Lu 7 *Lieque*, Le 3 *Taichong*.

5.1 Husten (Milz-Qi-Mangel)

Ursprung *Ode of the Jade Dragon, Songs More Precious Then Jade*

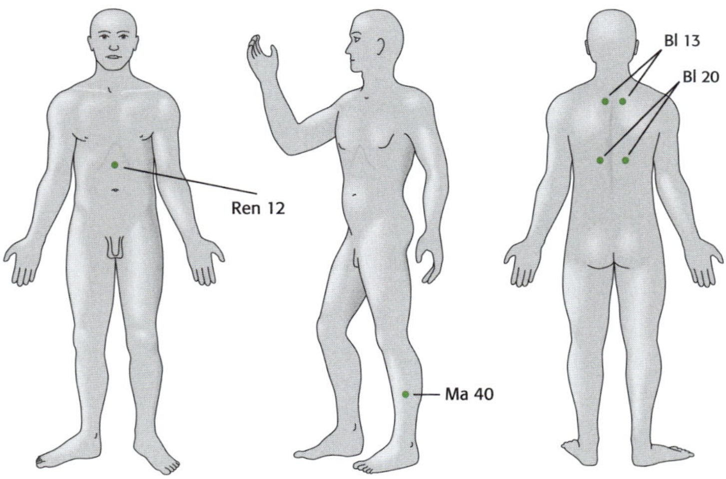

Kombination

Bl 13	*Feishu*
Bl 20	*Pishu*
Ren 12	*Zhongwan*
Ma 40	*Fenglong*

Ausführung

Tonisieren aller Nadeln, Moxibustion anwendbar. Dauer der Nadelung: 20 bis 30 Minuten.

Funktion

Stärkt Milz, transformiert Schleim, harmonisiert die Mitte, lindert Husten.

Pathogenese

Schleim-Stagnation in der Lunge führt zu gegenläufigem Lungen-*Qi* mit Husten und Auswurf.

Leitsymptome und Befunde

- **Symptome:** Husten mit reichlich weißem, klebrigem, leicht abhustbarem Auswurf. **Begleitsymptome:** Abgeschlagenheit, Appetitmangel, Völlegefühl und Unwohlsein im Abdomen, Schwindel, Übelkeit.
- **Zunge:** weißer Zungenkörper, klebriger Zungenbelag.
- **Puls:** schlüpfrig.

Erläuterung

Durch einen Milz-*Qi*-Mangel entwickelt sich vermehrt Feuchtigkeit und Schleim im Mittleren *Jiao* mit Abgeschlagenheit, Appetitmangel, Völlegefühl und Unwohlsein im Abdomen sowie Schwindel und Übelkeit. Da Feuchtigkeit und Schleim nicht umgewandelt und ausgeschieden werden, sammeln sich diese in der Lunge an und blockieren die Luftwege, wodurch gegenläufiges Lungen-*Qi* entsteht, das sich als Husten mit reichlich weißem, klebrigem und leicht abhustbarem Auswurf manifestiert.

Der Schwerpunkt dieser Akupunkturkombination liegt darin, Milz und Magen zu stärken, um die Entwicklung von Schleim zu unterbinden.

Die *Shu*-(Transport-)Punkte haben einen direkten Bezug zu den *Zang-Fu*-Organen, durch deren Moxibustion werden Mangel-Kälte-Muster behandelt. Moxibustion an den *Shu*-(Transport-)Punkten von Milz und Lunge, Bl 20 *Pishu* und Bl 13 *Feishu*, stärkt das Milz-*Yang*, um Feuchtigkeit umzuwandeln und unterstützt das Ausbreiten von Lungen-*Qi*, um Schleim-Stagnationen der Lunge zu lösen und Husten zu stillen.

Um Feuchtigkeit vom Kälte-Typ aufzulösen und auszuleiten, benötigt man die Unterstützung des Magen-*Yang*. Die Kombination aus dem *Mu*-(Sammel-)Punkt und dem *Luo*-(Verbindungs-)Punkt des Magens, Ren 12 *Zhongwan* und Ma 40 *Fenglong*, stärkt das Magen-*Yang* und unterstützt die Umwandlung von Feuchtigkeit und Schleim, wodurch gegenläufiges *Qi* über die Magen-Leitbahn nach unten, und Schleim über die *Yangming*-Hohlorgane aus dem Körper geleitet werden kann.

Modifikationen

Schwindel	+ Moxa an Du 20 *Baihui*
Übelkeit, Erbrechen	+ Mi 4 *Gongsun*, Pe 6 *Neiguan*
Husten	+ Moxa an Ren 17 *Shanzhong* und Ren 22 *Tiantu*

Klinische Anwendung

Chronische Bronchitis, Bronchiektasen, Raucherhusten; Gastritis, Ulcus ventriculi, Magenneurose.

5.2 Erbrechen (Hitze-Schleim im Magen)

Ursprung *Preservation of Acupuncture and Moxibustion*

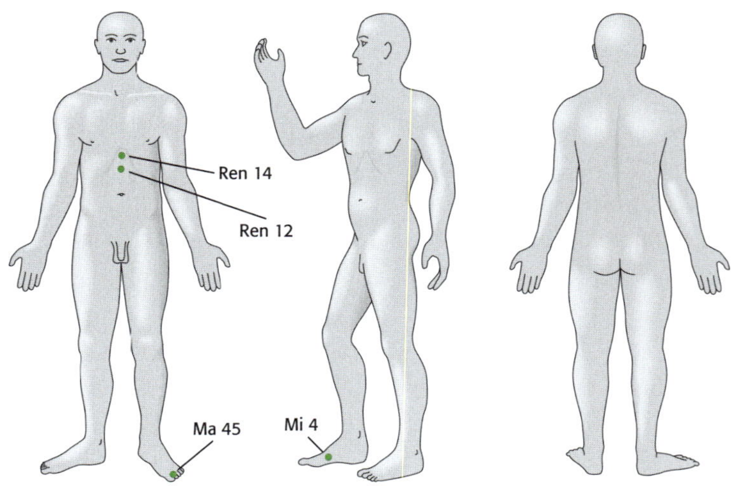

Kombination

Ren 12	*Zhongwan*
Ma 45	*Lidui*
Ren 14	*Juque*
Mi 4	*Gongsun*

Ausführung

Harmonisierende Stimulierung, jeden zweiten Tag eine Behandlung für je 20 Minuten mit zwischenzeitlicher Nachstimulierung und Moxibustion.

Funktion

Qi regulieren, Magen harmonisieren, Feuchtigkeit transformieren, Erbrechen lindern.

Pathogenese

Schleim-Retention im Magen mit innerer Hitze führt zu Hitze-Schleim-Stagnation des Magens und gegenläufigem (aufsteigendem) Magen-*Qi* mit Aufstoßen und Erbrechen.

Leitsymptome und Befunde

- **Symptome:** Aufstoßen, Schluckauf, Erbrechen, Völlegefühl und Spannung in Brust und Abdomen, verminderte Nahrungsaufnahme. **Begleitsymptome:** Schlafstörungen, Unruhe, Nervosität, Palpitationen, Mundtrockenheit und bitterer Mundgeschmack.
- **Zunge:** gelber Zungenkörper, klebriger Zungenbelag.
- **Puls:** schlüpfrig und beschleunigt.

Erläuterung

Beim Erbrechen handelt es sich aus Sicht der Chinesischen Medizin um einen Verlust des harmonischen Absinkens des Magen-*Qi* und die Entwicklung einer gegenläufigen *Qi*-Bewegung. Die hier beschriebenen Symptome basieren auf einer Schwäche von Milz und Magen, wodurch es zu einer Ansammlung von Wasser und Feuchtigkeit im Inneren des Magen-Darm-Trakts kommt.

Der Magen ist als *Yangming*-Hohlorgan gefüllt mit viel *Qi* und Blut, Stagnationen im Magen-Darm-Trakt führen deshalb leicht zu einer Hitze-Entwicklung. Durch übermäßige *Yangming*-Hitze werden die trocknenden Eigenschaften des Magens verstärkt, Feuchtigkeit wird zu heißem *Tan*-Schleim umgewandelt, der das physiologische Absinken des Magen-*Qi* blockiert. Kann sich der Magen nicht über den Darm entleeren, kommt es zu einer pathologischen Umkehrung der *Qi*-Bewegung: Die Entleerung des Magens erfolgt über den Mageneingang. Da aufsteigende *Yangming*-Hitze das Herz-Feuer entfacht, kommt es zusätzlich zu Schlafstörungen, Unruhe, Nervosität, Palpitationen, Mundtrockenheit und bitterem Mundgeschmack.

> Bei Erkrankungen des *Yang* sollte man das *Yin* behandeln. *Yang* steht hier für den Magen, *Yin* für die *Mu*-(Sammel-) Punkte im Bereich des Abdomens.

Ren 12 *Zhongwan* ist der *Mu*-(Sammel-) Punkt des Magens und als solcher indiziert bei Erkrankungen des Hohlorgans Magen.

Er stärkt Milz und Magen, zerstreut Feuchtigkeit, löst Stagnationen im Magen und leitet gegenläufiges Magen-*Qi* nach unten.

Jing-(Brunnen-)Punkte zerstreuen Völlegefühle im Epigastrium und klären Hitze, Ma 45 *Lidui* klärt besonders wirkungsvoll die *Yangming*-Hitze und leitet gegenläufiges Magen-*Qi* sowie aufflammendes Magen-Feuer nach unten.

Mi 4 *Gongsun* transformiert als *Luo*-(Verbindungs-)Punkt der Milz stagnierende Feuchtigkeit, er wirkt regulierend auf den Magen-Darm-Trakt und lindert Erbrechen. Ren 14 *Juque*, der *Mu*-(Sammel-)Punkt des Herzens, kühlt das Herz, transformiert Schleim, harmonisiert die Mitte und leitet gegenläufiges *Qi* nach unten.

In Kombination beseitigen diese vier Punkte sowohl die Ursache der Schleimentstehung als auch die akuten Symptome und wirken effektiv und schnell bei gegenläufigem Magen-*Qi* mit Erbrechen.

Modifikationen

Bitterer Mundgeschmack, saures Aufstoßen	+ Gb 43 *Xiaxi*, Bl 19 *Danshu*
Erbrechen	+ Pe 6 *Neiguan*

Klinische Anwendungen

Erbrechen, Übelkeit, Übelkeit und Erbrechen mit neurogenen Ursachen oder infolge von Chemotherapie, akute und chronische Gastritis, Pylorusspasmus, Cholezystitis.

5.3 Erbrechen (Milz-Qi-Mangel)

Ursprung *Preservation of Acupuncture and Moxibustion*

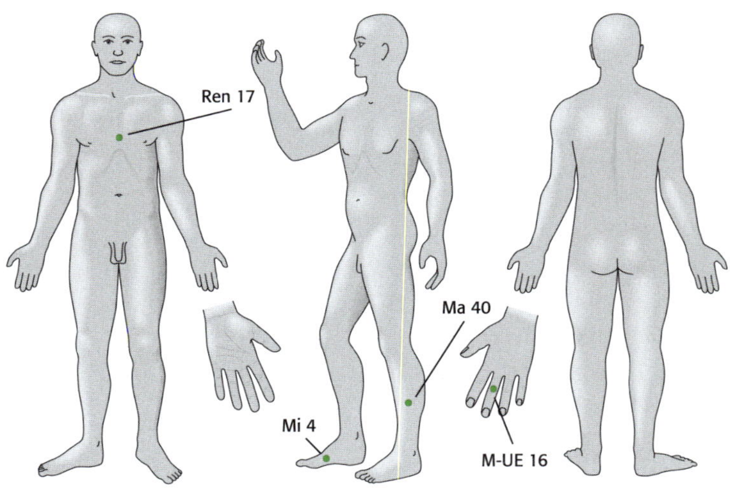

Kombination

Mi 4	*Gongsun*
M-UE 16	*Zhongkui*
Ren 17	*Shanzhong*
Ma 40	*Fenglong*

Ausführung

Tonisieren aller Punkte, Moxibustion an M-UE 16 *Zhongkui*, tägliche Anwendung, Nadelung 20 bis 30 Minuten mit zwischenzeitlicher Nachstimulierung, Moxibustion anwendbar.

Der Punkt M-UE 16 *Zhongkui* liegt auf der dorsalen Seite des Mittelfingers, in der Mitte der Fingermittelgelenkfalte.

Funktion

Milz stärken und Schleim transformieren, *Qi*-Bewegung regulieren und Magen harmonisieren, gegenläufiges *Qi* absenken und Erbrechen beenden.

Pathogenese

Durch eine Milz-*Qi*-Schwäche kann klares *Yang-Qi* nicht aufsteigen. Die damit einhergehende Ansammlung von Feuchtigkeit stört die nach unten gerichtete *Qi*-Bewegung des Magens, es kommt zum gegenläufigen Aufsteigen von trübem *Yin*.

Leitsymptome und Befunde

- **Symptome:** Übelkeit, Erbrechen von klarer Flüssigkeit oder von weißlichem Schleim, Spannung und Völlegefühl im Abdomen, Appetitverlust, Abgeschlagenheit, Kraftlosigkeit, Schwindel, Palpitationen.
- **Zunge:** weißer Zungenkörper, klebriger Zungenbelag.
- **Puls:** weich und schlüpfrig.

Erläuterung

Durch eine Milz-*Qi*-Schwäche ist die Transformationsfunktion der Milz beeinträchtigt, wodurch zugeführte Nahrungsmittel nicht zu Nährstoffen und Energie (*Qi*) umgewandelt werden können. Klares *Yang-Qi* kann nicht aufsteigen, was sich in Abgeschlagenheit und Kraftlosigkeit zeigt.

Ist die Transportfunktion der Milz geschwächt, können Nahrungsrückstände nicht abtransportiert werden und stagnieren im Mittleren *Jiao*. Als Folge kann Feuchtigkeit entstehen. Diese begünstigt die Entstehung weiterer Symptome wie z. B. Appetitverlust, Spannung und Völlegefühl im Abdomen sowie Schwindel und Palpitationen. Hält dieser Zustand länger an, wandelt sich Feuchtigkeit zu Schleim, der die Mitte blockiert und die regelrechte Bewegung des Magen-*Qi* umkehrt: Statt abzusinken, steigt das Magen-*Qi* auf, was sich in Erbrechen äußert.

Luo-(Verbindungs-)Punkte kommen zur Anwendung bei Erkrankungen innen-außen-gekoppelter Leitbahnen oder *Zang-Fu*-Organe. Hier werden die *Luo*-(Verbindungs-)Punkte der Milz- und Magen-Leitbahn eingesetzt, um die *Qi*-Bewegungen des Mittleren *Jiao* zu regulieren, klares Milz-*Qi* anzuheben und trübes Magen-*Qi* abzusenken. Mi 4 *Gongsun* stärkt die Milz, transformiert Feuchtigkeit und reguliert die *Qi*-Bewegung des Magens durch Zerstreuen der Stagnation in Brust und Abdomen. Ma 40 *Fenglong* ist einer der wichtigsten Punkte zur Umwandlung von Feuchtigkeit und Schleim jeglicher Ätiologie, er senkt das Magen-*Qi* ab und unterstützt die Ausleitung trüber Feuchtigkeit über die *Yangming*-Hohlorgane.

Ren 17 *Shanzhong* reguliert als *Hui*-(einflussreicher) Punkt des *Qi* die *Qi*-Bewegungen des Oberen und Mittleren *Jiao*. Er senkt gegenläufiges Magen-*Qi* ab, transformiert Feuchtigkeit und lindert somit Erbrechen.

Moxibustion an M-UE 16 *Zhongkui* reguliert den *Sanjiao*, senkt gegenläufiges *Qi* ab, lindert Erbrechen und fördert den Appetit.

Modifikationen

Schwindel	+ Moxa an Du 20 *Baihui*
Schmerzen des Rippenbogens	+ Le 3 *Taichong*, Le 14 *Qimen*
Starkes Erbrechen	+ Ren 6 *Qihai*, Ren 12 *Zhongwan*

Klinische Anwendungen

Erbrechen, Übelkeit und Erbrechen mit neurogenen Ursachen oder aufgrund von Chemotherapie, akute und chronische Gastritis, Pylorusspasmus.

5.4 Schwangerschaftsübelkeit (Milz-Qi-Mangel)

Ursprung *Compilation of Acupuncture and Moxibustion*

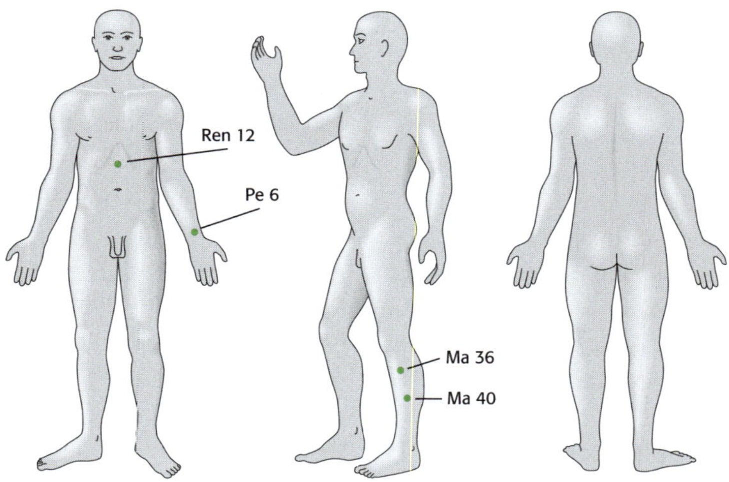

Kombination

Ren 12	*Zhongwan*
Pe 6	*Neiguan*
Ma 36	*Zusanli*
Ma 40	*Fenglong*

Ausführung

Tonisieren an allen Punkten, Dauer der Nadelung 30 Minuten, Moxibustion anwendbar.

Bei Frauen mit Schwangerschaftsabbruch in der Eigenanamnese sollte eher Moxibustion zur Anwendung kommen.

Funktion

Stärkt die Milz und transformiert Schleim, harmonisiert die Mitte und lindert Brechreiz.

Pathogenese

Durch Veränderungen im Stoffwechsel stagniert während der Schwangerschaft Feuchtigkeit im Mittleren *Jiao*. Die Bewegungen des Fetus verursachen zusätzlich ein Ansteigen des embryonalen *Qi*, wodurch gegenläufiges Magen-*Qi* entsteht und zu Übelkeit und Erbrechen führt.

Leitsymptome und Befunde

- **Symptome:** Schwangerschaftsübelkeit, Übelkeit, Erbrechen, Unwohlsein und Druckgefühl im Brust- und Bauchraum, vermindertes Geschmacksempfinden, fahler Mundgeschmack, Appetitlosigkeit, Palpitationen, Schwindel.
- **Zunge:** weißer Zungenkörper, klebriger Zungenbelag.
- **Puls:** schlüpfrig.

Erläuterung

Bei der Schwangerschaftsübelkeit führen Veränderungen des Stoffwechsels zu einer, meist temporären, Milz-*Qi*-Schwäche, die einhergeht mit der Ansammlung und Stagnation von Schleim und Feuchtigkeit im Mittleren *Jiao*. Dadurch wird das physiologische Absinken von Magen-*Qi* gestört, und es bildet sich gegenläufiges Magen-*Qi*. Steigt gleichzeitig *Tai Qi* (embryonales *Qi*) über den *Chong Mai* und *Ren Mai* auf, verbindet sich die nach oben gerichtete *Qi*-Bewegung des embryonalen *Qi* mit dem gegenläufigen Magen-*Qi* und den im Mittleren *Jiao* stagnierenden Flüssigkeiten, und es kommt zu Erbrechen. Der berühmte Arzt Zhang Jingyue schrieb in *Regeln der Gynäkologie*: „Schwangerschaftsübelkeit entsteht meist aufgrund von Magen-Mangel mit *Qi*-Stagnation, jedoch kann es auch bei gesunden Personen in einer Schwangerschaft zu einem Aufsteigen und Blockieren durch die *Chong*- und *Ren*-Leitbahnen kommen. Dadurch kann *Qi* nicht mehr nach unten fließen, und es kommt zu einem Counterflow, einer gegenläufigen *Qi*-Bewegung, welcher sich als Erbrechen manifestiert".

Der therapeutische Ansatz in beiden Fällen ist es, die Milz zu stärken und die Mitte zu harmonisieren, Schleim umzuwandeln und die gegenläufige *Qi*-Bewegung zu harmonisieren. Oft eignet sich hierzu die Moxibustion mit ihren wärmenden und harmonisierenden Eigenschaften.

Ren 12 *Zhongwan* reguliert Milz und Magen, wandelt Feuchtigkeit um und senkt rebellierendes Magen-*Qi* ab. Ma 36 *Zusanli* ist einer der Hauptpunkte zur Regulierung und Harmonisierung des Magens. Moxibustion an Ma 36 *Zusanli* stärkt das *Yang-Qi* der Mitte und unterstützt das physiologische Absinken von Magen-*Qi*, wodurch das nach oben drängende trübe *Yin* abgeleitet und der Brechreiz unterbunden wird.

Die Kombination aus Ma 36 *Zusanli* und Pe 6 *Neiguan* reguliert den *Qi*-Mechanismus des Oberen und Mittleren *Jiao* und leitet gegenläufiges Magen-*Qi* nach unten. Außerdem ist Pe 6 *Neiguan* ein äußerst wirkungsvoller Punkt zur Behandlung von Übelkeit und Erbrechen. Ma 40 *Fenglong* transformiert Schleim und Feuchtigkeit, leitet gegenläufiges Magen-*Qi* nach unten und harmonisiert die Mitte.

Modifikationen

Brustenge	+ Ren 17 *Shanzhong*
Unruhe, Palpitationen	+ He 7 *Shenmen*
Starke Übelkeit mit Erbrechen	+ Ren 22 *Tiantu*, Ren 14 *Juque*
Spasmus der Kardia	+ Ren 13 *Shangwan*
Pylorusstenose	+ Ren 11 *Xiawan*

Klinische Anwendungen

Übelkeit und Erbrechen bei Schwangerschaft, akute Gastritis, Spasmus der Kardia, Pylorusstenose, funktionelle Dyspepsie.

5.5 Husten (Kälte-Schleim-Stagnation in der Lunge)

Ursprung *Great Compendium*

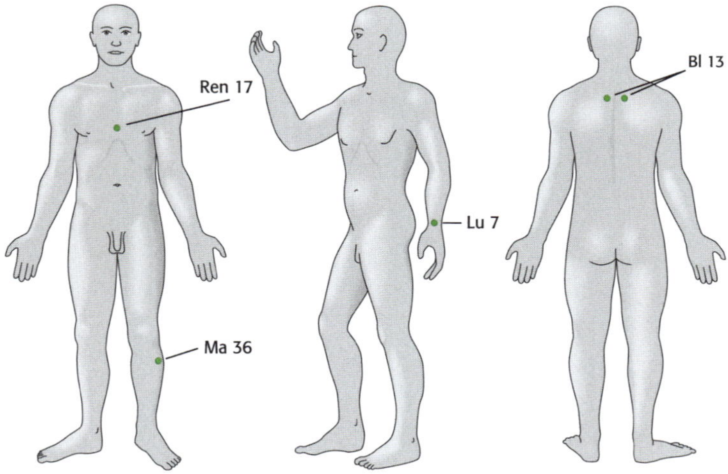

Kombination

Lu 7	*Lieque*
Bl 13	*Feishu*
Ren 17	*Shanzhong*
Ma 36	*Zusanli*

Ausführung

Tonisierende Stimulierung, Dauer der Nadelung: 30 Minuten, tägliche Anwendung, Moxibustion anwendbar.

Funktion

Qi regulieren, Milz stärken, Schleim transformieren, Husten stoppen.

Pathogenese

Husten aufgrund einer Stagnation von kaltem *Yin*-Schleim in der Lunge.

Leitsymptome und Befunde

- **Symptome:** produktiver Husten mit reichlich flüssig-klarem, weißem Sputum. Engegefühl in der Brust und Brustschmerzen, Übelkeit, Erbrechen.
- **Zunge:** weißer Zungenkörper, feuchter Zungenbelag.
- **Puls:** oberflächlich, schwach, weich und schlüpfrig.

Erläuterung

Grundlage für die Entwicklung der Symptome ist meist eine Milz-Schwäche mit Minderung oder Verlust der Umwandlungs- und Transportfunktion. Daraus resultiert eine Ansammlung von Feuchtigkeit, die sich verfestigt und *Yin*-Schleim entstehen lässt. Dieser wird anschließend in der Lunge gespeichert. Äußere Kälte, die auf die Lunge einwirkt, verbindet sich mit dem in der Lunge befindlichen *Yin*-Schleim zu Kälte-Schleim. Die natürliche *Qi*-Bewegung wird blockiert und eine gegenläufige *Qi*-Bewegung verursacht. Da das Lungen-*Qi* also nicht absteigen kann, entwickelt sich in der Lunge eine gegenläufige *Qi*-Bewegung, und das Lungen-*Qi* verflüchtigt sich in Form von Husten.

Der therapeutische Ansatz besteht darin, die Lunge zu erwärmen und die Umwandlung von *Yin*-Schleim zu unterstützen. Der Fokus liegt hier auf dem Bewegen des Lungen-*Qi* und der Stärkung der Milz.

Die kombinierte Anwendung von Akupunktur und Moxibustion an Bl 13 *Feishu*, dem *Shu*-(Transport-)Punkt der Lunge, und Ren 17 *Shanzhong*, dem *Hui*-(einflussreichen) Punkt des *Qi*, erwärmt die Lunge und reguliert die *Qi*-Bewegung im Oberen und Mittleren *Jiao*. Sie leitet gegenläufiges Lungen-*Qi* nach unten und wandelt Schleim um. Lu 7 *Lieque* öffnet die Lunge und unterstützt sie in ihrer Funktion des Ausbreitens und Herabführens von Lungen-*Qi*.

Die Lungen-Leitbahn entspringt im Mittleren *Jiao* im Bereich des Magens und bildet zusammen mit der Milz den *Taiyin*-Kreislauf. Das *Yang*-Gegenstück bildet der *Yangming*-Kreislauf (Magen und Dickdarm). Um Kälte-Schleim umzuwandeln, benötigt man warme, zerstreuende Methoden. Moxibustion an Ma 36 *Zusanli*, dem Erdepunkt der Magen-Leitbahn, stärkt das Milz- und Magen-*Yang*, wärmt die Lunge und transformiert Kälte-Schleim-Stagnationen in der Lunge.

Diese Kombination behandelt gleichzeitig sowohl die Symptome als auch die ursächlichen Dysfunktionen.

Modifikationen

Engegefühl und Schmerzen in der Brust	+ Pe 6 *Neiguan*
Wind-Kälte-Kopfschmerzen oder Kälteaversion	+ Bl 12 *Fengmen*, Gb 20 *Fengchi*
Starke Verschleimung	+ Ma 40 *Fenglong*

Klinische Anwendungen

Akute und chronische Bronchitis, Asthma bronchiale.

5.6 Asthma bronchiale (Kälte-Schleim)

Ursprung *Essentials of Modern Chinese Clinical Acupuncture*

Kombination

Du 14	*Dazhui*
Bl 13	*Feishu*
Du 10	*Lingtai*

Ausführung

Beim Moxen nach der *Hua-Nong*-Moxamethode (eiterbildende Moxamethode) werden an jedem Akupunkturpunkt 9 Moxakegel verbrannt (Durchmesser der Moxakegel 5 mm, Gewicht ca. 2 g). Es sollte

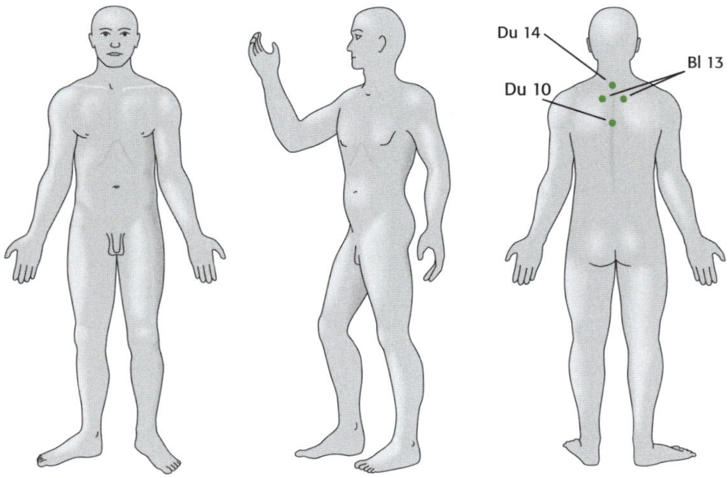

hoch qualitatives, sehr feines Moxa verwendet werden. In die Menge von 9 Moxakegeln (18 g) sollte 0,1 g *She Xiang* (Moschus) oder *Su He Xiang* (Styrax) eingemischt werden.

Die Behandlung sollte für einen Zeitraum von 1 bis 3 Jahren erfolgen, jeweils zwischen den Sommermonaten und dem Herbstbeginn (September).

- Bei Patienten mit *Yin*-Mangel, die blutiges Sputum abhusten, und bei denen Symptome bestehen, die auf verbrauchte Körperflüssigkeiten hinweisen, sollte die *Hua-Nong*-Moxibustion nicht angewandt werden.
- Nach Herbstbeginn sollte auf allzu starke Moxibustion verzichtet werden.

Funktion

Erwärmen und Tonisieren von *Yang-Qi*, Lungen-*Qi* ausbreiten, Schleim zerstreuen.

Pathogenese

Der Verlust der ausbreitenden Funktion des Lungen-*Qi* führt zur Ansammlung und Stagnation von Kälte-Schleim in der Lunge, was sich als Asthma manifestiert.

Leitsymptome und Befunde

- **Symptome:** erschwerte Atmung mit Stridor und Engegefühl in Brustbereich und Diaphragma. Oder – bei einer chronischen Krankheit mit *Yang*-Schwäche, Verschleimung des Hals-Rachen-Bereichs mit Stridor und verstopfter Nase – Kurzatmigkeit, tiefe und kraftlose Stimme, evtl. mit schwacher Konstitution, Kälteaversion, Erkrankungsneigung bei Kälteeinflüssen (v.a. Keuchatmung), gelb-blasse Gesichtsfarbe.
- **Zunge:** blasser Zungenkörper, feuchter, weißer Zungenbelag.
- **Puls:** gespannt und straff.

Erläuterung

Zhu Danxi definierte das Symptom der Keuchatmung als Schleim-Erkrankung. Schleim entwickelt sich infolge einer Disharmonie der beiden *Taiyin*-Kreisläufe Milz und Lunge mit dem *Shaoyin*-Nieren-Kreislauf. Diese Disharmonie führt zu einer Störung des Wasser- und Flüssigkeitshaushalts, wodurch *Yin*-Schleim in der Lunge stagniert.

Die beschriebenen Symptome entwickeln sich meist bei Menschen mit konstitutionellem Lungen- und Nieren-*Yang*-Mangel und einer damit eingehergehenden Kälte-Schleim-Stagnation in der Lunge. Da diese Symptome bevorzugt in der kalten Winterzeit, bei Kontakt mit Kälte und/oder kalter Zugluft auftreten, ist gemäß dem Grundsatz „Behandle Krankheiten des Winters im Sommer“ die optimale Zeit für eine Therapie diejenige, in der die Symptome am schwächsten ausgeprägt sind. In diesem Fall ist also die Behandlung bevorzugt in den Sommermonaten bis in den Herbstanfang hinein durchzuführen.

Moxibustion an Du 14 *Dazhui*, dem Treffpunkt aller *Yang*-Leitbahnen, vertreibt Kälte, befreit die Leitbahnen und macht sie durchgängig, sie stärkt das *Yang-Qi* und hilft somit, Pathogene aus dem Körper zu vertreiben. Bl 13 *Feishu*, der *Shu*-(Transport-)Punkt der Lunge, unterstützt die ausbreitende Funktion der Lunge und aktiviert und reguliert die *Qi*-Bewegung im Oberen *Jiao*. Er wird unterstützt durch Du 10 *Lingtai*, gemeinsam zerstreuen sie Kälte-Schleim-Stagnation in der Lunge, lindern Dyspnoe, Asthma und chronischen Husten.

Die Zugabe von stark aromatischen, bewegenden Substanzen wie *She Xiang* (Moschus) oder *Su He Xiang* (Styrax), die aufgrund ihres *Yang*-Charakters zudem nach oben und außen wirken, verstärkt die *Yang-Qi* tonisierende und wärmende Wirkung der Moxa. Die Arzneien unterstützen zudem die Schleim-Umwandlung, fördern das Ausbreiten des Lungen-*Qi* und leiten gegenläufiges *Qi* nach unten.

Klinische Anwendungen

Asthma bronchiale, asthmatische Bronchitis, allergische Lungenerkrankungen mit Keuchatmung, die zum TCM-Bild der kalten *Yin*-Schleim-Stagnation der Lunge passen.

5.7 Keuchatmung (Wind-Kälte-Schleim)

Ursprung *Essentials of Modern Chinese Clinical Acupuncture*

Kombination

Bl 12	*Fengmen*
Bl 13	*Feishu*
Ren 22	*Tiantu*
M-BW 1	*Dingchuan*

Ausführung

Sedieren an allen Punkten für je 1 bis 2 Minuten, Moxibustion möglich. Dauer der Nadelung: 30 Minuten.

Funktion

Vertreiben von Wind-Kälte, Ausbreiten des Lungen-*Qi*, Umwandlung von Schleim, Keuchatmung lindern.

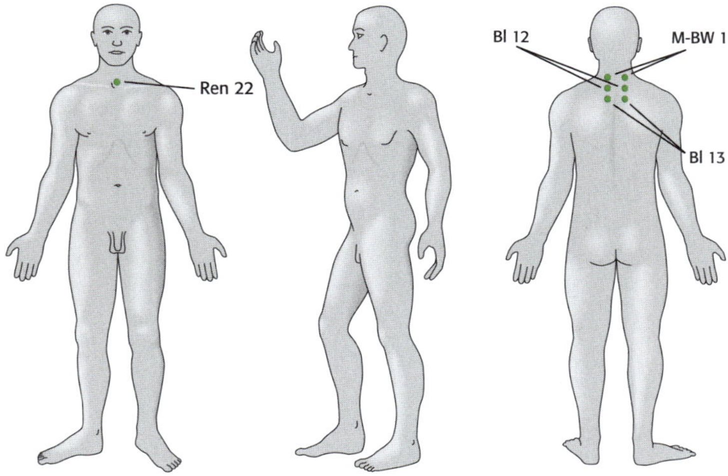

Pathogenese

Wind-Kälte greift die Lunge an und aktiviert in der Lunge und in den Atemwegen befindlichen Schleim, wodurch das Absinken des Lungen-*Qi* beeinträchtigt wird: Es entwickelt sich gegenläufiges Lungen-*Qi*, das sich in Keuchatmung und Asthma äußert.

Leitsymptome und Befunde

- **Symptome:** Zu Beginn kann es zu Fieber und Kälteaversion kommen, Kratzen im Hals- und Rachenbereich und Husten, im weiteren Verlauf Dyspnoe, deutlich hörbarer Stridor, Husten mit klarem, schleimigem Auswurf.
- **Zunge:** blasser Zungenkörper, weißer, feuchter Zungenbelag.
- **Puls:** oberflächlich, gespannt.

Erläuterung

Wind-Kälte greift die Lunge an und verbindet sich mit Schleim, der sich aufgrund eines Lungen- und Milz-*Qi*-Mangels in der Lunge und in den Atemwegen befindet. Durch die pathogenen Faktoren Wind, Kälte und Schleim in der Lunge wird das Lungen-*Qi* in seiner physiologischen Bewegung des Ausbreitens und Hinabführens blockiert. Es entwickelt sich gegenläufiges Lungen-*Qi*, das sich als Keuchatmung, Asthma, deutlich hörbarer Stridor sowie als Husten mit klarem, schleimigem Auswurf manifestiert. Die Behandlungsstrategie besteht darin, äußere Wind-Kälte zu zerstreuen, Schleim umzuwandeln und die natürliche *Qi*-Bewegung der Lunge wiederherzustellen.

Bl 12 *Fengmen* (Wind-Tor) wird mit Bl 13 *Feishu*, dem *Shu*-(Transport-)Punkt der Lunge, kombiniert, um die Oberfläche zu befreien, das Lungen-*Qi* zu verteilen und gegenläufiges Lungen-*Qi* abzusenken. Moxibustion reguliert und wärmt zusätzlich das Lungen-*Qi* und zerstreut die Kälte-Schleim-Stagnation in der Lunge, dadurch kann das *Wei*-(Abwehr-)*Qi* an die Oberfläche gelangen und äußere Wind-Kälte zerstreuen.

Ren 22 *Tiantu* ist ein wirkungsvoller Punkt, um Schleim zu vertreiben, gegenläufiges *Qi* umzukehren und Asthma zu lindern. M-BW 1 *Dingchuan* aktiviert die *Taiyang*-Schicht, unterstützt die Lunge und eignet sich sehr gut zur Behandlung von Atembeschwerden, Asthma und Husten.

Modifikationen

Äußere Wind-Kälte-Symptome	+ Di 4 *Hegu*, Lu 7 *Lieque*
Verstärkte Bildung und Ansammlung von Schleim	+ Ma 40 *Fenglong*, Ma 36 *Zusanli*

Klinische Anwendungen

Bronchitis, asthmatische Bronchitis, Lungenemphysem und weitere Krankheitsbilder mit asthmatischen Symptomen.

5.8 Asthma bronchiale (Hitze-Schleim)

Ursprung *Preservation of Acupuncture and Moxibustion*

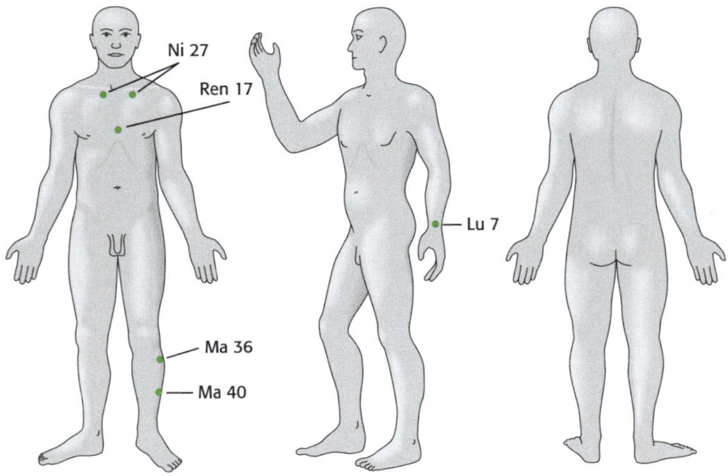

Kombination

Lu 7	*Lieque*
Ma 40	*Fenglong*
Ni 27	*Shufu*
Ren 17	*Shanzhong*
Ma 36	*Zusanli*

Ausführung

Sedieren an allen Punkten, Dauer der Nadelung: 30 Minuten, Moxibustion anwendbar.

Funktion

Lungen-Hitze klären, Schleim transformieren, *Qi* regulieren, Asthma stillen.

Pathogenese

Äußere Hitze wandelt die bereits vorhandene Schleim-Stagnation in der Lunge zu Hitze-Schleim, der die Atemwege blockiert und sich als Keuchatmung und Asthma manifestiert.

Leitsymptome und Befunde

- **Symptome:** asthmatische Keuchatmung, erschwerte Atmung mit Stridor, chronischer Husten oder Reizhusten mit Abhusten eines zähen weiß- oder gelbgefärbten Schleims. **Begleitsymptome:** Unruhe, gedrückte Stimmungslage, Engegefühl im Brustbereich, erhöhtes Durstempfinden mit Verlangen nach Flüssigkeit, Schwitzen.
- **Zunge:** geröteter Zungenkörper mit klebrigem, gelbem Zungenbelag.
- **Puls:** schlüpfrig und schnell.

Erläuterung

Zhu Danxi definierte das Symptom der Keuchatmung als Schleim-Erkrankung.

Schleim entwickelt sich infolge einer Disharmonie zwischen Milz, Lunge und Niere, die mit einer Störung des Wasserhaushalts und der nachfolgenden Ansammlung von Feuchtigkeit und Schleim in der Lunge einhergeht. Der in der Lunge stagnierende Schleim wird durch Kontakt mit äußeren Pathogenen und/oder psychoemotionalen Stressfaktoren aufgewirbelt und blockiert die Luftwege.

Die ausgewogene Kombination der Akupunkturpunkte regeneriert die physiologischen Funktionen der *Zang-Fu*-Organe, dadurch können Schleim und Feuchtigkeit aufgelöst und deren Neubildung verhindert werden.

Sedieren von Lu 7 *Lieque* zerstreut stagnierendes Lungen-*Qi*, reguliert und befreit den Hals-Rachen-Bereich und das Diaphragma. Ni 27 *Shufu*, ein wichtiger lokaler Punkt zur Asthmabehandlung, hilft das Lungen-*Qi* auszubreiten und gegenläufiges Lungen-*Qi* abzuleiten, er transformiert Schleim und lindert Husten und Keuchatmung. Außerdem unterstützt er den *Qi*-Fluss zwischen Lunge und Niere, d.h., er fördert die Niere darin, das herabgeführte Lungen-*Qi* durch eine „Saugwirkung" der Niere auf halber Strecke aufzunehmen und weiterzuführen. Dieser Mechanismus ist bekannt als *Shen Na Qi* – „die Niere nimmt *Qi* auf".

Sedieren von Ren 17 *Shanzhong*, den Treffpunkt des *Qi*, öffnet die Brust und reguliert die *Qi*-Bewegung im Oberen und Mittleren *Jiao*, indem er gegenläufiges *Qi* absenkt und Schleim im Oberen *Jiao* umwandelt.

Ma 40 *Fenglong* ist einer der wichtigsten und wirkungsvollsten Punkte bei Feuchtigkeit und Schleim, unabhängig von der zugrunde liegenden Ursache. Er unterstützt die Umwandlung von Feuchtigkeit in der Milz, zerstreut Schleim in der Lunge und kehrt gegenläufiges *Qi* um und wirkt so beschwerdelindernd bei Husten und Keuchatmung. Ma 36 *Zusanli* stärkt Milz und Magen, unterstützt das *Zheng*-(aufrechte) *Qi* wie auch das *Wei*-(Abwehr-)*Qi* und vertreibt äußere Pathogene.

Modifikationen

Starkes Asthma	+ Ren 22 *Tiantu*
Erhöhte Körpertemperatur, Fieber	+ Di 11 *Quchi*, Du 16 *Fengfu*

Klinische Anwendungen

Bronchialasthma, asthmatische Bronchitis, Lungenemphysem.

5.9 Husten (Hitze-Schleim in der Lunge)

Ursprung *Secrets of the Master of Cinnabar Creek, Song of the Jade Dragon, Glorious Anthology*

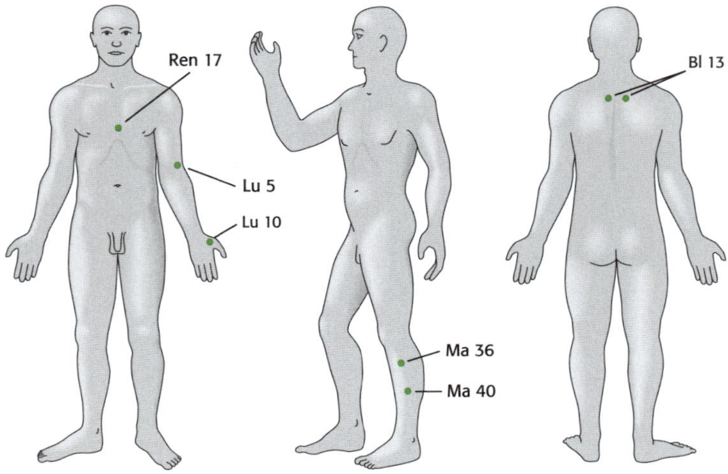

Kombination

Ren 17	*Shanzhong*
Bl 13	*Feishu*
Ren 22	*Tiantu*
Lu 5	*Chize*
Lu 10	*Yuji*
Ma 40	*Fenglong*
Ma 36	*Zusanli*

Ausführung

Moxibustion an Ren 22 *Tiantu*, Blutigstechen an Lu 5 *Chize*. Sedieren an den übrigen Akupunkturpunkten, Dauer ca. 20 Minuten.

Funktion

Hitze kühlen, Schleim auflösen, Lungen-*Qi* ausbreiten, Husten stillen.

Pathogenese

Schleim-Hitze-Stagnation in der Lunge blockiert das Ausbreiten des Lungen-*Qi* und führt zu Husten.

Leitsymptome und Befunde

- **Symptome:** Husten mit erschwertem Auswurf von zähem gelbem Schleim, Beklemmungsgefühl im Brustbereich, erschwerte Atmung, Völlegefühl und Spannung entlang der Rippenbögen, die durch Hustenreiz verstärkt werden. Trockener Hals- und Rachenbereich, vermehrter Durst.
- **Zunge:** gelber Zungenkörper, klebriger Zungenbelag.
- **Puls:** schlüpfrig und beschleunigt.

Erläuterung

Eine Hitze-Schleim-Stagnation kann sich durch verschiedene Faktoren entwickeln. Äußere Faktoren sind klimatische Hitze, Wind-Hitze oder Feuchte-Hitze. Auch innere Faktoren können eine Schleim-Hitze-Stagnation hervorrufen, beispielsweise eine Hitze-Schädigung, die sich aufgrund einer nicht ausgeheilten febrilen Erkrankung entwickelt hat. Zudem ist es möglich, dass sich innere Hitze infolge einer *Zang-Fu*-Organstörung gebildet hat oder eine *Yin*-Mangel-Hitze vorliegt. Infolge der Schleim-Hitze-Stagnation in der Lunge wird das Ausbreiten des Lungen-*Qi* blockiert, und es entwickelt sich Husten.

Der Behandlungsansatz besteht darin, Hitze zu klären und Schleim aufzulösen, um gegenläufiges *Qi* umzukehren und Husten zu stillen.

Bl 13 *Feishu*, der *Shu*-(Transport-)Punkt der Lunge, reguliert und unterstützt die Ausbreitung des Lungen-*Qi*. In Kombination mit Lu 5 *Chize und Lu 10 Yuji* kühlt er die Lungen-Hitze, leitet gegenläufiges Lungen-*Qi* nach unten und stillt Husten.

Moxibustion an Ren 22 *Tiantu* wandelt Schleim um und fördert die Ausbreitung von Lungen-*Qi*. Ren 17 *Shanzhong*, der *Hui*-(einflussreiche) Punkt des *Qi*, reguliert das Lungen-*Qi* und befreit den Brustkorb. Gemeinsam lösen sie Schleim-Hitze in der Lunge, fördern den Auswurf von Sputum und wirken hustenstillend.

Ma 36 *Zusanli* und Ma 40 *Fenglong* stärken den Magen, unterstützen die Umwandlung von Hitze-Schleim in der Lunge und senken gegenläufiges Lungen-*Qi* ab.

Modifikationen

Schmerzen in der Brust- und Rippengegend	+ Le 13 *Zhangmen*, Ma 12 *Quepen*
Starke Verschleimung der Lunge	+ Lu 7 *Lieque*, Lu 9 *Taiyuan*
Erschwerte Atmung, Keuchatmung	+ Ni 3 *Taixi*, M-BW 1 *Dingchuan*

Klinische Anwendungen

Akute und chronische Bronchitis, Infektionen der oberen Atemwege, Pneumonie.

5.10 Manie (Hitze-Schleim stört das Herz)

Ursprung *Complete Collection, Sagelike Prescriptions*

Kombination

Du 26	*Renzhong*
Pe 8	*Laogong*
Bl 15	*Xinshu*
He 7	*Shenmen*
Dü 3	*Houxi*
Ma 40	*Fenglong*
Mi 1	*Yinbai*

Ausführung

Sedieren aller Punkte, Dauer der Nadelung: 15 bis 20 Minuten.

Funktion

Schleim auflösen, Sinnesorgane öffnen, *Shen* (Geist) beruhigen.

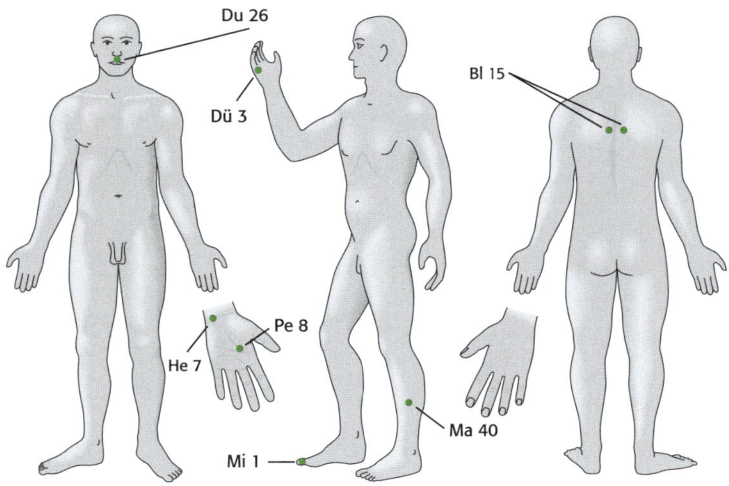

Pathogenese

Schleim-Feuer steigt nach oben, verstopft die Sinnesorgane und stört den *Shen* (Geist).

Leitsymptome und Befunde

- **Symptome:** Unruhe, Nervosität, übermäßige Aktivität, leicht reizbar, anormale Stimmungsschwankungen, gerötetes Gesicht und rote Skleren. Manische Phasen, exhibitionistische Neigung, stark extrovertiertes Verhalten, sich zur Schau stellen, „hohe Stellen erklimmen und laut singen", destruktives und aggressives Verhalten, Schlaflosigkeit, Appetitlosigkeit.
- **Zunge:** dunkelroter Zungenkörper, gelber, klebriger Zungenbelag.
- **Puls:** gespannt und schlüpfrig oder gespannt und beschleunigt.

Erläuterung

Diese Kombination ist geeignet für die Behandlung von Manie und manischen Phasen bei einer bipolaren Störung. Laut den *19 Pathogenesen* werden „heißblütige Verhaltensweisen, Manie und Wahnsinn" dem Feuer zugeordnet. Das *Huang Di Nei Jing* beschreibt die Ätiologie der bipolaren Störung als „Verbrauch von *Yang*" im oberen Bereich, worauf *Yin* und *Qi* aus dem unteren Bereich nach oben in das entstehende Vakuum drängen. Dadurch entsteht unten ein Mangel und oben ein Überschuss. Dieses Ungleichgewicht von *Yin* und *Yang* führt zu Manie und depressiven Psychosen.

Als „Verbrauch von *Yang*" wird das vermehrte „Verfeuern" von *Yang*-Energien im oberen Bereich (Kopf, Gehirn, Geist) bezeichnet, das meist die Folge von mentaler oder psychoemotionaler Überlastung und Unausgeglichenheit ist oder sich aufgrund innerer Pathologien wie hormonell oder neurologisch bedingter Störungen entwickelt. *Yin* steht hier für pathologische Faktoren vom *Yin*-Typ wie Schleim und Feuchtigkeit, die sich infolge einer Milz- und Nieren-Schwäche entwickelt haben. Als *Qi* sind exzessive Energien der Leber und Gallenblase bezeichnet, die pathogenes Feuer entfachen können. Schleim und Feuer vereinen sich und beeinträchtigen das Herz und führen zu Störungen des *Shen* (Geist) wie Unruhe, Nervosität, Hyperaktivität, Reizbarkeit, Stimmungsschwankungen und zur Ausbildung bipolarer Phasen.

Der therapeutische Ansatz umfasst Methoden, die Hitze klären und Schleim umwandeln sowie gegenläufiges *Yang-Qi* absenken und verankern.

In dieser Kombination werden drei der 13 Geistpunkte von Sun Simiao verwendet. Du 26 *Renzhong*, der „Geistpalast“, Pe 8 *Laogong*, die „Geisthöhle“ und Mi 1 *Yinbai*, die „Festung der Geister“. Die Geistpunkte von Sun Simiao sind traditionelle Akupunkturpunkte zur Behandlung manischer Erkrankungen, bipolarer Störung und Epilepsie. Sie öffnen die Sinnesorgane und erwecken den *Shen* (Geist), klären die Leber und transformieren Schleim.

Bl 15 *Xinshu*, der *Shu*-(Transport-)Punkt des Herzens, klärt Hitze und zerstreut Schleim, beruhigt den *Shen* (Geist) und dämpft das überschießende Gemüt. Dü 3 *Houxi* verbindet sich mit dem *Du Mai* und wirkt somit auf das Herz und den *Shen* (Geist), er klärt das Herz-Feuer, weckt den *Shen* (Geist) und ist angezeigt bei bipolaren Störungen. In seiner Funktion als *Yuan*-(Quell-)Punkt reguliert und harmonisiert He 7 *Shenmen* das Herz und beruhigt den *Shen* (Geist). Ma 40 *Fenglong* klärt Schleim aus dem Herzen und beruhigt den *Shen* (Geist).

Modifikationen

Akustische Halluzinationen	+ Sj 17 *Yifeng*, Dü 19 *Tinggong*
Visuelle Halluzinationen	+ Bl 1 *Jingming*
Appetitverlust	+ Ren 12 *Zhongwan*, Ma 36 *Zusanli*
Engegefühl in der Brust	+ Ren 17 *Shanzhong*
Bipolare Störung	+ Pe 5 *Jianshi*, *Guiku* (oder *Guiyan*): beidseitige, simultane Stimulierung durch Moxakegel an Mi 1 *Yinbai* und Lu 11 *Shaoshang**
* Traditionelle Vorgehensweise: Daumen beider Hände zusammenbinden, sodass Lu 11 *Shaoshang* der linken und rechten Hand aneinanderliegen, entsprechendes Vorgehen mit den Großzehen des linken und rechten Fußes und den Punkten Mi 1 *Yinbai*. Moxakegel zwischen die Punkte legen und abbrennen. Moderne Vorgehensweise: Die vier Punkte können separat voneinander behandelt werden.	

Klinische Anwendungen

Bipolare Störung, Schizophrenie, manische Erkrankungen.

5.11 Chronischer Husten (Schleim-Stagnation bei Lungen-Qi-Mangel)

Ursprung *Great Compendium*

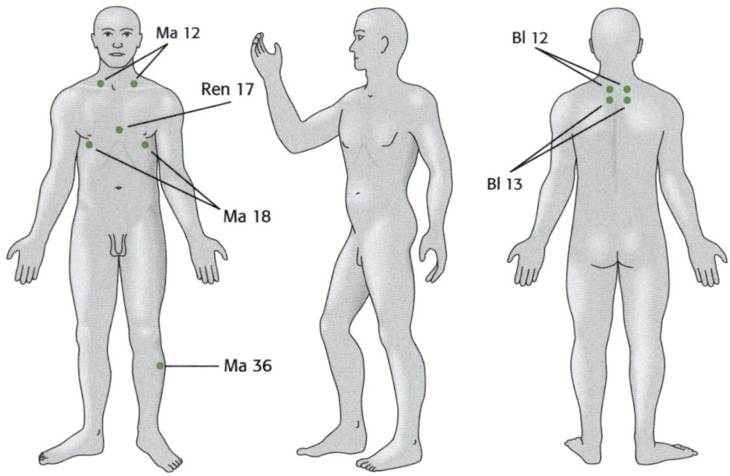

Kombination

Bl 13	*Feishu*
Bl 12	*Fengmen*
Ma 36	*Zusanli*
Ren 17	*Shanzhong*
Ma 18	*Rugen*
Ma 12	*Quepen*

Ausführung

Sedieren und Moxibustion an Bl 12 *Fengmen*, Tonisieren an allen übrigen Punkten. Dauer der Nadelung: ca. 20 Minuten, tägliche Anwendung möglich.

Funktion

Wind vertreiben, Schleim auflösen, gegenläufigen *Qi*-Fluss korrigieren, Husten stillen.

Pathogenese

Die Schädigung der Lunge durch Wind-Schleim führt zu chronischem Husten.

Leitsymptome

- **Symptome:** Husten, Kratzen in Hals und Rachen, Husten mit hellweißem, klar-flüssigem Auswurf, Spontanschweiß, Kurzatmigkeit, Infektanfälligkeit, evtl. mit vermindertem Appetit und schwacher, leiser Stimme.
- **Zunge:** blasser Zungenkörper, dünner Belag.
- **Puls:** oberflächlich.

Erläuterung

Die oben beschriebenen Symptome können durch innere wie äußere Faktoren hervorgerufen werden.

- Innere Faktoren wie Unverhältnismäßigkeit des Sexuallebens, Alkoholgenuss und/oder Ernährungsgewohnheiten wie z. B. dauerhafter Verzehr fettiger und salziger Lebensmittel führen direkt oder indirekt zur Schädigung der Lunge mit Ausbildung eines Lungen-*Qi*-Mangels.
- Äußere Faktoren sind hauptsächlich nicht ausgeheilte Wind-Erkrankungen.

In beiden Fällen zirkuliert in den Leitbahnen pathogener Schleim, der sich in der Lunge sammelt, dort den *Qi*-Fluss stört und einen chronischen Hustenreiz auslöst.

Äußere Pathogene, v. a. Wind-Pathogene, finden meist in Nase, Mund oder an der Hautoberfläche ihre Eintrittspforte in den menschlichen Körper. Da der *Taiyang*-Schicht die gesamte Oberfläche des menschlichen Körpers zugeordnet ist und die Lunge über die Haut regiert und die Nase ihre Öffnung nach außen darstellt, sind die Punkte der Blasen-Leitbahn die bevorzugt einzusetzenden Punkte. Bl 13 *Feishu* ist als *Shu*-(Transport-)Punkt der Lunge der Hauptpunkt dieser Kombination. Er zerstreut Wind, unterstützt die Ausbreitung des Lungen-*Qi* und stoppt Husten. Ren 17 *Shanzhong*, der *Hui*-(einflussreiche) Punkt des *Qi*, unterstützt Bl 13 *Feishu* in seiner Wirkung und öffnet zusätzlich die Brust, um Atemnot zu mildern, außerdem reguliert er den *Qi*-Fluss der Lunge, transformiert Schleim, leitet gegenläufiges Lungen-*Qi* nach unten und hilft, Husten zu stoppen.

Bl 12 *Fengmen* (Wind-Tor) zerstreut äußeren Wind, befreit die Oberfläche und reguliert das Lungen-*Qi*. Er ist außerdem eine der Haupteintrittsstellen des Windes, Moxaanwendung an diesem Punkt wirkt präventiv bei Menschen mit erhöhter Infektanfälligkeit.

Laut dem Grundsatz „Bei Mangel tonisiere die Mutter“ werden zur Unterstützung der Lunge (Element Metall) auf der Magen-Leitbahn (Element Erde) tonisierende und Schleim umwandelnde Punkte gewählt. Ma 36 *Zusanli* reguliert die Mitte und stärkt die Lunge, deren Leitbahn im Bereich des Magens entspringt. Die Lokalpunkte Ma 18 *Rugen* und Ma 12 *Quepen*, unterstützen die Ausbreitung des *Qi* im Oberen *Jiao*, zerstreuen Schleim und stoppen Husten.

Modifikationen

Starke Verschleimung	+ Ma 40 *Fenglong*, Bl 20 *Pishu*
Erkrankung des Äußeren	+ Gb 20 *Fengchi*, Lu 7 *Lieque*
Kratzen in Hals und Rachen	+ Ren 22 *Tiantu*
Qi-Mangel	+ Moxa an Ren 6 *Qihai*, Ren 4 *Guanyuan*

Klinische Anwendungen

Husten, chronische Bronchitis, Asthma bronchiale, Raucherhusten, chronisch-obstruktive Lungenerkrankung (COPD); Immunschwäche.

5.12 Skrofulose (Schleim-Knoten)

Ursprung *Ode of the Jade Dragon, Compilation of Acupuncture and Moxibustion*

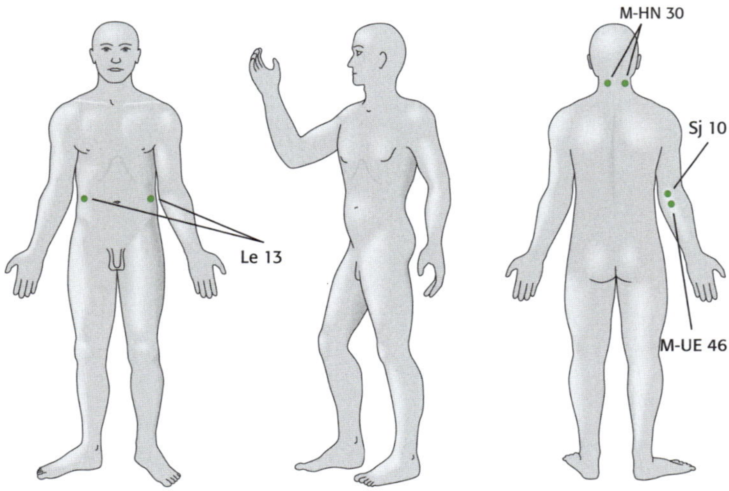

Kombination

M-HN 30	*Bailao*
M-UE-46	*Zhoujian*
Sj 10	*Tianjing*
Le 13	*Zhangmen*

Ausführung

Sedieren von M-HN 30 *Bailao* und Sj 10 *Tianjing*, Nadelung: 30 Minuten. Zusätzliche Moxaanwendung an M-HN 30 *Bailao*, M-UE-46 *Zhoujian* und Le 13 *Zhangmen*.

Funktion

Leber-*Qi*-Stase beseitigen, Schwellungen und Verhärtungen auflösen, Schleim transformieren, Struma lindern.

Pathogenese

Bildung von Schleim und Feuchtigkeit infolge einer Milz-*Qi*-Schwäche, die wiederum durch eine Leber-*Qi*-Stase bedingt ist. Es ist auch möglich, dass aufgrund eines konstitutionellen *Yin*-Mangels vermehrt Feuchtigkeit und Schleim entsteht, der sich wegen der *Qi*-Stase weiter zu Knoten verhärtet.

Leitsymptome und Befunde

Es handelt sich um ein chronisches Krankheitsbild, das *Qi*, Blut, *Yin* und Körperflüssigkeiten konsumiert.

- **Symptome:** Verhärtungen und Knoten im Hals- und Nackenbereich, unterhalb des Unterkiefers oder in der Achselhöhle, entweder singulär oder perlenartig aufgereiht. Zu Beginn klein, hart, beweglich, schmerzfrei, ohne Hautverfärbungen. In fortgeschrittenen Stadien kommt es zur Vergrößerung der Knoten, in manchen Fällen zu festen Verwachsungen mit dem umliegenden Bindegewebe, Rotfärbung der Haut und Ulzeration des umliegenden Gewebes mit Eiterbildung. **Mögliche Begleitsymptome:** leichtes Fieber, Kraftlosigkeit, Unruhe, Gereiztheit, Schlafstörungen, bis hin zu *Yin*-Mangel-Zeichen wie Husten, Nachtschweiß, tuberkuloseähnlichen Symptome und Knochendampfen (ein fieberhaftes Gefühl, das empfunden wird, als ob es von Knochen und Knochenmark ausgeht).

- **Zunge:** geröteter Zungenkörper, geringer Zungenbelag.
- **Puls:** fein und beschleunigt.

Erläuterung

Die oben beschriebenen Symptome können durch folgende Faktoren entstehen:

- **Psychoemotionale Probleme:** Unterdrückte Emotionen können zu einer Stagnation von Leber-*Qi* führen und den Funktionskreis der Milz beeinträchtigen. Daraus resultieren eine Ansammlung und Stagnation von Schleim sowie eine Blockade des *Qi*-Flusses. Die Leitbahnen werden durch festen Schleim blockiert, und es bilden sich Knoten und Verhärtungen.
- **Konstitutioneller Yin-Mangel:** Dieser geht einher mit einem starken Verbrauch der Körperflüssigkeiten, wodurch pathologischer Schleim entsteht. Es kommt zu einer Verbindung aus Schleim und Mangel-Feuer.

Le 13 *Zhangmen*, der *Mu*-(Sammel-)Punkt der Milz, der auf der Leber-Leitbahn liegt, kann Leber-*Qi*-Stase beseitigen, die Milz kräftigen und die Umwandlung von Schleim und Feuchtigkeit unterstützen. Sj 10 *Tianjing* löst *Qi*-Stasen des *Sanjiao* und hat somit eine direkte Wirkung auf den Wasserhaushalt, er kühlt Hitze und fördert die Umwandlung und den Abtransport von Schleim. Er ist ein besonders wirkungsvoller Punkt bei Verhärtungen und Knotenbildung wie der Skrofulose und kommt in vielen traditionellen Kombinationen zur Behandlung dieser oder ähnlicher Beschwerden vor.

Die beiden Extrapunkte M-HN 30 *Bailao* und M-UE 46 *Zhoujian* sind empirische Punkte bei subkutanen Knoten und Verhärtungen und werden bei Skrofulose und verwandten Erkrankungen eingesetzt.

Modifikationen

Nachtschweiß	+ He 6 *Yinxi*, Ni 7 *Fuliu*
Verhärtungen und Knoten im Nackenbereich	+ Gb 20 *Fengchi*, Sj 17 *Yifeng*
Verhärtungen und Knoten in der Axilla	+ Gb 21 *Jianjing*, He 3 *Shaohai*, Sj 8 *Sanyangluo*
Verhärtungen und Knoten in der Brust bis zur Axilla	+ Ren 17 *Shanzhong*, Sj 6 *Zhigou*, Gb 34 *Yanglingquan*

Klinische Anwendungen

Skrofulose, Karbunkel und Furunkel; konsumierende Lungenerkrankungen wie Tuberkulose. Unterstützend bei Lymphogranulomatose (Morbus Hodgkin), Non-Hodgkin-Lymphom, chronischer lymphatischer Leukämie, akuter lymphatischer Leukämie und AIDS.

5.13 Knoten der Mamma (Schleim-Stagnation der Brust)

Ursprung *Systematic Classic*

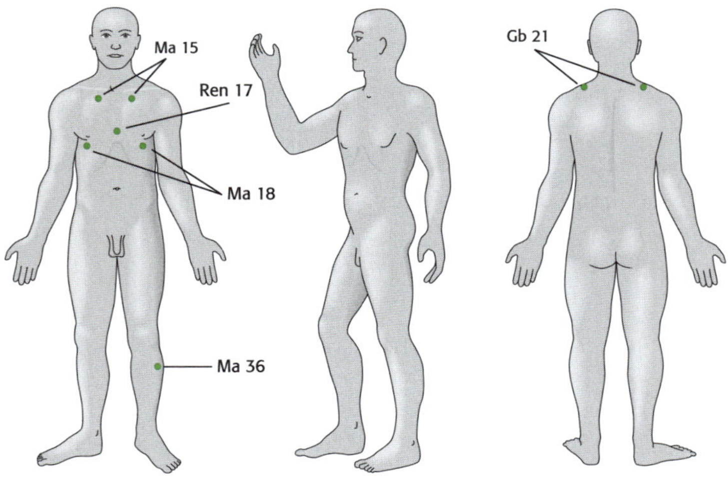

Kombination

Ma 15	*Wuyi*
Ren 17	*Shanzhong*
Ma 18	*Rugen*
Ma 36	*Zusanli*
Gb 21	*Jianjing*

Ausführung

Sedieren aller Punkte, Nadelung für ca. 30 Minuten, mit zwischenzeitlicher Nachstimulierung. Moxaanwendung an Ma 18 *Rugen.*

Funktion

Qi-Fluss aktivieren, Blut beleben, Schleim transformieren, Leitbahnen durchgängig machen.

Pathogenese

Durch eine psychoemotional bedingte Leber-*Qi*-Stase, durch Disharmonien im *Qi*- und Blutfluss sowie durch Dysregulationen des *Chong Mai* und *Ren Mai* entwickeln sich eine Schleim-Stagnation und Knoten in der weiblichen Brust.

Leitsymptome und Befunde

- **Symptome:** einseitige oder beidseitige Knötchen oder mehrere bewegliche Knötchen unterschiedlicher Größe ohne klare Abgrenzung vom umgebenden Bindegewebe, glatte Oberfläche. **Begleitsymptome:** Spannungsschmerzen der Brust, mit Verschlimmerung vor Menstruationsbeginn, evtl. Beklemmungsgefühl in der Brust, Übelkeit, Appetitverlust.

- **Zunge:** blasser Zungenkörper roter, klebrig-weißer Belag.
- **Puls:** schlüpfrig.

Erläuterung

Die Brust liegt auf der Magen-Leitbahn und steht mit ihr und dem *Chong Mai* in enger pathophysiologischer Beziehung. Bei einer Leber-*Qi*-Stagnation können Milz und Magen nicht bewegt werden, und es kommt zur ungenügenden Verteilung von Feuchtigkeit und Schleim. Eine Dysregulation des *Chong Mai* und *Ren Mai*, die oft mit hormonellen Dysbalancen zwischen Östrogen und Progesteron einhergeht, führt zur Stagnation von Schleim in der Brust, wobei sich der Schleim zu Knoten verhärtet.

Eine sedierende Nadelung und Moxibustion an den lokalen Punkten Ma 15 *Wuyi* und Ma 18 *Rugen* löst die *Qi*- und Schleim-Stagnation in Brust und Mamma, sie öffnet zudem Leitbahnen und Kollateralen und zerstreut lokale Verhärtungen und Blut-Stase. Ren 17 *Shanzhong*, der *Hui*-(einflussreiche) Punkt des *Qi*, weitet und befreit die Brust und reguliert die Bewegung des *Qi*. Gb 21 *Jianjing* reguliert den *Qi*-Fluss der Leber- und Gallenblasen-Leitbahn und hilft so, *Qi*-Stagnationen zu lösen. Ma 36 *Zusanli* stärkt die Mitte, transformiert Schleim und unterstützt die Auflösung von Verhärtungen entlang der Magen-Leitbahn.

Modifikationen

Unregelmäßige Menstruation	+ Le 3 *Taichong*, Mi 6 *Sanyinjiao*

Klinische Anwendungen

Mammaknoten, Mammaverhärtung, Mastitis, Mastopathie, Mammazyste, Hyperplasie der Brustdrüsen, Mammakarzinom, Fibroadenom.

5.14 Struma (Schleim-Stagnation mit Knotenbildung)

Ursprung *Thousand Ducat Formulas, Supplementing Life*

Kombination

Sj 13	*Naohui*
Sj 10	*Tianjing*
Di 17	*Tianding*
Ma 11	*Qishe*
Di 4	*Hegu*
Ma 40	*Fenglong*
Ashi-Punkte	

Ausführung

Sedieren aller Punkte, Nadelung für 20 Minuten mit zwischenzeitlicher Nachstimulierung. Bei deutlicher Strumabildung können 4 bis 8 Nadeln von der Außengrenze der Struma kreisförmig in Richtung Zentrum gestochen werden.

Funktion

Regulation von *Qi*- und Blutfluss, Transformation von Schleim, Auflösen der Struma.

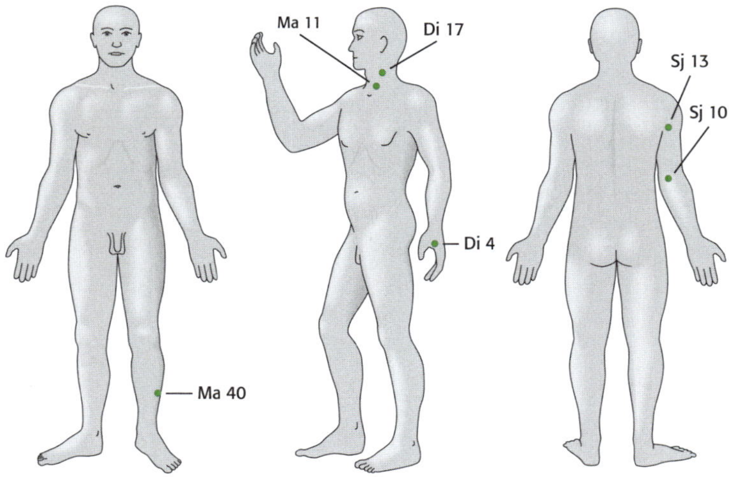

Pathogenese

Qi-Mangel oder *Qi*-Stagnation unterschiedlicher Ursache führen zu Bildung von *Tan*-Schleim, der sich in der Halsregion ansammelt und verhärtet. Es kommt zur Chronifizierung mit *Qi*- und Blut-Stase und lokalen Verhärtungen.

Leitsymptome und Befunde

- **Symptome:** Das klinische Bild ist v.a. von der Größe der Struma und der Stoffwechsellage abhängig. Es kommt zu einer tast- bis sichtbaren Verhärtung ohne Verfärbung der Haut und ohne Abszessbildung. Eine geringe Vergrößerung bereitet meist keine Beschwerden. Mit zunehmender Größe entwickelt sich jedoch ein Druck-, Enge- und Kloßgefühl bei Verengung wie z.B. beim Tragen enger Kragen und Krawatten. Bei weiter zunehmender Größe können Schluckbeschwerden sowie belastungs- und positionsabhängige Atemnot auftreten. **Begleitsymptome:** Appetitlosigkeit, Druckgefühl in der Brust, Palpitationen, Schwitzen.
- **Zunge:** dünner Zungenkörper, weißer Zungenbelag.
- **Puls:** gespannt.

Erläuterung

Diese Rezeptur eignet sich zur Behandlung einer Struma, die sich infolge einer Leber- und Gallenblasen-*Qi*-Stagnation mit Milz- und Magen-*Qi*-Mangel entwickelt und zur Ansammlung und Verhärtung von Schleim im Halsbereich (der Schilddrüse) mit sichtbarer Vergrößerung führt. Da im Halsbereich die *Shaoyang*- und *Yangming*-Leitbahnen verlaufen, werden zur Behandlung hauptsächlich Punkte entlang dieser beiden Leitbahnen gewählt.

Sj 13 *Naohui* und Sj 10 *Tianjing* regulieren den *Qi*-Fluss des *Sanjiao*, sie wandeln Schleim um und beseitigen damit Stagnationen und Verhärtungen wie z.B. Struma, Skrofulose und Tumoren im Bereich der *Shaoyang*-Leitbahnen. Di 4 *Hegu* und Ma 40 *Fenglong* aktivieren die *Qi*- und Blutzirkulation der Hand- und Fuß-*Yangming*-Leitbahn, sie beseitigen wirkungsvoll

Schleim-Stagnation und fördern die Auflösung der Struma.

Die Lokalpunkte Di 17 *Tianding* und Ma 11 *Qishe* unterstützen bei Anwendung der Kreisnadeltechnik die lokale *Qi*- und Blutzirkulation. Diese Punkte sind auch für ihre gezielte lokale Wirkung bekannt.

Modifikationen

Palpitationen	+ Pe 6 *Neiguan*, He 7 *Shenmen*
Vermehrtes Schwitzen	+ He 6 *Yinxi*, Dü 3 *Houxi*
Engegefühl in der Brust	+ Ren 17 *Shanzhong*, Pe 6 *Neiguan*
Appetitlosigkeit	+ Ren 12 *Zhongwan*, Ma 36 *Zusanli*

Klinische Anwendungen

Struma, Tumoren im Halsbereich, geschwollener Rachen.

6 Qi regulierende Kombinationen

Einleitung

Qi regulierende Kombinationen fördern die *Qi*-Zirkulation, lösen *Qi*-Stagnationen auf und regulieren gegenläufiges *Qi*. *Qi* zirkuliert durch den Körper, schützt vor pathogenen Einflüssen und schädlichen Umwelteinflüssen, schützt die *Zang-Fu*-Organe und bildet den Antrieb für Blut- und Nährstofftransport. Störungen der *Qi*-Zirkulation sind die Folge von übermäßigem Stress, psychoemotionalen Störungen, geistiger und körperlicher Überlastung, Fehlernährung und äußeren Einflüssen. *Qi*-Störungen entstehen aufgrund von Mangelsituationen, z.B. Milz-*Qi*-Mangel, Lungen-*Qi*-Mangel oder Fülle-Situationen wie einer Leber-*Qi*-Stagnation oder gegenläufigem Magen-*Qi*.

- Bei **Qi-Mangel** werden *Qi* tonisierende Kombinationen eingesetzt. Meist wird tonisierend genadelt, oft in Kombination mit Moxibustion.
- Bei **Qi-Stagnationen** kommen *Qi*-Fluss fördernde und Stasen lösende Kombinationen zur Anwendung: Es wird sediert, Moxibustion wird selten eingesetzt.
- Bei **gegenläufigem Qi** wird der *Qi*-Fluss reguliert und nach unten geleitet.

Unterschiedliche Störungen der *Qi*-Zirkulation können einzeln, aber auch in Mischformen auftreten. Bei Mischformen werden die jeweiligen Therapieansätze kombiniert.

Qi bewegende Kombinationen

Bei *Qi* bewegenden Kombinationen liegt der Schwerpunkt auf der Aktivierung der *Qi*-Zirkulation und der Zerstreuung der *Qi*-Stagnation. Meist geht eine *Qi*-Stagnation einher mit einer Stagnation von Blut, Nahrung, Schleim oder anderen Substanzen. Tritt eine *Qi*-Stagnation in einem bestimmten Organ auf, beeinträchtigt sie die Funktion anderer *Zang-Fu*-Organe. Diese Komplikationen müssen bei der Behandlung mitberücksichtigt werden, entweder direkt oder präventiv. Besonders häufig kommt es zur Stagnation des Mittleren *Jiao* (Milz und Magen) und zur Stagnation des Leber-*Qi*.

- **Symptome:**
  - Eine *Qi*-Stagnation des **Mittleren Jiao** ist gekennzeichnet durch abdominale und epigastrische Spannungs- und Völlegefühle, Appetitmangel, Übelkeit, Erbrechen, Reflux, Aufstoßen und Obstipation.
  - Das Hauptmerkmal einer **Leber-Qi-Stagnation** sind das schmerzhafte Spannungs- und Engegefühl des Rumpfs (Brust, Rippenbogen, Abdomen), vermehrtes Seufzen, Stimmungsschwankungen sowie unregelmäßige Menstruation und Dysmenorrhö.
- **Klinische Anwendungen:** Magen-Darm-Erkrankungen wie Ulkuskrankheit, Gastritis, Enteritis, Schluckbeschwerden; psychische Störungen wie Depression, Neurosen, stressbedingte Störungen, Panikstörungen, Globus hystericus *(Me He Qi)*; Hernien.
- **Akupunkturpunkte:** Häufig werden Punkte entlang des *Ren Mai* und im Verlauf der Perikard-, Leber-, Magen- und *Sanjiao*-Leitbahn gewählt, z.B. Ren 17 *Shanzhong*, Pe 6 *Neiguan*, Le 3 *Taichong*, Le 13 *Zhangmen*, Le 14 *Qimen*, Ma 36 *Zusanli*, Ma 40 *Fenglong*, Bl 18 *Ganshu*, Sj 6 *Zhigou*.

Qi herabführende Kombinationen

Bei *Qi* herabführenden Kombinationen liegt der Schwerpunkt darauf, gegenläufiges *Qi* zu regulieren und abwärts zu führen. Gegenläufiges *Qi* entsteht meist aufgrund einer Stagnation oder Blockade, z.B. durch *Qi*, Blut, Schleim oder unverdaute Nahrung, welche die physiologische *Qi*-Bewegung behindert und umkehrt. Besonders häufig betroffen sind Lunge, Magen und Leber.

- **Symptome:**
  - Gegenläufiges **Lungen-Qi** ruft Husten, Keuchatmung, Kurzatmigkeit und Dyspnoe hervor.
  - Gegenläufiges **Magen-Qi** verursacht Reflux, Aufstoßen, Schluckauf und Erbrechen.
  - Gegenläufiges **Leber-Qi** führt zu Schwindel, Kopfschmerzen und Erbrechen.
- **Klinische Anwendungen:** Magen-Darm-Erkrankungen wie Ulkuskrankheit, Gastritis, Übelkeit, Erbrechen, Schwangerschaftsübelkeit; Erkrankungen der Atemwege wie Husten, Keuchatmung, Asthma; Globus hystericus *(Mei He Qi)*.
- **Akupunkturpunkte:** Häufig werden Punkte entlang des *Ren Mai* und im Verlauf der Blasen-, Magen- und Perikard-Leitbahn gewählt, z.B. Bl 13 *Feishu*, Ren 12 *Zhongwan*, Ren 17 *Shanzhong*, Ren 22 *Tiantu*, Ma 36 *Zusanli*, Pe 6 *Neiguan*.

6.1 Leber-Qi-Stagnation

Ursprung *Systematic Classic, Ode to the Elucidate Mysteries*

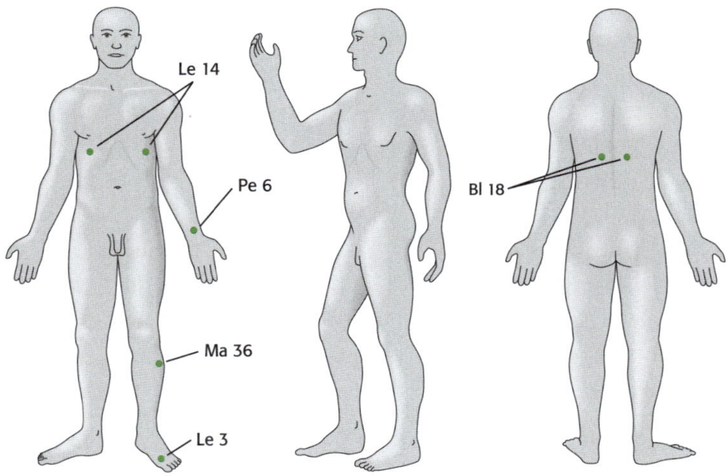

Kombination

Le 14	*Qimen*
Bl 18	*Ganshu*
Pe 6	*Neiguan*
Ma 36	*Zusanli*
Le 3	*Taichong*

Ausführung

Sedieren aller Punkte, Dauer der Nadelung: 30 Minuten.

Funktion

Leber-Stagnation lösen, Leber-*Qi* ausbreiten und *Qi*-Fluss regulieren, Leitbahnen und Kollateralen durchgängig machen.

Leitsymptome und Befunde

- **Symptome:** schmerzhafte Spannung und/oder Unwohlsein in Brust, Rippenbogen, Ober- und Unterbauch; häufiges Seufzen, Unruhe, Nervosität, Stimmungsschwankungen, wird leicht wütend oder depressive Verstimmung; Menstruationsbeschwerden, unregelmäßige Menses; saures Aufstoßen, Erbrechen.
- **Zunge:** dünner Zungenkörper, weißer oder gelber Zungenbelag.
- **Puls:** gespannt und fein oder beschleunigt.

Erläuterung

Die Leber gehört zum Holz-Element und liebt es, sich zu entfalten und zu wachsen. Ihre Hauptaufgabe ist es, den geschmeidigen *Qi*-Fluss zu gewährleisten, den *Qi*-Fluss nach oben zu ermöglichen und die *Qi*-Funktionen und -Bewegungen der *Zang-Fu*-Organe zu unterstützen. Deshalb wird das Leber-*Qi* oft als der Dreh- und Angelpunkt des körperlichen *Qi*-Mechanismus bezeichnet.

Wird das Leber-*Qi* an der Ausbreitung gehindert oder blockiert, kommt es zu Symptomen der *Qi*- und Blut-Stase mit schmerzhaften Spannungen in Brust, Hypochondrium und Abdomen, zu häufigem Seufzen, Unruhe, Nervosität, Stimmungsschwankungen und Menstruationsbeschwerden. Zhu Danxi, der berühmte Arzt der Yuan-Dynastie (1281–1358), sagte, dass alle Krankheiten durch Stagnationen im Fluss von *Qi*- und Blut hervorgerufen werden. Der Arzt He Mengyao (1693–1764) fügte hinzu, dass eine *Qi*-Stagnation in den meisten Fällen mit einer pathologischen Veränderung von Leber und Gallenblase einhergehen.

Die *Shu-Mu-Yuan*-Kombination der Leber aus Bl 18 *Ganshu*, Le 14 *Qimen*, und Le 3 *Taichong* stimuliert und reguliert den *Qi*-Fluss der Leber, löst Stagnationen im Verlauf der Leber-Leitbahn und lindert Spannung in Brust, Rippenbogen, Ober- und Unterbauch sowie häufiges Seufzen, Unruhe, Nervosität und Stimmungsschwankungen.

Gemäß dem Sechs-Schichten-Modell gehört die Leber zur *Jueyin*-Schicht und ist mit der Perikard-Leitbahn gekoppelt. Pe 6 *Neiguan* aktiviert die Leber- und Perikard--Leitbahn, befreit die *Jueyin*-Schicht, aktiviert den *Qi*-Fluss im Brustkorb und in den lateralen Rippenbögen, lindert Schmerzen und stillt Erbrechen. Aufgrund seiner starken Wirkung auf Erkrankungen im Brustbereich, die v.a. durch eine Leber-*Qi*-Stase bedingt sind, wird er auch als der Kommandopunkt des Thorax bezeichnet.

Das Leber-*Qi* unterstützt das Milz-*Qi* beim Aufsteigen und das Magen-*Qi* beim Absteigen. Ma 36 *Zusanli* stärkt Milz und Magen und kontrolliert den Einfluss des Holz-Elements. Zusammen mit dem Leberpunkt Le 3 *Taichong* lindert er abdominale Spannung und Unwohlsein, saures Aufstoßen und Erbrechen.

Modifikationen

Engegefühl und Schmerzen in der Brust	+ Ren 17 *Shanzhong*
Epigastrische Schmerzen	+ Ren 12 *Zhongwan*
Unregelmäßige Menstruation	+ Mi 6 *Sanyinjiao*

Klinische Anwendungen

Prämenstruelles Syndrom (PMS), Menstruationsstörungen; Cholelithiasis, Hepatitis; Gastritis; psychischer Stress, Depression, Schlafstörungen.

6.2 Depression (Leber-Qi-Stagnation)

Ursprung *Classic of the Jade Dragon*

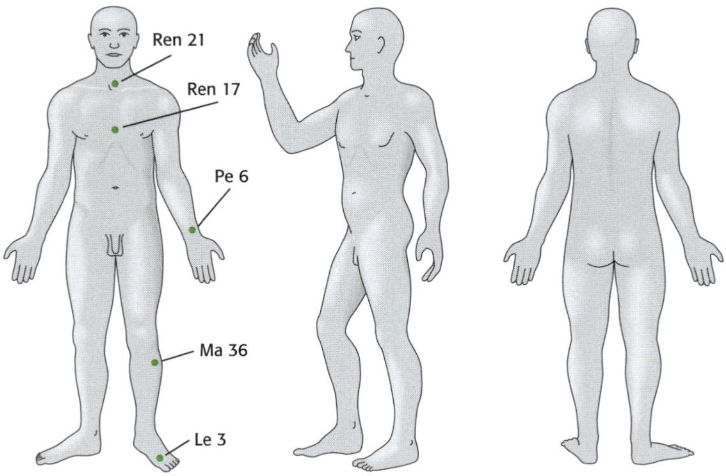

Kombination

Ren 17	*Shanzhong*
Pe 6	*Neiguan*
Le 3	*Taichong*
Ma 36	*Zusanli*
Ren 21	*Xuanji*

Ausführung

Sedieren an allen Punkten, Dauer der Nadelung: 30 bis 40 Minuten.

Funktion

Qi bewegen, Stagnationen auflösen, Depression lindern.

Pathogenese

Negative psychoemotionale Faktoren wie Stress oder unterdrückte Emotionen rufen eine Leber-*Qi*-Stagnation hervor, diese wiederum beeinträchtigt die Milz-Funktionen und die Versorgung des Herzens mit Blut und Nährstoffen. Die daraus resultierende *Qi*- und Blut-Stagnation führt zur Entstehung einer Depression.

Leitsymptome und Befunde

- **Symptome:** depressive Stimmungslage, Stimmungsschwankungen, Enge- oder Beklemmungsgefühl in Brust und Rippenbogen, evtl. bestehen ein Spannungsgefühl und/oder Schmerzen. **Begleitsymptome:** Verdauungsstörungen, Aufstoßen, Appetitlosigkeit, unregelmäßiger Stuhlgang.
- **Zunge**: geröteter Zungenkörper, gelber, klebriger Zungenbelag.
- **Puls:** gespannt und beschleunigt.

Erläuterung

Der berühmte Arzt Zhen Xiang wies in seinem Werk *Dan Xi Xin Fa* auf die sechs Arten der Stagnation hin. *Qi*-, Blut-, Feuer-, Nahrungs-, Feuchtigkeits- und Schleim-Stagnationen sind ihm zufolge die Hauptformen der Stagnation. Meist liegt einer Stagnation eine innere Verletzung durch psychoemotionale Faktoren zugrunde. Durch diese kommt es zur Disharmonie und Dysfunktion der *Zang-Fu*-Organe, wodurch der Leber-Funktionskreis beeinträchtigt wird, was wiederum eine *Qi*-Stagnation mit Entwicklung von Stauungshitze hervorruft. Zudem werden die Funktionen der Umwandlung und des Transports von Milz und Magen geschwächt, wodurch es zu einer Stagnation von Nahrung und Feuchtigkeit kommt. Das Herz wird nicht mehr mit *Qi*, Blut und Nährstoffen versorgt, der *Qi*-Fluss und der Blutkreislauf wieden gestört, und es entwickelt sich eine Stagnation von Blut und *Qi*.

Ren 17 *Shanzhong*, der *Mu*-(Sammel-)Punkt des Perikards und zugleich der Treffpunkt des *Qi*, bewegt das *Qi* und löst Stasen, er beruhigt das Herz und unterstützt die Umwandlung von Schleim. Pe 6 *Neiguan* aktiviert und reguliert das Leber-*Qi*, harmonisiert den Magen und leitet gegenläufiges *Qi* nach unten, außerdem aktiviert er die Zirkulation des Thorax und lindert Schmerzen und Beklemmungsgefühle in Brust und Rippenbogen. Le 3 *Taichong*, der *Yuan*-(Quell-)Punkt der Leber-Leitbahn, aktiviert das Leber-*Qi*, reguliert den *Qi*- und Blutfluss und zerstreut Stagnationen entlang der Leber-Leitbahn, löst Verspannungen in Brust und Rippenbogen und lindert Stimmungsschwankungen.

Die Kombination aus Ren 21 *Xuanji* und Ma 36 *Zusanli* ist eine traditionelle Behandlungsmethode bei Nahrungs-Stagnationen im Magen. Sie löst Nahrungs-Stagnationen, zerstreut Nahrungsmittel-Obstruktionen und wirkt schmerzlindernd bei Schmerzen im Brustbereich, die sich aufgrund von stagniertem *Qi* entwickelt haben. Ma 36 *Zusanli* stärkt Magen und Milz, transformiert Schleim-Stagnationen und behandelt Verdauungsstörungen, Aufstoßen, Appetitlosigkeit und unregelmäßigen Stuhlgang.

Modifikationen

Qi-Stagnation	+ Le 14 *Qimen*, Le 13 *Zhangmen*
Shi-Feuchtigkeits-Stagnation	+ Mi 9 *Yinlingquan*
Feuer-Stagnation	+ Ma 44 *Neiting*
Nahrungs- und Schleim-Stagnation	+ Ren 12 *Zhongwan*, Ma 40 *Fenglong*

Klinische Anwendungen

Depression, Schizophrenie, neurotische Störungen, Belastungsstörungen und somatoforme Störungen; Gastritis, Ulkuskrankheit; Hepatitis, Cholezystitis.

6.3 Thorakales Engegefühl (Qi-Stagnation im Oberen Jiao)

Ursprung *Golden Mirror*

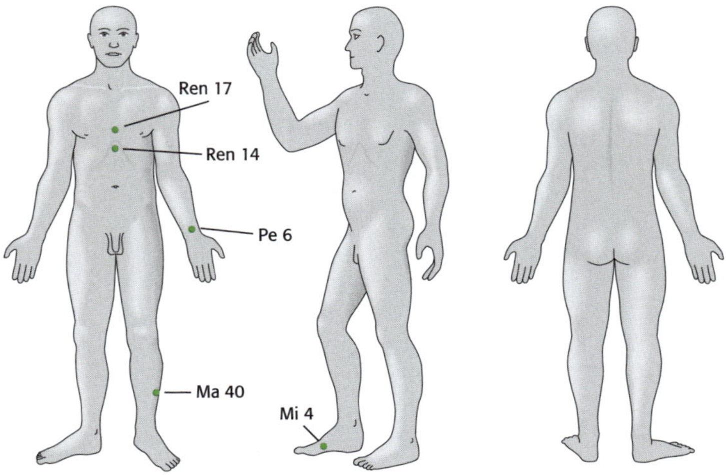

Kombination

Ren 17	*Shanzhong*
Ren 14	*Juque*
Pe 6	*Neiguan*
Mi 4	*Gongsun*
Ma 40	*Fenglong*

Ausführung

Sedieren von Pe 6 *Neiguan* und Ma 40 *Fenglong*; neutrale Stimulierung der übrigen Punkte. Dauer der Nadelung: 30 bis 40 Minuten.

Funktion

Stagnationen lösen, Brust befreien, Milz tonisieren, Schleim umwandeln.

Pathogenese

Schleim-Stagnation im Brustkorb führt zu starken Blockaden und zu *Qi*-Stagnation. Es kommt zur Verengung und Verstopfung der Herz-Leitbahn und der Kollateralen, wodurch in der Herzgegend Engegefühl und Schmerzen hervorgerufen werden.

Leitsymptome und Befunde

- **Symptome**: Engegefühl in der Brust, Schmerzen in der Herzgegend, die evtl. in die Rippenbögen bis zur Brustwirbelsäule ausstrahlen. Herzstolpern, Kurzatmigkeit, schwerfällige Atmung bis hin zu Keuchatmung mit Schweißausbrüchen.
- **Zunge:** weißer Zungenkörper, klebriger Zungenbelag.
- **Puls:** schlüpfrig, tief und gespannt.

Erläuterung

Aufgrund einer Milz-*Qi*-Schwäche kommt es zur Ansammlung von Schleim in der

Lunge und zur Schleim-Stagnation im Brustkorb, die zu starken Blockaden und zur *Qi*-Stagnation im Oberen *Jiao* führt. Da Herz und Lunge eine funktionelle Einheit bilden, beeinträchtigen Beschwerden der Lunge das Herz und umgekehrt. So geht die Stagnation von Schleim und *Qi* im Brustkorb mit einer Verengung und Verstopfung der Herz-Leitbahn, ihrer Kollateralen und den Herzkranzgefäßen einher: Engegefühl und Schmerzen in der Herzgegend sind die Folge.

Die Kombination der *Mu*-(Sammel-) Punkte des Herzens und Perikards, Ren 17 *Shanzhong* und Ren 14 *Juque*, zerstreut die Stagnation im Thorax und befreit die Brust, sie entspannt das Diaphragma, klärt Stauungshitze des Herzens und transformiert Schleim. Sind die Leitbahnen wieder durchlässig, kann das *Yang-Qi* wieder ungestört fließen, wodurch trüber Schleim umgewandelt und abtransportiert werden kann.

Pe 6 *Neiguan* und Mi 4 *Gongsun* gehören zu den Öffnungspunkten der acht außerordentlichen Gefäße und wirken regulierend auf thorakale Stagnationen. Sie stärken zudem die Milz und wandeln Schleim um, machen die Kollateralen durchgängig und weiten die Brust. Aufgrund seiner ausgeprägten Fähigkeit, den *Qi*-Fluss des Brustkorbs zu regulieren und thorakale Schmerzen zu lindern, gilt Pe 6 *Neiguan* auch als Kommandopunkt für Erkrankungen des Thorax. Unterstützend wird Ma 40 *Fenglong* genadelt, um Schleim im Thorax und Herz zu beseitigen und über die Magen-Leitbahn abzusenken.

Modifikationen

Herz-*Yin*-Mangel	+ Mi 6 *Sanyinjiao*
Blut-Stase	+ Ma 3 *Juliao*, Bl 23 *Shenshu*
Yang-Qi-Mangel	+ Moxa an Ren 4 *Guanyuan*

Klinische Anwendungen

Koronare Herzkrankheit (KHK), Angina pectoris, thorakales Engegefühl bei psychosomatischen Belastungen.

6.4 Thorakaler Spannungsschmerz (Leber- und Gallenblasen-Qi-Stagnation)

Ursprung *Great Compendium*

Kombination

Sj 6	*Zhigou*
Le 13	*Zhangmen*
Gb 34	*Yanglingquan*
Bl 40	*Weizhong*

Ausführung

Sedieren von Sj 6 *Zhigou*, Le 13 *Zhangmen* und Gb 34 *Yanglingquan*, Blutigstechen von Bl 40 *Weizhong*. Dauer der Nadelung: ca. 30 Minuten.

Funktion

Aktivieren des *Qi*-Flusses in der Leber- und Gallenblasen-Leitbahn, Auflösen der *Qi*-

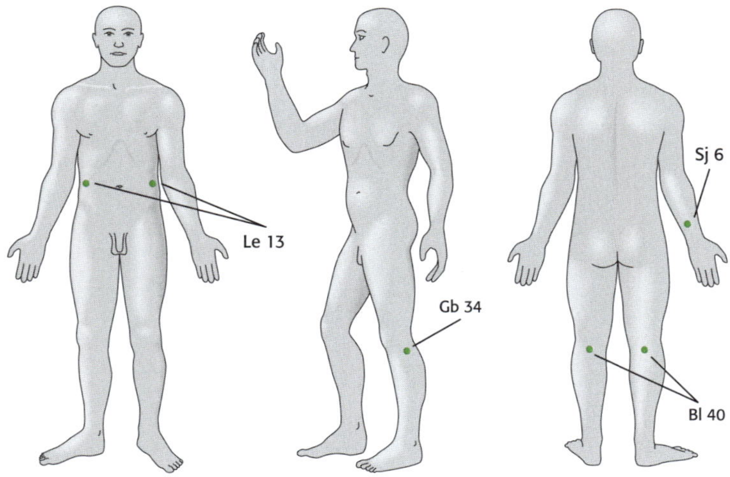

Stagnation in Brust und Rippenbögen und Lindern von Schmerzen.

Pathogenese

Leber-*Qi*-Stagnation mit Hitze-Entwicklung im Bereich der Brust und lateralen Rippenbögen.

Leitsymptome

- **Symptome:** phasenweise auftretende Spannungs- oder Druckschmerzen in Brustkorb und Rippenbögen, die evtl. von stechender Qualität sind, meist in Verbindung mit psychoemotionalen Faktoren. **Begleitsymptome:** Aufstoßen, Appetitverlust.
- **Zunge:** roter Zungenkörper, gelber Zungenbelag.
- **Puls:** gespannt.

Erläuterung

Schmerzen, Spannungsgefühl und Druckschmerzhaftigkeit im Bereich der Rippen und im Leitbahnverlauf von Leber und Gallenblase sind typische Symptome einer Leber- und Gallenblasen-*Qi*-Stagnation. Die Leber liebt es, frei zu fließen und sich auszubreiten, psychoemotionale Faktoren wie Depression und ein aufbrausendes Temperament oder Wutausbrüche stören die Bewegung des Leber-*Qi* und rufen die oben genannten Symptome hervor.

Das Therapieziel besteht darin, Leber- und Gallenblasen-*Qi*-Stagnationen aufzulösen sowie Leber- und Gallenblasen-Hitze zu klären. Der Hauptpunkt, Le 13 *Zhangmen*, erfüllt hier mehrere Funktionen. Als *Mu*-(Sammel-)Punkt der Milz verhindert er das Übergreifen des Leber-*Qi* auf den Verdauungstrakt. Zudem reguliert und aktiviert er als Kreuzungspunkt zwischen der Leber- und Gallenblasen-Leitbahn die *Qi*- und Blut-Zirkulation im Thorax. Sj 6 *Zhigou* befreit und reguliert den *Qi*-Fluss des *Sanjiao* und löst *Qi*-Stagnationen entlang der *Shaoyang*-Leitbahnen und der lateralen Rippenbögen.

Qi wird als General des Bluts bezeichnet, womit seine wichtige Rolle als die antreibende und lenkende Kraft bei der Blutzirkulation beschrieben wird. Bei einer Leber-*Qi*-Stagnation kommt es infolgedessen auch zu einer Stagnation von Leber-Blut. Diese Unterversorgung betrifft zunächst die Körperstrukturen, die der Leber und der Gallenblase zugeordnet sind – die Sehnen und Ligamente des Brustkorbs und der Interkostalräume. Gb 34 *Yanglingquan* ist der *Hui*-(einflussreiche) Punkt der Sehnen, er aktiviert den *Qi*- und Blutfluss von Leber und Gallenblase und sorgt dafür, dass Sehnen und Ligamente mit Blut und Nährstoffen versorgt werden, wodurch Spannungen und Schmerzen in Thorax und den lateralen Rippenbögen beseitigt werden können.

Blutigstechen von Bl 40 *Weizhong*, dem Blut-Grenzpunkt, löst die Blut-Stase und klärt Hitze. Durch das Auflösen und Zerstreuen der Blut-Stasen sowie durch das Ausleiten von „altem und verbrauchtem" Blut kann der Körper neues Blut bilden. Dieses Prinzip wird angewendet, um durch das Blutigstechen von Bl 40 *Weizhong* indirekt die Blutbildung anzuregen.

Modifikationen

Unwohlsein und Engegefühl der Brust und Rippengegend	+ Le 14 *Qimen*, Ren 17 *Shanzhong*
Appetitverlust	+Ren 12 *Zhongwan*, Ma 36 *Zusanli*
Aufstoßen, Übelkeit, Erbrechen	+ Pe 6 *Neiguan*, Bl 17 *Geshu*

Klinische Anwendungen

Interkostalneuralgie, Brustspannen während der Menses; Cholezystitis, chronische Hepatitis.

6.5 Bauchschmerzen (Qi-Stagnation des Mittleren Jiao)

Ursprung *The Classic of Categories, Principles of Devine Moxibustion*

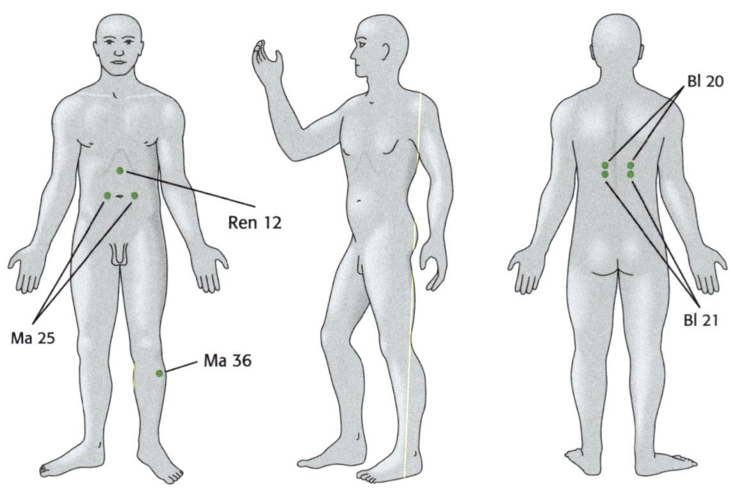

Kombination

Bl 20	*Pishu*
Bl 21	*Weishu*
Ren 12	*Zhongwan*
Ma 25	*Tianshu*
Ma 36	*Zusanli*

Ausführung

Moxibustion oder Tonisieren, Dauer der Behandlung: 20 bis 30 Minuten.

Funktion

Mitte erwärmen, Milz stärken, *Qi* bewegen, Schmerzen lindern.

Pathogenese

Abdominale Schmerzen aufgrund von Leere-Kälte des Mittleren *Jiao.*

Leitsymptome und Befunde

- **Symptome:** abdominale Spannungen und Schmerzen, Völlegefühl, Diarrhö, Erbrechen, fahler Mundgeschmack, vermindertes Durstempfinden, Schwächegefühl, Müdigkeit, Abgeschlagenheit, kalte Extremitäten.
- **Zunge:** blasser Zungenkörper, weißer Zungenbelag.
- **Puls:** tief, fein.

Erläuterung

Den Symptomen liegt eine Leere-Kälte von Milz und Magen zugrunde, die damit einhergeht, dass die Umwandlungsfunktion von Milz und Magen sowie die auf- und absteigende Transportfunktion des Mittleren *Jiao* beeinträchtigt sind. Therapieprinzip ist das Erwärmen von Milz und Magen, wodurch der *Qi*-Fluss des Mittleren *Jiao* reguliert und dessen physiologische Funktionen wiederhergestellt werden.

Tonisierende Akupunktur oder Moxibustion an den *Shu*-(Transport-)Punkten von Milz und Magen, Bl 20 *Pishu* und Bl 21 *Weishu*, stärkt das Milz-*Qi* und tonisiert das Magen-*Yang*. Die *He-Mu*-Kombination des Magens, Ren 12 *Zhongwan* und Ma 36 *Zusanli*, tonisiert und reguliert den Magen und fördert das physiologische Absinken des Magen-*Qi*. Ma 25 *Tianshu* ist einer der wirkungsvollsten Punkte bei Bauchschmerzen, die durch Störungen des Verdauungstrakts hervorgerufen werden. Die Moxibustion an Ma 25 *Tianshu* vertreibt abdominale Kälte-Stagnation, reguliert den *Qi*-Fluss des Mittleren *Jiao* und fördert die Entlastung über die *Yangming*-Hohlorgane.

> Die Kombination aus Ren 12 *Zhongwan*, Ma 36 *Zusanli* und Ma 25 *Tianshu* kann vielseitig zur Behandlung von Verdauungsbeschwerden und abdominalen Schmerzen eingesetzt werden.

Modifikationen

Erbrechen	+ Pe 6 *Neiguan*
Nahrungs-Stagnation	+ Ren 21 *Xuanji*
Dünner, weicher Stuhl mit unverdauten Nahrungsresten	+ Bl 25 *Dachangshu*

Klinische Anwendungen

Akute oder chronische Gastritis, Enteritis, unvollständiger Ileus.

6.6 Menstruationsbeschwerden (Leber-Qi-Stagnation)

Ursprung *Authentic Acupuncture and Moxibustion*

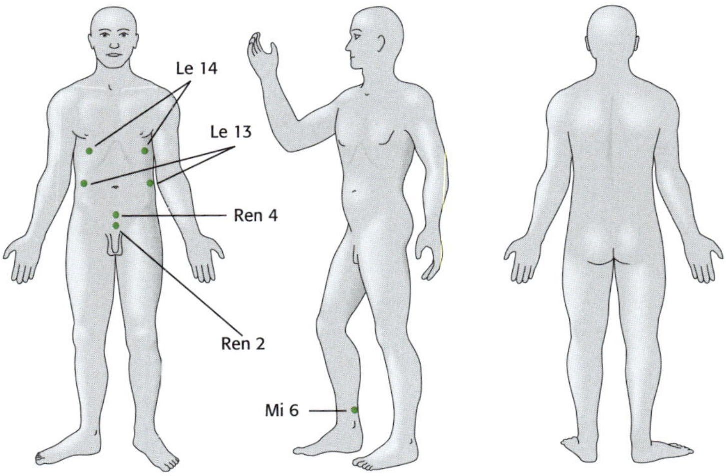

Kombination

Le 14	*Qimen*
Le 13	*Zhangmen*
Ren 4	*Guanyuan*
Ren 2	*Qugu*
Mi 6	*Sanyinjiao*

Ausführung

Sedieren oder Moxabehandlung an allen Punkten, Dauer der Nadelung: ca. 30 Minuten.

Funktion

Leber-*Qi* befreien, *Qi*-Fluss aktivieren und die Zirkulation des Bluts beleben, Menstruation regulieren.

Pathogenese

Durch übermäßige psychoemotionale Faktoren wie Grübeln, Trauer, Wut und unterdrückte Emotionen entwickelt sich auf der emotional-geistigen Ebene eine Disharmonie, die das Leber-*Qi* blockiert. Die daraus resultierende Leber-*Qi*-Stagnation führt zu *Qi*- und Blut-Stase im Uterus.

Leitsymptome und Befunde

- **Symptome:** Es kommt zu prä- oder postmenstruellen Schmerzen und Spannungen im Unterbauch. Die Blutung ist schwach, der Blutfluss zäh, das Blut selbst dunkel und klumpig. Eventuell bestehen Zyklusanomalien. Mögliche **Begleitsymptome:** Spannung und Schmerz in den Brüsten, in der lateralen Rippenregion und im Thorax.

- **Zunge:** dunkler, livider Zungenkörper.
- **Puls:** gespannt.

Erläuterung

Die Menstruation steht in enger Verbindung mit den Milz-, Leber- und Nieren-Funktionskreisen sowie mit dem *Chong Mai*.

Qi und Blut werden durch die in der Milz verdauten und zu Nahrungsessenz gewandelten Nährstoffe gebildet. Außerdem sorgt das Milz-*Qi* dafür, dass das zirkulierende Blut nicht unkontrolliert aus den Gefäßen tritt, z. B. in Form von Hämorrhagien oder übermäßigen Monatsblutungen.

Die Leber speichert das Blut, reguliert die Abgabe von Blut und sorgt dafür, dass *Qi* und Blut ungehindert fließen können. Das Leber-Blut fließt in den *Chong Mai*, der auch als „Meer des Bluts" bezeichnet wird, somit reguliert die Leber die Blutmenge, den Blutfluss und den zeitlichen Ablauf der Menstruation. Ihre Funktionen hinsichtlich des Reproduktionssystems werden durch Nieren-*Qi* und *Tian Gui* kontrolliert.

Gynäkologische Beschwerden sind meist durch ein Übermaß an *Qi* und einen Mangel an Blut gekennzeichnet. Meist werden sie von emotionalen Schwankungen wie Depressionen, Ärger und emotionale Erregung begleitet. Dies führt zu Leber-*Qi*-Stagnation und zu Disharmonien des *Chong Mai* und *Ren Mai* und damit einhergehend zu Störungen des freien *Qi*-Flusses und der Blutzirkulation. Es entwickeln sich prä- oder postmenstruelle Schmerzen und Spannungen im Unterbauch sowie Zyklusanomalien.

Le 14 *Qimen* und Le 13 *Zhangmen* sind die *Mu*-(Sammel-)Punkte der Leber und Milz. Sie stärken die jeweiligen Organfunktionen und stimmen die Funktionen von Leber und Milz aufeinander ab. Gemeinsam sorgen sie für die ungehinderte Bewegung des Leber-*Qi* und regulieren den *Qi*- und Blutfluss.

Ren 4 *Guanyuan* und Ren 2 *Qugu* stärken das Nieren-*Qi* und harmonisieren den *Chong Mai* und *Ren Mai*, sie beleben die Blutzirkulation im Unteren *Jiao* und regulieren die Menstruation. Mi 6 *Sanyinjiao*, der Treffpunkt der drei Fuß-*Yin*-Leitbahnen, stimmt das Zusammenspiel von Milz, Leber und Niere aufeinander ab, zudem nährt und belebt er das Blut und wirkt regulierend auf die Menstruation.

> *Tian Gui* entsteht aus der Nieren-Essenz in Verbindung mit dem nachgeburtlichen Milz-*Qi*. Es ist als feinstoffliche Essenz zuständig für das Wachstum und die Reifung des menschlichen Körpers und damit auch für die Geschlechtsorgane. *Tian Gui* ist auch von Bedeutung bei der Regulation der Menstruation und Fetusreifung.

Modifikationen

Abdominales Spannungs- und Völlegefühl	+ Ma 25 *Tianshu*, Mi 8 *Diji*
Schmerzen der lateralen Rippenbögen	+ Le 3 *Taichong*, Mi 9 *Yinlingquan*
Brustbeklemmung	+ Pe 6 *Neiguan*

Klinische Anwendungen

Dysmenorrhö, unregelmäßige Menstruation, Endometriose, prämenstruelles Syndrom (PMS), Uterusblutungen, Menopausebeschwerden; seelische Belastung, Ängstlichkeit, Stress, Depression.

6.7 Obstipation (Milz- und Leber-Qi-Stagnation)

Ursprung *Great Compendium*

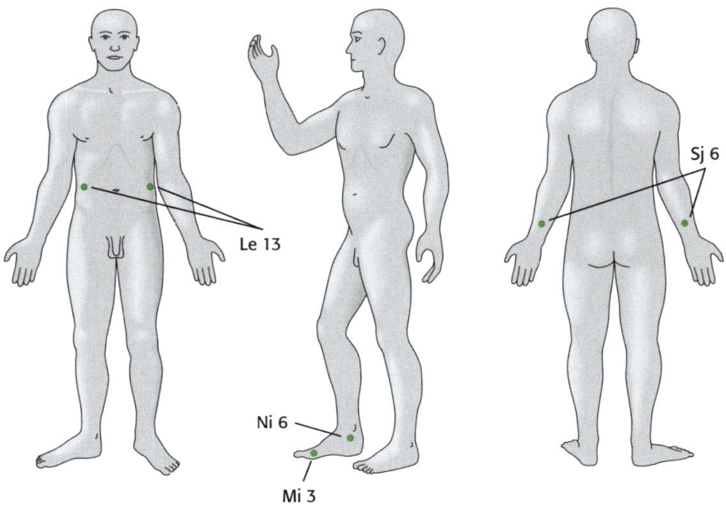

Kombination

Le 13	*Zhangmen*
Ni 6	*Zhaohai*
Sj 6	*Zhigou*
Mi 3	*Taibai*

Ausführung

Sedierende Nadeltechnik an allen Punkten, Dauer der Nadelung: 30 Minuten.

Funktion

Regulierung des *Qi*-Flusses, Stuhlgang fördern.

Pathogenese

Qi-Mangel führt zu Darmträgheit mit verminderter Stuhlfrequenz.

Leitsymptome und Befunde

- **Symptome:** trockener, schwergängiger Stuhl oder unvollständige Stuhlentleerung. Abdominaler Spannungsschmerz, der in Brustkorb und Rippenbogen ausstrahlt, Aufstoßen, bitterer Mundgeschmack, verschwommenes Sehen, vermehrtes Schwitzen, Appetitminderung.
- **Zunge:** dünner Zungenkörper, gelber Zungenbelag.
- **Puls:** gespannt.

Erläuterung

In *Assistence on the Golden Cabinet* steht zur Obstipation: „Obstipation ist eine innere *Qi*-Stase, aufgrund der materielle (Darminhalte) nicht mehr bewegt werden können“. Die Hauptursachen dieser Form der Obstipation sind:

- Milz-*Qi*-Schwäche, die sich entwickelt hat aufgrund übermäßiger und lang andauernder geistiger Anstrengungen in Form von Grübeln und sich Sorgen.
- Allgemeine *Qi*-Schwäche durch vermehrtes Sitzen oder Liegen bei gleichzeitigem Bewegungsmangel.
- Ebenso kann aufgrund emotionaler Beschwerden wie übermäßige Wut und Ärger oder unterdrückte Emotionen eine Leber-*Qi*-Stagnation entstehen, die das Milz-*Qi* schädigt.

Eine allgemeine *Qi*-Schwäche, eine Milz-*Qi*-Schwäche oder auch eine Leber-*Qi*-Stagnation können mit einer verringerten Darmperistaltik einhergehen, wodurch der Darminhalt nur verlangsamt vorwärts bewegt wird. Durch das längere Verweilen im Darm wird dem Stuhl vermehrt Flüssigkeit entzogen, wodurch der Stuhl härter wird. Durch die verminderte Darmperistaltik kann die Ausscheidung erheblich verzögert werden, oft entsteht dadurch das Gefühl einer unvollständigen Darmentleerung.

Das Behandlungskonzept zielt darauf ab, die *Qi*-Bewegung zu aktivieren, um die Darmperistaltik anzuregen und die Stuhlausscheidung zu fördern.

„Der *Sanjiao* regiert durch *Qi* geborene Krankheiten", dieses Zitat aus dem *Spiritual Pivot* macht deutlich, dass der *Sanjiao* eine wichtige Rolle spielt bei der Behandlung von Krankheiten aufgrund einer *Qi*-Stagnationen des Oberen, Mittleren und Unteren *Jiao*.

- Sj 6 *Zhigou* reguliert den *Qi*-Mechanismus des *Sanjiao* und fördert die Durchlässigkeit des Mittleren und Unteren *Jiao*. Dadurch wird die *Qi*-Bewegung innerhalb der Hohlorgane reguliert und die Stuhlpassage gefördert.
- Ni 6 *Zhaohai* verstärkt die Wirkung von Sj 6 *Zhigou* sowohl in seiner regulierenden Wirkung auf die *Zang-Fu*-Organe als auch im Beseitigen der *Qi*-Stagnation. Außerdem nährt er das Nieren-*Yin* und befeuchtet den Darm, wodurch der Transport des Darminhalts erleichtert wird.

Die *Yuan-Mu*-Kombination der Milz, Le 13 *Zhangmen* und Mi 3 *Taibai*, fördert die Zirkulation des Milz-*Qi*, sie wirkt einem Übergreifen des Leber-*Qi* entgegen, fördert die Darmperistaltik und reguliert das Aufsteigen des Klaren (*Qi*-Produktion) und das Absinken des Trüben (Ausscheidung von Stuhl). Le 13 *Zhangmen* erfüllt in dieser Kombination mehrere Funktionen gleichzeitig – als Punkt entlang der Leber-Leitbahn aktiviert er das Leber-*Qi* und zerstreut die *Qi*-Stagnation, als *Mu*-(Sammel-)Punkt der Milz besteht ein direkter Bezug zum Speicherorgan Milz, wodurch das Milz-*Qi* tonisiert wird. Als *Hui*-(einflussreicher) Punkt der *Zang*-Speicherorgane wirkt Le 13 *Zhangmen* indirekt auf alle Speicherorgane und mindert allgemeine *Qi*-Schwäche.

> Die Kombination von Le 13 *Zhangmen* und Mi 3 *Taibai* eignet sich als Basisbehandlung bei Obstipation, die sich infolge einer *Qi*-Mangel-Stagnation entwickelt hat.

Modifikationen

Schmerzen der Rippenbögen	+ Le 14 *Qimen*, Gb 24 *Riyue*
Abdominale Spannung	+ Mi 15 *Daheng*
Palpitationen	+ Pe 6 *Neiguan*, He 7 *Shenmen*
Vermehrtes Schwitzen	+ He 6 *Yinxi*, Ni 7 *Fuliu*
Appetitlosigkeit	+ Ren 12 *Zhongwan*, Ma 36 *Zusanli*

Klinische Anwendungen

Chronische Obstipation, kologene Obstipation, Slow-transit-Obstipation, funktionelle Obstipation, verminderte Darmentleerung bei Schwangeren, Älteren und konstitutionell schwachen Patienten.

6.8 Blähungen (Leber-Qi-Stagnation mit Feuchtigkeit)

Ursprung *Ode of the Jade Dragon*

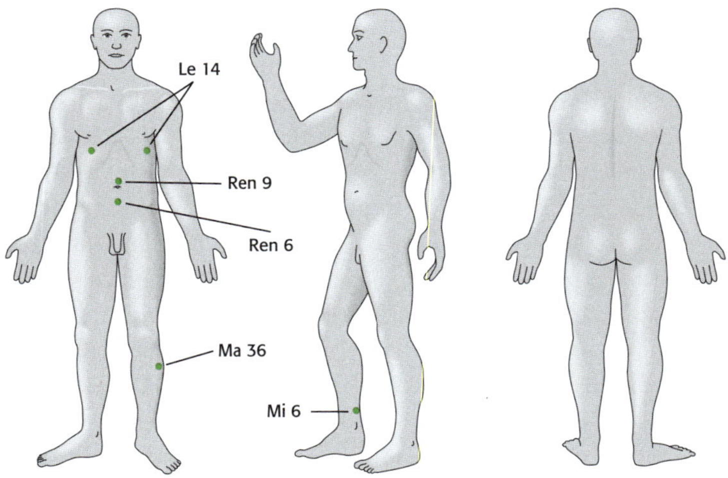

Kombination

Le 14	*Qimen*
Ren 6	*Qihai*
Ma 36	*Zusanli*
Ren 9	*Shuifen*
Mi 6	*Sanyinjiao*

Ausführung

Sedieren aller Punkte, Moxibustion möglich. Es sollte täglich behandelt werden, bis die Beschwerden abgeklungen sind. Ein Behandlungszyklus entspricht 10 Behandlungen. Nach einem Behandlungszyklus 7 Tage pausieren. Dauer der Nadelung: 30 Minuten.

Funktion

Leber-*Qi*-Stagnation lösen, Feuchtigkeit ausleiten, Blähungen lindern.

Pathogenese

Leber-*Qi*-Stagnation mit gleichzeitiger Akkumulation innerer Feuchtigkeit und Wasser.

Leitsymptome und Befunde

- **Symptome:** Blähungen, Auftreibung der Bauchdecke, Spannung und Schmerzen des Brustkorbs und der Rippenbögen, Appetitmangel – diese Symptome verstärken sich nach der Nahrungsaufnahme. Nach Abklingen der Symptome ist oft eine schlaffe Bauchmuskulatur feststellbar. **Begleitsymptome:** Verdauungsstörungen, unregelmäßiges Stuhlverhalten und unregelmäßige Stuhlbeschaffenheit.
- **Zunge:** weißer Zungenkörper, klebriger Zungenbelag.
- **Puls:** gespannt und fein.

Erläuterung

Die Leber ist aus Sicht der Chinesischen Medizin zuständig für das ungehinderte Ausbreiten von *Qi* und Blut. Die aufsteigende und sich ausbreitende Bewegung des Leber-*Qi* beeinflusst die Bewegung des Milz-*Qi* und damit die Milz-*Qi*-Funktionen des Umwandelns und Transportierens.

Wenn Leber-*Qi* z. B. durch psychoemotionale Faktoren oder durch Störungen im Leber- und Gallenblasen-Funktionskreis behindert wird, wirkt sich das negativ auf das Milz-*Qi* aus.

Eine Störung im Milz-Funktionskreis geht mit Störungen im Flüssigkeitshaushalt des Körpers einher, die sich als Ansammlungen von Feuchtigkeit und Wasser zeigen. Zusätzlich wird der *Qi*- und Blutfluss beeinträchtigt, was längerfristig zu *Qi*- und Blut-Stase führt. Diese beiden Faktoren – die Ansammlung von Feuchtigkeit und die Stagnation von *Qi* und Blut – blockieren den Mittleren *Jiao*, verursachen die Bildung von Gärungsgasen und lassen Blähungen und ein Spannungsgefühl im Abdomen entstehen.

Der Lokalpunkt Le 14 *Qimen* befreit als *Mu*-(Sammel-)Punkt stagniertes Leber-*Qi*, belebt den Blutfluss und löst Blut-Stasen im Abdomen. Die Fernpunkte Ma 36 *Zusanli* und Mi 6 *Sanyinjiao* stärken Milz und Magen, vertreiben Feuchtigkeit, lindern abdominale Spannungen und schützen vor weiteren Übergriffen seitens der Leber.

Ren 9 *Shuifen*, „der Punkt, der das Wasser teilt“, ist ein wichtiger Punkt bei Ödemen und Wasseransammlungen im Bauchraum. In Kombination mit Ren 6 *Qihai* (*Qi*-Meer) reguliert er den *Qi*-Fluss des Mittleren und Unteren *Jiao* und sorgt für die Ausleitung stagnierender Feuchtigkeit und von Wasser über Dickdarm und Blase.

Modifikationen

Blut-Stase	+ Le 13 *Zhangmen*, Bl 18 *Ganshu*
Milz-Schwäche	+ Mi 4 *Gongsun*, Bl 20 *Pishu*
Abdominale Spannung und Schmerzen	Moxa an *Shuigou* (Du 26), Ren 8 *Shenque*

Klinische Anwendungen

Meteorismus, z. B. bei Verdauungsstörungen, Reizdarmsyndrom, Typhus abdominalis, Ileus, Leberzirrhose; Tumoren im Bauchraum; Tuberkulose; Peritonitis und abnorm schlaffe Bauchmuskulatur.

6.9 Globus hystericus (Mei He Qi)

Ursprung *Selection of Modern Clinical Case Studies in Acupuncture and Moxibustion*

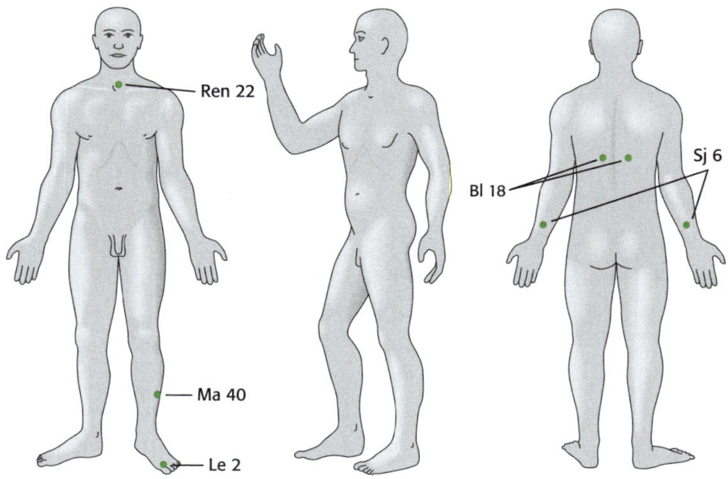

Kombination

Bl 18	*Ganshu*
Le 13	*Zhangmen*
Le 2	*Xingjian*
Sj 6	*Zhigou*
Ma 40	*Fenglong*
Ren 22	*Tiantu*

Ausführung

Sedieren an allen Punkten. Ren 22 *Tiantu* transversal nach kaudal, entlang des Ösophagus, ca. 5 cm tief stechen.

Funktion

Qi bewegen, Stagnationen lösen, Schleim umwandeln, Verhärtungen auflösen.

Pathogenese

Psychoemotionale Faktoren und unterdrückte Emotionen führen zu Leber-*Qi*-Stagnation mit Schleim-Stagnation im Hals-Rachen-Bereich.

Leitsymptome und Befunde

- **Symptome:** Globusgefühl, als ob eine Pflaume im Rachen feststeckt, die nicht geschluckt, aber auch nicht ausgespuckt werden kann. Zusätzlich kann Leerschlucken als unangenehm oder schmerzhaft empfunden werden. Evtl. bestehen leichte Stimmstörungen und das Verlangen, sich zu räuspern. **Begleitsymptome:** Spannungs- und Völlegefühl in Brust und Rippengegend; depressive Verstimmung, Unruhe, Nervosität, Schlafstörungen; Erbrechen.
- **Zunge:** weißer Zungenkörper, klebriger Zungenbelag.
- **Puls:** gespannt und schlüpfrig.

Erläuterung

Psychoemotionale Faktoren und unterdrückte Emotionen wie Wut und Zorn führen zu übermäßiger Aktivität des Leber-*Qi*, welche die Milz in ihrer Funktion, Feuchtigkeit und Schleim umzuwandeln, beeinträchtigt. Da das Leber- und Milz-*Qi* physiologischerweise nach oben steigen, werden vermehrt Schleim und Feuchtigkeit nach oben transportiert.

Aufgrund der übermäßigen Aktivität von Leber-*Qi* wird das physiologische Absinken der Magen- und Gallenblasen-Leitbahn behindert, wodurch Schleim und Feuchtigkeit nicht abgeleitet werden können und im Hals- und Rachenbereich stagnieren. In der Folge bildet sich *Mei He Qi*, das Pflaumenstein-*Qi*, ein Gefühl, als ob im Rachen ein Pflaumenkern feststecken würde, der weder heruntergeschluckt noch ausgespuckt werden kann.

Die *Shu*-(Transport-)Punkte und *Mu*-(Sammel-)Punkte haben einen direkten Bezug zu den jeweiligen *Zang-Fu*-Organen und wirken regulierend auf deren Funktionen. Bl 18 *Ganshu, der Shu*-(Transport-)Punkt der Leber, reguliert den Fluss und die Aktivität des Leber-*Qi* und zerstreut *Qi*-Stasen. Le 13 *Zhangmen*, der *Mu*-(Sammel-)Punkt der Milz, stärkt die Milz und unterstützt deren Funktion, Schleim umzuwandeln. Als Punkt der Leber-Leitbahn harmonisiert er zusätzlich die Bewegung und die Aktivität des Leber-*Qi*.

Das Zitat aus dem *Lingshu Jing:* „Der *Sanjiao* regiert durch *Qi* geborene Krankheiten" beschreibt die Schlüsselfunktion des *Sanjiao* bei Krankheiten, die durch eine *Qi*-Stagnation hervorgerufen werden. Sj 6 *Zhigou* reguliert den *Qi*-Mechanismus des *Sanjiao* und fördert das Ableiten von Feuchtigkeit und Schleim über die Hohlorgane des Mittleren und Unteren *Jiao*. In Kombination mit Le 2 *Xingjian* zerstreut er *Qi*-Stasen, beruhigt überaktives Leber-*Qi* und senkt es nach unten ab. Dadurch werden die Funktionen der beiden Hauptpunkte unterstützt.

Ma 40 *Fenglong* ist einer der wichtigsten Punkte zur Umwandlung von Schleim und Feuchtigkeit jeglicher Ursache, über die *Yangming*-Magen-Leitbahn leitet er gegenläufiges *Qi* nach unten. Mit dem Lokalpunkt Ren 22 *Tiantu* reguliert er den lokalen *Qi*-Fluss und zerstreut die Schleim-Stagnation im Rachenbereich, die dem *Mei He Qi* zugrunde liegt. Außerdem unterstützt der Punkt die Stimme und vertreibt lokale Knoten.

Modifikationen

Beklemmungsgefühl in Brust und Rippengegend oder Erbrechen	+ Pe 6 *Neiguan*, Bl 17 *Geshu*
Kurzatmigkeit, Husten	+ Lu 7 *Lieque*, Bl 13 *Feishu*
Starke Schleimbildung und Feuchtigkeit	+ Ren 12 *Zhongwan*, Mi 9 *Yinlingquan*
Qi-Stagnation mit Hitze-Transformation	+ Lu 10 *Yuji*

Klinische Anwendungen

Globus hystericus bei psychogenen Stressreaktionen; Struma, Seitenstrangangina, Ösophagusdivertikel, Ösophaguskarzinom.

6.10 Gehörverlust (Er Long – Qi-Stagnation der Shaoyang-Leitbahn)

Ursprung *Great Compendium*

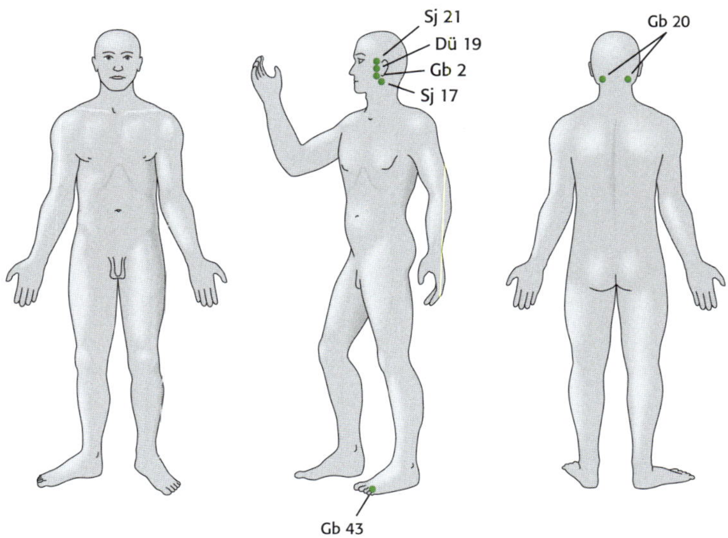

Kombination

Sj 21	*Ermen*
Gb 2	*Tinghui*
Dü 19	*Tinggong*
Sj 17	*Yifeng*
Gb 20	*Fengchi*
Gb 43	*Xiaxi*

Ausführung

Die lokalen Punkte in Ohrnähe – Sj 21 *Ermen*, Gb 2 *Tinghui* und Dü 19 *Tinggong* – sollten abwechselnd genadelt werden. Bei Fülle-Symptomen wird sediert, bei Leere-Symptomen tonisiert, evtl. kombiniert mit Moxibustion.

Funktion

Regulieren und Befreien des *Qi*-Flusses der *Shaoyang*-Leitbahn und Wiederherstellen des Hörvermögens.

Pathogenese

Gehörverlust bei Fülle- oder Leere-Symptomatik.

- **Fülle-Symptomatik** entsteht meist aus aufsteigendem Leber-Gallenblasen-Feuer oder Schleim-Hitze-Stagnation in der Gallenblasen-Leitbahn.
- Einer **Leere-Symptomatik** liegt meist ein chronischer Nieren-Essenz-Mangel oder eine Milz-Magen-Schwäche zugrunde.

Leitsymptome und Befunde

Fülle-Symptomatik

- **Symptome:** eingeschränktes Hörvermögen bis hin zur Taubheit. **Begleitsymptome:** Kopfschmerzen, Schwindel, bitterer Mundgeschmack, Rachentrockenheit, Unruhe, Nervosität.
- **Zunge:** roter Zungenkörper, gelber Zungenbelag.
- **Puls**: gespannt und beschleunigt.

Leere-Symptomatik

- **Symptome:** Tinnitus, eingeschränktes Hörvermögen, langsam voranschreitender Gehörverlust bis hin zur Taubheit. **Begleitsymptome:** Abgeschlagenheit, Unruhe, Schlafstörungen. Schwindel, Sehstörungen, Appetitverlust, schalgelbe Gesichtsfarbe.
- **Zunge:** entweder blass oder gerötet, wenig Zungenbelag.
- **Puls:** fein.

Erläuterung

Fülle- oder Leere-Symptomatiken können das Hörvermögen mindern und in stark ausgeprägten Fällen zu Gehörverlust führen.

- Bei einer **Fülle-Symptomatik** können psychoemotionale Faktoren wie unausgeglichene Emotionen, Depression und Wut zugrunde liegen, welche die Leber schädigen und ein aufsteigendes Leber-Gallenblasen-Feuer erzeugen, das einen akut auftretenden, oft einseitigen Gehörverlust hervorruft. Die chronische Stagnation von Schleim-Hitze in der Gallenblasen-Leitbahn kann zu einer beidseitigen Verstopfung der Gehörgänge mit starker Minderung des Hörvermögens führen (wird vom Patient als „fast taub" beschrieben).
- Einer **Leere-Symptomatik** liegen ein chronischer Nieren-Essenz-Mangel und eine Milz-Magen-Schwäche zugrunde. Diese rufen eine Unterversorgung der Ohren mit Nährstoffen, Blut und *Qi* hervor. Dieser Prozess ist meist von einem langsam fortschreitenden Krankheitsbild mit Tinnitus und Gehörverlust geprägt.

Das Ohr gehört zum Einflussbereich der *Shaoyang*-Leitbahn und ist das der Niere zugeordnete Sinnesorgan. Da die Fuß- und die Hand-*Shaoyang*-Leitbahn (Gallenblase, *Sanjiao*) das Ohr fast vollständig umschließen, muss bei Ohrbeschwerden, insbesondere bei der Behandlung einer Hörminderung, die Regulierung der *Shaoyang*-Leitbahnen im Mittelpunkt stehen. Bei chronischen Beschwerden mit Leere-Symptomatik müssen zusätzlich Akupunkturpunkte der Nieren-Leitbahn gewählt werden.

Die Lokalpunkte Sj 21 *Ermen* und Sj 17 *Yifeng* liegen auf der Hand-*Shaoyang-Sanjiao*-Leitbahn. Die Punkte Gb 2 *Tinghui*, Gb 20 *Fengchi* und der Fernpunkt Gb 43 *Xiaxi* gehören zur Fuß-*Shaoyang*-Gallenblasen-Leitbahn. Diese fünf Punkte sind eine wirkungsvolle Kombination aus Lokal- und Fernpunkten innerhalb des *Shaoyang*-Kreislaufs und gewährleisten, dass die Stagnation innerhalb der *Shaoyang*-Leitbahnen gelöst und das Ohr in seiner Hörfähigkeit unterstützt wird.

Dü 19 *Tinggong* ist ein weiterer lokaler Punkt, der die Funktionsfähigkeit des Ohrs unterstützt und alternativ zu Sj 21 *Ermen* und Gb 2 *Tinghui* eingesetzt werden kann.

Modifikationen

Aufsteigendes Leber-Feuer	+ Le 3 *Taichong*, Sj 5 *Waiguan*
Feuer-Schleim-Stagnation	+ Ma 40 *Fenglong*, Di 4 Hegu
Nieren- und Essenz-Mangel	+ Bl 23 *Shenshu*, Ni 3 *Taixi*
Milz- und Magen-*Qi*-Mangel	+ Bl 20 *Pishu*, Ma 36 *Zusanli*

Klinische Anwendungen

Hörsturz, Hörminderung, Gehörverlust, Tinnitus.

6.11 Chronischer Husten (Kälte-Schleim)

Ursprung *Principles of Acupuncture and Moxibustion*

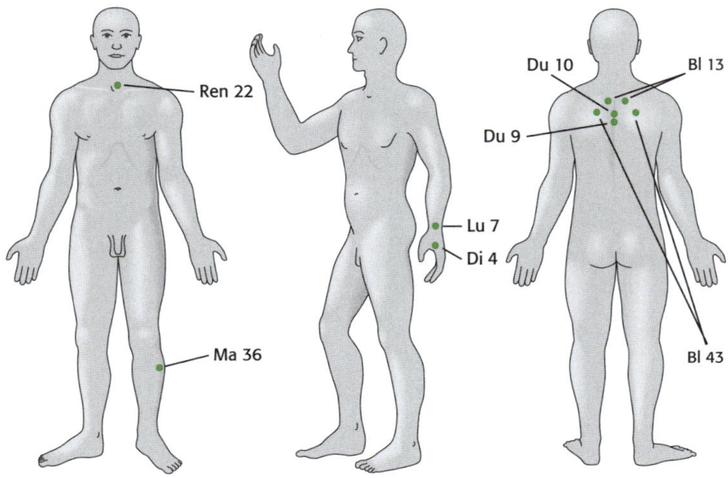

Kombination

Bl 13	*Feishu*
Bl 43	*Gaohuang*
Du 10	*Lingtai*
Du 9	*Zhiyang*
Di 4	*Hegu*
Lu 7	*Lieque*
Ren 22	*Tiantu*
Ma 36	*Zusanli*

Ausführung

Neutrale Nadelung, Moxaanwendung möglich, an Bl 13 *Feishu* und Lu 7 *Lieque* jeweils 14 bis 21 Moxakegel, an den übrigen Punkten 7 bis 14 Moxakegel.

Funktion

Lunge erwärmen, Kälte vertreiben, Schleim umwandeln, Lungen-*Qi* absenken und Husten stillen.

Pathogenese

Chronische Kälte und Schleim-Akkumulation in der Lunge behindern die ausbreitende Lungenfunktion, was sich in dauerhaftem Husten äußert.

Leitsymptome und Befunde

- **Symptome:** chronischer, produktiver Husten, Auswurf von dünnem, hellem Schleim; Kratzen im Hals-Rachen-Bereich, Atembeschwerden. **Begleitsymptome:** verstopfte und laufende Nase, Kälteempfindlichkeit an Torso und Extremitäten.
- **Zunge:** blasser Zungenkörper mit dünnem, weißem Zungenbelag.
- **Puls:** oberflächlich und straff.

Erläuterung

Ein Zitat des berühmten Arztes Zhang Qingqiu lautet: „Jedes der sechs (klimatischen) *Qi* kann zu Husten führen, jedoch sind Wind und Kälte die Hauptursachen". Greift äußere Wind-Kälte die Oberfläche und eine bereits geschwächte Lunge an, verbindet sie sich in der Lunge mit Schleim und stagniert. Durch die Stagnation von Kälte und Schleim verliert die Lunge ihre Funktion des Zerstreuens und Herabsteigens, und es entwickelt sich gegenläufiges Lungen-*Qi*, das sich als Husten zeigt. Werden diese äußeren Faktoren nicht rechtzeitig behandelt, können die Beschwerden chronisch werden. Infolge eines Lungen- und Milz-*Yang*-Mangels kann es ebenfalls zur Akkumulation von Kälte und Schleim in der Lunge kommen, die gegenläufiges Lungen-*Qi* mit chronischem Husten entstehen lässt.

Ziel der Therapie ist es, äußeren Wind und Kälte zu vertreiben, die Lunge zu erwärmen, das Lungen-*Qi* herabzuführen und den Husten zu stillen.

Eine Moxabehandlung an Bl 43 *Gaohuang* und Du 10 *Lingtai* stärkt das *Yang-Qi*, behandelt Mangel-Zustände des Oberen *Jiao*, beseitigt Schleim aufgrund chronischer Erkrankungen und lindert Husten und Dyspnoe. Davon ausgehend, dass Schleim in der Milz entsteht und in der Lunge gespeichert wird, sollten diese beiden Funktionskreise bei der Behandlung von chronischem Husten gestärkt werden. Dazu eignen sich Bl 13 *Feishu*, der *Shu*-(Transport-)Punkt der Lunge, und der Fernpunkt Ma 36 *Zusanli*, beide Punkte fördern die Umwandlung von Schleim und senken gegenläufiges Lungen-*Qi* ab.

Du 9 *Zhiyang* liegt auf Höhe von Bl 17 *Geshu* und wirkt gleichzeitig auf den Oberen und Mittleren *Jiao*. Die Moxibustion an Du 9 *Zhiyang* erwärmt im Oberen *Jiao* die Lunge, vertreibt Kälte und lindert Husten und Dyspnoe, im Mittleren *Jiao* tonisiert und wärmt er Milz und Magen und leitet Feuchtigkeit aus. Di 4 *Hegu* reguliert das *Wei*-(Abwehr)-*Qi*, vertreibt Wind und befreit die Oberfläche.

Der Fernpunkt Lu 7 *Lieque* und der Lokalpunkt Ren 22 *Tiantu* fördern die Umwandlung von Schleim in der Lunge, unterstützen den *Qi*-Fluss der Lunge, leiten gegenläufiges *Qi* nach unten und stoppen so wirkungsvoll Hustenreiz.

Modifikationen

Vermehrte Wind-Kälte	+ Gb 20 *Fengchi*, Bl 12 *Fengmen*
Verstärkte Schleimbildung	+ Ma 40 *Fenglong*, Ren 12 *Zhongwan*
Starker Hustenreiz	+ Ren 17 *Shanzhong*, Lu 9 *Taiyuan*

Klinische Anwendungen

Chronische Bronchitis, Asthma bronchiale, Erkältungen und Schnupfen bei geschwächten Patienten oder bei Grunderkrankungen wie Tuberkulose, Lungenkarzinom und AIDS.

6.12 Husten (Schleim-Hitze)

Ursprung *Principles of Acupuncture and Moxibustion*

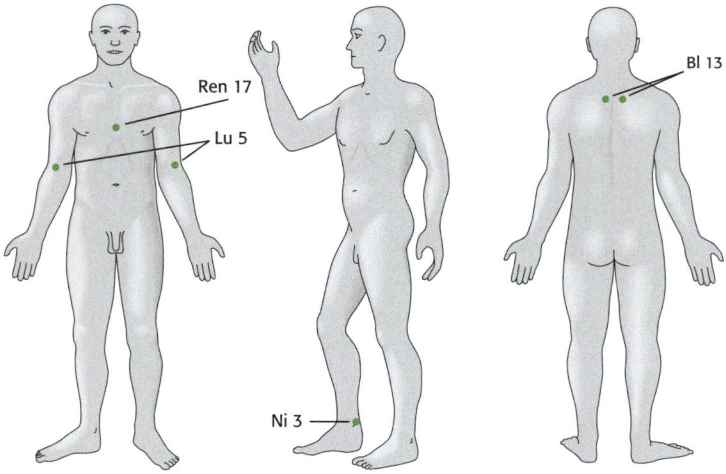

Kombination

Bl 13	*Feishu*
Ren 17	*Shanzhong*
Lu 5	*Chize*
Ni 3	*Taixi*

Ausführung

Sedieren an allen Punkten. Dauer der Nadelung: 20 bis 30 Minuten.

Funktion

Lungen-Hitze klären, Schleim transformieren, Husten stillen.

Pathogenese

Die Ansammlung von Schleim-Hitze in der Lunge stört den natürlichen *Qi*-Fluss und führt zur Ausbildung von gegenläufigem Lungen-*Qi*, was sich als Husten manifestiert.

Leitsymptome und Befunde

- **Symptome:** produktiver Husten mit schwer abhustbarem, zähem, gelbem Auswurf; Keuchatmung, Stridor, Mundtrockenheit, vermehrtes Durstempfinden, Rachenschmerzen.
- **Zunge:** gelber Zungenkörper, klebriger Zungenbelag.
- **Puls:** beschleunigt.

Erläuterung

Bei einer Stagnation von Schleim in der Lunge entwickelt sich leicht Stauungshitze. Diese lässt Körperflüssigkeiten in der Lunge verdampfen und eindicken, wodurch weiterer Schleim gebildet wird, der die Eigenschaften der Hitze annimmt und Schleim-Hitze entstehen lässt. Durch diese Schleim-Hitze werden die ausbreitenden und absinkenden Funktionen des Lungen-*Qi* beeinträchtigt, es entwickelt sich gegenläufiges *Qi*, das sich als Husten und Keuchatmung mit schwer abhustbarem zähem, gelbem Auswurf manifestiert.

Der Behandlungsansatz besteht folglich darin, pathogene Hitze aus der Lunge auszuleiten und Schleim umzuwandeln.

Lu 5 *Chize* klärt als Wasserpunkt die Lungen-Hitze und leitet gegenläufiges *Qi* abwärts, er lindert die Keuchatmung und wirkt hustenstillend. Entsprechend der Fünf-Elemente-Lehre ist das Element Wasser (Niere) das Kind des Elements Metall (Lunge), gemäß dem Grundsatz „Bei Fülle leite man das Kind aus“ wird Ni 3 *Taixi* eingesetzt, der *Yuan*-(Quell-)Punkt der Niere, um Fülle-Hitze der Lunge auszuleiten.

Die Kombination aus Bl 13 *Feishu*, dem *Shu*-(Transport-)Punkt der Lunge, und Ren 17 *Shanzhong*, dem *Hui*-(einflussreichen) Punkt des *Qi*, reguliert den *Qi*-Fluss in der Brustregion, senkt gegenläufiges Lungen-*Qi* ab und wandelt Hitze-Schleim um. Gemeinsam leiten die Punkte pathogene Hitze im Lungen-Zyklus aus, unterstützen die Umwandlung von Schleim und lindern Husten und Dyspnoe.

Modifikationen

Vermehrte Schleimbildung	+ Ma 40 *Fenglong*, Ma 36 *Zusanli*
Wind-Hitze	Gb 20 *Fengchi*, Du 14 *Dazhui*
Schwellung und Schmerzen im Hals- und Rachenbereich	+ Lu 10 *Yuji*

Klinische Anwendungen

Akute und chronische Bronchitis, Pneumonie, Asthma bronchiale.

6.13 Verdauungsstörungen (Nahrungs-Stagnation) bei Säuglingen

Ursprung *Great Compendium*

Kombination

Ren 12	*Zhongwan*
Ma 25	*Tianshu*
Mi 9	*Yinlingquan*
Ma 36	*Zusanli*

Ausführung

Geringes Sedieren aller Punkte, Dauer der Nadelung: 10 bis 30 Minuten. Moxibustion anwendbar. Alternativ ist auch Laserakupunktur einsetzbar.

Funktion

Auflösen von Nahrungs-Stagnationen, Harmonisieren des Magens, Absenken von gegenläufigem *Qi*.

Pathogenese

Die bei einem Säugling noch nicht voll entwickelten Fähigkeiten der Funktionskreise von Milz und Magen beim Umwandeln und Transportieren von Nahrung bringen es mit sich, dass Nahrungs-Stagnation und Mangelernährung auftritt.

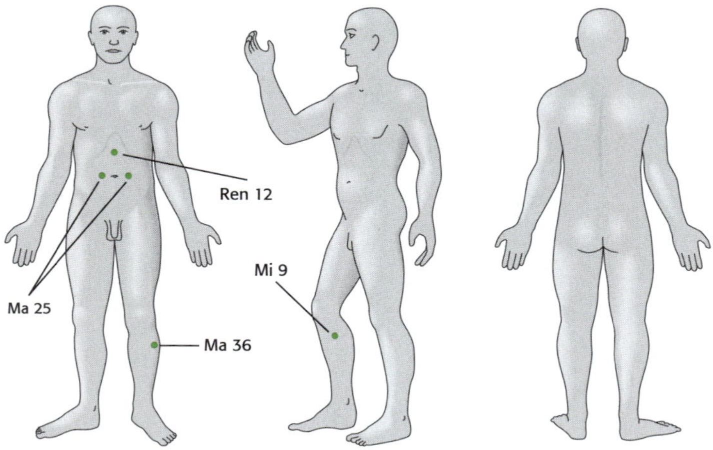

Leitsymptome und Befunde

- **Symptome:** Völlegefühl und Spannung in Brust und Oberbauch, abdominaler Spannungsschmerz, Appetitlosigkeit, Aufstoßen (mit verdorbenem Geschmack), saures Aufstoßen, Erbrechen, ggf. dünner, durchfallartiger Stuhl.
- **Zunge:** dicker Zungenkörper, klebriger Zungenbelag.
- **Puls:** schlüpfrig und voll.

Erläuterung

Mangelernährung oder Nahrungs-Stagnation sind aufgrund der noch unzureichend ausgebildeten Funktionen von Milz und Magen sehr häufig auftretende Störungen bei Säuglingen und Kleinkindern. Sie entstehen meist infolge eines noch schwach ausgebildeten Milz- und Magen-*Qi*, wodurch die Umwandlung und der Transport der Nahrung beeinträchtigt werden. Da die *Zang-Fu*-Organe Milz und Magen die Grundlage des nachgeburtlichen Lebens bilden, können sich lang anhaltende Verdauungsstörungen deutlich auf den Gesundheitszustand des Kleinkindes auswirken.

Die *Xia-He*-Kombination des Magens aus Ren 12 *Zhongwan* und Ma 36 *Zusanli* harmonisiert den Magen und kräftigt die Milz. Die beiden Punkte unterstützen die Verdauung und beseitigen Stagnationen im Magen-Darm-Trakt. Die Kombination aus Ma 25 *Tianshu* und Mi 9 *Yinlingquan* vertreibt Kälte-Stagnation im Mittleren *Jiao*, harmonisiert die Transport- und Umwandlungsfunktionen von Milz und Magen und fördert die Darmperistaltik.

Sind die physiologischen Funktionen wiederhergestellt, werden Nahrung und Flüssigkeiten auf normale Weise aufgenommen, verdaut und verteilt. Der Körper kann wieder optimal ernährt und mit Nährstoffen versorgt werden.

Modifikationen

Appetitlosigkeit	+ Bl 57 *Chengshan*, M-UE 9 *Sifeng*

Klinische Anwendungen

Verdauungsstörungen, Malabsorption und Malassimilation bei Säuglingen und Kleinkindern, Reizdarmsyndrom, abdominale Schmerzen.

6.14 Asthma bronchiale (Lungen-Qi-Mangel, Schleim-Stagnation in der Lunge)

Ursprung *Great Compendium, Ode of the Jade Dragon*

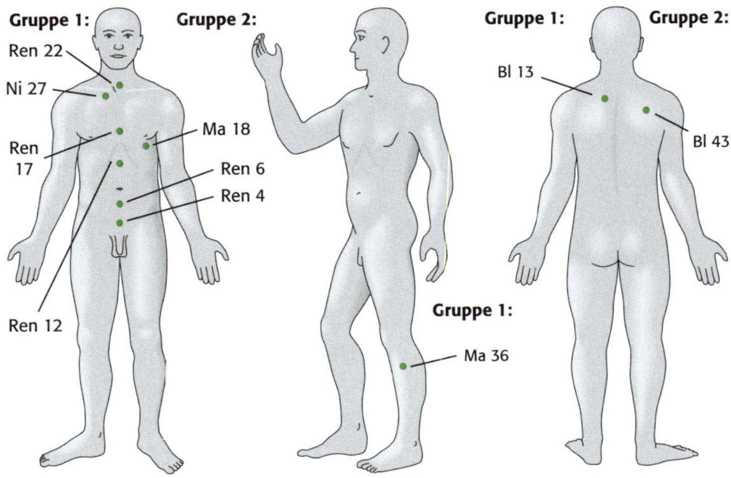

Kombination

Gruppe 1	
Ni 27	*Shufu*
Ren 22	*Tiantu*
Ren 17	*Shanzhong*
Bl 13	*Feishu*
Ma 36	*Zusanli*
Ren 12	*Zhongwan*
Gruppe 2	
Bl 43	*Gaohuang*
Ren 6	*Qihai*
Ren 4	*Guanyuan*
Ma 18	*Rugen*

Ausführung

Während der Akutphase werden die Punkte der Gruppe 1 sediert, bis sich die Symptome beruhigt haben. Danach erfolgt das Tonisieren der Punkte der Gruppe 2. Nadelung für 20 Minuten, täglich anzuwenden. Ein Behandlungszyklus besteht aus 12 Behandlungen mit 7 bis 14 Tagen Pause zwischen zwei Behandlungszyklen.

Funktion

Qi-Fluss regulieren, Lungen-*Qi* ausbreiten, *Yuan-Qi* tonisieren und festigen.

Pathogenese

Konstitutionell schwache Patienten werden durch äußeren Wind-Schleim angegriffen, der das Ausbreiten des Lungen-*Qi* behindert und zu asthmatischer Keuchatmung und Husten führt.

Leitsymptome und Befunde

Akute Phase

- **Symptome:** Kurzatmigkeit, beschleunigte Atmung, Stridor, Völlegefühl und

Beklemmung in der Brust, produktiver Husten mit schwer abzuhustendem, klebrigem Auswurf.
- **Zunge:** weißer Zungenkörper, dicker, klebriger Zungenbelag.
- **Puls:** schlüpfrig.

Rekonvaleszenz

- **Symptome:** Kraftlosigkeit, Kurzatmigkeit, verstärkte Keuchatmung bei Bewegung, fahle Gesichtsfarbe, kalter Torso und kalte Extremitäten.
- **Zunge:** blass mit dünnem, weißem Zungenbelag.
- **Puls:** tief, dünn, schwach.

Erläuterung

Eine chronische Lungen-*Qi*-Schwäche kann infolge einer angeborenen Schwäche bestehen oder sich nach einer Schädigung des Lungen-*Qi* durch eine chronische Krankheit entwickeln. Aufgrund der bestehenden Lungen-*Qi*-Schwäche können äußere (klimatische) oder innere (psychische) Faktoren leichter in die Lunge eindringen und zu einer akuten Blockade des Lungen-*Qi* führen. Diese wiederum führt zur Umkehrung der *Qi*-Bewegung und Ausbildung von gegenläufigem Lungen-*Qi*, was in den Symptomen der Keuchatmung und als Asthma zum Ausdruck kommt.

Diese Art der asthmatischen Beschwerden werden als *Ben Xu Biao Shi* bezeichnet, d.h. als Erkrankung mit Fülle-Symptomen, der eine Schwäche zugrunde liegt. Zhang Jia Bing schreibt in *Complete Works of Jing Yue:* „Fülle-Keuchatmung entsteht durch übermäßiges pathogenes *Qi*; Leere-Keuchatmung entsteht nicht durch exogene Faktoren, sondern durch Mangel an *Yuan-Qi*". Über die Ursache der Keuchatmung heißt es in *Fallbeispiele als klinischer Kompass*: „Liegt die Ursache in der Lunge, so zählt es zu Fülle, liegt es in der Niere, zählt es zu Mangel".

Bei der Behandlung von Keuchatmung und asthmatischen Erkrankungen muss zunächst eine Syndromdifferenzierung vorgenommen werden, um ein akutes oder chronisches Geschehen bzw. ein Fülle- oder Leere-Syndrom differenzieren zu können.

> Akute Beschwerden werden symptomatisch behandelt, bei chronischen Beschwerden erfolgt vorrangig die Behandlung der zugrunde liegenden Mangel-Symptome.

Akute Phase

Die schleimlösenden und hustenstillenden Lokalpunkte Ni 27 *Shufu* und Ren 22 *Tiantu* werden mit Ren 17 *Shanzhong* und Bl 13 *Feishu* kombiniert, die das Lungen-*Qi* regulieren und gegenläufiges Lungen-*Qi* abwärts leiten. Gemeinsam lindern sie damit die Symptome des Hustens und der akuten Keuchatmung. Der Leitsatz „Schleim und Feuchtigkeit entstehen in der Mitte und sammeln sich in der Lunge", macht deutlich, dass bei Husten aufgrund von Schleim nicht nur die Lunge, sondern auch Milz und Magen behandelt werden müssen. Die *Xia-He*-Kombination des Magens aus Ren 12 *Zhongwan* und Ma 36 *Zusanli* harmonisiert den Magen und wandelt Schleim an seinem Bildungsort um, sie vertreibt pathogene Faktoren und leitet gegenläufiges *Qi* nach unten.

Rekonvaleszenz

Bl 43 *Gaohuang* gilt als einer der wichtigsten Punkte bei der Behandlung chronischer

Mangel-Zustände. Sun Simiao sagt über ihn: „Er stoppt Schleim bei chronischen Erkrankungen". Bl 43 *Gaohuang* hat eine ausgeprägte tonisierende und stärkende Wirkung auf die *Zang-Fu*-Organe, deren Pathologie mit der Bildung von Schleim einhergeht – Lunge, Nieren, Milz und Magen –, und wird deshalb bei Mangel- und Leere-Zuständen unterschiedlichster Genese und Schweregrade eingesetzt.

Um den Nieren-*Qi*-Mangel und somit die Ursache von Mangel-Asthma zu behandeln, wird das Nieren- und Ursprungs-*Qi* mit Ren 6 *Qihai und* Ren 4 *Guanyuan* gestärkt. Ma 18 *Rugen* öffnet die Brust, zerstreut Schleim-Stagnationen und lindert Husten und Keuchatmung.

Modifikationen

Wind-Hitze	+ Lu 10 *Yuji*, Lu 5 *Chize*
Wind-Kälte	+ Di 4 *Hegu*

Klinische Anwendungen

Asthmatische Bronchitis, kardiales Asthma, Tuberkulose, Pneumonie.

6.15 Erbrechen (Magen-Hitze)

Ursprung *Great Compendium, Miscellaneous Disease*

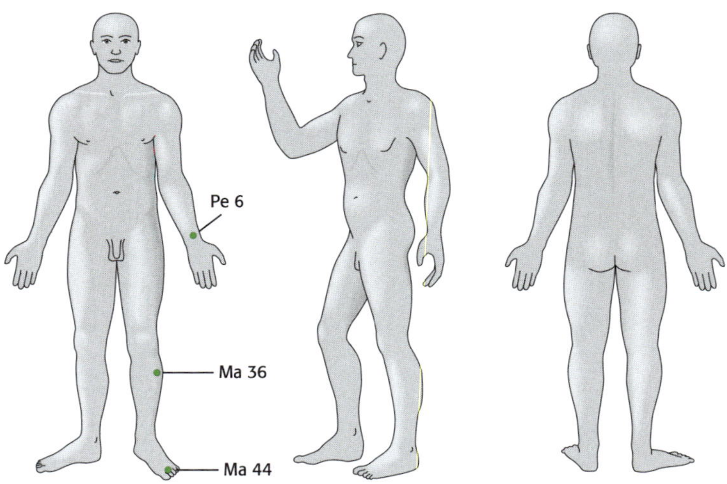

Kombination

Pe 6	*Neiguan*
Ma 44	*Neiting*
Ma 36	*Zusanli*

Ausführung

Sedieren von Pe 6 *Neiguan* und Ma 44 *Neiting*, Tonisieren von Ma 36 *Zusanli*, Dauer der Nadelung: 30 Minuten. Nach Entnehmen der Nadeln kann mit einem Pflaumenblütenhammer an Ma 44 *Neiting* eine geringe Menge Blut gelassen werden.

Funktion

Hitze klären, Magen harmonisieren, gegenläufiges *Qi* absenken, Erbrechen beenden.

Pathogenese

Erbrechen aufgrund von Magen-Hitze mit nach oben rebellierendem Magen-*Qi*.

Leitsymptome und Befunde

- **Symptome:** Übelkeit, Erbrechen, Mundtrockenheit, vermehrtes Durstempfinden, harter trockener Stuhl. **Begleitsymptome:** Erbrechen nach Nahrungsaufnahme; Erbrochenes hat bitteren, sauren Geschmack, stark riechend; abdominaler Spannungsschmerz und Völlegefühl; Aufstoßen, Appetitverlust bis hin zur Anorexie; Unruhe, Nervosität, Gereiztheit.
- **Zunge:** roter Zungenkörper, gelber Zungenbelag.
- **Puls:** beschleunigt.

Erläuterung

Die oben beschriebene Symptomatik ist meist die Folge einer Umkehrung des *Qi*-Flusses im Magen – aufgrund von übermäßiger Magen-Hitze oder Hitze-Stagnation im Magen. Es entwickelt sich gegenläufiges Magen-*Qi*, das nach oben steigt. Dieses aufsteigende Magen-*Qi* wird auch als rebellierendes Magen-*Qi* bezeichnet, da es sich meist um etwas Akutes handelt. Hitze kühlende sowie Magen harmonisierende Methoden helfen, gegenläufiges *Qi* abzusenken und den Brechreiz zu stoppen.

Pe 6 *Neiguan* reguliert die Bewegung des *Qi* im Mittleren und Oberen *Jiao* wirkungsvoll, er senkt gegenläufiges *Qi* ab, harmonisiert den Magen und kühlt Hitze. Zudem ist er einer der wichtigsten Punkte zur Behandlung von Übelkeit und Brechreiz.

Ma 44 *Neiting* ist der Wasserpunkt der Magen-Leitbahn und hat als solcher eine stark kühlende und Hitze ausleitende Wirkung. Blutigstechen von Ma 44 *Neiting* leitet übermäßige *Yangming*-Hitze aus, wirkt regulierend auf den Verdauungstrakt und lindert Übelkeit und Brechreiz. Ma 36 *Zusanli* ist als Kommandopunkt des Abdomens geeignet für die Behandlung des zugehörigen *Fu*-Hohlorgans: Er harmonisiert den Magen, reguliert den *Qi*-Fluss des Mittleren *Jiao*, senkt gegenläufiges *Qi* ab und kräftigt die Milz.

Modifikationen

Stark ausgeprägte Magen-Hitze	+ Sedieren von Di 11 *Quchi* und Di 4 *Hegu*
Leber-*Qi* greift auf Magen über	+ Le 3 *Taichong*, Le 14 *Qimen*
Völlegefühl und abdominaler Spannungsschmerz	+ Ren 12 *Zhongwan*
Aufstoßen	+ Ren 17 *Shanzhong*

Klinische Anwendungen

Akute und chronische Gastritis, Gastroenteritis, Lebensmittelvergiftung, Magenkrämpfe, nervöser Brechreiz.

6.16 Erbrechen (Magen-Kälte)

Ursprung *Great Compendium, Miscellaneous Disease*

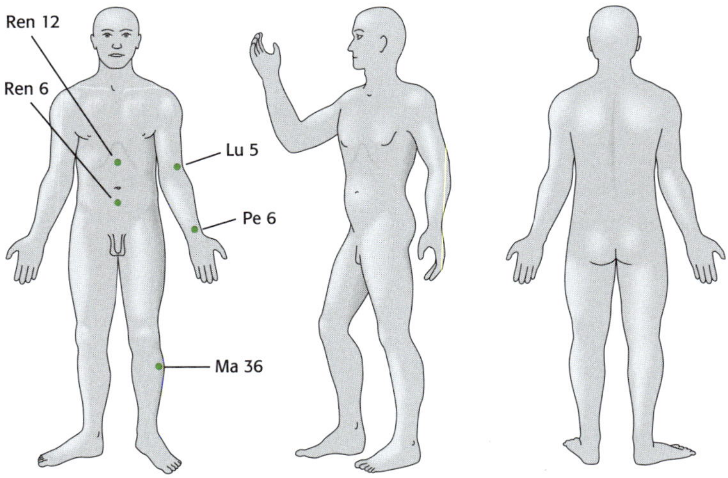

Kombination

Pe 6	*Neiguan*
Lu 5	*Chize*
Ren 12	*Zhongwan*
Ren 6	*Qihai*
Ma 36	*Zusanli*

Ausführung

Tonisieren an allen Punkten, Dauer der Nadelung: 30 bis 40 Minuten; Moxibustion an Ren 12 *Zhongwan* und Ren 6 *Qihai.*

Funktion

Yang-Qi tonisieren, Magen harmonisieren, gegenläufiges *Qi* absenken, Erbrechen lindern.

Pathogenese

Ein Mangel an Magen-*Yang* führt zur Umkehrung der physiologisch absinkenden *Qi*-Bewegung, das Magen-Qi steigt nach oben, was sich in saurem Aufstoßen und Erbrechen manifestiert.

Leitsymptome

- **Symptome:** Erbrechen von klarer Flüssigkeit oder unverdautem Mageninhalt, Schluckauf, kalte Körpertemperatur, kalte Extremitäten, abdominales Völlegefühl, vermehrtes Aufstoßen.
- **Zunge:** blasser Zungenkörper, weißklebriger Zungenbelag.
- **Puls:** tief, verlangsamt oder träge.

Erläuterung

Im *Suwen* heißt es: „Hält sich Kälte in Magen und Darm auf, kommt es zu *(Jue Ni)* kalten Extremitäten und nach oben austretendem (*Qi*), was zu Schmerzen und Erbrechen führt".

Pe 6 *Neiguan* stellt als *Luo*-(Verbindungs-) Punkt eine Verbindung zwischen den innen-außen-gekoppelten Perikard- und *Sanjiao*-Leitbahnen her. Er befreit und reguliert den *Qi*-Fluss innerhalb des *Sanjiao*, harmonisiert den Magen und leitet gegenläufiges *Qi* abwärts: Damit ist dieser Punkt einer der wirkungsvollsten Punkte zur Behandlung von Erbrechen.

Die *Xia-He*-Kombination des Magens aus Ren 12 *Zhongwan* und Ma 36 *Zusanli* löst sowohl die Kälte-Stagnation im Magen als auch Stagnationen im Verlauf der Magen-Leitbahn. Moxibustion an Ren 12 *Zhongwan* und Ren 6 *Qihai* erwärmt und reguliert den Mittleren und Unteren *Jiao*, harmonisiert die Mitte, löst Kälte-Stagnationen in Magen und Darm und senkt gegenläufiges *Qi* ab, um Erbrechen zu beenden.

Beim Erbrechen liegt eine gegenläufige (aufsteigende) *Qi*-Bewegung des Magens vor. Das Magen- und das Lungen-*Qi* zeichnen sich durch eine physiologische Abwärtsbewegung aus. Um das Absenken des gegenläufigen Magen-*Qi* zu unterstützen, wird der Punkt Lu 5 *Chize* eingesetzt, er senkt das Lungen-*Qi* nach unten und harmonisiert die Mitte.

Modifikationen

Milz-*Yang*-Mangel, Nieren-*Yang*-Mangel	+ Moxa an Ren 8 *Shenque* und Ni 1 *Yongquan*
Leber-*Qi* greift auf Magen über	+ Le 3 *Taichong*, Le 14 *Qimen*

Klinische Anwendungen

Akute und chronische Gastritis, Ulkuskrankheit, Urämie, Dyspepsie, Lebensmittelvergiftung, Reizdarmsyndrom, nervöses Erbrechen.

6.17 Ösophagusachalasie (Qi- und Schleim-Stagnation)

Ursprung *Complete Works of Jing Yue, Outline and Details of Medicine, Thousand Ducat Formulas*

Kombination

Bl 46	*Geguan*
Ren 22	*Tiantu*
Ren 17	*Shanzhong*
Ren 12	*Zhongwan*
Ma 40	*Fenglong*

Ausführung

Sedieren von Ren 22 *Tiantu* für 1 bis 2 Minuten, danach Nadeln für 10 Minuten dort belassen. Sedieren der übrigen Punkte, Nadelung für 30 Minuten.

Funktion

Schleim auflösen, gegenläufiges *Qi* absenken, *Qi*-Fluss regulieren, Ösophagussphinkter entspannen.

Pathogenese

Qi und Schleim stagnieren im Bereich des Übergangs vom Ösophagus zum Magen und rufen Blockaden hervor, die den Durchgang von Nahrung und Flüssigkeit behindern und zu Schluckbeschwerden und Schmerzen führen.

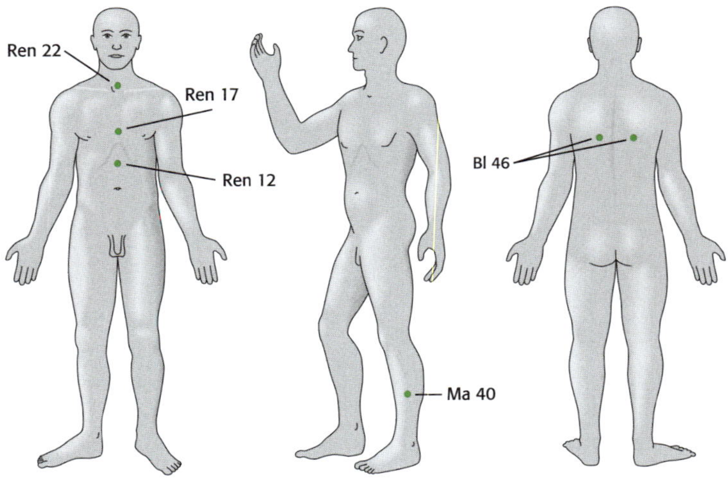

Leitsymptome und Befunde

- **Symptome:** Schluckbeschwerden (Dysphagie), Aufstoßen; retrosternales Engegefühl und Schmerz (häufig in Bezug zum Herzen gesetzt), Erbrechen, Schluckauf, Obstipation.
- **Zunge:** roter Zungenkörper, gelber Zungenbelag.
- **Puls:** schlüpfrig und gespannt.

Erläuterung

Bei einer Achalasie kann sich der untere Ösophagussphinkter nicht richtig öffnen, und die Motilität der Speiseröhrenmuskulatur ist gestört. Das Diaphragma, das eine Trennwand zwischen dem Oberen und Mittleren *Jiao* darstellt, ist blockiert und behindert den Durchgang von Nahrung und Flüssigkeit.

Bl 46 *Geguan* reguliert das Diaphragma, unterstützt den Mittleren *Jiao* und senkt gegenläufiges *Qi* ab. Der Lokalpunkt Ren 22 *Tiantu* wird bei einer Vielzahl von Erkrankungen im Halsbereich eingesetzt, er löst Schleim-Ansammlungen und senkt gegenläufiges *Qi* ab. Ma 40 *Fenglong* wirkt ebenfalls schleimauflösend und leitet das Magen-*Qi* nach unten. Die Kombination aus Ren 17 *Shanzhong* im Oberen *Jiao* und Ren 12 *Zhongwan* im Mittleren *Jiao* reguliert die *Qi*-Bewegung zwischen diesen beiden Kompartimenten und fördert das physiologische Absinken des Magen-*Qi*. Beide Punkte sind sehr gut zur Behandlung von gegenläufigem *Qi* und Schluckbeschwerden geeignet.

Modifikationen

Retrosternales Engegefühl	+ Pe 6 *Neiguan*, Bl 17 *Geshu*
Hitze-Symptomatik aufgrund von *Qi*-Stagnation	+ Ni 3 *Taixi*
Erbrechen	+ Ren 10 *Xiawan*, Le 13 *Zhangmen*
Obstipation	+ Ni 6 *Zhaohai*

Klinische Anwendungen

Ösophagusachalasie, Kardiospasmus, Dysphagie unterschiedlicher Genese bei *Qi*- und Schleim-Stagnation.

6.18 Ben Tun (Rennendes-Ferkel-Syndrom)

Ursprung *Great Compendium, Supplementing Life*

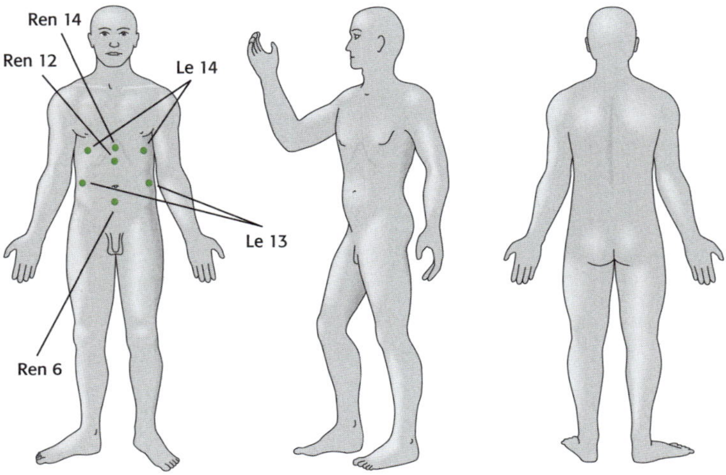

Ben Tun (allgemein)

Kombination

Le 13	*Zhangmen*
Le 14	*Qimen*
Ren 12	*Zhongwan*
Ren 14	*Juque*
Ren 6	*Qihai*

Ausführung

Die gleichzeitige Anwendung von Moxibustion und Akupunktur ist möglich. Es erfolgt eine neutrale Stimulierung, Nadelung für 30 Minuten. Bei der Moxibustion an Ren 6 *Qihai* ist eine tägliche Anwendung möglich. Sieben Anwendungen entsprechen einem Behandlungszyklus.

Funktion

Leber-*Qi*-Stase lösen und *Qi*-Fluss regulieren, Brust öffnen und weiten, Magen harmonisieren.

Pathogenese

Leere-Kälte in Leber und Niere führt zur Entwicklung eines gegenläufigen *Qi*, das sich nach oben ausbreitet.

Leitsymptome und Befunde

- **Symptome:** Gefühl, als ob aus dem Unterbauch *Qi* in Richtung Brust und Herz emporsteigt. **Begleitsymptome:** Schmerzen, Spannung und Druck im Bereich von Brustkorb und Rippenbögen, Appetitlosigkeit, Schwindel, verschwommenes Sehen. Kälteaversion und kalte Extremitäten. Unruhe, Nervosität. Erbrechen.
- **Zunge:** blasser Zungenkörper.
- **Puls:** gespannt.

Erläuterung

Die wörtliche Übersetzung von *Ben Tun* ist „rennendes Ferkel", der Ausdruck beschreibt das Hauptsyndrom, das von Patienten oft als starke innere Unruhe beschrieben wird, als ob ein „angestochenes" Ferkel im Unterbauch herumrennen würde.

Im *Jin Kui Yao Lüe* wird das *Ben-Tun*-Syndrom folgendermaßen beschrieben: „Die *Ben-Tun*-Krankheit beginnt im unteren Abdomen, stößt nach oben bis zum Hals-Rachen-Bereich, während des Anfalls ist es so stark, man meint zu sterben, der Anfall kann wiederholt vorkommen, bevor er von selbst vergeht. All dies hat seinen Ursprung in den Emotionen Schrecken und Furcht".

Das *Ben-Tun*-Syndrom entwickelt sich auf Grundlage einer Leere-Kälte der Leber und Nieren, auslösende Faktoren sind negative psychoemotionale Faktoren wie Furcht und Schreck. Emotionale Änderungen und Schwankungen beeinträchtigen die Leber, übermäßige Furcht schädigt die Niere, Schreck führt zur Unruhe des Herzens.

Durch die emotionale Schädigung kommt es zu einer *Yang*- und *Qi*-Minderung des *Shaoyin*-Umlaufs (Herz und Niere). Aufgrund von Nieren-*Yang*- und Nieren-*Qi*-Mangel entsteht Fülle-Kälte im Unteren *Jiao*. Gleichzeitig besteht ein Herz-*Yang*-Mangel mit einer Störung des *Shen* (Geist). Daraus resultiert eine untere Fülle-Kälte und ein oberer *Yang-Qi*-Mangel. Aus diesem Ungleichgewicht entwickelt sich gegenläufiges *Qi*, das vom Unteren *Jiao* (Unterbauch) in den Oberen *Jiao* (Brust, Herz) drängt. Ziel der Behandlung ist es, das Ungleichgewicht von Leere und Fülle sowie die Ansammlung innerer Kälte zu beheben, um die *Qi*-Zirkulation zu normalisieren.

Akupunktur- und Moxabehandlung von Ren 6 *Qihai*, dem „Meer des *Qi*", löst die Ansammlung von Kälte im Unteren *Jiao* auf, festigt die Nieren und verankert das *Yuan*-Ursprungs-*Qi* in den Nieren.

Mu-(Sammel-)Punkte werden oft bei akuten Erkrankungen sowie bei Erkrankungen eingesetzt, die mit einem gegenläufigen *Qi* einhergehen. Hier werden die *Mu*-(Sammel-)Punkte von Magen, Milz, Leber und Herz kombiniert, um die gegenläufige *Qi*-Bewegung umzukehren und die physiologische *Qi*-Bewegung der betroffenen *Zang-Fu*-Organe wiederherzustellen.

Ren *12 Zhongwan* reguliert den Mittleren *Jiao*, tonisiert Milz und Magen und leitet gegenläufiges *Qi* über die Magen-Leitbahn abwärts. Die Kombination der beiden *Mu*-(Sammel-)Punkte der Leber und Milz, Le 13 *Zhangmen* und Le 14 *Qimen*, reguliert und beruhigt das Leber-*Qi*, löst Stagnationen im Mittleren *Jiao* und im Thorax und reguliert nach oben stoßendes *Qi*. Ren 14 *Juque*, der *Mu*-(Sammel-)Punkt des Herzens, befreit den Brustkorb und das Diaphragma und beruhigt den *Shen* (Geist), um negative Emotionen als Ursache des *Ben-Tun*-Syndroms zu mindern.

Modifikationen

Alle Patientengruppen	
Erbrechen	+ Pe 6 *Neiguan*
Qi stößt nach oben gegen die Brust	+ Ma 30 *Qichong*, Ren 17 *Shanzhong*
Gegenläufiges *Qi* rebelliert im Abdomen	+ Ma 41 *Jiexi*, Ren 22 *Tiantu*
Alternative Kombination für Frauen (▶ Abbildung)	
Le 14	*Qimen*
Ren 5	*Shimen*
Ren 4	*Guanyuan*
Ren 3	*Zhongji*
Mi 6	*Sanyinjiao*
Mi 10	*Xuehai*

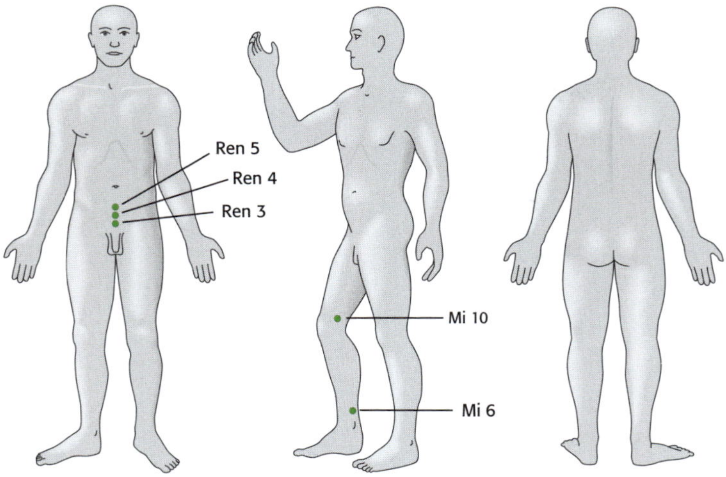

Ben Tun (bei Frauen)

Klinische Anwendungen

Magen-Darm-Krämpfe; Palpitationen, Stresssymptomatik, Burnout-Syndrom, neurotische Störungen, Belastungsstörungen und somatoforme Störungen.

7 Blut regulierende Kombinationen

Einleitung

Blut regulierende Akupunkturkombinationen beleben die Blutzirkulation, beseitigen But-Stase und/oder stillen Blutungen.

Blut entsteht aus Sicht der Chinesischen Medizin durch Absorption von Nährstoffen in Milz und Magen. Seine Hauptfunktion ist die Ernährung des Körpers und der *Zang-Fu*-Organe, die Versorgung des Leitbahnsystems, der Muskeln, Sehnen und Bänder, der Haut, Haare und sonstigen Gewebe. Eine andere Bezeichnung für die Substanz Blut ist deshalb auch *Ying* (Ernährungs-)Blut.

Syndrome des Blut-Mangels, der Blut-Stase und Blutungen haben unterschiedliche Ursachen und können unabhängig voneinander oder gleichzeitig auftreten. Bei Blut-Mangel werden Blut aufbauende Kombinationen eingesetzt, bei Blut-Stase Kombinationen, die den Blutfluss beleben und die Blut-Stase auflösen. Bei Blutungen kommen blutstillende Akupunkturkombinationen und Methoden zur Anwendung.

Blut belebende und Blut-Stase lösende Kombinationen

Diese Kombinationen werden bei Blut-Stase-Syndromen oder Erkrankungen mit sekundärer Blut-Stase eingesetzt. Blut-Stase wird oft durch Hitze- oder Kälte-Faktoren hervorgerufen und geht in vielen Fällen mit einer *Qi*-Stagnation einher. Da eine chronische Blut-Stase die Entwicklung eines *Qi*- und Blut-Mangels begünstigt, sollten die Blut-Stase behandelnden Kombinationen auf diese Begleitfaktoren abgestimmt werden.

- **Krankheitsbilder:** akute Traumata, gynäkologische und geburtshilfliche Störungen wie z. B. Amenorrhö, Dysmenorrhö und Lochialstauung. Gerinnungsstörungen und Gefäßerkrankungen wie z. B. koronare Herzkrankheit (KHK), thorakale Schmerzen, Ischämie und Hemiplegie. Zudem bei Schmerzen im Epigastrium und im Anfangsstadium ulzerierender Krankheiten.
- **Symptome:** stechende Schmerzen, meist an einer fest umschriebenen Stelle mit Druckempfindlichkeit und meist mit tastbarer Verhärtung. Dunkel-livide gefärbter Zungenkörper mit deutlichen Petechien.
- **Akupunkturpunkte:** Häufig verwendete Punkte liegen auf der Blasen-, *Sanjiao*- und Gallenblasen-Leitbahn wie z. B. Bl 15 *Xinshu*, Bl 17 *Geshu*, Bl 40 *Weizhong*, Sj 6 *Zhigou*, Gb 34 *Yanglingquan*, Gb 30 *Huantiao*, Ma 36 *Zusanli*.

Blutungen stillende Kombinationen

Diese Kombinationen können bei unterschiedlichen Blutungen wie Nasenbluten, Bluthusten, Bluterbrechen, blutigen Stühlen und verstärkter Menstruation eingesetzt werden.

Bei allen Blutungen ist die Differenzialdiagnostik von großer Wichtigkeit. Zuerst muss unterschieden werden, ob es sich um eine akute oder chronische, leichte oder starke Blutung handelt, zudem müssen die Ursache identifiziert und der Ernst der Situation eingeschätzt werden. Zu unterscheiden ist auch, ob ein Hitze- oder Kälte-, Fülle- oder Mangel-Zustand vorliegt.

Im Notfall, z. B. bei akuten oder schweren Blutungen, ist es wichtiger, zuerst die Blutung zu stoppen. Bei chronischen Blutungen oder leichten Störungen des Bluts liegt der Behandlungsschwerpunkt auf der Ursache oder auf der gleichzeitigen Behandlung von Ursachen und Symptomen.

- **Krankheitsbilder und Symptome:** verschiedene Arten von Blutungsstörungen wie z. B. Nasenbluten, Bluthusten, Bluterbrechen, blutige Stühle, Hämaturie, abnorme Uterusblutungen, Hämorrhoidalblutungen.
- **Akupunkturpunkte:** Häufig verwendete Punkte liegen auf dem *Ren Mai* sowie auf der Magen-, Milz- und Perikard-Leitbahn wie z. B. Pe 4 *Ximen*, Ma 36 *Zusanli*, Mi 1 *Yinbai*, Ren 4 *Guanyuan*, Lu 3 *Tianfu*.

Abschnitt 1: Blut belebende und Blut-Stase lösende Kombinationen

7.1 Interkostalneuralgie (Blut-Stase der Leber- und Gallenblasen-Leitbahn)

Ursprung *Great Compendium*

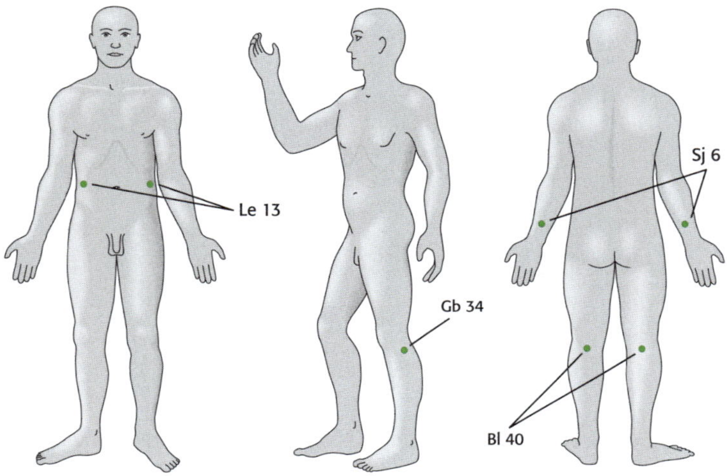

Kombination

Bl 40	*Weizhong*
Sj 6	*Zhigou*
Le 13	*Zhangmen*
Gb 34	*Yanglingquan*

Ausführung

Zuerst Blutigstechen an Bl 40 *Weizhong*, anschließend Nadelung der anderen Punkte. Dauer der Nadelung: 30 Minuten.

Funktion

Blut beleben, Blut-Stase auflösen, *Qi*-Fluss regulieren, Schmerzlinderung.

Pathogenese

Die Leber-*Qi*-Stagnation beeinträchtigt den Blutfluss und führt zu Blut-Stase in den Leitbahnen und Kollateralen entlang der Rippenbögen.

Leitsymptome und Befunde

- **Symptome:** zunächst Spannungsschmerzen entlang der lateralen Rippenbögen, die von einer Stelle zur nächsten wandern. **Begleitsymptome:** thorakales Engegefühl, Appetitlosigkeit und vermehrtes Aufstoßen. Bei länger bestehendem Krankheitsbild kommt es zu stechenden Schmerzen an fest umschriebenen Stellen im Brustkorb und Rippenbogenbereich.
- **Zunge:** dunkler, livider Zungenkörper.
- **Puls:** gespannt oder tief und zäh.

Erläuterung

Unterdrückte Emotionen oder starke Wutausbrüche, welche die Leber schädigen, sind die Grundlage, auf der sich die oben beschriebenen Symptome entwickeln. Durch emotionale Faktoren werden der natürliche Leber-*Qi*-Fluss eingeschnürt und der *Qi*-Mechanismus blockiert. Dauert dieser Zustand lange an, wird durch mangelnde *Qi*-Bewegung die Blutzirkulation beeinträchtigt, und es entwickeln sich Blut-Stasen, die sich im Verlauf der Leber- und Gallenblasen-Leitbahnen zwischen den Rippenbögen festsetzen und Schmerzen erzeugen.

Ein Grundsatz der Chinesischen Medizin lautet: „Kann altes und stagniertes Blut nicht gehen, so entsteht auch kein neues". Blutigstechen an Bl 40 *Weizhong*, dem Blut-Grenzpunkt, löst Blut-Stasen und hilft, altes und stagniertes Blut aus dem Körper zu leiten. Auf diese Weise fördert er die Blutzirkulation und regt indirekt die Blutbildung an.

Der Leitsatz „*Qi* ist der General des Blutes" beschreibt die Wirkung des *Qi* auf die Blutzirkulation. Die *Qi*-Bewegung ist die Triebkraft der Blutzirkulation. Bei *Qi*-Stagnationen kommt es unweigerlich zur Beeinträchtigung der Blutzirkulation und Entwicklung einer Blut-Stase. Daher muss bei der Behandlung eines Blut-Stase-Syndroms auch immer der *Qi*-Aspekt berücksichtigt werden, und bei einer *Qi*-Stagnation sollten Kombinationen zur Anwendung kommen, welche die *Qi*-Bewegung fördern.

Le 13 *Zhangmen* harmonisiert als *Mu*-(Sammel-)Punkt der Milz die Beziehung zwischen Leber und Milz und behandelt Appetitlosigkeit sowie vermehrtes Aufstoßen. Als Treffpunkt der Leber- und Gallenblasen-Leitbahnen verteilt er zudem das Leber-*Qi* und belebt so die Blutzirkulation, wodurch Spannungsschmerzen entlang der lateralen Rippenbögen gelindert werden.

Der Bereich der lateralen Rippenbögen zählt zum Einzugsgebiet der *Shaoyang*-Gallenblasen- und der *Sanjiao*-Leitbahn. Bei Schmerzen in diesem Bereich muss der *Qi*-Fluss der *Shaoyang*-Leitbahnen reguliert und von Stagnationen befreit werden. Gb 34 *Yanglingquan* zerstreut sehr wirkungsvoll *Qi*-Stagnationen der Fuß-*Shaoyang*-Gallenblasen-Leitbahn. Sj 6 *Zhigou* reguliert den *Qi*-Fluss der Hand-*Shaoyang-Sanjiao*-Leitbahn und fördert die *Qi*-Bewegung im Thorax. Gemeinsam lösen sie *Shaoyang-Qi*-Stasen und werden bei Schmerzen und Spannungen im Bereich der lateralen Rippenbögen eingesetzt.

Gemeinsam aktivieren die Punkte dieser Kombination die der Blut-Stase zugrunde liegende *Qi*-Stagnation und wirken deutlich schmerzlindernd.

Modifikationen

Spannung und Schmerzen der Rippenbögen	+ Sj 5 *Waiguan*, Le 3 *Taichong*
Engegefühl in der Brust, Appetitlosigkeit, Aufstoßen	+ Pe 6 *Neiguan*, Ma 36 *Zusanli*
Stechende Schmerzen der Rippenbögen	+ Bl 17 *Geshu*, Mi 6 *Sanyinjiao*

Klinische Anwendungen

Interkostalneuralgie, Herpes zoster; Schmerzen der lateralen Rippenbögen.

7.2 Kardiale Schmerzen

Ursprung *Therapeutics of Acupuncture and Moxibustion*

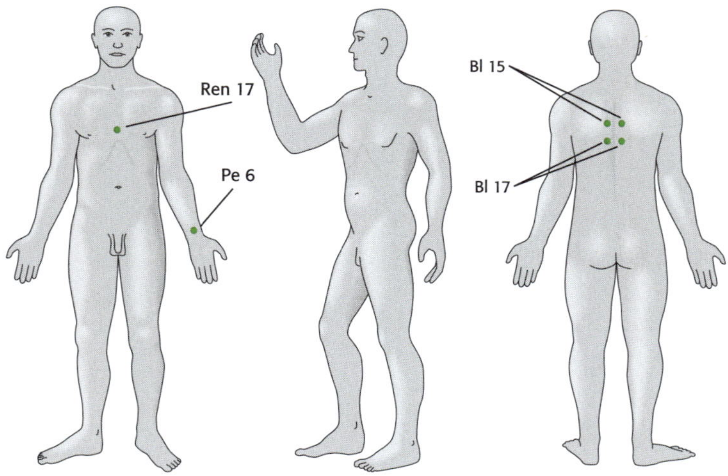

Kombination

Bl 15	*Xinshu*
Bl 17	*Geshu*
Ren 17	*Shanzhong*
Pe 6	*Neiguan*

Ausführung

Sedieren von Pe 6 *Neiguan*, schräg in Richtung Ellenbeuge stechen, wenn möglich sollte das *De-Qi*-Gefühl bis in den Oberarm und bis zur Achsel reichen. Ren 17 *Shanzhong* sollte transversal gegen den Verlauf des *Ren Mai* gestochen werden. Neutrale Nadelung bei Bl 17 *Geshu* und Bl 15 *Xinshu*. Dauer der Nadelung: 30 Minuten.

Funktion

Belebt die Blutzirkulation, löst Blut-Stasen, stillt Schmerzen.

Pathogenese

Blut-Stase blockiert die Herzkranzgefäße und verursacht aufgrund der Mangelversorgung des Herzens eine Konstriktion der Blutgefäße und Verkrampfung der Muskulatur, thorakale Schmerzen und innere Unruhe.

Leitsymptome und Befunde

- **Symptome:** starke stechende Schmerzen in der Herzgegend mit Kurzatmigkeit, Palpitationen, Druck- und Engegefühl in Brust und Abdomen.
- **Zunge**: dunkler, livider Zungenkörper oder deutliche Zeichen der Blut-Stase auf dem Zungenkörper oder an den Zungengrundvenen.
- **Puls:** zäh oder unregelmäßig.

Erläuterung

Durch chronische Belastungsfaktoren wird die Blutzirkulation gestört, die infolge der

Verlangsamung des Blutflusses und der Verklebung von Blut zu Blut-Stase führt. Diese Blut-Stase dringt in tiefere Leitbahnen und Kollateralen ein, blockiert die Herzkranzgefäße und verursacht aufgrund der Mangelversorgung des Herzens folgende Symptome: Verkrampfung von Blutgefäßen und Muskulatur, thorakale Schmerzen und innere Unruhe.

Die Vorne-Hinten-Kombination der *Hui*-(einflussreichen) Punkte des *Qi* und Bluts, Ren 17 *Shanzhong* und Bl 17 *Geshu*, zerstreut die *Qi*- und Blut-Stase und aktiviert die Zirkulation von *Qi* und Blut im Oberen *Jiao*. Die Kombination aus Pe 6 *Neiguan*, dem Kommandopunkt für Erkrankungen des Thorax, sowie Bl 15 *Xinshu*, dem *Shu*-(Transport-)Punkt des Herzens, hat einen starken *Qi* regulierenden und Blut belebenden Effekt: Sie weitet und befreit die Gefäße des Brustkorbs und des Herzens, fördert die Zirkulation des *Qi* und des Bluts und lindert thorakale Schmerzen.

Gemeinsam beleben diese vier Punkte die Blutzirkulation im Oberen *Jiao*, lösen die Blut-Stase des Herzens, stillen thorakale Schmerzen und lindern das Druck- und Engegefühl in Brust und Abdomen.

Modifikationen

Livide Verfärbung der Lippen	+ Blutigstechen an Lu 11 *Shaoshang* und He 9 *Shaochong*
Schmerzen der Rippenbögen	+ Gb 34 *Yanglingquan*

Klinische Anwendungen

Koronare Herzkrankheit (KHK), Herzinfarkt.

7.3 Lumbalschmerzen (Blut-Stase des unteren Rückens)

Ursprung *Great Compendium*

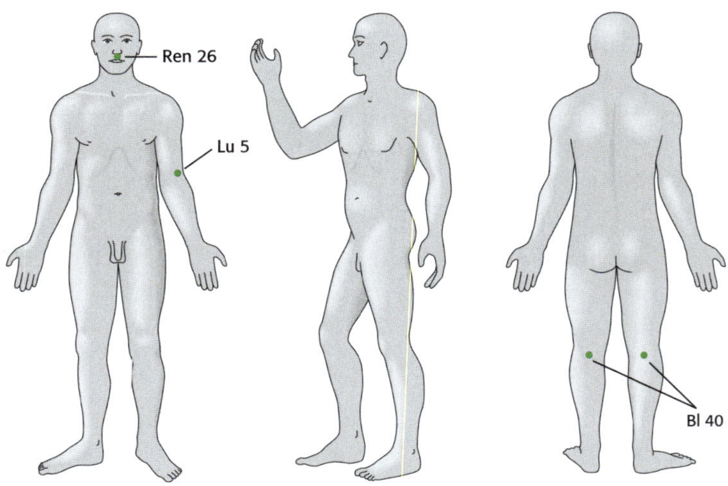

Kombination

Du 26	*Renzhong*
Bl 40	*Weizhong*
Lu 5	*Chize*

Ausführung

Zuerst Nadelung von Du 26 *Renzhong* und Bl 40 *Weizhong*, danach von Lu 5 *Chize*. Dauer der Nadelung: 30 Minuten. Bei akuten Beschwerden Du 26 *Renzhong* und *Lu 5 Chize* sedieren und Bl 40 *Weizhong* blutig stechen.

Funktion

Blut-Stase auflösen, Leitbahnen durchgängig machen, Lendenbereich stärken und Schmerzen lindern.

Pathogenese

Lokale Blut-Stasen oder traumabedingte Schädigungen führen zu Blockierungen der Leitbahnen im Bereich der Lendenwirbelsäule mit Schmerzen und Bewegungseinschränkung.

Leitsymptome und Befunde

- **Symptome:** chronische Schmerzen im unteren Rücken, die sich bei Belastung verstärken, oder akute Schmerzen nach Verrenkungen, Stürzen oder stumpfen Verletzungen. Schmerzen und Steifigkeit der Lendenwirbelsäule mit Bewegungseinschränkung des unteren Rückens. Oft kommt es zusätzlich zu Zeichen einer Blut-Stase im Bereich der Kniekehle.
- **Zunge:** livide, Petechienbildung, evtl. gestaute Zungengrundvenen.
- **Puls:** gespannt, dünn.

Erläuterung

Eine chronische Blut-Stase im Bereich der Lendenwirbelsäule aufgrund unzureichender Blutzirkulation oder *Qi*-Stagnation führt bei Belastung zu starken Rückenschmerzen. Die Blut-Stase kann durch verschiedene Ursachen hervorgerufen werden, auch durch traumabedingte Schädigungen. Diese können auch zu akuten Blut-Stasen im unteren Rücken mit Schmerzen und Steifigkeit der Lendenwirbelsäule führen.

Ein berühmter Leitsatz der Chinesischen Medizin besagt: „Durch Stagnation entstehen Schmerzen, bei ungestörter Zirkulation bestehen keine Schmerzen“. Schmerzlinderung wird deshalb vorrangig durch die Zerstreuung der Blut-Stase und Wiederherstellung der normalen Blutzirkulation erzielt.

Du 26 *Renzhong* ist ein wichtiger Fernpunkt bei Schmerzen im Verlauf des *Du Mai* – speziell bei Schmerzen im Bereich der unteren Wirbelsäule.

Bl 40 *Weizhong* ist der Kommandopunkt für Erkrankungen der Lumbalregion und des Rückens. Er kommt zur Anwendung, um Blut-Stasen zu zerstreuen und die Blutzirkulation anzuregen. Das Blutigstechen stimuliert die Blasen-Leitbahn, die über den gesamten Rücken verläuft, und unterstützt somit die Auflösung der Blut-Stase im Bereich des unteren Rückens.

Lu 5 *Chize*, der in der Ellenbeuge lokalisiert ist, kann als oberes Gegenstück zu Bl 40 *Weizhong* gesehen werden, der in der Kniekehle liegt. Der Lungenpunkt eliminiert die Blut-Stase, er entspannt die Sehnen und ist indiziert bei den „fünf Typen von Lumbalschmerzen“.

Die Kombination der drei Punkte belebt das Blut, zerstreut Blut-Stasen und lindert Schmerzen im Bereich der Lendenwirbelsäule. Dadurch ist sie vielfältig einsetzbar, sei es zur Behandlung von Rückenschmerzen als Hauptbeschwerde oder um Rückenschmerzen, die durch eine Blut-Stase hervorgerufen wurden und Begleitsymptom einer anderen Grunderkrankung sind, positiv zu beeinflussen.

Modifikationen

Chronische Lumbalschmerzen	+ Bl 23 *Shenshu*, Du 3 *Yaoyangguan*, Du 4 *Mingmen*
Akute Verletzung und/oder Zerrung	+ Sj 6 *Zhigou*, Bl 60 *Kunlun*, Bl 65 *Shugu*, Gb 34 *Yanglingquan*
Fieber	+ Du 14 *Dazhui*

Klinische Anwendungen

Chronische oder akute Lumbalschmerzen.

7.4 Nackensteifigkeit (Blut-Stase des Nackens)

Ursprung *Essentials of Modern Chinese Clinical Acupuncture*

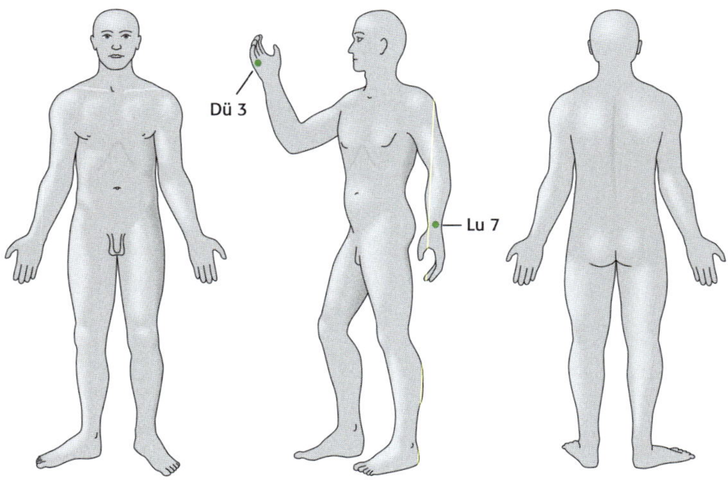

Kombination

Lu 7	*Lieque*
Dü 3	*Houxi*

Ausführung

Lu 7 *Lieque* schräg in Richtung Ellenbogen stechen. Das *De-Qi*-Gefühl sollte bis zur Nackenregion ausstrahlen.

Funktion

Qi aktivieren, Leitbahnen durchgängig machen, Schmerzen stillen.

Pathogenese

Äußere Wind-Kälte führt im Hals- und Nackenbereich akut zu lokalen *Qi*- und Blut-Stasen mit starker Schmerzsymptomatik.

Leitsymptome und Befunde

- **Symptome:** akute Nackensteifigkeit, meist morgens nach dem Aufstehen einseitiger Nackenschmerz mit Bewegungseinschränkung, Beuge- und Drehschwierigkeiten der Nackenregion. Teilweise mit schmerzhafter Ausstrahlung in den gleichseitigen Schulter- und Brustwirbelsäulenbereich oder in den Occiput mit starken Hinterkopfschmerzen.
- **Zunge:** meist ohne Veränderung.
- **Puls:** gespannt.

Erläuterung

Eine über längere Zeit anhaltende Fehlhaltung oder Überdehnung des Hals- und Nackenbereichs kann – meist im Zusammenhang mit kalter Zugluft – die Muskulatur und Bänder beeinträchtigen und zu Verspannungen, Verletzungen oder Fehlstellungen der Halswirbelkörper führen. Diese Dysfunktionen gehen einher mit der Ausbildung einer akuten *Qi*- und Blut-Stase, die starke Schmerzen hervorruft. „Durch Stagnation entstehen Schmerzen, bei ungestörter Zirkulation bestehen keine Schmerzen."

Lu 7 *Lieque* ist der Kommandopunkt für Erkrankungen des Kopfs und des Nackens, als *Luo*-(Verbindungs-)Punkt verbindet er sich mit der innen-außen-gekoppelten Dickdarm-Leitbahn und zerstreut *Qi*- und Blut-Stasen, die durch das Einwirken von Kälte hervorgerufen werden. Durch das Zerstreuen der Stasen werden die normale Zirkulation wiederhergestellt und die Schmerzen des Hals- und Nackenbereichs gelindert.

Dü 3 *Houxi* liegt auf der Hand-*Taiyang*-Leitbahn und verbindet sich mit dem *Du Mai*, er ist angezeigt bei Beschwerden im Verlauf dieser beider Leitbahnen – v.a. bei Schmerzen und Steifheit im Bereich von Hinterkopf und Nacken.

Die Kombination aus Lu 7 *Lieque* und Dü 3 *Houxi* eignet sich als Grundkombination für verschiedenste Schmerzen im Schulter-Nacken-Bereich, speziell wenn diese durch Wind-Kälte hervorgerufen werden und/oder mit der Bildung von *Qi*- und Blut-Stasen einhergehen.

Modifikationen

Kälteaversion, Kopfschmerzen	+ Di 4 *Hegu*, Sj 5 *Waiguan*
Schulterschmerzen	+ Dü 13 *Quyuan*, Sj 14 *Jianliao*
Rückenschmerzen	+ Bl 16 *Dushu*, Dü 14 *Jianwaishu*

Klinische Anwendungen

Akute und chronische Nackensteifigkeit unterschiedlicher Ätiologie.

7

7.5 Distorsion (Blut- und Qi-Stase)

Ursprung *Therapeutics of Acupuncture and Moxibustion*

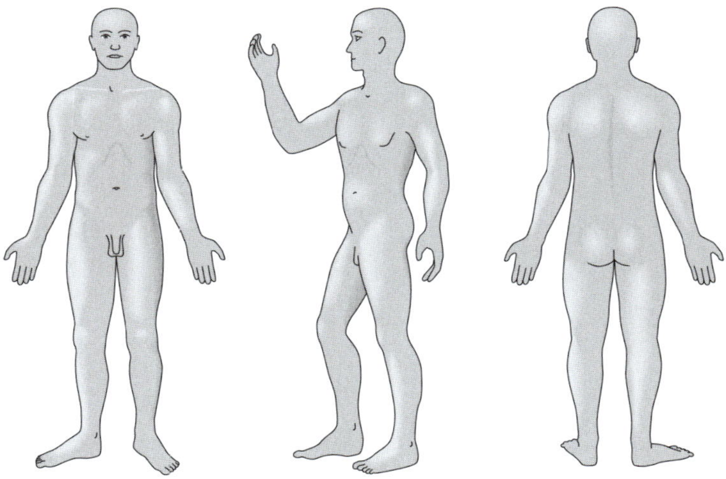

Kombination

Lokale Akupunkturpunkte und *Ashi*-Punkte.

Ausführung

Alle Punkte sedieren, bei chronischen Schmerzen kann gleichzeitig Moxibustion zur Anwendung kommen. Bei akuten Verletzungen mit Bewegungseinschränkung muss auf der schmerzfreien Seite genadelt werden, die Nadel sollte während der gesamten Akupunkturbehandlung in sanftem, gleichmäßigem Rhythmus aktiv bewegt werden.

Funktion

Qi bewegen und Blut beleben, Leitbahnen durchgängig machen und Schmerzen lindern.

Pathogenese

Übermäßige Bewegung, falsche Belastung, Stürze, Verstauchungen oder Zerrungen gehen einher mit der Verletzung von Sehnen, Bändern, Blutgefäßen und Gelenken und führen zu Blut- und *Qi*-Stase.

Leitsymptome und Befunde

- **Symptome:** lokale Schwellung und Schmerzen sowie Bewegungseinschränkung der betroffenen Gelenke.
- **Zunge und Puls:** meist keine signifikante Veränderung bei akuten Beschwerden, bei chronischem Krankheitsbild ist ein gespannter Puls und eine dunkel-livide Zunge mit Blut-Stase-Zeichen feststellbar.

Erläuterung

Durch die Verletzungen von Sehnen, Bändern und Gelenken kommt es zur Stagnation von *Qi* und Blut. Ein Grundsatz der Chinesischen Medizin besagt: „Durch Stagnation entstehen Schmerzen, bei ungestörter Zirkulation bestehen keine Schmerzen“.

Die lokalen Akupunkturpunkte und *Ashi*-Punkte beleben den lokalen *Qi*- und Blutfluss, beseitigen Stagnationen im Verlauf der Leitbahnen und Kollateralen und nehmen dem Schmerz so die Entstehungsgrundlage.

Modifikationen

Nackenschmerzen	+ Gb 20 *Fengchi*, Gb 39 *Xuanzhong*, Dü 3 *Houxi*
Schulterschmerzen	+ Di 15 *Jianyu*, Dü 9 *Jianzhen*, Gb 34 *Yanglingquan*, Ma 38 *Tiaokou* durchstehen zu Bl 57 *Chengshan*
Ellenbogenschmerzen	+ Di 11 *Quchi*, He 3 *Shaohai*
Handgelenkschmerzen	+ Sj 5 *Waiguan*, Sj 2 *Yemen*, Sj 4 *Yangchi*
Lendenschmerzen	+ Du 26 *Renzhong*, Bl 40 *Weizhong*
Knieschmerzen	+ Medial und lateral MN-LE 16 *Xiyan*, Ma 36 *Zusanli*, Gb 33 *Xiyangguan*
Sprunggelenkschmerzen	+ Ma 41 *Jiexi*, Gb 40 *Qiuxu*

Klinische Anwendungen

Distorsion, Bänderdehnung, Bänderriss, Verstauchung; Verletzungen unterschiedlicher Ursache.

7.6 Bi-Syndrom der unteren Extremitäten

Ursprung *Great Compendium*

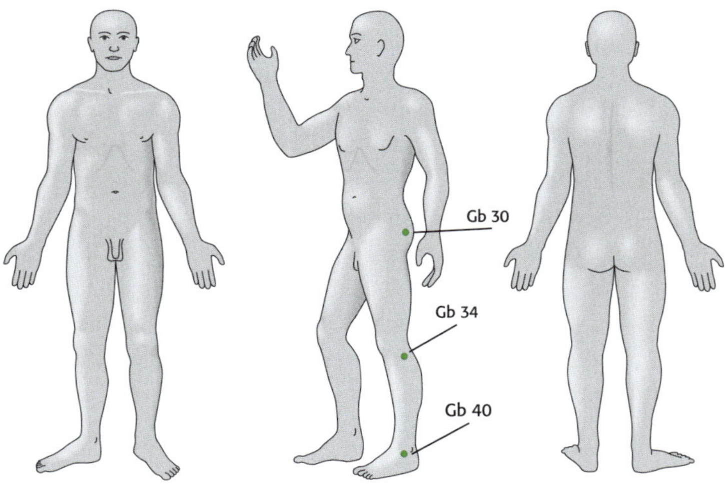

Kombination

Gb 30	*Huantiao*
Gb 34	*Yanglingquan*
Gb 40	*Qiuxu*

Ausführung

Sedieren aller Punkte. Nadelung: 20 Minuten, anschließend 7 bis 14 Moxakegel pro Akupunkturpunkt verwenden.

Funktion

Leitbahnen und Kollateralen erwärmen sowie ihre Durchlässigkeit fördern, Blut-Stasen zerstreuen und Blutzirkulation beleben.

Pathogenese

Wind, Kälte und Feuchtigkeit vereinen sich zu einem gemeinsamen pathogenen Faktor und blockieren Leitbahnen und Kollateralen.

Leitsymptome und Befunde

- **Symptome:** Schmerzen, Taubheitsgefühl und Parästhesien der unteren Extremitäten.
- **Zunge:** blasser, gedunsener Zungenkörper mit Zahneindrücken, evtl. livide Verfärbung.
- **Puls:** straff und schlüpfrig.

Erläuterung

Sind die Leitbahnen in einem Zustand der Leere, können die pathogenen Faktoren Wind, Kälte und Feuchtigkeit in das Innere der Leitbahnen eindringen, wo sie sich vereinen und diese blockieren. Durch diese Blockaden treten Schmerzen und Parästhesien entlang der betroffenen Leitbahnen und Körperareale auf.

Die hier beschriebene Kombination ist ein Paradebeispiel für die Anwendung der von Deadman im *Handbuch Akupunktur* beschriebenen Ketten- und Schlosspunkt-Assoziationsmethode im Verlauf der Gallenblasen-Leitbahn: Gewählt werden Akupunkturpunkte an Hüfte, Knie und Knöchel zur Behandlung von Erkrankungen der unteren Extremitäten. Sie stellt das Grundmuster für die Behandlung von *Bi*-(Verschluss-)Symptomen der unteren Extremitäten bei Beteiligung der Gallenblasen-Leitbahn dar.

Gb 30 *Huantiao*, der im Scharnierbereich des Hüftgelenks liegt, ist einer der bedeutendsten und am meisten verwendeten Punkte bei Erkrankungen des Hüftgelenks, des Gesäßes und der unteren Extremitäten. Er hat einen starken Einfluss auf die *Qi*- und Blutzirkulation der Gallenblasen- und Blasen-Leitbahn und wird bei fast allen schmerzhaften Stauungssyndromen mit Schmerzen, Parästhesien sowie Taubheit der Beine eingesetzt.

Gb 34 *Yanglingquan* liegt unterhalb des Kniegelenks und hat als der *Hui*-(einflussreiche) Punkt von Sehnen und Bändern eine stark zerstreuende Wirkung auf stagnierenden Wind sowie auf Kälte und Feuchtigkeit in den Sehnen und Ligamenten der unteren Extremitäten. Ma Danyang nahm diesen Punkt wegen seiner großen Wirksamkeit in seine berühmte Liste der *Elf Himmel Sternpunkte* auf – laut dieser ist er indiziert bei Schwellung und Taubheit der Knie, Kälte-induzierten Schmerzen und Stauungssyndromen der unteren Extremitäten sowie bei Bewegungseinschränkungen und Hemiplegie.

Gb 40 *Qiuxu* liegt im Bereich des lateralen Sprunggelenks und hat als *Yuan*-(Quell-)Punkt der Gallenblasen-Leitbahn eine starke Wirkung auf Erkrankungen der unteren Extremitäten, speziell bei Beschwerden im Verlauf der Gallenblasen-Leitbahn. Er lindert Hüft- und Beinschmerzen, Ischialgien, Atrophieerkrankungen und schmerzhafte Stauungssyndrome, die sich aufgrund des Einwirkens von Wind, Kälte und Feuchtigkeit entwickelt haben.

Die Kombination aus Akupunktur und Moxibustion erwärmt die Leitbahnen und vertreibt die pathogenen Faktoren Wind, Kälte und Feuchtigkeit. Sie belebt den Blutfluss, befreit Leitbahnen und Kollateralen von Stagnationen und lindert Parästhesien und Schmerzen.

Modifikationen

Ganzkörperschmerzen	+ Du 14 *Dazhui*, Du 4 *Mingmen*
Schmerzen der oberen Extremitäten	+ Di 15 *Jianyu*, Di 10 *Shousanli*
Starke Kälte-Symptome	+ Moxa an Bl 23 *Shenshu*, Ren 4 *Guanyuan*
Starke Wind-Symptome	+ Bl 12 *Fengmen*, Bl 17 *Geshu*, Bl 18 *Ganshu*
Starke Feuchtigkeits-Symptome	+ Bl 20 *Pishu*, Ma 36 *Zusanli*

Klinische Anwendungen

Ischialgie bei Trauma, Bandscheibenvorfall, Bandscheibenprotrusion oder Bandscheibenprolaps; Frakturen, Hüftgelenkluxation; Wirbelsäulenerkrankungen (z. B. Osteochondrosis lumbalis, Spondylose, Spondylolisthesis); Neuritis, Polyneuropathie.

7.7 Amenorrhö (Blut-Stase des Unteren Jiao)

Ursprung *The Divinely Responding Classic, Systematic Classic*

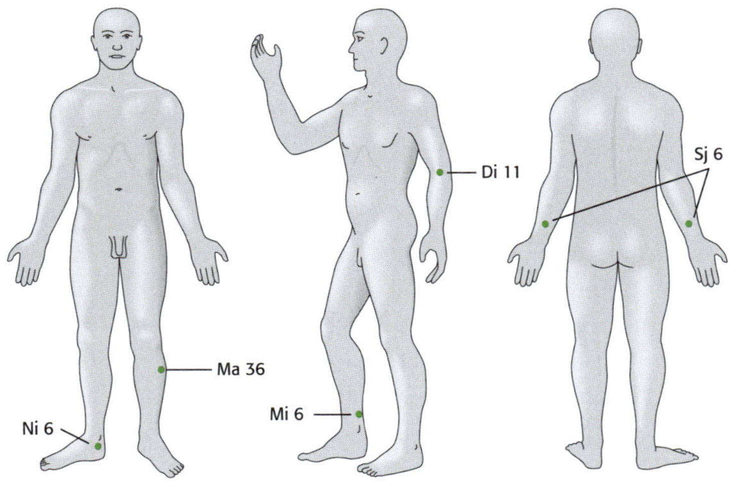

Kombination

Di 11	*Quchi*
Sj 6	*Zhigou*
Ma 36	*Zusanli*
Mi 6	*Sanyinjiao*
Ni 6	*Zhaohai*

Ausführung

Tonisieren von Ma 36 *Zusanli*, neutrale Stimulierung an den restlichen Punkten. Dauer der Nadelung: 20 bis 30 Minuten.

Funktion

Qi regulieren, Blut beleben, Leitbahnen durchgängig machen, Schmerzen stillen.

Pathogenese

Eine Leber-*Qi*-Stagnation verursacht eine Dysregulation des *Chong Mai* und *Ren Mai*. Daraus entwickelt sich eine gestörte Blutzirkulation, wodurch es im Bereich der inneren weiblichen Geschlechtsorgane zu Blut-Stasen kommt, welche die Menstruation zum Erliegen bringen.

Leitsymptome und Befunde

- **Symptome:** Ausbleiben der Menses über mehrere Monate nach vorherigem normalem Verlauf der Regelblutung, Unterleibschmerzen, abdominale Spannung mit Druckdolenz. Engegefühl in der Brust, Schmerzen der Rippenbögen, depressive Verstimmung, Stimmungsschwankungen, Nervosität, Reizbarkeit.
- **Zunge:** livide Verfärbung der Zungenränder, Blut-Stase-Zeichen.
- **Puls:** tief, gespannt.

Erläuterung

Die Menstruation steht in enger Verbindung mit den Funktionen von Niere, Leber und Milz sowie mit dem *Chong Mai* und *Ren Mai*. Die Leber speichert das Blut, reguliert die Abgabe von Blut und sorgt für ein ungehindertes Fließen von *Qi* und Blut. Das Leber-Blut fließt in den *Chong Mai*, der auch als „Meer des Bluts" bezeichnet wird. Dadurch reguliert die Leber die Blutmenge, den Blutfluss und den zeitlichen Ablauf der Menstruation.

Gynäkologischen Beschwerden liegt aus Sicht der Chinesischen Medizin meist ein Übermaß an *Qi* und ein Mangel an Blut zugrunde. Durch emotionale Schwankungen, Depressionen, Ärger und emotionale Erregungen entwickeln sich eine Leber-*Qi*-Stagnation und eine Disharmonie im *Chong Mai* und *Ren Mai*. Dies führt zu einer Blockade der Blutzirkulation mit Ausbleiben der Menses, Unterleibschmerzen und abdominaler Spannung mit erhöhter Druckdolenz. Mi 6 *Sanyinjiao* befreit das Leber-*Qi* und belebt den Blutfluss, er löst die Blut-Stase in den weiblichen Geschlechtsorganen und reguliert die Menstruation.

Um Beschwerden zu behandeln, die Folge einer *Qi*- und Blut-Stase sind, muss darauf geachtet werden, dass eine ausreichende Menge von *Qi* und Blut zirkuliert. Da in den *Yangming*-Leitbahnen viel *Qi* und viel Blut bewegt wird, empfiehlt es sich, die Kombination aus Di 11 *Quchi* und Ma 36 *Zusanli* zu wählen: Sie unterstützt die Zirkulation von *Qi* und Blut und stärkt zudem den Verdauungstrakt, wodurch zusätzlich die *Qi*- und Blut-Bildung angeregt wird.

Sj 6 *Zhigou* ist ein wichtiger Punkt zur *Qi*-Regulierung, er befreit das *Qi* des Oberen, Mittleren und Unteren *Jiao* und fördert somit den *Qi*-Fluss im gesamten Körper. Ni 6 *Zhaohai* nährt das Nieren-*Yin* und reguliert den Unteren *Jiao*, er ist ein wichtiger Punkt zur Behandlung zahlreicher gynäkologischer Beschwerden.

Zusammen regulieren diese fünf Punkte das Leber-*Qi* und nähren das Nieren-*Yin*, sie beleben das Blut und fördern so die Menstruation.

Modifikationen

Engegefühl in der Brust, Schmerzen der Rippenbögen	+ Pe 6 *Neiguan*, Le 3 *Taichong*
Stark ausgeprägte Blut-Stase	+ Mi 8 *Diji*, Mi 10 *Xuehai*

Klinische Anwendungen

Amenorrhö, Ovarialinsuffizienz, Amenorrhö infolge psychosomatischer Funktionsstörungen wie Anorexia nervosa oder Scheinschwangerschaft; Ovarsuppressions-Syndrom nach Beendigung hormoneller Kontrazeption oder infolge schwerer konsumierender Allgemeinerkrankungen.

7.8 Hämaturie (Herz-Feuer schädigt Blutgefäße des Unteren Jiao)

Ursprung *Systematic Classic*

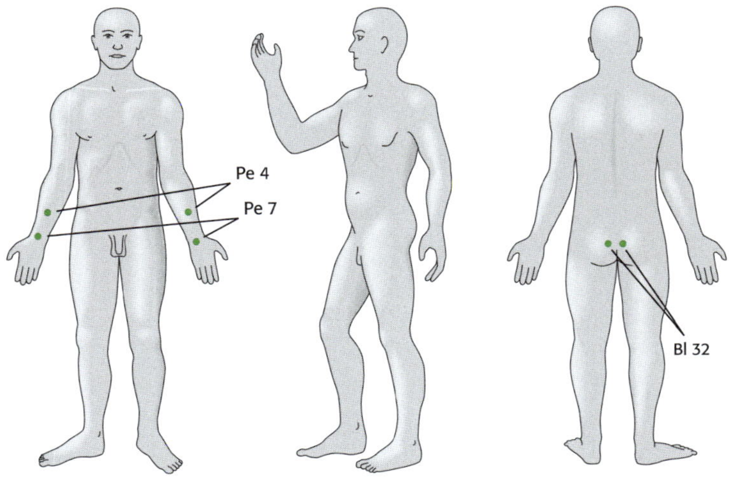

Kombination

Pe 7	*Daling*
Pe 4	*Ximen*
Bl 32	*Ciliao*

Ausführung

Neutrale Stimulierung, Dauer der Nadelung: ca. 30 Minuten.

Funktion

Klärt Herz-Feuer, kühlt Blut und stoppt Blutungen.

Pathogenese

Übermäßiges Herz-Feuer gelangt über den Dünndarm in die Blase und schädigt dort die Blutgefäße. Es treten innere Blutungen auf, die mit dem Urin über die Harnwege ausgeschieden werden.

Leitsymptome und Befunde

- **Symptome:** Hämaturie mit sichtbarer Rötung des Urins, Brennen während der Miktion. **Begleitsymptome:** gerötetes Gesicht, trockener Hals und Rachen, Ulzerationen der Mundhöhle und Zunge, vermehrter Durst mit Verlangen nach kalten Getränken, Hitzeempfinden im Herzbereich, unruhiger Schlaf.
- **Zunge:** gerötete Zungenspitze, gelber Zungenbelag.
- **Puls:** voll bzw. kräftig, beschleunigt.

Erläuterung

Übermäßiges Herz-Feuer gelangt über die Innen-Außen-Kopplung der Herz- und der Dünndarm-Leitbahn in den Dünndarm. Dünndarm und Blase bilden zusammen den *Taiyang*-Funktionskreis, der u.a. für die Verteilung, die Speicherung und das

Ausscheiden von Flüssigkeiten zuständig ist. Über diese Verbindung wird pathogenes Herz-Feuer in die Blase geleitet und schädigt dort die Leitbahnen und Blutgefäße: Es kommt zu Blutungen in der Blase, das Blut wird mit dem Urin über die Harnwege ausgeschieden. Pathogenes Herz-Feuer schädigt außerdem das Herz-*Yin*, was als Trockenheit im Hals- und Rachen-Bereich und vermehrter Durst mit Verlangen nach kalten Getränken zum Ausdruck kommt. Außerdem wird der *Shen* (Geist) geschädigt, der dem Herzen zugeordnet wird, wodurch Einschlafstörungen und unruhiger Schlaf hervorgerufen werden.

Pe 7 *Daling* leitet pathogene Hitze und Feuer aus der Herz-Leitbahn und beruhigt das Herz und das Perikard. Ist der Störfaktor der pathogenen Hitze ausgeschaltet, beruhigt sich der *Shen* (Geist) wieder, und der Schlaf normalisiert sich. Als *Xi*-(Grenz-) Punkt der Perikard-Leitbahn ist Pe 4 *Ximen* angezeigt bei akuten Störungen des Perikards und des Herzens, er stoppt die dadurch hervorgerufenen Blutungen. Zudem leitet er pathogene Hitze abwärts. Bl 32 *Ciliao* reguliert den Unteren *Jiao* und erleichtert die Miktion.

Die drei Punkte kühlen überschüssiges Herz-Feuer und beruhigen den *Shen* (Geist). Sie leiten pathogenes Feuer und pathogene Hitze der Herz-Leitbahn über den Dünndarm in die Blase, sodass sie über die Harnwege ausgeschieden werden können. Zudem kühlen sie Blut-Hitze und stoppen Blutungen.

> Traditionell wird die Kombination aus Pe 7 *Daling* und Pe 4 *Ximen* bei Bluterbrechen eingesetzt.

Modifikationen

Übermäßiges Herz-Feuer	+ Pe 8 *Laogong*
Brennen beim Wasserlassen	+ Mi 9 *Yinlingquan*
Unruhe, Nervosität	+ He 7 *Shenmen*
Andauerndes Harntröpfeln mit Hämaturie und Unterleibschmerzen	+ Ni 1 *Yongquan*, Ni 6 *Zhaohai*, Ni 10 *Yingu*, Mi 6 *Sanyinjiao*

Klinische Anwendungen

Hämaturie bei Harnwegsinfektionen, Entzündungen oder Verletzungen der ableitenden Harnwege bei Nephrolithiasis und Blasensteinen, hämorrhagische Zystitis, Glomerulonephritis, Pyelonephritis, Niereninfarkt.

7.9 Hämorrhoiden (Wind-Hitze des Dickdarms)

Ursprung *Glorious Anthology*

Kombination

Ma 36	*Zusanli*
Mi 1	*Yinbai*

Ausführung

Neutrale Nadelung für 30 Minuten. Alternativ kann die „nicht narbenbildende Moxibustion“ mit 7 bis 14 Moxakegeln pro Akupunkturpunkt angewendet werden.

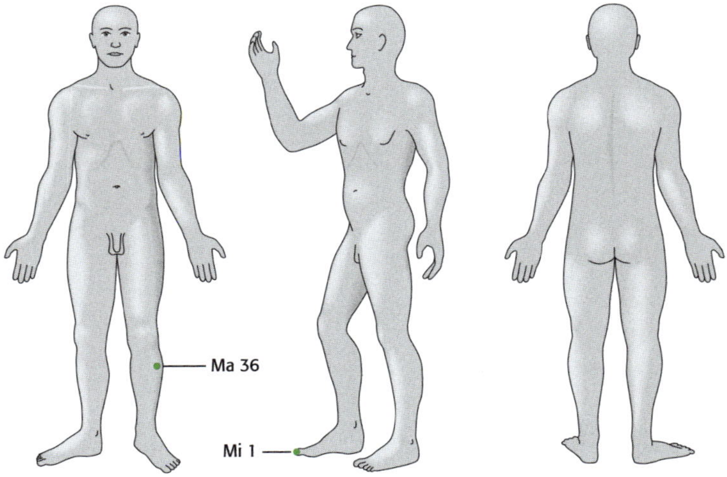

Funktion

Hitze des Dickdarms klären, Blut stillen, Wind ausleiten, *Qi* bewegen.

Pathogenese

Wind-Hitze führt zu einer Verletzung der Gefäße im Darmtrakt, Blut kann nicht mehr in den Gefäßen gehalten werden, blutiger Stuhl ist die Folge.

Leitsymptome und Befunde

- **Symptome:** hellrotes Blut, das dem Stuhl aufgelagert ist, prolabierende Hämorrhoiden mit hellroter Färbung, Gefühl von brennender Hitze am After. **Begleitsymptome:** abdominale Schmerzen, Gefühl von Hitze, Unruhe und Nervosität, bitterer Mundgeschmack, dunkler, evtl. spärlicher Urin.
- **Zunge:** gelber Zungenkörper, klebriger Zungenbelag.
- **Puls:** beschleunigt und evtl. dünn.

Erläuterung

Die Bildung von Hämorrhoiden geht oft mit folgenden Faktoren einher:

- Wind dringt in die *Yangming*-Leitbahn ein und führt zu *Qi*- und Blut-Stagnation.
- Leber-Wind greift auf den Magen-Darm-Bereich über.

In beiden Fällen entsteht innere Hitze, die sich mit Wind zu Wind-Hitze verbindet. Diese führt zur Verletzung der Gefäße im Endstück des Dickdarms, wodurch das Blut nicht mehr in den Gefäßen gehalten werden kann. Prolabierende Hämorrhoiden, das Gefühl von brennender Hitze am After und blutiger Stuhl sind die Folge.

Ma 36 *Zusanli* reguliert den gesamten Verdauungstrakt, speziell den *Qi*-Fluss der *Yangming*-Hohlorgane Magen und Dickdarm. Er zerstreut die Wind-Hitze des Darmtrakts und verhindert somit eine weitere Verletzung der Gefäße.

Die Milz hat die Funktion, Blut in den Gefäßen zu halten, bei Schädigung oder Schwäche des Milz-*Qi* oder Milz-*Yang* wird diese Funktion beeinträchtigt, und es treten vermehrt chronische Blutungen im Unteren *Jiao* auf. Mi 1 *Yinbai* ist ein wichtiger Punkt, um diese Funktion der Milz zu stärken. Moxibustion an Mi 1 *Yinbai* reguliert das *Qi* und Blut der Milz-Leitbahn und stoppt hämorrhoidale Blutungen. Zusammen mit Ma 36 *Zusanli* klärt er pathogene Wind-Hitze im Darmtrakt und verhindert das unkontrollierte Austreten von Blut aus den Gefäßen.

Modifikationen

Fieber	+ Di 4 *Hegu*, Di 11 *Quchi*
Abdominale Schmerzen	+ Ma 25 *Tianshu*
Spärlicher dunkler Urin	+ Ren 3 *Zhongji*
Blut im Stuhl aufgrund von Überlastung und Erschöpfung bei konstitutioneller Milz-*Qi*-Schwäche	+ Bl 20 *Pishu*, Bl 27 *Xiaochangshu*, Mi 3 *Taibai*, Ma 36 *Zusanli*, Ren 4 *Guanyuan*, Mi 6 *Sanyinjiao*

Klinische Anwendungen

Hämorrhoiden.

7.10 Metrorrhagie (Beng Lou)

Ursprung *Therapeutics of Acupuncture and Moxibustion*

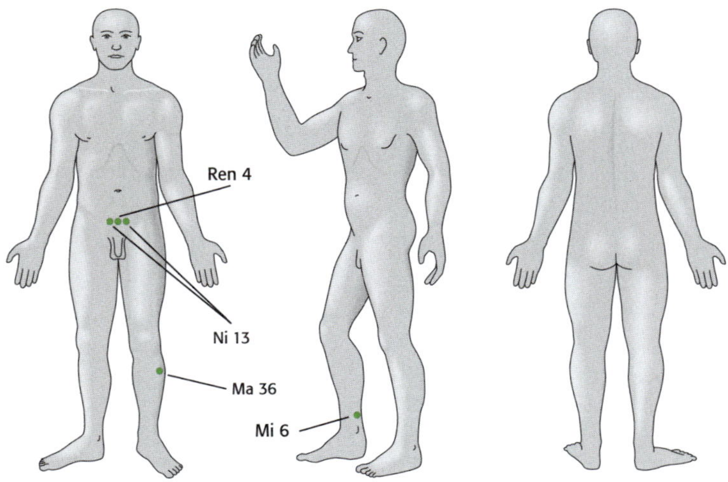

Kombination

Ren 4	*Guanyuan*
Ma 36	*Zusanli*
Mi 6	*Sanyinjiao*
Ni 13	*Qixue*

Ausführung

Neutrale Nadelung an allen Punkten für 30 Minuten. Zusätzliche Moxibustion an Ren 4 *Guanyuan* und Ma 36 *Zusanli*.

Funktion

Regulieren und Tonisieren des Uterus sowie des *Chong Mai* und *Ren Mai*, das *Yuan-Qi* stärken und übermäßige Blutungen stoppen.

Pathogenese

Ein Absinken des Milz-*Qi* führt zu massiven, in unregelmäßigen Abständen auftretenden Uterusblutungen. Eine Nieren-*Qi*-Schwäche ruft tropfenweise Blutungen aus dem Uterus hervor.

Leitsymptome und Befunde

- **Symptome:** massive, in unregelmäßigen Abständen auftretende Uterusblutungen und/oder ununterbrochenes Tröpfeln von Blut aus dem Uterus. Hell gefärbtes Blut mit wenig bis keinen Klumpen. **Begleitsymptome:** Schwindel, Tinnitus; depressive Verstimmungen und Stimmungsschwankungen; Energielosigkeit, Abneigung zu reden, Unruhe und Nervosität, blasse oder gelbliche Gesichtsfarbe; Appetitlosigkeit; weicher Stuhl; Schwächegefühl und Schmerzen in Hüfte und Beinen.
- **Zunge:** blasser Zungenkörper mit Zahneindrücken.
- **Puls:** dünn, schwach.

Erläuterung

Der Begriff *Beng Lou* beinhaltet zwei häufig auftretende Zyklusanomalien, die sich infolge einer Milz- und Nieren-*Qi*-Schwäche und einer Instabilität des *Chong Mai* (Durchdringungsgefäß) und *Ren Mai* (Konzeptionsgefäß) entwickeln.

- *Beng* bezeichnet eine starke, schwallartige Blutung aufgrund von absinkendem Milz-*Qi*.
- *Lou* ist der Begriff für eine kontinuierliche Menstruationsblutung oder ein ununterbrochenes Tröpfeln von Blut aus dem Uterus aufgrund einer Nieren-*Qi*-Schwäche.

Ren 4 *Guanyuan* (Tor des *Yuan*-Ursprungs-*Qi*) ist einer der wichtigsten Punkte des *Ren Mai*, zusammnen mit Ni 13 *Qixue* tonisiert er den *Chong Mai* und *Ren Mai*, reguliert den Unteren *Jiao* und unterstützt den Uterus. Die alternativen Bezeichnungen von Ni 13 *Qixue*, „Tor des Uterus" oder „Tor des Kindes", beschreiben seine Wirkung auf die weiblichen Geschlechtsorgane und unterstreichen seine Wirkung bei Menstruationsbeschwerden und uterinen Blutungen.

Die Kombination aus Ma 36 *Zusanli* und Ni 13 *Qixue* reguliert sowohl den Mittleren als auch den Unteren *Jiao*, sie nährt das Milz- und Nieren-*Qi*. Mi 6 *Sanyinjiao* tonisiert das *Yin*, reguliert die Menstruation und harmonisiert den Unteren *Jiao*. Zusammen mit Ma 36 *Zusanli* stärkt er Milz und Magen und fördert die Blutbildung.

Modifikationen

Schwindel, Tinnitus	+ Du 20 *Baihui*, Ren 6 *Qihai*
Energielosigkeit, Unruhe, Nervosität	+ Pe 6 *Neiguan*, He 7 *Shenmen*
Schwäche und Schmerzen in Hüfte und Beinen	+ Bl 23 *Shenshu*, Du 4 *Mingmen*

Klinische Anwendungen

Metrorrhagie aufgrund hormoneller oder organischer Störungen wie Endometritis, Endometriumhyperplasie, Uterusmyom, Uteruspolyp und Uteruskarzinom.

7.11 Epistaxis und Hämatemesis

Ursprung *Glorious Anthology*

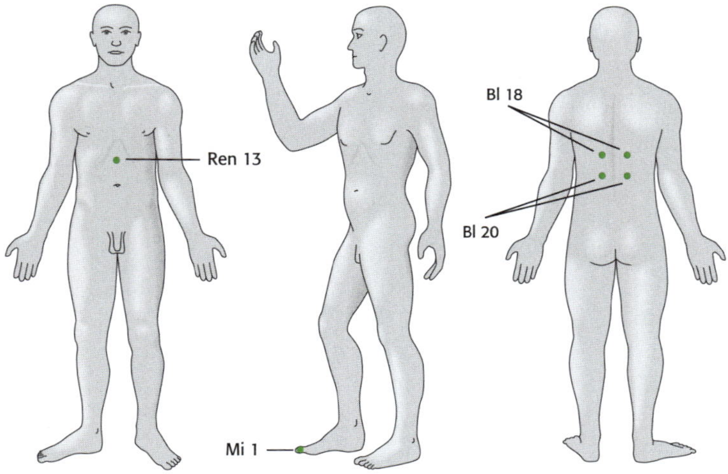

Kombination

Mi 1	*Yinbai*
Bl 20	*Pishu*
Ren 13	*Shangwan*
Bl 18	*Ganshu*

Ausführung

7 bis 14 Moxakegel an Mi 1 *Yinbai*, die restlichen Punkte werden mit einer neutralen Nadelung stimuliert. Dauer der Nadelung: 30 Minuten.

Funktion

Milz-*Qi* tonisieren, *Yang* stärken, Blut nähren und Blutungen stoppen.

Pathogenese

Nasenbluten und Bluterbrechen aufgrund von Milz-*Yang*-Mangel und Blut-Mangel.

Leitsymptome und Befunde

- **Symptome:** Nasenbluten und/oder Erbrechen von dunklem Blut. Kalte Extremitäten, evtl. erhöhte Körpertemperatur, Müdigkeit, Abgeschlagenheit, evtl. blasse oder gelbliche Gesichtsfarbe, dünner, weicher Stuhl.
- **Zunge:** blasser Zungenkörper, weißer Zungenbelag.
- **Puls:** tief, dünn und kraftlos.

Erläuterung

Nasenbluten und Bluterbrechen entwickeln sich meist aufgrund eines konstitutionellen Milz-*Qi*-Mangels infolge einer Schädigung der Milz durch Überlastung oder Überarbeitung oder bei Schädigung der Milz durch übermäßiges Leber-*Qi*. Eine konstitutionelle Schwäche des Milz-*Qi* zieht meist eine Schädigung des Milz-*Yang* nach sich, wodurch die Blut kontrollierende Funktion der Milz geschwächt wird. Dadurch verliert das *Qi* die Fähigkeit, Blut in den Gefäßen zu halten, und es treten Blutungen auf.

Chronische oder starke Blutungen schädigen das *Yin* und führen zu *Yin*- und Blut-Mangel-Syndromen. Blut wird aus Sicht der Chinesischen Medizin im Mittleren *Jiao*, genauer von Milz und Magen produziert. Bl 20 *Pishu*, der *Shu*-(Transport-) Punkt der Milz, tonisiert das Milz-*Qi* und hält das Blut in den Gefäßen. Ren 13 *Shangwan* (Oberes Epigastrium) liegt im oberen Bereich des Magens und wird bei rebellierendem Magen-*Qi* eingesetzt, das sich in Erbrechen, Bluterbrechen und Reflux zeigt. Mi 1 *Yinbai* ist einer der wichtigsten und wirkungsvollsten Punkte, um Blutungen zum Stillstand zu bringen, die sich aufgrund von Milz-*Yang*-*Qi*-Mangel entwickelt haben. Moxabehandlung an Mi 1 *Yinbai* stärkt das Milz-*Yang* und befähigt die Milz dazu, das Blut in den Gefäßen zu halten.

Ein berühmter Leitsatz der Chinesischen Medizin lautet: „Die Leber ist des Blutes Speicher". Bl 18 *Ganshu*, der *Shu*-(Transport-)Punkt der Leber, tonisiert das Leber-*Qi* und kontrolliert die Abgabe des in der Leber gespeicherten Bluts in den Blutkreislauf sowie die Aufnahme des zirkulierenden Bluts in den Blutspeicher. Auf diese Weise wird sichergestellt, dass ausreichend Blut zur Versorgung der *Zang-Fu*-Organe zirkuliert. Er hat außerdem die Aufgabe, die Leber zu harmonisieren und übermäßiges Leber-*Qi* einzudämmen, um ein Übergreifen auf die Milz zu verhindern.

> Zusammen stärken diese vier Punkte das Milz-*Qi* und Milz-*Yang* und halten so den Blutfluss innerhalb der Gefäße.

Modifikationen

Kalte Extremitäten	+ Moxa an Ren 6 *Qihai*, Ren 4 *Guanyuan*
Abgeschlagenheit, Kraftlosigkeit	+ Bl 23 *Shenshu*, Du 4 *Mingmen*
Dünner, weicher Stuhl	+ Ma 25 *Tianshu*
Qi-Mangel und Unfähigkeit, das Blut zu kontrollieren	+ Du 4 *Mingmen*
Milz-*Qi*-Mangel mit Verdauungsstörungen	+ Le 13 *Zhangmen*, Mi 4 *Gongsun*

Klinische Anwendungen

Nasenbluten bei Schädigung der Nasenschleimhaut oder Infektionskrankheiten; Gefäß- und Kreislaufkrankheiten wie Arteriosklerose und Hypertonie; Thrombopathie; Hämatemesis bei Blutungen im oberen Magen-Darm-Trakt wie z. B. bei Ulcus ventriculi.

8 Kälte erwärmende Kombinationen

Einleitung

Akupunkturkombinationen dieser Gruppe wärmen das Innere, tonisieren das *Yang*, zerstreuen Kälte und machen Leitbahnen und Kollateralen durchgängig. Sie finden Anwendung bei Kälte-Syndromen der *Zang-Fu*-Organe und Leitbahnen. Typische Symptome sind u.a. Kälteaversion, Wärmeaffinität, Durstlosigkeit und ein klarer Harn.

Innere Kälte entsteht entweder durch innere Störungen, durch äußere Faktoren oder durch das gleichzeitige Einwirken von inneren und äußeren Faktoren, z.B. bei konstitutionellem *Yang*-Mangel eines oder mehrerer *Zang-Fu*-Organe oder wenn Wind-Kälte bei fehlender oder unzureichender Behandlung über die Oberfläche in den Körper eindringt. Werden fälschlicherweise kalte Medikamente gegeben oder diese zu lang oder in zu hoher Dosierung verabreicht, kann eine Medikamenten-induzierte innere Kälte entstehen.

Kombination zur Erwärmung der Mitte und Zerstreuung von Kälte

Diese Kombination eignet sich zur Behandlung von Mangel-Kälte-Syndromen des Mittleren *Jiao*. Meist liegt ein *Yang*-Mangel von Milz und Magen vor, der mit einem Verlust der Umwandlungs- und Transportfunktionen einhergeht. Deshalb können Nahrungsmittel im Mittleren *Jiao* nicht mehr umgewandelt werden, Klares wird nicht mehr zum Oberen *Jiao* transportiert und Trübes kann nicht mehr über den Unteren *Jiao* entsorgt werden.

- **Symptome:** Völlegefühl und Schmerzen in Abdomen und Epigastrium mit Linderung durch Druck und Wärme, Säurereflux, Übelkeit, Erbrechen, Diarrhö, Appetitlosigkeit, Kraftlosigkeit und Energielosigkeit.
- **Akupunkturpunkte:** Häufig kommen Punkte des *Ren Mai* sowie der Milz- und Magen-Leitbahn zum Einsatz wie z.B. Ma 36 *Zusanli*, Ma 25 *Tianshu*, Mi 3 *Taibai*, Ren 12 *Zohngwan*.

Kombinationen zur Wiederbelebung des Yang

Diese Kombinationen stellen kollabiertes *Yang-Qi* und somit das Bewusstsein wieder her. Meist besteht ein Übermaß an pathogenem *Yin* in Form von äußerer und innerer Kälte gegenüber einem stark verminderten oder blockierten *Yang*.

- **Symptome:** kalte Extremitäten, Kälteaversion, Embryonalstellung, starke Erschöpfung, teilweise starke Kaltschweißigkeit und ein tiefer schwacher Puls.
- **Akupunkturpunkte:** Es werden stark belebende und tonisierende Punkte verwendet wie z.B. Du 20 *Baihui*, Du 26 *Renzhong*, Ren 6 *Qihai*, Ren 4 *Guanyuan*, Ma 36 *Zusanli*, Ni 1 *Yongquan*.

8

Kombinationen, die das Yang-Qi des Unteren Jiao erwärmen

Diese Kombinationen werden eingesetzt, um das *Yang* zu erwärmen und das *Qi* verschiedener *Zang-Fu*-Organe in seinen Funktionen zu unterstützen. Es kommt zu einer Mischung aus *Yang*- und *Qi*-Mangel-Symptomen, die häufig mit dem Absinken von Organen und Funktionseinschränkungen einhergehen.

- **Symptome:** Kälteaversion, kalte Extremitäten, Kurzatmigkeit, Energie- und Kraftlosigkeit, Organabsenkungen.

- **Akupunkturpunkte:** Häufig verwendete Punkte liegen auf dem *Du Mai* sowie auf der Nieren- und Blasen-Leitbahn wie z. B. Bl 23 *Shenshu*, Bl 13 *Feishu*, Du 20 *Baihui*, Ni 3 *Taixi*.

Leitbahnen erwärmende, Kälte vertreibende Kombination

Diese Kombination kommt bei *Bi*-(Verschluss-)Syndromen zur Anwendung, die sich aufgrund äußerer Faktoren wie Wind, Kälte und Feuchtigkeit bei Patienten mit zugrunde liegendem *Yang*-Mangel entwickelt haben.

- **Symptome:** kalte Hände und Füße, Parästhesien und Schmerzen der Extremitäten, Bewegungseinschränkung der Gelenke.
- **Akupunkturpunkte:** Häufig verwendete Punkte liegen auf der Blasen-, Magen-, Dickdarm- und Gallenblasen-Leitbahn wie z. B. Bl 23 *Shenshu*, Bl 20 *Pishu*, Bl 60 *Kunlun*, Gb 30 *Huantiao*, Gb 34 *Yanglingquan*, Gb 40 *Qiuxu*, Di 15 *Jianyu*, Di 11 *Quchi*, Sj 5 *Waiguan*.

8.1 Reizdarmsyndrom (Kälte des Mittleren Jiao)

Ursprung *Autor*

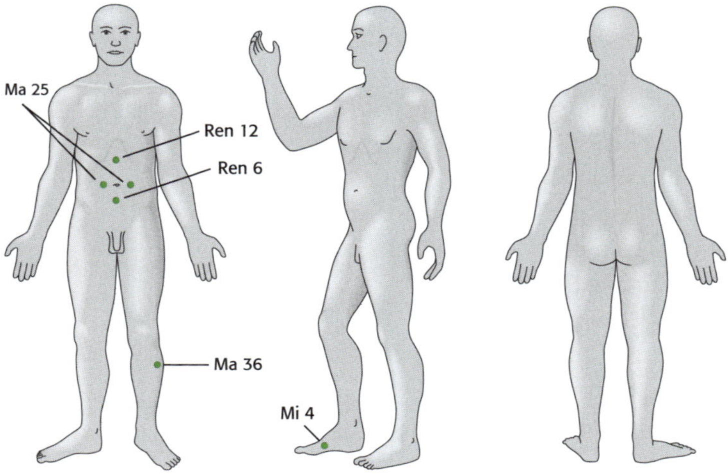

Kombination

Ma 25	*Tianshu*
Ma 36	*Zusanli*
Ren 6	*Qihai*
Ren 12	*Zhongwan*
Mi 4	*Gongsun*

Ausführung

Tonisieren und Moxibustion an allen Punkten mit zwischenzeitlicher Nachstimulierung, Dauer der Nadelung: 30 Minuten.

Funktion

Erwärmen des Mittleren *Jiao*, Zerstreuen von Kälte, *Qi* tonisieren, Milz und Magen stärken.

Pathogenese

Von außen eingedrungene oder im Inneren entstandene Kälte führt zu einem *Yang*-Mangel des Mittleren *Jiao* mit Störung der anhebenden und absenkenden Funktionen von Milz und Magen.

Leitsymptome und Befunde

- **Symptome:** Schwäche und Kälte des Mittleren *Jiao* mit Appetitlosigkeit, Durstlosigkeit, Diarrhö, Bauchschmerzen, Erbrechen, Brechdurchfall.
- **Zunge:** blasser Zungenkörper.
- **Puls:** dünn, leer oder gespannt.

Erläuterung

Von außen eingedrungene oder im Inneren entstandene Kälte schädigt das *Yang-Qi* von Milz und Magen. Dadurch kann Milz-*Qi* nicht mehr aufsteigen, was zu einer verminderten Verdauungsfunktion und Feuchtigkeits-Stagnation mit Bauchschmerzen, Appetitlosigkeit und Diarrhö führt. Durch die Schädigung des Magen-*Yang* kann das Magen-*Qi* nicht absinken, es entwickelt sich gegenläufiges Magen-*Qi* mit Übelkeit, Erbrechen und Brechdurchfällen.

Diese Kombination stärkt zum einen das *Yang-Qi* des Mittleren *Jiao* und behandelt dadurch die vordergründigen Symptome, zum anderen unterstützt sie das vorgeburtliche *Qi* der Nieren und nimmt dadurch Einfluss auf die Ursachen innerer Kälte.

Ma 25 *Tianshu* ist ein wichtiger und wirkungsvoller Punkt, um den Magen-Darm-Trakt zu regulieren und das Zusammenspiel von Milz und Magen zu harmonisieren. Er kann bei Verdauungsstörungen und Magen-Darm-Erkrankungen unterschiedlichster Ätiologie eingesetzt werden. Die *Xia-He*-Kombination des Magens, Ren 12 *Zhongwan* und Ma 36 *Zusanli*, harmonisiert den Magen und unterstützt seine absinkende *Qi*-Bewegung.

Durch Moxibustion an Ma 25 *Tianshu*, *Ma 36 Zusanli* und Ren 12 *Zhongwan* werden das *Yang-Qi* des Mittleren *Jiao* gestärkt und innere Kälte vertrieben.

Moxaanwendung an Ren 6 *Qihai* (Meer des *Qi*) unterstützt das *Yang-Qi* des Mittleren und Unteren *Jiao*. Der Punkt hat einen starken Einfluss auf das vorgeburtliche *Qi* der Nieren, weshalb er das nachgeburtliche *Qi* von Milz und Magen nähren kann.

Mi 4 *Gongsun*, der *Luo*-(Verbindungs-) Punkt der Milz-Leitbahn, stärkt die Milz und harmonisiert den Mittleren *Jiao*, er reguliert die *Qi*-Stagnation und beseitigt Feuchtigkeit. Zudem ist er als Öffnungspunkt des *Chong Mai* (Durchdringungsgefäß) bei abdominalen Schmerzen und Spannungsgefühlen angezeigt.

Modifikationen

Starker *Yang-Qi*-Mangel mit Bauchschmerzen	Moxibustion an Ren 4 *Guanyuan*
Völle- und Spannungsgefühl im Thorax und lateralen Rippenbogen	+ Sj 6 *Zhigou*, Le 3 *Taichong*
Völlegefühl im Bauch und Appetitmangel	+ Bl 20 *Pishu*, Bl 21 *Weishu*
Erbrechen	+ Pe 6 *Neiguan*
Erbrechen aufgrund von Schleim	+ Ma 40 *Fenglong*
Diarrhö	+ Ma 37 *Shangjuxu*
Blutungen aufgrund von *Yang*-Mangel	+ Mi 1 *Yinbai*

Klinische Anwendungen

Akute oder chronische Gastritis, Ulcus ventriculi, Ulcus duodeni, Oberbauchschmerzen, Magensenkung, Reizdarmsyndrom, Gastroenteritis, Enteritis, Kolitis.

8.2 Schock (Yang-Kollaps)

Ursprung *Glorious Anthology*

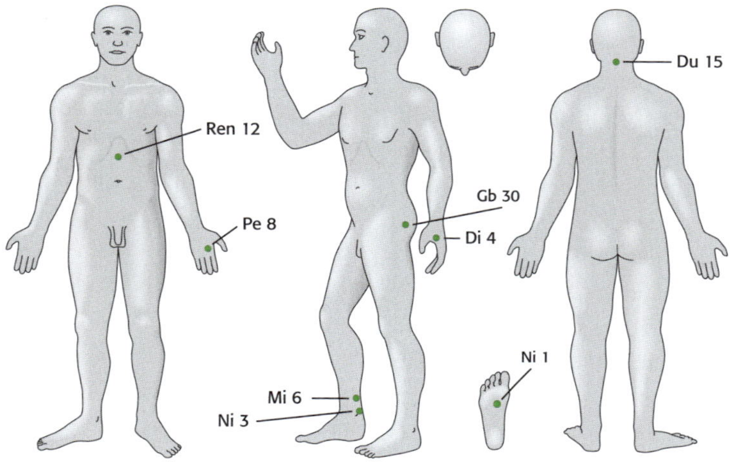

Kombination

Du 15	*Yamen*
Pe 8	*Laogong*
Mi 6	*Sanyinjiao*
Ni 1	*Yongquan*
Ni 3	*Taixi*
Ren 12	*Zhongwan*
Gb 30	*Huantiao*
Ma 36	*Zusanli*
Di 4	*Hegu*

Ausführung

Tonisierende Nadelung und Moxibustion an allen Punkten.

Funktion

Yang wiederherstellen, *Qi* beleben, *Yin* nähren.

Pathogenese

Ein *Yang*-Kollaps führt zu einer abrupten Störung der *Yin-Yang*-Balance, die eine Trennung von *Yin* und *Yang* verursacht.

Leitsymptome und Befunde

- **Symptome:** Ohnmachtsanfall, Bewusstlosigkeit, Orientierungslosigkeit, kalte Extremitäten, Kiefersperre, livide Verfärbung der Lippen, Unfähigkeit zu sprechen.
- **Zunge:** blasser Zungenkörper.
- **Puls:** schwer auffindbar.

Erläuterung

Yin und *Yang* gehen auseinander hervor und bedingen sich gegenseitig. Die hier beschriebene Symptomatik entsteht durch einen *Yang*-Kollaps bei zugrunde liegendem *Yin*-Mangel. Wenn sich *Yin* und *Yang* nicht mehr gegenseitig nähren und in ihren Bahnen halten können, kommt es zur Trennung von *Yin* und *Yang*, was sich in Bewusstlosigkeit, Orientierungslosigkeit und kalten Extremitäten manifestiert.

> Die hier beschriebene Akupunkturkombination ist die aus dem *Great Compendium* überlieferte *Neun-Nadel-Methode zur Wiederherstellung des Yang-Qi.*

Der *Du Mai* ist verantwortlich für das Aufsteigen des *Yang-Qi* und der *Ren Mai* für das Absinken von *Yin-Qi*. Der am Halsrücken direkt gegenüber der Zungenwurzel liegende Punkt Du 15 *Yamen* lässt das *Yang-Qi* entlang des *Du Mai* aufsteigen. Er kommt zur Anwendung bei Patienten, die nicht sprechen können, sowie bei Bewusstlosigkeit, die durch Schock, Wind-Apoplex und Epilepsie hervorgerufen wurden. Ren 12 *Zhongwan*, der *Hui*-(einflussreiche) Punkt der *Fu*-Hohlorgane, fördert das Absinken des trüben *Yin-Qi* über die Hohlorgane. In Kombination angewendet, harmonisieren die beiden Punkte die Zirkulation von *Yin* und *Yang* und verhindern dadurch eine weitere Trennung. Pe 8 *Laogong* klärt Hitze aus dem Perikard und dem Herzen, beruhigt den *Shen* (Geist) und stellt das Bewusstsein wieder her.

Die Dreiergruppe aus Ma 36 *Zusanli*, Di 4 *Hegu* und Gb 30 *Huantiao* unterstützt das *Yang* und reguliert die absteigende *Qi*- und Blut-Bewegung der Magen-, Dickdarm- und Gallenblasen-Leitbahnen. Die Dreiergruppe aus Mi 6 *Sanyinjiao*, Ni 1 *Yongquan* und Ni 3 *Taixi* stärkt das Nieren-, Milz- und Leber-*Yin* und lässt das *Yang* aus dem *Yin* heraus entstehen, wodurch die aufwärts gerichtete Bewegung unterstützt wird. Außerdem leitet diese Kombination gegenläufiges (aufsteigendes) *Yang-Qi* abwärts und verankert es im Unteren *Jiao*.

Die beiden letztgenannten Dreiergruppen verkörpern die Prinzipien „Behandle das *Yang* im *Yin*“ und „Behandle das *Yin* im *Yang*“. Zusammen mit der ersten Dreiergruppe (Du 15 *Yamen*, Ren 12 *Zhongwan*, Pe 8 *Laogong*) werden sowohl Ursache als auch Symptome behandelt. Das *Yang-Qi* wird wiederhergestellt und zu seiner Quelle zurückgeführt, die Trennung zwischen *Yin* und *Yang* wird rückgängig gemacht, *Qi* und *Yin* werden gestärkt.

Modifikationen

Die hier aufgeführten Punkte müssen nicht gemeinsam zur Anwendung kommen. Man sollte anhand von Symptomatik und Syndromdifferenzierung notwendige Änderungen vornehmen.

Diarrhö mit Beimengung unverdauter Nahrungsbestandteile	+ Moxa an Ren 8 *Shenjue*, Ren 6 *Qihai*
Blutverlust und Blutungen	+ Mi 1 *Yinbai*
Starkes Schwitzen	+ Ni 7 *Fuliu*

Klinische Anwendungen

Anaphylaktischer Schock, Hypoglykämie, psychogener Schock, hypovolämischer Schock, kardiogener Schock.

8.3 Schock (Yang-Kollaps durch Yin-Verlust)

Ursprung *The Classic of Categories*

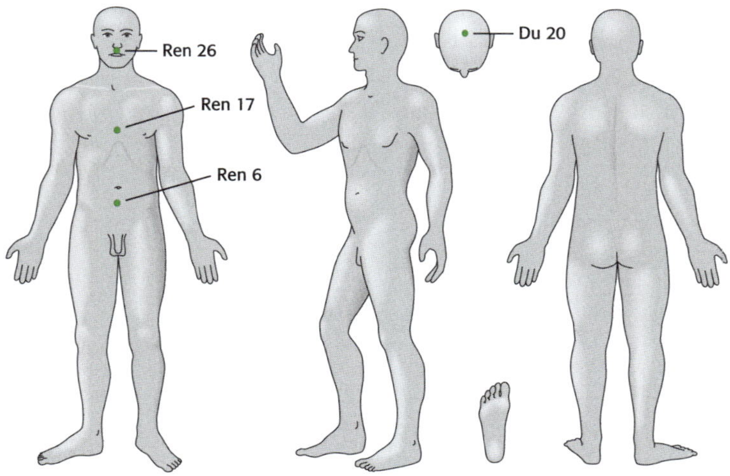

Kombination

Du 20	*Baihui*
Ren 6	*Qihai*
Du 26	*Renzhong*
Ren 17	*Shanzhong*

Ausführung

Tonisierende Nadelung oder Kombination aus Akupunktur und Moxibustion oder alleinige Moxabehandlung.

Funktion

Zerstörtes *Yang-Qi* retten.

Pathogenese

Aufgrund eines starken *Qi*- oder *Yin*-Verlusts entsteht ein akuter *Yang-Qi*-Kollaps.

Leitsymptome und Befunde

- **Symptome:** plötzlicher Schwächeanfall mit Schwindel und Bewusstlosigkeit, blasse, fahle Gesichtsfarbe, kalte Extremitäten; Schweißausbrüche; schwache, flache, evtl. beschleunigte Atmung.
- **Zunge:** blasser Zungenkörper.
- **Puls:** tief, fein.

Erläuterung

Bei chronischer Erkrankung entsteht aufgrund des starken *Qi*-Verlusts ein abrupter *Yang-Qi*-Kollaps mit Verlust des *Yin*. Ein *Yang*-Kollaps kann sich auch infolge starker Verluste von *Yin*-Körperflüssigkeiten entwickeln, z. B. durch Dysenterie, übermäßig starkes Schwitzen, Erbrechen oder Blutungen, sodass ein akuter *Yin*-Mangel mit *Yang*-Verlust auftritt. In beiden Fällen verlieren *Yin* und *Yang* ihren gegenseitigen Halt, es kommt zu einer Zerrüttung der *Yin*- und *Yang*-Zirkulation und einer Trennung von *Yin* und *Yang*.

Der *Du Mai* reguliert das *Yang*, der *Ren Mai* das *Yin*. Um die Trennung von *Yin* und *Yang* aufzuhalten und den Fluss des *Qi* wiederherzustellen, werden Punkte des *Ren Mai* und *Du Mai* miteinander kombiniert. Du 26 *Renzhong* und Du 20 *Baihui* wirken über den *Du Mai*, beleben den *Shen* (Geist) und aktivieren kollabiertes *Yang-Qi*. Sie sind besonders gut geeignet zur Behandlung von Bewusstlosigkeit und Ohnmachtszuständen.

Die Moxibustion von Ren 6 *Qihai* (Meer des *Qi*) regeneriert das *Yang-Qi* im Unteren *Jiao* und verhindert den Verlust von Körperflüssigkeiten. Ren 17 *Shanzhong*, der *Hui*-(einflussreiche) Punkt des *Qi*, ist der wichtigste Punkt, um die *Qi*-Bewegung im Oberen *Jiao* zu beleben. Zusammen ergeben diese beiden Punkte eine wichtige Kombination zur Stärkung des *Qi* und zur Aktivierung der *Qi*-Zirkulation.

Gemeinsam mit Du 26 *Renzhong* und Du 20 *Baihui* regulieren und harmonisieren die beiden *Ren-Mai*-Punkte die Zirkulation von *Yin* und *Yang* und retten das zerstörte *Yang-Qi*.

Modifikationen

Qi Jue (Kollaps durch *Qi*-Mangel)	+ Ma 36 *Zusanli*
Xue Jue (Kollaps durch Blut-Mangel)	+ Mi 6 *Sanyinjiao*, Mi 1 *Yinbai*
Han Jue (Kollaps durch inneren Kälte-Exzess)	+ Moxa an Du 4 *Mingmen*, Bl 23 *Shenshu*
Yin-Kollaps	+ Ni 3 *Taixi*
Herz-*Yang*-Schwäche, verschwindender Puls	+ Pe 6 *Neiguan*
Yin-Mangel-Kollaps aufgrund von Erbrechen und Dysenterie	+ Moxa an Ren 8 *Shenjue* und Ren 12 *Zhongwan*
Dysenterie mit unverdauten Nahrungsbestandteilen	+ Ma 25 *Tianshu*, Moxa an Ren 8 *Shenque*
Schweißausbruch	+ Ni 7 *Fuliu*, He 6 *Yinxi*
Starkes, unaufhörliches Schwitzen, Kaltschweißigkeit, kalte Haut und Extremitäten, Embryohaltung, Bewusstseinseintrübungen bis hin zu Bewusstlosigkeit	+ Ren 4 *Guanyuan*, Di 4 *Hegu*, Pe 5 *Jianshi*

Klinische Anwendungen

Anaphylaktischer Schock, Hypoglykämie, psychogener Schock, hypovolämischer Schock, kardiogener Schock.

8.4 Asthma bronchiale (Nieren-Yang-Mangel)

Ursprung *Compilation of Acupuncture and Moxibustion*

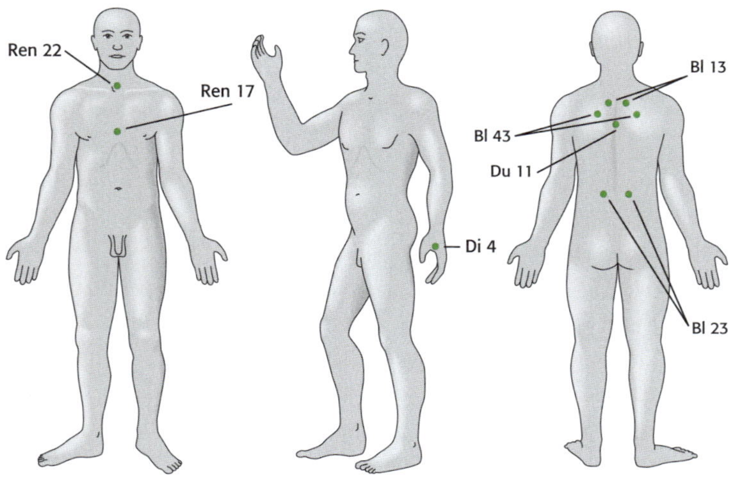

Kombination

Bl 23	*Shenshu*
Bl 13	*Feishu*
Bl 43	*Gaohuangshu*
Ren 17	*Shanzhong*
Du 11	*Shendao*
Di 4	*Hegu*
Ren 22	*Tiantu*

Ausführung

Tonisieren aller Punkte, gleichzeitige Moxibustion möglich.

Funktion

Nieren-*Yang* erwärmen, Asthma lindern, das *Zong*-(Sammel-)*Qi* stärken und das *Yuan*-(Ursprungs-)*Qi* verankern.

Pathogenese

Chronischer Husten und Keuchatmung erschöpfen das Nieren-*Yang*.

Leitsymptome und Befunde

- **Symptome:** chronischer Husten, Keuchatmung und Kurzatmigkeit v.a. bei körperlicher Belastung, spontanes Schwitzen, Abneigung gegen Zugluft, kalte untere Extremitäten, Schwächegefühl und Schmerzen im unteren Rücken und in den Knien, Tinnitus.
- **Zunge:** blasser Zungenkörper, weißer Zungenbelag.
- **Puls:** tief, fein, kraftlos.

Erläuterung

In der Chinesischen Medizin geht man davon aus, dass das *Zong*-(Sammel-)*Qi* in Form von Luft und Sauerstoff über die Lungen aufgenommen und mit Nährstoffen aus dem Verdauungstrakt vermischt wird, bevor es durch das Herz und die Gefäße im Körper verteilt wird. Die Nieren als Wurzel des *Qi* unterstützen die Atmung, indem sie Luft in den Lungen halten und eine ausreichende Sauerstoffaufnahme gewährleisten. Über diese synergistische Beziehung zwischen Lunge und Niere in Bezug zur Atmung heißt es: „Die Lunge ist Herrscher über das *Qi*, die Niere ist die Wurzel des *Qi*".

- Eine chronische Belastung der Lunge in Form von Husten, Asthma und Keuchatmung führt zu einem Lungen-*Qi*-Mangel, der wiederum erschöpfend auf die Niere wirkt und einen Nieren-*Yang*-Mangel mit Rückgang der Aufnahme- und Haltefunktion des Nieren-*Qi* provoziert. Bei einem **Lungen-Qi-Mangel** ist die absinkende *Qi*-Bewegung der Lunge geschwächt, es bildet sich gegenläufiges Lungen-*Qi*, und es wird weniger *Zong*-(Sammel-)*Qi* nach unten zu den Nieren geleitet. Symptome sind Husten, Spontanschweiß und Abneigung gegen Zugluft.
- Ein **Nieren-Yang-Mangel** bringt es mit sich, dass ankommendes *Zong*-(Sammel-)*Qi* nicht aufgenommen und verankert werden kann, es kommt zur Ausbildung von Keuchatmung und Kurzatmigkeit. Ein Nieren-*Yang*-Mangel – die Nieren werden dem Element Wasser zugeordnet – führt außerdem zu Störungen des Wasserhaushalts: Es bilden sich Feuchtigkeit und Schleim, die sich in der Lunge ansammeln und die Atemwege blockieren. Weitere Symptome sind kalte Extremitäten sowie Schwäche und Schmerzen im unteren Rücken und in den Knien.

Moxibustion an Bl 23 *Shenshu* erwärmt das Nieren-*Yang* und stärkt das *Yuan*-(Ursprungs-)*Qi*, wodurch die Funktion der Niere, das *Zong*-(Sammel-)*Qi* aufzunehmen und zu verankern, unterstützt wird. Der Punkt Bl 43 *Gaohuangshu* wird eingesetzt bei verschiedenen, meist chronischen Mangel-Zuständen von Lunge, Herz und Niere und lindert asthmatische Beschwerden. Bl 13 *Feishu* und Du 11 *Shendao* regulieren das *Qi* des Oberen *Jiao* und stärken das *Zong*-(Sammel-)*Qi*, indem sie die Lunge und das Herz tonisieren. Di 4 *Hegu*, Ren 22 *Tiantu* und Ren 17 *Shanzhong* harmonisieren den *Qi*-Fluss in der Brust, transformieren Schleim und lindern so die asthmatische Keuch- und Kurzatmung.

Diese Kombination erwärmt das *Yang-Qi*, mehrt das *Yuan*-(Ursprungs-)*Qi* und stabilisiert die Niere als Wurzel des *Qi* und lindert somit chronisches Asthma.

Modifikationen

Milz-*Qi*-Schwäche	+ Ma 36 *Zusanli*
Schleim	+ Ma 40 *Fenglong*
Herz-*Yang*-Mangel	+ Pe 6 *Neiguan*, He 7 *Shenmen*, zusätzlich Moxibustion an Ren 6 *Qihai*, Ren 4 *Guanyuan* und Du 20 *Baihui*

Klinische Anwendungen

Asthma cardiale, Asthma bronchiale, Bronchospasmus.

8.5 Analprolaps (absinkendes Mitten-Qi)

Ursprung *Protected Compilation of Selected Moxibustion*

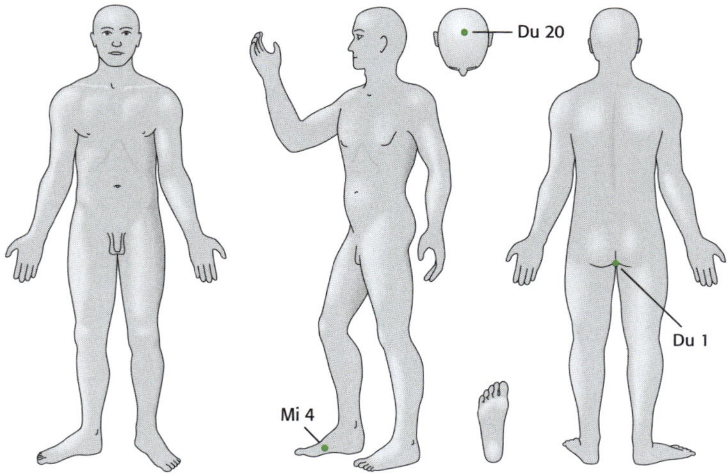

Kombination

Du 20	*Baihui*
Du 1	*Changqiang*
Mi 4	*Gongsun*

Ausführung

Behandlung mit einer Moxazigarre (indirekte Moxibustion), bis eine deutliche Rötung und Feuchtigkeitsbildung der Haut auftritt. Eine Kombination aus Moxa und Akupunktur ist möglich.

Funktion

Yang erwärmen, *Qi* tonisieren, Abgesunkenes anheben.

Pathogenese

Aufgrund einer Mangel-Situation des *Yuan*-(Ursprungs-)*Qi* kommt es zum Absinken des Milz- und Magen-*Qi* mit der Ausbildung eines Analprolapses.

Leitsymptome und Befunde

- **Symptome**: Analprolaps, meist nach Stuhlentleerung, Husten, langen Gehstrecken, Sitzen und Stehen; selbst leichtes Pressen bei Miktion kann zu einem Analprolaps führen. **Begleitsymptome:** Müdigkeit, Abgeschlagenheit, Kraftlosigkeit, Kurzatmigkeit, Kälteaversion, kalte Extremitäten, blasse Gesichtsfarbe.
- **Zunge:** blasser Zungenkörper, dünner weißer Zungenbelag.
- **Puls:** fein, schwach.

Erläuterung

Ein Mangel an *Yuan*-(Urspungs-)*Qi* kann durch folgende Faktoren hervorgerufen werden: vorgeburtliche Defizite, konstitutioneller *Yang-Qi*-Mangel, Nieren-Schwäche übermäßiges Sexualleben, *Qi*-Mangel durch chronische Krankheiten oder durch eine *Qi*-Schwäche des Mittleren *Jiao*. Dieser *Qi*-Mangel geht einher mit dem Verlust der stabilisierenden *Qi*-Funktion, wodurch das Milz-*Qi* absinkt und sich ein Analprolaps entwickelt.

Moxibustion an Du 20 *Baihui* erwärmt das *Yang* und fördert die aufwärts gerichtete *Qi*-Bewegung. Er ist einer der wichtigsten Punkte, um abgesunkenes *Qi* anzuheben.

Du 1 *Changqiang* wirkt direkt auf den After und den Enddarm und ist somit sehr gut dazu geeignet, den Darm zu festigen. Der Punkt Mi 4 *Gongsun* stärkt das *Qi* des Mittleren *Jiao* und fördert die aufwärts gerichtete *Qi*-Bewegung der Milz.

Modifikationen

Nieren-*Yang*-Schwäche	+ Bl 23 *Shenshu*, Du 4 *Mingmen*
Magen-Darm-Schwäche	+ Bl 25 *Dachangshu*, Ma 36 *Zusanli*

Klinische Anwendungen

Analprolaps.

8.6 Leukorrhö (Nieren-Yang-Mangel)

Ursprung *Great Compendium*

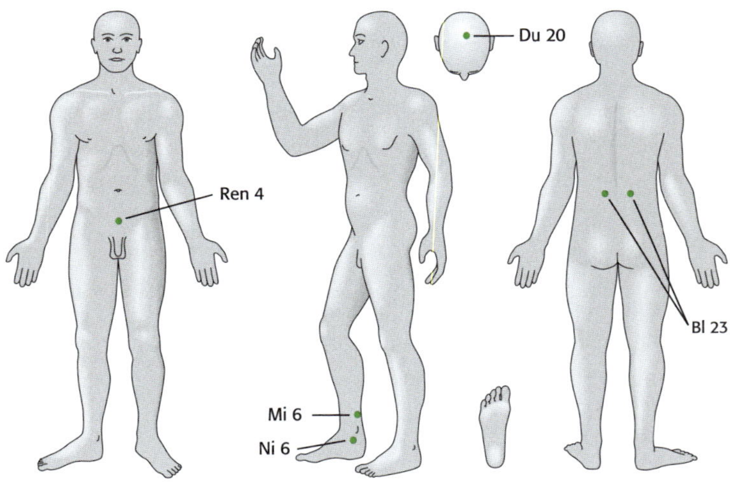

Kombination

Bl 23	*Shenshu*
Ren 4	*Guanyuan*
Du 20	*Baihui*
Mi 6	*Sanyinjiao*
Ni 6	*Zhaohai*

Ausführung

Moxibustion auch in Kombination mit Akupunktur.

Funktion

Niere stärken, Uterus erwärmen, Flüssigkeiten festigen, Ausfluss stoppen.

Pathogenese

Vaginaler Ausfluss aufgrund einer Nieren-*Yang*-Schwäche.

Leitsymptome und Befunde

- **Symptome**: verstärkter, klarer, kontinuierlich auftretender Vaginalausfluss; Kälteempfinden im Unterbauch, Lendenschmerz, fahle, blasse Gesichtsfarbe, kalte Extremitäten, weicher breiiger Stuhl, vermehrte Miktion, heller Urin.
- **Zunge:** blasser Zungenkörper, weißer Zungenbelag.
- **Puls:** tief, verlangsamt.

Erläuterung

Ein konstitutioneller Nieren-*Yang*-Mangel oder ein erworbener Nieren-*Yang*-Mangel, der aufgrund übermäßiger Belastung und körperlicher Arbeit, übermäßiger sexueller Betätigung oder durch viele Geburten entstanden ist, bringt Kälte im Uterus mit Ansammlung von Kälte-Feuchtigkeit im Unteren *Jiao* hervor. Symptome dieser Kälte-Feuchtigkeit sind Leukorrhö mit kontinuierlichem, klarem Vaginalausfluss und Kälteempfinden im Unterbauch.

Diese Akupunkturkombination stärkt das Nieren-*Yang*, stabilisiert die Niere und den Uterus und stoppt Ausfluss.

Moxibustion an Bl 23 *Shenshu*, dem *Shu*-(Transport-)Punkt der Niere, Ren 4 *Guanyuan* und Ni 6 *Zhaohai* stärkt und tonisiert das Nieren-*Yang*, erwärmt den Uterus und kontrolliert vaginalen Ausfluss. Moxibustion an Du 20 *Baihui* unterstützt die aufwärts gerichtete *Qi*-Bewegung und hebt abgesunkenes *Qi* des Unteren *Jiao* an. Seine ausgeprägte Wirkung auf die Korrektur der *Qi*-Bewegung macht ihn zu einem wichtigen Punkt bei der Behandlung sämtlicher „Senkungs- und Verlustsymptome".

Mi 6 *Sanyinjiao* stärkt das Milz-*Qi* und leitet Feuchte-Kälte aus dem Unteren *Jiao* aus, wodurch die Regeneration des Nieren-*Yang* unterstützt und Ausfluss gestoppt wird.

Modifikationen

Starker Ausfluss	+ Gb 26 *Daimai*
Milz-*Qi*-Schwäche	+ Ma 36 *Zusanli*
Milz-*Qi*-Schwäche mit Appetitlosigkeit und dünnem Stuhl	+ Ren 12 *Zhongwan*, Ma 25 *Tianshu*
Vaginaler Juckreiz	+ Le 5 *Ligou*, Le 3 *Taichong*

Klinische Anwendungen

Fluor genitalis (auch Fluor vaginalis, Leukorrhö), Infektionen des Urogenitaltrakts; Polypen und Neoplasien des Urogenitaltrakts, Infertilität.

8.7 Tong Bi Zheng (extrem schmerzhafte Blockade)

Ursprung *Secret Conveyings of Moxibustion*

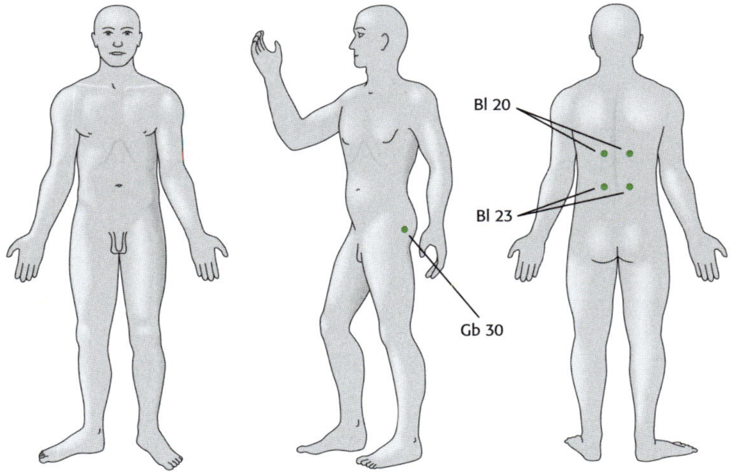

Kombination

Bl 23	*Shenshu*
Bl 20	*Pishu*
Gb 30	*Huantiao*
Ashi-Punkte	

Ausführung

7 bis 14 mittlere Moxakegel pro Akupunkturpunkt oder *Ashi*-Punkt anwenden, die Moxibustion kann auch in Kombination mit Akupunktur zur Anwendung kommen.

Funktion

Yang-Qi erwärmen, Kälte vertreiben, Leitbahnen durchgängig machen, Schmerzen stillen.

Pathogenese

Bei Patienten mit konstitutioneller Milz- und Nieren-*Yang*-Schwäche kommt es durch Kälte und Feuchtigkeit zu einer schmerzhaften *Yang-Qi*-Stagnation in den Leitbahnen.

Leitsymptome und Befunde

- **Symptome:** starke, lokalisierte Schmerzen, Parästhesien, Taubheitsgefühl und Bewegungseinschränkung von Gelenken und Extremitäten. Verschlimmerung durch Kälte und Feuchtigkeit, Linderung durch Wärme.
- **Zunge:** dünner Zungenkörper, weißer Zungenbelag.
- **Puls:** fein, verlangsamt.

Erläuterung

Tong Bi Zheng (extrem schmerzhafte Blockade) ist charakterisiert durch starke, lokale Schmerzen und Bewegungseinschränkung der Gelenke. Durch Kälte und Feuchtigkeit werden die Symptome verschlimmert, durch Wärme gebessert.

Kälte und Feuchtigkeit können als äußere Faktoren in den Körper eindringen, durch innere Störungen von Niere und Milz bedingt sein oder durch eine Kombination von inneren und äußeren Faktoren entstehen. In allen Fällen entwickelt sich innere Feuchte-Kälte, die sich in den Leitbahnen und Gelenken festsetzt. Aufgrund der starken Vermengung von Kälte und Feuchtigkeit handelt es sich oft um chronische Krankheitsprozesse. Meist entsteht durch die verminderte Zirkulation von *Yang-Qi* ein lokaler Blut-Mangel, der mit Parästhesien einhergeht.

Moxibustion an den *Shu*-(Transport-) Punkten der Niere und Milz, Bl 23 *Shenshu* und Bl 20 *Pishu*, erwärmt und tonisiert das Milz- und Nieren-*Yang* und löst dadurch sowohl innere als auch äußere Kälte und Feuchtigkeit auf und zerstreut diese.

Gb 30 *Huantiao* ist ein wichtiger Punkt bei Schmerzsyndromen der unteren Extremitäten. Er zerstreut wirkungsvoll die *Qi*- und Blut-Stagnationen in den Leitbahnen und Kollateralen und lindert Schmerzen.

Moxibustion an *Ashi*-Punkten zerstreut lokale *Qi*- und Blut-Stasen, die infolge von Kälte und Feuchtigkeit entstanden sind.

Diese Akupunkturkombination wirkt sowohl ursächlich als auch symptomatisch, sie erwärmt das *Yang-Qi*, vertreibt Kälte, befreit die Leitbahnen und stillt Schmerzen.

> Durch passende Modifikationen ist sie als Grundkombination für eine Vielzahl schmerzhafter Blockade-Syndrome geeignet.

Modifikationen

Die nachfolgenden Modifikationen werden nach den betroffenen Körperstellen ausgewählt.

Schulter	+ Di 15 *Jianyu*, Sj 14 *Jianliao*, Dü 10 *Naoshu*
Ellenbogen	+ Di 11 *Quchi*, Di 10 *Shousanli*, Sj 5 *Waiguan*
Handgelenk	+ Sj 4 *Yangchi*, Sj 5 *Waiguan*
Wirbelsäule und Rücken	+ Du 12 *Shenzhu*, Du 3 *Yaoyangguan*
Knie	+ Ma 34 *Liangqiu*, Inneres und Äußeres MN-LE 16 Xiyan, Gb 34 *Yanglingquan*
Sprunggelenk	+ Ni 3 *Taixi*, Bl 60 *Kunlun*, Gb 40 *Qiuxu*

Klinische Anwendungen

Arthritis, Arthrose; Neuropathie, Polyneuropathie, diabetische Neuropathie, Neuritis.

9 Harmonisierende Kombinationen

Einleitung

Harmonisierende Akupunkturkombinationen sind bei Erkrankungen einzusetzen, bei denen komplizierte, oft multiple Krankheitsmuster vorliegen, die nicht durch einfache Behandlungsmethoden therapiert werden können. Dabei sind oft mehrere Körperregionen betroffen, und es zeigen sich unterschiedliche, oft gegensätzliche Krankheitsmuster. Diese Störungen können das Äußere oder Innere, obere und untere Körperregionen, den Oberen, Mittleren und Unteren *Jiao*, die *Ying*-(Nähr-) und *Wei*-(Abwehr-)Schicht oder *Qi* und Blut betreffen. Es können gleichzeitig Hitze- und Kälte-, Fülle- und Leere-Muster bestehen, die meist mit anderen Faktoren wie Trockenheit, Feuchtigkeit oder Wind kombiniert sind. In diesen Fällen sollte man harmonisierende und regulierende Methoden einsetzen, um die komplizierten, ineinander übergehenden Krankheitsmuster aufzulösen.

> Harmonisierende Akupunkturkombinationen werden meist bei *Shaoyang*-Syndromen, Leber- und Milz-Disharmonien und Magen-Darm-Disharmonien eingesetzt.

Beim *Shaoyang*-Syndrom befinden sich die krankheitserregenden Faktoren zwischen dem Äußeren und dem Inneren (halb innen, halb außen) und bewegen sich zwischen Kälte- und Hitze-Symptomen. Dringen die Pathogene weiter nach innen vor, nehmen die Kälte-Symptome zu, befinden sie sich mehr in den äußeren Schichten, nehmen die Hitze-Symptome zu. Behandelt man nur die äußeren oder inneren Symptome, würde dies dazu führen, dass sich der jeweils unbehandelte Aspekt im Übermaß darstellt und deshalb die Gefahr besteht, dass sich das Disharmoniemuster verstärkt und auf andere Funktionskreise ausweitet.

> *Shaoyang* gilt als Scharnier, das zwischen Innen und Außen vermittelt. Die Behandlung eines *Shaoyang*-Syndroms muss also sowohl das Äußere als auch das Innere umfassen und gleichzeitig das harmonische Verhältnis dieser beiden Aspekte regulieren.

Harmonisierende Akupunkturkombinationen können auch angewendet werden, um Störungen der jeweils innen-außen-gekoppelten *Jueyin*-Partnerleitbahnen (Leber und Perikard) sowie Störungen der durch diese Organsysteme beeinflussten *Zang-Fu*-Organe (Milz und Magen) zu behandeln.

Leber und Milz harmonisierende Kombinationen

Leber und Milz harmonisierende Akupunkturkombinationen sind angezeigt bei Erkrankungen, bei denen eine Leber-*Qi*-Stagnation (Fülle-Symptomatik) auf eine geschwächte Milz (Mangel-Symptomatik) übergreift. Behandlungsstrategien umfassen Methoden und Anwendungen, die das Leber-*Qi* beruhigen, die Milz stärken, den *Qi*-Fluss aktivieren und das Blut nähren.

- **Symptome:** Druck- und Spannungsschmerzen in Thorax und Abdomen, Schmerzen im Hypochondrium, Völlegefühl und Schmerzen im Epigastrium, kalte Extremitäten, Appetitmangel, Diarrhö, schmerzhafter Stuhldrang, Menstruationsstörungen mit Brustspannen.

9

Gängige Behandlungsstrategien umfassen Leber-*Qi* befreiende und aktivierende sowie Milz-*Qi* stärkende und Blut nährende Methoden.

- **Akupunkturpunkte:** Häufig verwendete Punkte liegen auf dem *Ren Mai* sowie auf der Leber-, Perikard-, Milz- und Blasen-Leitbahn wie z.B. Le 3 *Taichong*, Pe 6 *Neiguan*, Mi 6 *Sanyinjiao*, Bl 17 *Geshu*, Bl 20 *Pishu*, Ren 12 *Zhongwan*.

Leber und Magen harmonisierende Kombinationen

Leber und Magen harmonisierende Akupunkturkombinationen werden eingesetzt bei Erkrankungen, bei denen eine Leber-*Qi*-Stagnation (Fülle-Symptomatik) auf einen geschwächten Magen (Mangel-Symptomatik) übergreift und gegenläufiges Magen-*Qi* erzeugt.

- **Symptome:** Übelkeit, Erbrechen, Aufstoßen, Schluckauf, Borborygmen (Darmgeräusche), Völlegefühl und Schmerzen in Epigastrium und Abdomen.
- **Akupunkturpunkte:** Häufig verwendete Punkte liegen auf dem *Ren Mai* sowie auf der Perikard- und Magen-Leitbahn wie z.B. Ren 12 *Zhongwan*, Pe 6 *Neiguan* und Ma 36 *Zusanli*.

Shaoyang-Syndrom behandelnde Kombinationen

Akupunkturkombinationen, die auf das *Shaoyang*-Syndrom einwirken, harmonisieren die für das Syndrom typische Halb-innen-halb-außen-Symptomatik.

- **Symptome:** Wechsel von Frösteln und Fieber, bitterer Mundgeschmack, trockener Mund und Rachen, verschwommenes Sehen, Völlegefühl und Unwohlsein in Thorax und Hypochondrium, Reizbarkeit, Übelkeit, Erbrechen, Appetitmangel.
- **Akupunkturpunkte:** Häufig verwendete Punkte liegen auf dem *Du Mai* sowie auf der Gallenblasen-, Perikard-, Magen- und Dickdarm-Leitbahn wie z.B. Du 14 *Dazhui*, Pe 5 *Jianshi*, Di 4 *Hegu*, Di 11 *Quchi*, Ma 36 *Zusanli*, Gb 39 *Xuanzhong*.

9.1 Abdominale Schmerzen (Leber-Qi attackiert die Milz)

Ursprung *Glorious Anthology*

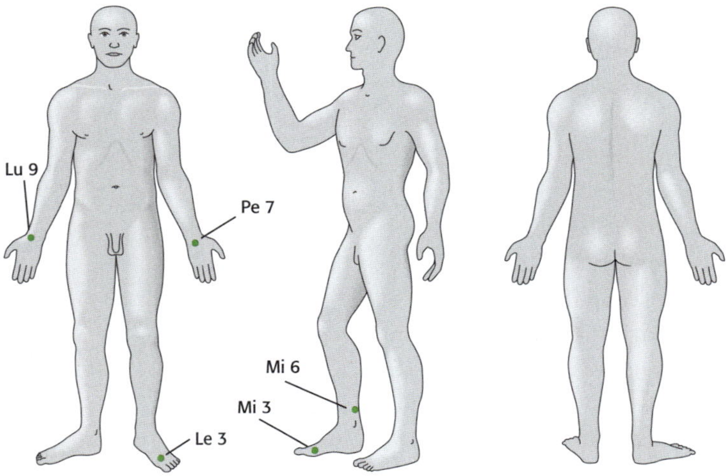

Kombination

Le 3	*Taichong*
Pe 7	*Daling*
Mi 6	*Sanyinjiao*
Mi 3	*Taibai*
Lu 9	*Taiyuan*

Ausführung

Tonsieren aller Punkte, Dauer der Nadelung: ca. 30 Minuten.

Funktion

Leber-*Qi* ausbreiten, Milz harmonisieren, *Qi*-Fluss regulieren, Schmerzen lindern.

Pathogenese

Leber-*Qi* attackiert die Milz und verursacht abdominale Schmerzen.

Leitsymptome und Befunde

- **Symptome:** abdominelles Unwohlsein, Spannungs- und Engegefühl und Bauchschmerzen mit wechselnder Lokalisation und Ausstrahlung in die lateralen Rippenbögen und/oder in den Unterbauch; Dysmenorrhö, unregelmäßige Menstruation. Verschlechterung unter dem Einfluss psychoemotionaler Faktoren.
- **Zunge:** weißer Zungenbelag.
- **Puls:** gespannt.

Erläuterung

Unterdrückte Emotionen, Stress, Depression und Reizbarkeit führen zu einer Leber-*Qi*-Stagnation und Bildung von gegenläufigem Leber-*Qi*, das die Milz angreift und abdominale Schmerzen verursacht. Die Kombination reguliert das Leber-*Qi* und harmonisiert die Milz, besänftigt den *Qi*-Fluss und stillt Schmerzen.

Yuan-(Quell-)Punkte sind diejenigen Stellen, an denen das *Yuan*-(Ursprungs-)*Qi* des jeweiligen *Zang-Fu*-Organs an die Oberfläche tritt und verweilt. Deshalb sind dies die geeigneten Punkte, um die *Qi*-Bewegung des betroffenen *Zang-Fu*-Organs zu regulieren und zu harmonisieren. Die *Yuan*-(Quell-)Punkte der Leber- und Perikard-Leitbahn, Le 3 *Taichong* und Pe 7 *Daling*, befreien Leber-*Qi*-Stagnation, regulieren den *Qi*-Fluss und lindern intermittierend auftretende abdominale Schmerzen. An Mi 6 *Sanyinjiao* treffen sich die Milz- und Leber-Leitbahn, weshalb sich der Punkt sehr gut zur Behandlung gynäkologischer Beschwerden eignet, insbesondere wenn sie durch eine Milz-Leber-Disharmonie entstanden sind. Gemeinsam mit Mi 3 *Taibai*, dem *Yuan*-(Quell-)Punkt der Milz, stärkt er das Milz-*Qi*, harmonisiert die Leber und verhindert ein Übergreifen des Leber-Funktionskreises auf den Milz-Funktionskreis.

Lu 9 *Taiyuan*, der *Yuan*-(Quell-)Punkt der Lungen-Leitbahn, fördert die absinkende *Qi*-Bewegung der Lunge und stärkt somit die natürliche Gegenbewegung zum Aufsteigen des Leber-*Qi*. Deshalb eignet er sich zur Regulierung der *Qi*-Bewegung im Thorax und behandelt Beklemmungen im Brustraum.

Modifikationen

Nahrungs-Stagnation	+ Ren 10 *Xiawan*
Schmerzen im Oberbauch	+ Ren 12 *Zhongwan*
Saure Regurgitation	+ Gb 34 *Yanglingquan*, Ma 44 *Neiting*
Obstipation, Diarrhö, unregelmäßiger Stuhlgang	+ Ma 25 *Tianshu*
Erbrechen	+ Pe 6 *Neiguan*, Mi 4 *Gongsun*

Klinische Anwendungen

Gastritis; Hepatitis, Cholezystitis; Zyklusanomalien; psychischer Stress, Depression.

9.2 Magenschmerzen (Leber-Qi attackiert den Magen)

Ursprung *The Classic of Categories*

Kombination

Bl 17	*Geshu*
Bl 20	*Pishu*
Bl 21	*Weishu*
Pe 6	*Neiguan*
Gb 38	*Yangfu*
Mi 5	*Shangqiu*

Ausführung

Tonisieren aller Punkte, Sedieren an Mi 5 *Shangqiu*, Dauer der Nadelung: 30 Minuten.

Funktion

Leber-*Qi*-Stase befreien, Magen harmonisieren, das *Qi* des Mittleren *Jiao* regulieren, Schmerzen stillen.

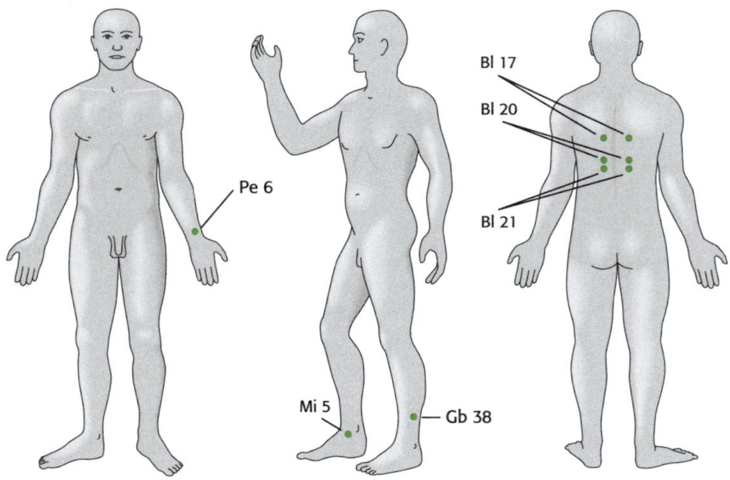

Pathogenese

Unterdrückte Emotionen, Depression und Reizbarkeit führen zu einer Leber-*Qi*-Stagnation und Bildung von gegenläufigem Leber-*Qi*, das den Magen angreift und Magenschmerzen verursacht.

Leitsymptome und Befunde

- **Symptome:** Schmerzen im Oberbauch mit Spannungs- und Völlegefühl, die in die laterale Rippenregion ausstrahlen; Borborygmen, bitterer Mundgeschmack, Aufstoßen oder Schluckauf.
- **Zunge:** livide Verfärbung des Zungenkörpers, weißer Zungenbelag.
- **Puls:** gespannt.

Erläuterung

Die beschriebene Symptomatik entwickelt sich aus einer Leber-*Qi*-Stagnation, die den Magen beeinträchtigt und zu Oberbauchschmerzen mit Spannungs- und Völlegefühl führt. Die Kombination bewegt die Leber- und Gallenblasen-*Qi*-Stase und harmonisiert das *Qi* des Mittleren *Jiao*.

Aufgrund der engen synergistischen Beziehung zwischen *Qi* und Blut führt eine Leber-*Qi*-Stagnation in den meisten Fällen zu einer Beeinträchtigung der Blutzirkulation mit Ausbildung von Blut-Stasen. Bl 17 *Geshu* ist der *Hui*-(einflussreiche) Punkt des Bluts und wird eingesetzt, um Blut-Stasen unterschiedlichster Ätiologie im Bereich des Oberen und Mittleren *Jiao* zu behandeln. Gemeinsam mit Pe 6 *Neiguan*, dem Kommandopunkt für Erkrankungen des Thorax, beseitigt Bl 17 *Geshu Qi*- und Blut-Stasen in Thorax und Abdomen. Die beiden Punkte lindern epigastrische Schmerzen, Übelkeit sowie Völlegefühl im Abdomen und Spannungsgefühl im Bereich der lateralen Rippenbögen.

Gb 38 *Yangfu* zerstreut die *Qi*-Stagnation, aktiviert die *Qi*-Zirkulation der Leber- und Gallenblasen-Leitbahn und befreit die *Shaoyang*-Schicht, wenn Schmerzen des Brustkorbs und der lateralen Rippenbögen mit bitterem Mundgeschmack bestehen.

Die Kombination aus den *Shu*-(Transport-)Punkten von Milz und Magen, Bl 20

Pishu und Bl 21 *Weishu*, stärkt das Milz- und Magen-*Qi* und harmonisiert die *Qi*-Zirkulation des Mittleren *Jiao*. Sie lindert Schmerzen und Spannungsgefühl im Abdomen sowie Schmerzen, die in die lateralen Rippenbögen ausstrahlen.

Ein Leitspruch der Fünf-Elemente-Lehre besagt: „Bei Fülle sediere das Kind". Mi 5 *Shangqiu* ist der Metallpunkt und Kindpunkt der Milz-(Erde-)Leitbahn – Metall ist das Kind der Erde. Deshalb wird Mi 5 *Shangqiu* bei Fülle-Zuständen der Milz eingesetzt, die sich als Oberbauchschmerzen, Blähungen und Borborygmen manifestieren.

Modifikationen

Starke Leber-*Qi*-Stase	+ Le 3 *Taichong*
Erbrechen von saurem Mageninhalt	+ Gb 34 *Yanglingquan*, Ma 44 *Neiting*
Nahrungs-Stagnation	+ Ren 12 *Zhongwan*, Ren 21 *Xuanji*
Hämatemesis, Meläna (Teerstuhl)	+ Bl 17 *Geshu*, Mi 10 *Xuehai*
Milz-Magen-Schwäche	+ Ma 36 *Zusanli*

Klinische Anwendungen

Schmerzen im Oberbauch, Gastritis, Ulkuskrankheit; Gallenblasenerkrankungen; Depression.

9.3 Diarrhö (Leber-Qi- und Milz-Qi-Schwäche)

Ursprung *The Divinely Responding Classic*

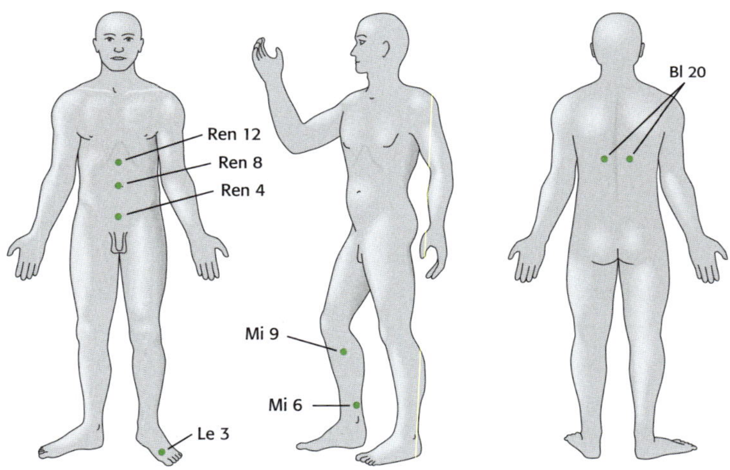

Kombination

Ren 4	*Guanyuan*
Mi 6	*Sanyinjiao*
Mi 9	*Yinlingquan*
Le 3	*Taichong*
Ren 12	*Zhongwan*
Ren 8	*Shenque*
Bl 20	*Pishu*

Ausführung

Moxibustion an Ren 8 *Shenque* und Ren 4 *Guanyuan*, Tonisieren von Le 3 *Taichong*, die restlichen Punkte werden neutral genadelt. Dauer der Nadelung: ca. 30 Minuten.

Funktion

Leber-*Qi* regulieren, Milz-*Qi* stärken, Diarrhö stoppen.

Pathogenese

Eine geschwächte Milz wird durch das Leber-*Qi* attackiert.

Leitsymptome und Befunde

- **Symptome:** Bauchschmerzen, Borborygmen, Diarrhö, mit Schmerzlinderung nach Stuhlgang, Müdigkeit und Abgeschlagenheit.
- **Zunge:** dünner, weißer Zungenbelag.
- **Puls:** gespannt, fein.

Erläuterung

Die *Qi*-Bewegung von Milz und Magen, die der Verdauung zugrunde liegt, ist abhängig von den Leber- und Gallenblasen-Funktionen – speziell von der Bewegung des Leber-*Qi*. Besteht eine konstitutionelle oder durch Krankheit bedingte Milz- und Magen-*Qi*-Schwäche, kommt es dazu, dass das (relativ) übermäßige Leber-*Qi* auf den Mittleren *Jiao* übergreift oder dort infolge einer Leber-*Qi*-Stagnation eine *Qi*-Blockade entsteht. In beiden Fällen werden zusätzlich die Umwandlungs- und Transportfunktionen der Milz geschädigt, wobei sich folgende Symptome entwickeln: Bauchschmerzen, Borborygmen und Diarrhö.

Der Behandlungsschwerpunkt liegt auf dem Tonisieren der zugrunde liegenden Milz-*Qi*-Schwäche, um ein Übergreifen der Leber zu verhindern.

Das Sedieren von Le 3 *Taichong*, dem *Yuan*-(Quell-)Punkt der Leber-Leitbahn, reguliert das Leber-*Qi* und behandelt Disharmonien bei einer Leber-*Qi*-Stagnation und Milz-*Qi*-Schwäche. Die Vorne-Hinten-Kombination aus Bl 20 *Pishu* und Ren 12 *Zhongwan* stärkt das Milz-*Qi*, reguliert die Funktionen von Milz und Magen und harmonisiert den Magen-Darm-Trakt. Moxibustion an Ren 8 *Shenque* und Ren 4 *Guanyuan* erwärmt und stärkt das *Yang-Qi* des Mittleren und Unteren *Jiao*, wärmt und harmonisiert den Darm und lindert Bauchschmerzen, Diarrhö und Borborygmen.

Bei einer Milz-*Qi*-Schwäche sammelt sich aufgrund der geschwächten Umwandlungs- und Transportfunktionen Feuchtigkeit an, die zu abdominalen Spannungen, Appetitmangel und Diarrhö führt. Mi 9 *Yinlingquan* und Mi 6 *Sanyinjiao* stärken das Milz-*Qi* und leiten Feuchtigkeit aus. Mi 6 *Sanyinjiao* ist außerdem der Treffpunkt der drei Fuß-*Yin*-Leitbahnen (Leber, Milz und Niere), er tonisiert die Milz, harmonisiert die Leber und fördert das Ausscheiden von Feuchtigkeit über die ableitenden Harnwege. Diese dreifache Funktion macht ihn zu einem der wichtigsten Punkte innerhalb dieser Kombination.

Modifikationen

Stagnation des Leber-*Qi* mit schmerzhafter Diarrhö	- Ren 8 *Shenque*, Ren 4 *Guanyuan* und Ren 12 *Zhongwan* (nicht nadeln)
	+ Ma 25 *Tianshu*, Ma 34 *Liangqiu*, Gb 34 *Yanglingquan*
Nieren-Schwäche	+ Moxa an Du 4 *Mingmen*

Klinische Anwendungen

Diarrhö, Enteritis, Kolitis, Reizdarmsyndrom, Magen-Darm-Erkrankungen.

9.4 Erbrechen (gegenläufiges Magen-Qi)

Ursprung *Compilation of Acupuncture and Moxibustion*

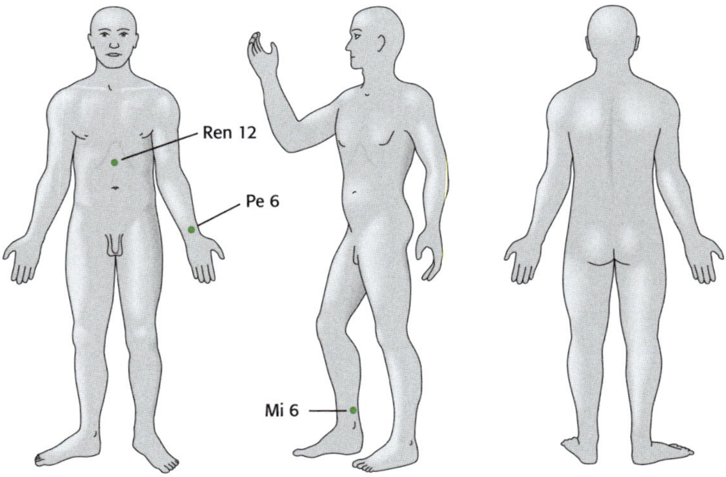

Kombination

Ren 12	*Zhongwan*
Pe 6	*Neiguan*
Mi 6	*Sanyinjiao*

Ausführung

Sedieren bei Fülle-Symptomatik, Tonisieren bei Leere-Symptomatik. Zuerst Sedieren, um die Pathogene auszuleiten, anschließend Tonisieren zur Stärkung des *Zheng-Qi*. Sowohl bei Fülle- als auch bei Leere-Symptomen kann Moxibustion zur Anwendung kommen.

Funktion

Magen harmonisieren, gegenläufiges *Qi* absenken, *Qi*-Stase lösen und Brechreiz lindern.

Pathogenese

- **Fülle-Symptome** entstehen meist aufgrund einer Schädigung des Magens durch Kälte oder Hitze, ebenso durch Nahrungs-Stagnation oder übergreifendes Leber-*Qi*.
- Bei **Leere-Symptomen** wird durch ein geschwächtes *Qi* des Mittleren *Jiao* die physiologische Abwärtsbewegung des Magen-*Qi* behindert, sodass sich gegenläufiges Magen-*Qi* bildet.

Leitsymptome und Befunde

- **Kälte-Stagnation im Magen:**
  - Erbrechen klarer Flüssigkeit, von Schaum oder Schleim, Erbrechen nach Nahrungsaufnahme, Wärmeaffinität, Kälteaversion.
  - Blasse Zunge, weißer Belag, verlangsamter Puls.
- **Innere Hitze-Stagnation:**
  - Erbrechen direkt nach der Nahrungsaufnahme, Erbrochenes riecht oft sauer, bitter oder stinkt stark und ist „hitzig"; Mundtrockenheit, erhöhtes Durstempfinden.

- Gelber Zungenbelag, beschleunigter Puls.
- **Schleim-, Flüssigkeits-Stagnation:**
  - Schwindel, Erbrechen von Schleim und Speichel.
  - Weißer, klebriger Zungenbelag, voller, schlüpfriger Puls.
- **Leber-Qi greift auf den Magen über:**
  - Erbrochenes schmeckt sauer, Schmerzen der lateralen Rippenbögen, Gereiztheit, Aggressivität.
  - Gelber, klebriger Zungenbelag, gespannter Puls.
- **Magen-Qi-Schwäche:**
  - Erbrechen aufgrund von Nahrungsmittelunverträglichkeiten, unregelmäßigen Essgewohnheiten oder unreinen Lebensmitteln; Müdigkeit, Abgeschlagenheit, Appetitlosigkeit; dünner, weicher Stuhl.
  - Dünner Zungenbelag, kraftloser Puls.

Erläuterung

Mit dieser Grundkombination für Brechreiz mit Erbrechen können sowohl Fülle- als auch Leere-Muster behandelt werden. Diese Dreierkombination harmonisiert den Magen, senkt gegenläufiges *Qi* ab, harmonisiert den *Qi*-Fluss und lindert den Brechreiz.

Ren 12 *Zhongwan*, der *Mu*-(Sammel-)Punkt des Magens, harmonisiert den Magen, aktiviert das *Qi* des Mittleren *Jiao* und leitet gegenläufiges Magen-*Qi* abwärts. Pe 6 *Neiguan* korrigiert den *Qi*-Fluss des Oberen und Mittleren *Jiao* und ist einer der wichtigsten und wirkungsvollsten Punkte zur Behandlung von Übelkeit und Erbrechen. Mi 6 *Sanyinjiao* wirkt regulierend auf den Verdauungstrakt, harmonisiert das Zusammenspiel von Milz, Magen und Leber und transformiert Feuchtigkeit und Schleim im Magen-Darm-Trakt.

Um die bestmöglichen klinischen Ergebnisse zu erhalten, sollte diese Kombination je nach zugrunde liegendem Syndrom modifiziert werden.

Modifikationen

Kälte-Stagnation	+ Bl 21 *Weishu*, Moxibustion möglich
Hitze-Stagnation	+ Ma 44 *Neiting*, Di 4 *Hegu*
Schleim-Stagnation	+ Ma 40 *Fenglong*, Moxibustion möglich
Leber-*Qi*-Stagnation	+ Le 3 *Taichong*
Milz-Magen-Schwäche	+ Bl 20 *Pishu*, Ma 36 *Zusanli*, Mi 4 *Gongsun* Moxibustion möglich

Klinische Anwendungen

Erbrechen unterschiedlicher Ätiologie, Erbrechen mit Magen- und Bauchschmerzen, Erbrechen bei Reisekrankheit und Schwangerschaft (bei Schwangerschaft sollte man Mi 6 *Sanyinjiao* weglassen), Gastritis, Ulkuskrankheit, Hypersekretion von Magensäure, Refluxösophagitis, Gastroenteritis, Reizdarmsyndrom.

9.5 Schluckauf (gegenläufiges Magen-Qi)

Ursprung *Acupuncture and Moxibustion Treatment*

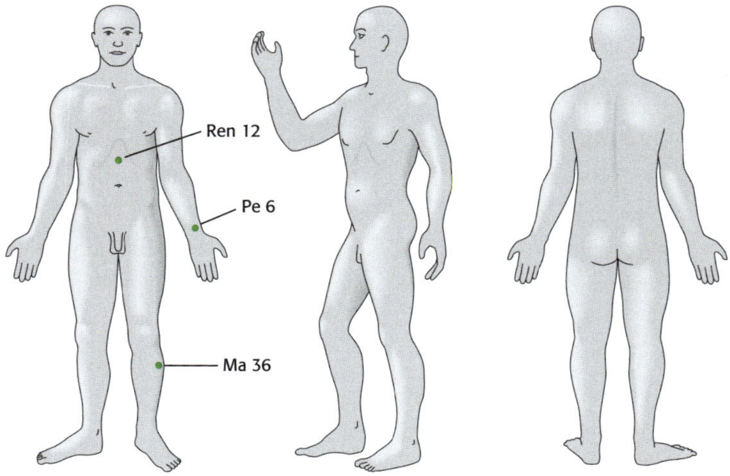

Kombination

Ren 12	*Zhongwan*
Pe 6	*Neiguan*
Ma 36	*Zusanli*

Ausführung

Sedieren oder neutrales Nadeln an allen Punkten, Dauer der Nadelung: 20 bis 30 Minuten.

Funktion

Magen harmonisieren, Gegenläufiges absenken, Schluckauf beenden.

Pathogenese

Disharmonien im Bereich von Magen und Diaphragma führen zu Störungen und Unterbrechungen des absinkenden Magen-*Qi* mit Ausbildung von gegenläufigem *Qi*, unter anderem durch folgende Faktoren:

- Unregelmäßige und/oder unausgeglichene Nahrungsaufnahme führt zu Nahrungs-Stagnation. Meist in Verbindung mit dem Einwirken von Kälte oder Hitze.
- Unterdrückte Emotionen oder andere psychoemotionale Faktoren lassen das Leber-*Qi* auf den Funktionskreis Magen übergreifen.

Leitsymptome und Befunde

- **Leber-Qi greift auf den Magen über:**
  - Schluckauf, oft ausgelöst durch psychoemotionale Faktoren und mentale Stresssituationen; Aufstoßen, Engegefühl im Brustbereich, Spannung und Schmerzen im Rippenbereich.
  - Weißer, klebriger Zungenbelag, gespannter Puls.
- **Kälte-Angriff auf den Magen:**
  - Schluckauf mit tiefem, kraftvollem und „gedehntem“ Klang, Verstärkung

des Schluckaufs durch Kälteeinfluss, Unwohlsein im Bereich von Diaphragma und Magen.
  - Weißer Zungenbelag, langsamer, träger Puls.
- **Magen-Hitze:**
  - Schluckauf klingt hoch, hell, ist vorschießend und kraftvoll, evtl. mit erhöhter Frequenz; Mundgeruch, erhöhtes Durstempfinden, harter Stuhl.
  - Gelber Zungenbelag, schlüpfriger, beschleunigter Puls.

Erläuterung

Dies ist eine Grundkombination für Schluckauf unterschiedlicher Genese. Schluckauf entsteht aus Sicht der Chinesischen Medizin infolge unterschiedlicher pathogener Einflüsse auf den Magen, die dazu führen, dass sich gegenläufiges Magen-*Qi* entwickelt. Je nach vorherrschendem pathogenem Einfluss müssen bei der Behandlung Modifikationen vorgenommen werden.

Die *He-Mu*-Kombination des Magens aus Ren 12 *Zhongwan* und Ma 36 *Zusanli* wird oft bei Fülle-Erkrankungen des Magens eingesetzt, um das Magen-*Qi* zu regulieren und gegenläufiges *Qi* umzukehren. Pe 6 *Neiguan* ist der Kommandopunkt für Erkrankungen im Bereich des Thorax und wirkt auf den Oberen und Mittleren *Jiao*. Er harmonisiert den Übergang vom Oberen zum Mittleren *Jiao*, leitet gegenläufiges *Qi* abwärts und löst die *Qi*- und Blut-Stase im Bereich von Diaphragma und Magen.

Ren 12, Ma 36 und Pe 6 bewirken eine Harmonisierung des Magens, kehren gegenläufiges *Qi* um und bilden somit die Grundlage zur Therapie von Schluckauf.

Modifikationen

Magen-Kälte	+ Ma 21 *Liangmen*, Bl 20 *Pishu*, Moxibustion möglich
Magen-Hitze	+ Ma 20 *Chengman*, Ma 44 *Neiting*
Leber-*Qi*-Stagnation	+ Le 3 *Taichong*, Gb 24 *Riyue*
Schleim	+ Ma 40 *Fenglong*
Milz- und Magen-Schwäche	+ Bl 20 *Pishu*, Ren 6 *Qihai*, Bl 17 *Geshu*, Moxibustion möglich

Klinische Anwendungen

Schluckauf, Übelkeit und Erbrechen, Gastritis.

9.6 Shaoyang-Syndrom (Kälte-Typ)

Ursprung *Thousand Ducat Formulas*

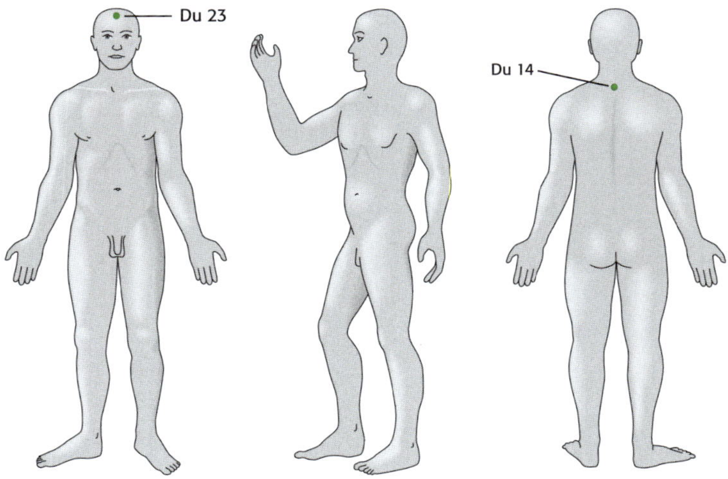

Kombination

Du 14	*Dazhui*
Du 23	*Shangxing*

Ausführung

Moxibustion mit 7 bis 14 Moxakegeln, es kann auch mit der Moxazigarre behandelt werden, bis es zu einer deutlichen Hautrötung kommt.

Funktion

Yang-Qi stärken, Wind-Kälte vertreiben, *Shaoyang* harmonisieren.

Pathogenese

Wind-Kälte greift die Oberfläche an und blockiert das *Yang-Qi* der *Shaoyang*-Schicht.

Leitsymptome und Befunde

- **Symptome:** Schüttelfrost, Fieber; entweder stärkeres Kälteempfinden als Fieber oder alleiniges Frieren ohne Hitzeempfinden.
- **Zunge:** blasser Zungenkörper, weißer, klebriger Zungenbelag.
- **Puls:** gespannt und straff.

Erläuterung

Wind-Kälte-*Nue*-Pathogene (Malaria auslösende Pathogene) greifen die Oberfläche an, dringen in die halb innen, halb außen liegende *Shaoyang*-Schicht ein und blockieren das *Yang-Qi*, was zu Schüttelfrost und Fieber führt. Aufgrund der überwiegenden Kälte-Pathogene kommt es entweder zu einem stärkeren Kälteempfinden oder zu ausschließlichem Frieren ohne Hitzeempfinden.

Der *Du Mai* kontrolliert und reguliert das *Yang-Qi* des gesamten Körpers. Du 14 *Dazhui* ist der Treffpunkt der sechs *Yang*-Leitbahnen mit dem *Du Mai*. Durch Moxibustion an Du 14 *Dazhui* und Du 23 *Shangxing* wird das *Yang-Qi* gestärkt, die *Yang-Qi*-Zirkulation des Körpers aktiviert, und es werden äußere Pathogene vertrieben.

> Die hier beschriebene Kombination bildet eine wirkungsvolle Grundkombination zur Behandlung einer Malaria vom Kälte-Typ.

Modifikationen

Schleim und Feuchtigkeit	+ Bl 20 *Pishu*, Ma 40 *Fenglong*
Vermehrte Hitze-Zeichen	+ Di 11 *Quchi*, Sj 5 *Waiguan*

Klinische Anwendungen

Malaria, Schüttelfrost bei Infektionen.

9.7 Shaoyang-Syndrom (Hitze-Typ)

Ursprung *Great Compendium*

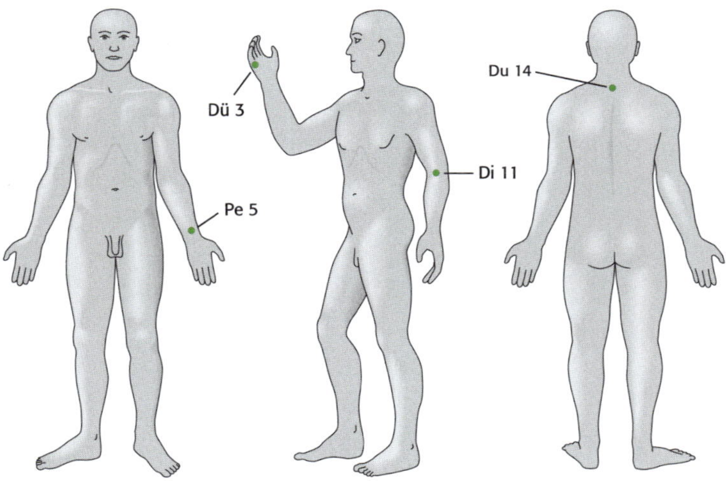

Kombination

Dü 3	*Houxi*
Pe 5	*Jianshi*
Di 11	*Quchi*
Du 14	*Dazhui*

Ausführung

Sedieren aller Punkte, Dauer der Nadelung: 20 bis 30 Minuten.

Funktion

Hitze kühlen, *Shaoyang* harmonisieren.

Pathogenese

Hitze-*Nue*-Pathogene dringen in die *Shaoyang*-Schicht ein.

Leitsymptome und Befunde

- **Symptome:** Bei Anfällen kommt es zu einem Wechsel zwischen Hitze und Kälte, wobei Hitze und Fieber im Vordergrund stehen. Es ist auch möglich, dass nur Hitze-Symptome auftreten. Vermehrtes Durstempfinden mit Verlangen nach kalten Getränken.

- **Zunge:** roter Zungenkörper mit gelbem Zungenbelag.
- **Puls:** gespannt, beschleunigt.

Erläuterung

Hitze-*Nue*-Pathogene (Malaria auslösende Pathogene) dringen bei einer bestehenden *Yang*-Fülle (entweder konstitutionell oder durch eine vorangehende Erkrankung bedingt) in die *Shaoyang*-Schicht ein und verursachen ein *Shaoyang*-Syndrom vom Hitze-Typ. Hauptmerkmale sind wechselnde Hitze- und Kälte-Symptome, wobei Hitze und Fieber im Vordergrund stehen.

Die *Shaoyang*-Schicht liegt halb innen, halb außen zwischen der äußeren *Taiyang*-Schicht und der innen gelegenen *Yangming*-Schicht. Dringen die *Nue*-Pathogene von der *Shaoyang*-Schicht in die innen gelegene *Yangming*-Schicht ein, entsteht Hitze. Sobald die *Nue*-Pathogene in die außen gelegene *Taiyang*-Schicht gelangen, entwickelt sich Kälte mit Fieber. Das Fieber weist als Zeichen für die Aktivität des *Wei*-(Abwehr-)*Qi* in der äußeren *Taiyang*-Schicht darauf hin, dass das *Nue*-Pathogen bekämpft wird. Bei einem *Shaoyang*-Syndrom vom Hitze-Typ dringt das Pathogen jedoch nach innen in die *Yangming*-Schicht ein und führt zu starker innerer Hitze und Fieber mit verstärktem Durst und dem Verlangen nach kalten Getränken.

Der Behandlungsansatz besteht darin, die innere Hitze der *Yangming*-Schicht zu kühlen, die *Nue*-Pathogene über die äußere *Taiyang*-Schicht auszuleiten und die *Shaoyang*-Schicht zu harmonisieren.

Di 11 *Quchi* klärt die *Yangming*-Hitze, lindert Fieber und vertreibt äußere Pathogene. Dü 3 *Houxi* beseitigt Wind-Hitze und behandelt malariaähnliche Zustände bei fieberhaften Erkrankungen ohne Schwitzen und Wechsel von Heiß und Kalt. Zudem aktiviert er die nach außen gerichtete *Qi*-Bewegung der *Taiyang*-Schicht und unterstützt so das Ausleiten pathogener Faktoren.

Pe 5 *Jianshi* klärt Fülle-Hitze und zerstreut Schleim aus der innen gelegenen *Jueyin*-Schicht (Perikard, Leber) und aus der *Shaoyang*-Schicht (Gallenblase, *Sanjiao*), was ihn zu einem wichtigen Punkt bei der Behandlung von fieberhaften Erkrankungen und Malaria vom Hitze-Typ macht.

Du 14 *Dazhui* stärkt die Abwehrkräfte des Körpers und aktiviert das *Yang-Qi*, um pathogene Faktoren und Hitze aus der *Yangming*- und *Shaoyang*-Schicht über die *Taiyang*-Schicht zu zerstreuen.

Modifikationen

Starkes Fieber	+ Blutigstechen an Du 14 *Dazhui* und Bl 40 *Weizhong*
Übelkeit, Erbrechen	+ Pe 6 *Neiguan*
Krämpfe	+ Gb 34 *Yanglingquan*
Delirium, wirres Reden, Bewusstseinsverlust	+ Blutigstechen an Du 26 *Renzhong* und Pe 9 *Zhongchong*

Klinische Anwendungen

Malaria, unterschiedliche Infektionskrankheiten mit Wechsel von Hitze und Kälte mit vermehrtem Fieber.

9.8 Shaoyang-Syndrom mit Milz-Qi-Schwäche

Ursprung *Great Compendium*

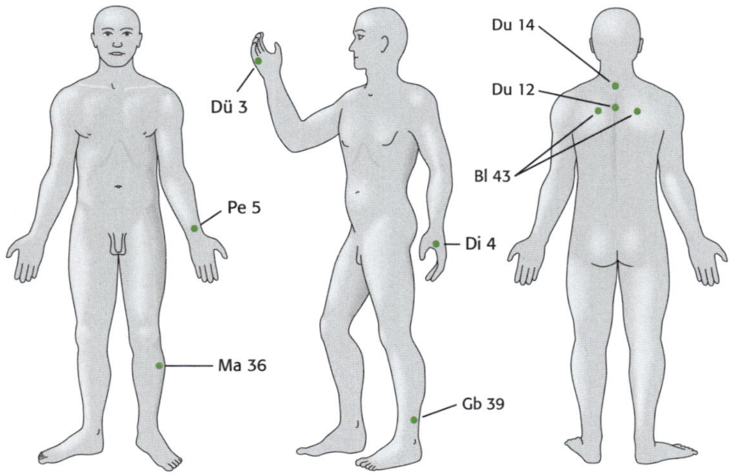

Kombination

Pe 5	*Jianshi*
Du 14	*Dazhui*
Du 12	*Shenzhu*
Ma 36	*Zusanli*
Gb 39	*Xuanzhong*
Di 4	*Hegu*
Bl 43	*Gaohuangshu*
Dü 3	*Houxi*

Ausführung

Zuerst Tonisieren mit anschließender Sedierung an allen Punkten, alternativ können alle Punkte neutral genadelt werden. Dauer der Nadelung: 20 bis 30 Minuten. Moxibustion an Bl 43 *Gaohuangshu*.

Funktion

Qi- und Blut-Mangel auffüllen, *Shaoyang* harmonisieren.

Pathogenese

Shaoyang-Syndrom mit Milz-*Qi*-Mangel.

Leitsymptome und Befunde

- **Symptome:** Schüttelfrost (mehr Frösteln als Fieber), Belastung kann einen Anfall auslösen oder einen Schub verstärken. Blassgelbe Gesichtsfarbe, Müdigkeit, Abgeschlagenheit, Appetitlosigkeit.
- **Zunge:** blass.
- **Puls:** fein und schwach.

Erläuterung

Hier handelt es sich um ein *Shaoyang*-Syndrom mit gleichzeitig bestehendem *Qi*- und Blut-Mangel, die sich aufgrund einer Milz-*Qi*- oder Milz-*Yang*-Schwäche entwickelt haben. Folgende Faktoren können die Ursache sein:

- Auf einen Patienten mit konstitutioneller Milz-*Yang*-Schwäche wirken *Nue*-Pathogene (Malaria auslösende Pathogene) ein.

- Ein chronisches, nicht ausgeheiltes *Shaoyang*-Syndrom, z. B. Malaria, führt zu einer Schwächung des Milz-*Qi*.

Im Vordergrund stehen *Shaoyang*-Symptome wie Schüttelfrost und der Wechsel von Heiß und Kalt, wobei mehr Frösteln als Fieber besteht. Als Milz-*Qi*-Mangel-Symptome treten auf: Müdigkeit, Abgeschlagenheit, Appetitlosigkeit und eine blassgelbe Gesichtsfarbe. Wegen des zugrunde liegenden *Qi*-Mangels kann selbst bei geringer Belastung ein Anfall ausgelöst oder ein bestehender Schub verstärkt werden.

Die aufgeführte Kombination stärkt das *Zheng*-(aufrechte) *Qi* und vertreibt pathogene Faktoren, tonisiert Milz-*Qi* und lindert die *Shaoyang*-Symptome.

Ma 36 *Zusanli* ist der Erdepunkt der Magen-Leitbahn und somit einer der wichtigsten Punkte, um das Milz- und Magen-*Qi* und Blut zu tonisieren. Bl 43 *Gaohuangshu* ist ein wichtiger Tonisierungspunkt, der bei vielen Mangel-Symptomen und -Syndromen wie z. B. bei Schwäche und Mangel-Zuständen von Milz und Magen mit Müdigkeit und Abgeschlagenheit indiziert ist. Gb 39 *Xuanzhong*, der *Hui*-(einflussreiche) Punkt des Knochenmarks, schützt Sehnen, Knochen und Knochenmark vor pathogenen Einflüssen wie Wind und Feuchtigkeit und fördert die blutbildenden Prozesse innerhalb des Knochenmarks.

Du 14 *Dazhui* und Du 12 *Shenzhu* aktivieren das *Yang-Qi* und unterstützen den Körper darin, pathogene Faktoren aus der halb-innen, halb-außen liegenden *Shaoyang*-Schicht und der außen gelegenen *Taiyang*-Schicht zu leiten. Di 4 *Hegu* und Dü 3 *Houxi* aktivieren die nach außen gerichtete *Qi*-Bewegung der *Taiyang*-Schicht, unterstützen das *Wei*-(Abwehr-)*Qi* und befreien die Oberfläche. Gemeinsam sorgen Du 14, Du 12, Di 4 und Dü 3 dafür, dass die Abwehrkräfte des Körpers gestärkt und pathogene Faktoren über die *Taiyang*-Schicht ausgleitet werden können.

Pe 5 *Jianshi* ist ein wichtiger Punkt zur Behandlung von unterschiedlichen Arten der Malaria und malariaähnlicher Krankheitszustände (▸ Kap. 9.7, *Shaoyang*-Syndrom vom Hitze-Typ).

Modifikationen

Milz-*Qi*-Mangel	+ Bl 20 *Pishu*, Mi 4 *Gongsun*
Qi-Mangel	+ Ren 6 *Qihai*, Ren 4 *Guanyuan*
Fehlendes Verlangen zu essen	Ma 44 *Neiting*
Verhärtungen unterhalb der Rippenbögen	+ EX-B4 *Pigen* (3,5 *Cun* lateral von LWK 1), Le 13 *Zhangmen*, Ma 40 *Fenglong*

Klinische Anwendungen

Infektionskrankheiten, Malaria.

10 Tonisierende Kombinationen

Einleitung

Mithilfe tonisierender Akupunkturkombinationen werden die Grundsubstanzen *Qi*, Blut, *Yin* und *Yang* genährt, angereichert, aufgefüllt und gestärkt. Tonisierende Kombinationen sind geeignet zur Behandlung von Mangel-Syndromen.

Mangel-Syndrome können unterschiedliche Ursachen haben, sie werden unterteilt in pränatale (vorgeburtliche) und postnatale (nachgeburtliche) Mangel-Syndrome. Vorgeburtliche Mangel-Syndrome sind genetisch bedingt oder während der Schwangerschaft erworben. Nachgeburtliche Mangel-Syndrome entstehen durch falsche Ernährung, Überarbeitung, emotionale Störungen oder chronische Krankheiten.

Qi tonisierende Kombinationen

Qi tonisierende Kombinationen haben die Funktion, *Qi* zu nähren und anzureichern, sie werden bevorzugt bei Mangel-Syndromen der Milz, Lunge und Niere eingesetzt.

- **Symptome:** Abgeschlagenheit, Schwäche, Kraftlosigkeit, Kurzatmigkeit (v.a. bei Belastung), schwache Stimme, Gesichtsblässe, weicher Stuhl, Appetitlosigkeit, Spontanschweiß, Organprolaps.
- **Befunde:** blasser Zungenkörper, schwacher, leerer Puls.
- **Akupunkturpunkte:** Oft verwendete Punkte liegen entlang des *Ren Mai* sowie der Milz-, Magen-, Lungen- und Nieren-Leitbahn wie z.B. Ren 6 *Qihai*, Ma 36 *Zusanli*, Mi 6 *Sanyinjiao*, Ni 3 *Taixi*, Bl 13 *Feishu*, Bl 20 *Pishu*, Bl 23 *Shenshu*.

Blut tonisierende Kombinationen

Blut tonisierende Kombinationen haben die Funktion, Blut aufzufüllen und kommen bei Blut-Mangel-Syndromen zur Anwendung.

- **Symptome:** Palpitation, Angst- und Panikstörungen, Schwindel, verschwommenes Sehen, blasse Gesichtsfarbe, blasse Nägel, Parästhesien der Extremitäten, Schlafstörungen, vermehrtes Träumen, trockener Stuhl, geringe und blasse Menstruationsblutung.
- **Befunde:** blasser Zungenkörper, feiner, schleppender Puls.
- **Akupunkturpunkte:** Oft verwendete Punkte liegen entlang der Blasen-, Milz- und Magen-Leitbahn wie z.B. Bl 17 *Geshu*, Bl 18 *Ganshu*, Bl 15 *Xinshu*, Ma 36, *Zusanli*, Mi 6 *Sanyinjiao*, Mi 10 *Xuehai*.

Qi und Blut tonisierende Kombinationen

Qi und Blut tonisierende Kombinationen sind gekennzeichnet durch die kombinierte Anwendung der beiden oben genannten Behandlungsansätze, um gleichzeitig bestehende *Qi*- und Blut-Mangel-Syndrome zu behandeln.

- **Symptome:** Verwirrtheit, Schwindel, Palpitation, Kurzatmigkeit, Appetitlosigkeit, Abgeschlagenheit, Gesichtsblässe.
- **Befunde:** blasser Zungenkörper, leerer, feiner Puls.
- **Akupunkturpunkte:** s.o.

Yin tonisierende Kombinationen

Yin tonisierende Kombinationen stärken das *Yin* und füllen Körperflüssigkeiten auf, sie finden Anwendung bei *Yin*-Mangel-Symptomen.

- **Symptome:** dünner Körperbau, Abmagerung, Mundtrockenheit, Hals- und Rachentrockenheit, trockener Husten mit geringer Schleimproduktion. Fünf-Herzen-Hitze (Hitze der Hand- und Fußsohlen sowie der Brustmitte), wellenartige Hitzeanfälle mit „dampfender Hitze" in den Knochen, oft begleitet von Schweißausbrüchen, Hitze im Gesichtsbereich, dumpfer Kopf mit Schwindel, gerötete Wangen mit Nachtschweiß, Spermatorrhö, Schmerzen und Kraftlosigkeit in Lenden und Knien.
- **Befunde:** geröteter Zungenkörper mit geringem Zungenbelag, feiner beschleunigter Puls.
- **Akupunkturpunkte:** Häufig verwendete Punkte liegen entlang der Nieren-, Leber- und Blasen-Leitbahn wie z. B. Ni 3 *Taixi*, Ni 6 *Zhaohai*, Ni 7 *Fuliu*, Bl 23 *Shenshu*, Le 3 *Taichong*, Bl 13 *Feishu*.

Zudem können *Yang* stärkende Techniken (s. u.) verwendet werden, um *Yin* entstehen zu lassen. Bei *Yin*-Mangel aufgrund stagnierender Stauungshitze kann Moxibustion zur Anwendung kommen, um die Stauungshitze auszuleiten.

Yang tonisierende Kombinationen

Yang tonisierende Kombinationen stärken das *Yang-Qi* und werden bei *Yang*-Mangel-Syndromen verwendet.

- **Symptome:** Kälte, Schmerzen und Kraftlosigkeit der Lenden und Knie, kalte Extremitäten, krampfartige Bauchschmerzen, vermehrtes Wasserlassen, Harntröpfeln, weicher Stuhl, Diarrhö über den ganzen Tag verteilt oder Diarrhö bei Tagesanbruch, Erektionsstörung, Potenzstörung, Spermatorrhö, Kälte im Uterus mit Unfruchtbarkeit.
- **Befunde:** blasser und feuchter Zungenkörper, der Puls ist meist tief und fein.
- **Akupunkturpunkte:** Oft verwendete Punkte liegen auf dem *Ren Mai* und *Du Mai* sowie auf der Blasen- und Nieren-Leitbahn wie z. B. Ren 4 *Guanyuan*, Ren 6 *Qihai*, Ren 8 *Shenque*, Du 4 *Mingmen*, Bl 23 *Shenshu*, Bl 20 *Pishu*, Ni 3 *Taixi*.

Yang tonisierende Methoden schließen meist Kälte erwärmende Methoden ein. Es werden vermehrt erwärmende Akupunkturtechniken und Moxibustion eingesetzt.

10.1 Qi-Mangel-Syndrom

Ursprung *Spiritual Pivot*

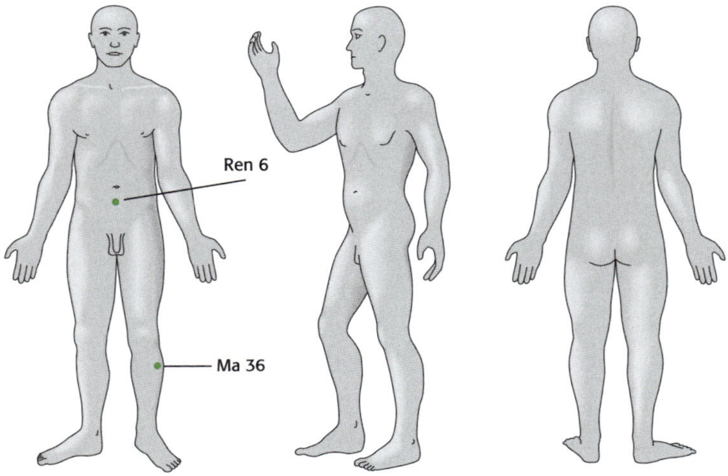

Kombination

Ren 6	*Qihai*
Ma 36	*Zusanli*

Ausführung

Tonisieren, Dauer der Nadelung: ca. 30 Minuten mit zwischenzeitlicher Nachstimulierung. Moxibustion ist alternativ oder zusätzlich einzusetzen: 20 bis 30 Minuten Moxastimulierung oder 3 bis 5 direkte Moxakegel.

Funktion

Tonisieren und Aktivieren des *Zheng*-(aufrechten) *Qi*.

Pathogenese

Qi-Mangel-Syndrom unterschiedlicher Ursache.

Leitsymptome und Befunde

- **Symptome:** Kurzatmigkeit, leises und schwaches Sprechen, Redefaulheit, spontanes Schwitzen, blass-fahle Gesichtsfarbe, Abgeschlagenheit, Kraftlosigkeit, Appetitlosigkeit, weicher Stuhl.
- **Zunge:** blasser Zungenkörper mit dünnem Zungenbelag.
- **Puls:** fein, schwach und kraftlos.

Erläuterung

Diese Grundkombination kann bei den meisten *Qi*-Mangel-Syndromen eingesetzt werden, da sie das vor- und nachgeburtliche *Qi* tonisiert.

Ren 6 *Qihai* liegt im Bereich des Unteren *Jiao* und wird aufgrund seiner tonisierenden Wirkung auf das vorgeburtliche *Qi* auch „Meer des *Qi*“ genannt. Er ist geeignet zur Behandlung von Symptomen eines *Qi*-

Mangels der *Zang*-Organe, bei Mangel an *Zheng*-(aufrechtem) *Qi* sowie bei allen schwer behandelbaren chronischen *Qi*-Erkrankungen.

Ma 36 *Zusanli* ist einer der wirkungsvollsten Punkte zur Unterstützung des nachgeburtlichen *Qi*, er ist der Erdepunkt im Element Erde (Milz und Magen) und stärkt das *Yang-Qi* des Mittleren *Jiao*. Diese Zuordnungen und Funktionen beschreiben seine außerordentlich potente Wirkung auf den Magen-Darm-Trakt und die Verdauungsprozesse, die mit der Bildung des nachgeburtlichen *Qi* assoziiert werden. Der berühmte Arzt Hua Tuo beschreibt seine stark tonisierende Wirkung, indem er sagt, man solle ihn bei den fünf Belastungen und den sieben Schädigungen einsetzen, bei Abmagerung, bei *Qi*-Mangel-Syndromen sowie zur Regulierung von Hitze bei jungen und alten Menschen.

> Die Kombination aus Ren 6 *Qihai* und Ma 36 *Zusanli* ist eine klinisch vielseitig einsetzbare Grundkombination zur Behandlung von *Qi*-Mangel-Syndromen.

Modifikationen

Lungen-*Qi*-Mangel	+ Lu 9 *Taiyuan*, Bl 13 *Feishu*
Milz-*Qi*-Mangel	+ Mi 3 *Taibai*, Bl 20 *Pishu*
Leber-*Qi*-Mangel	+ Le 3 *Taichong*, Bl 18 *Ganshu*
Herz-*Qi*-Mangel	+ He 7 *Shenmen*, Bl 15 *Xinshu*
Nieren-*Qi*-Mangel	+ Ni 3 *Taixi*, Bl 23 *Shenshu*
Qi- und Blut-Mangel	+ Mi 6 *Sanyinjiao*, Mi 10 *Xuehai*
Qi-Schwäche mit *Yuan-Yang*-Mangel	Moxibustion an Du 4 *Mingmen*, und Ren 4 *Guanyuan*

Klinische Anwendungen

Magen-Darm-Erkrankungen, chronische Gastritis, Colitis ulcerosa, Ulkuskrankheit, Reizdarmsyndrom; sexuelle Dysfunktion; chronisches Erschöpfungssyndrom, Immunschwäche.

10.2 Milz- und Magen-Qi-Schwäche

Ursprung *Great Compendium*

Kombination

Mi 3	*Taibai*
Ma 36	*Zusanli*
Ren 6	*Qihai*
Ren 9	*Shuifen*
Pe 6	*Neiguan*

Ausführung

Tonisieren an Mi 3 *Taibai* und Ma 36 *Zusanli*, Moxibustion an Ren 6 *Qihai* und Ren 9 *Shuifen*, Dauer ca. 30 Minuten. Pe 6 *Neiguan* sollte schräg in Richtung Ellenbogen gestochen werden, bis das Nadelgefühl in die Richtung des Herzens wandert. Nach etwa 2 Minuten sollte die Nadel entfernt werden.

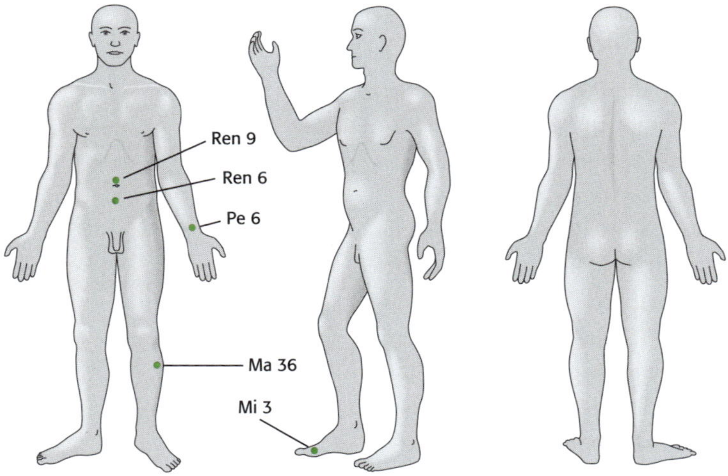

Funktion

Milz-*Qi* tonisieren, Magen harmonisieren, Feuchtigkeit ausleiten.

Pathogenese

Milz-*Qi*-Schwäche mit Feuchtigkeitsansammlung.

Leitsymptome und Befunde

- **Symptome:** abdominaler Spannungsschmerz, Völlegefühl, verminderter Appetit, weicher Stuhl. Kraftlosigkeit, Energielosigkeit, „zu schwach zum Reden" (Redefaulheit), Gesichtsblässe. **Begleitsymptome:** Ödembildung, verminderte Miktion; Hämatemesis, blutige Stühle; Metrorrhagie, Fluor albus.
- **Zunge:** blasser Zungenkörper, weißer Zungenbelag.
- **Puls:** leer, schwach.

Erläuterung

Bei einer Milz- und Magen-*Qi*-Schwäche sind sowohl die Umwandlungs- als auch die Transportfunktion im Mittleren *Jiao* beeinträchtigt, wodurch sich Feuchtigkeit im Unteren *Jiao* ansammelt, die das Nieren-*Yang* schädigt und die Bildung von Ödemen und Fluor albus hervorruft. Bei einer lang anhaltenden Schwäche des Milz-*Qi* ist dessen Funktion der Kontrolle des Bluts gestört, was sich in Blutungsneigung, Hämatemesis, blutigen Stühlen und Metrorrhagie zeigt.

Die Kombination aus Mi 3 *Taibai*, dem *Yuan*-(Quell-)Punkt der Milz und Ma 36 *Zusanli* stärkt Milz und Magen und tonisiert das nachgeburtliche *Qi* des Mittleren *Jiao*. Moxibustion an Ren 6 *Qihai* erwärmt das Nieren-*Yang* und nährt das vorgeburtliche *Qi*, das in den Nieren gespeichert ist.

Die Milz liebt die Trockenheit und verabscheut die Feuchtigkeit. Ren 9 *Shuifen* (Wassertrennung) hat, wie sein Name andeutet, eine ausgeprägte Wirkung auf die Umwandlung und den Transport von Flüssigkeiten, was ihn zu einem wichtigen Punkt bei Ödemen macht, speziell bei *Yin*-Ödemen, die Folge einer Milz- und Nierenschwäche sind. Durch Moxibustion an

Ren 9 *Shuifen* wird das *Yang-Qi* von Milz und Niere gestärkt, sodass Feuchtigkeit umgewandelt werden kann. Aufgrund der anatomischen Nähe zum Dünndarm wird dieser in seiner Funktion unterstützt, „Klares vom Trüben zu trennen" und Flüssigkeiten über die Harnwege auszuscheiden.

Entwickelt sich bei einer *Qi*-Schwäche aufgrund der mangelnden *Qi*-Bewegung eine sekundäre *Qi*-Stase, können durch die Nadelung von Pe 6 *Neiguan* der *Qi*-Fluss des Oberen und Mittleren *Jiao* reguliert, Magen und Milz harmonisiert und die Ausbildung einer *Qi*-Stagnation verhindert werden.

Modifikationen

Blut-Mangel	+ *Mi 6 Sanyinjiao*
Ödeme, verminderte Miktion	+ Moxibustion an Ren 8 *Shenque*
Schwindel	+ M-HN 3 *Yintang*, Du 20 *Baihui*
Hämatemesis, blutige Stühle	+ Bl 17 *Geshu*, Du 6 *Jizhong*
Metrorrhagie, Menometrorrhagie	+ Moxibustion an Mi 1 *Yinbai*
Magenschmerzen	+ Ren 12 *Zhongwan*

Klinische Anwendungen

Magen-Darm-Erkrankungen, chronische Gastritis, Ulkuskrankheit, Reizdarmsyndrom; chronisches Erschöpfungssyndrom; Ödeme.

10.3 Lungen-Qi-Mangel

Ursprung *Practical Prescriptology of Acupuncture and Moxibustion*

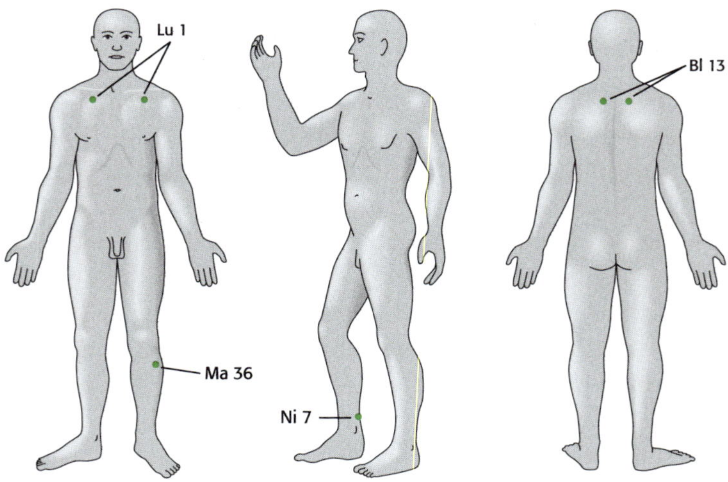

Kombination

Bl 13	*Feishu*
Lu 1	*Zhongfu*
Ma 36	*Zusanli*
Ni 7	*Fuliu*

Ausführung

Bl 13 *Feishu* schräg nach medial, Lu 1 *Zhongfu* schräg nach lateral stechen. Tonisierende Stimulierung an allen Punkten. Dauer der Nadelung: ca. 30 Minuten, mit zwischenzeitlicher Nachstimulierung. Moxibustion an Ma 36 *Zusanli* und Bl 13 *Feishu* anwendbar.

Funktion

Lungen-*Qi* tonisieren.

Pathogenese

Lungen-*Qi*-Mangel.

Leitsymptome und Befunde

- **Symptome:** schwacher Husten, Keuchatmung, klarer und flüssiger Auswurf, schwache Stimme, Gesichtsblässe, Spontanschweiß, Abneigung gegen Zugluft, Infektanfälligkeit.
- **Zunge:** blasser Zungenkörper, weißer Zungenbelag.
- **Puls:** defizitär, schwach.

Erläuterung

Diese Kombination kräftigt das Lungen- und *Wei*-(Abwehr-)*Qi*, stärkt den Mittleren *Jiao* und nährt das Nieren-*Qi*.

Eine Schwäche des Lungen-*Qi* kann bedingt sein durch eine konstitutionelle Schwäche, durch chronischen Husten, nicht ausgeheilte Krankheiten der Atemwege oder durch chronisch-zehrende Erkrankungen. Diese Schwäche geht einher mit chronischem, schwachem Husten, Keuchatmung und klarem, flüssigem Auswurf.

Besteht ein Lungen-*Qi*-Mangel über längere Zeit, wird das *Qi* anderer Organe, insbesondere das *Qi* des Mittleren *Jiao* und der Niere geschwächt, was sich in einer dünnen, schwachen Stimme mit Gesichtsblässe und Kraftlosigkeit zeigt. Da das *Wei*-(Abwehr-)*Qi* eng mit dem Lungen-*Qi* verbunden ist, können auch Symptome eines *Wei*-(Abwehr-)*Qi*-Mangels auftreten wie z. B. Spontanschweiß, Abneigung gegen Zugluft und Infektanfälligkeit.

Shu-Mu-Kombinationen werden eingesetzt bei Störungen und Erkrankungen der *Zang-Fu*-Organe (▸ I/Kap. 3.3). Die *Shu-Mu*-Kombination der Lunge, Bl 13 *Feishu* und Lu 1 *Zhongfu*, unterstützt die Lunge, tonisiert das Lungen-*Qi* und lindert Husten und Keuchatmung.

Die Lungen-Leitbahn entspringt im Mittleren *Jiao* im Bereich des Magens, der Leitsatz „Kräftige die Erde, um Metall zu gebären“ verdeutlicht diesen Zusammenhang und unterstreicht die Bedeutung des Mittleren *Jiao* bei der Behandlung von Lungen-Erkrankungen.

Ma 36 *Zusanli*, der Erdepunkt des Magens, ist einer der Hauptpunkte zur Tonisierung des Milz- und Magen-*Qi*, in Kombination mit der *Shu-Mu*-Kombination der Lunge stärkt er das Lungen- und *Wei*-(Abwehr-)*Qi* und behandelt die Leere-Zustände der Lunge.

In *Classic of Difficulties* heißt es: „In Fällen von Leere tonisiere die Mutter“. Ni 7 *Fuliu* ist der Metall- und Mutterpunkt der Nieren-(Wasser-)Leitbahn und einer der wichtigsten Punkte, um die Niere zu stärken und die Oberfläche zu stabilisieren und damit die Bildung von Spontanschweiß zu unterbinden.

Modifikationen

Lungen-*Qi*-Mangel mit Kälte und klarem, flüssigem Schleim	An allen Punkten zusätzlich Moxibustion
Qi-Mangel, asthmatische Atmung	+ Lu 9 *Taiyuan*, Ren 17 *Shanzhong*
Niere kann *Qi* nicht aufnehmen, Mundatmung und Anheben der Schultern beim Atmen	+ Ren 6 *Qihai*, Bl 23 *Shenshu*
Appetitlosigkeit, weicher Stuhl	+ Ren 11 *Jianli*, Ren 12 *Zhongwan*
Verschleimung mit klebrigem Schleim	+ Bl 20 *Pishu*, Ma 40 *Fenglong*
Palpitationen, Unruhe	+ Bl 15 *Xinshu*, Pe 6 *Neiguan*
Spontanschweiß, Abneigung gegen Zugluft	+ Di 4 *Hegu*

Klinische Anwendungen

Chronischer Husten, chronische Bronchitis, Asthma bronchiale, Lungentuberkulose.

10.4 Herz-Qi-Mangel

Ursprung *Practical Prescriptology of Acupuncture and Moxibustion*

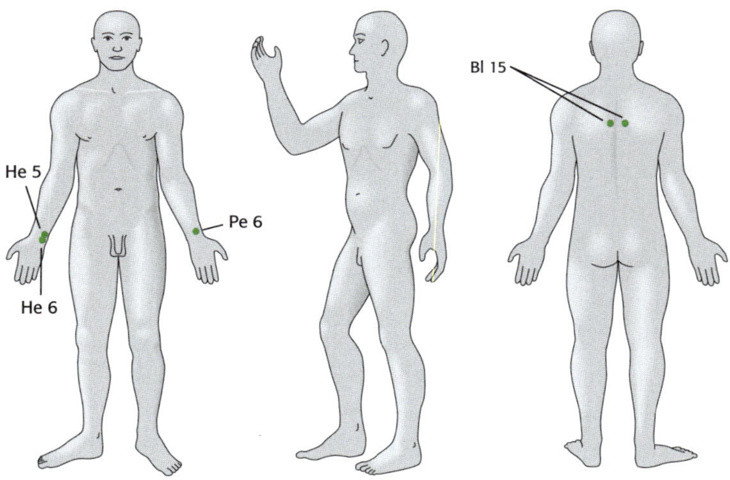

Kombination

Pe 6	*Neiguan*
He 6	*Yinxi*
He 5	*Tongli*
Bl 15	*Xinshu*

Ausführung

Tonisieren an allen Punkten. Pe 6 *Neiguan*, He 6 *Yinxi* und He 5 *Tongli* werden transversal-schräg in Richtung Herz genadelt. Bl 15 *Xinshu* wird transversal-schräg in Richtung des Querfortsatzes des fünften Brustwirbels gestochen. Dauer der Nadelung: 30 Minuten mit zwischenzeitlicher Nachstimulierung.

Funktion

Herz-*Qi* tonisieren, Palpitationen lindern.

Pathogenese

Herz-*Qi*-Schwäche führt zu Angstzuständen und Palpitationen.

Leitsymptome und Befunde

- **Symptome:** Palpitationen, Angstzustände, Brustenge, Kurzatmigkeit mit Verschlechterung bei Belastung, Gesichtsblässe, spontane Schweißbildung.
- **Zunge:** blasser Zungenkörper.
- **Puls:** defizitär, schwach, unregelmäßig.

Erläuterung

Diese Akupunkturkombination kommt zur Anwendung bei Herz-*Qi*-Mangel mit Palpitationen, Angstzuständen und Brustenge. Aufgrund der mangelnden *Qi*-Bewegung des Herzens zirkuliert weniger Blut, was sich als Gesichtsblässe und in einem blassen Zungenkörper zeigt. Da das Herz und die Lunge eine funktionelle Einheit bilden, beeinträchtigen Dysfunktionen des Herz-Kreislauf-Systems die Lunge und umgekehrt. In diesem Fall werden die Lungenfunktion beeinträchtigt und das Lungen-*Qi* geschwächt, was sich als Kurzatmigkeit mit Verschlechterung bei Belastung, als Gesichtsblässe und spontane Schweißbildung manifestiert.

Pe 6 *Neiguan*, der Kommandopunkt für Erkrankungen des Thorax, reguliert den *Qi*-Fluss im Thorax, speziell den des Herzens und lindert Palpitationen. Als einer der wirkungsvollsten Punkte zur Regulierung des Herzrhythmus ist er Bestandteil vieler Akupunkturkombinationen zur Behandlung thorakaler Beschwerden, die sich aufgrund eines Herz-*Qi*- und *Yang*-Mangels entwickelt haben oder Folge von Stagnationssyndromen unterschiedlicher Ätiologie sind.

Bl 15 *Xinshu*, der *Shu*-(Transport-)Punkt des Herzens wirkt direkt tonisierend auf das *Zang*-Organ Herz, er reguliert das Herz-*Qi* und beruhigt den *Shen* (Geist).

He 6 *Yinxi* dämpft als *Xi*-(Grenz-)Punkt der Herz-Leitbahn akute Herzschmerzen und Palpitationen, zudem reguliert er die *Yin*-Flüssigkeit des Herzens (Schweiß) und lindert das Schwitzen, insbesondere Nachtschweiß infolge eines *Yin*-Mangels oder Herz-Blut-Mangels. He 5 *Tongli* ist angezeigt bei Herz-*Qi*-Mangel mit Palpitationen sowie aufsteigender Mangel-Hitze mit Gesichtsrötung und Unruhe. Wegen seiner hohen Wirksamkeit bei der Behandlung des „Pochen des Herzens“ wurde He 5 *Tongli* in die Liste der *Elf Himmel Sternpunkte* von Ma Danyang, dem berühmten Arzt der *Jin*-Dynastie, aufgenommen.

Modifikationen

Herz-*Qi*-Mangel mit Blut-Stase	+ Ren 6 *Qihai*, Lu 9 *Taiyuan*
Herz-*Yang*-Mangel, Kälteaversion, kalte Extremitäten, blasse Zunge mit dünnem, weißem Belag	+ Ren 4 *Guanyuan*, Du 4 *Mingmen*
Herz-*Yang*-Kollaps: schwache, kalte Extremitäten, kalter Schweiß, dünner, schwacher Puls	+ Moxibustion an Ren 8 *Shenque* und Ren 4 *Guanyuan*; Nadelung von Du 25 *Suliao*
Herz-*Yin*- und Blut-Mangel: Hitze der fünf Zentren (Handflächen, Fußsohlen und Brustbein) mit Unruhe, Schwindel, Vergesslichkeit	+ Mi 6 *Sanyinjiao*, Ni 3 *Taixi*
Herz-*Yin*- und Blut-Mangel mit Nachtschweiß	+ He 6 *Yinxi*, Dü 3 *Houxi*
Schleim und trübes *Zhuo-Qi* verstopfen die Mitte: Brustenge, Appetitlosigkeit, klebriger Zungenbelag, schlüpfriger Puls	+ Ren 12 *Zhongwan*, Ma 40 *Fenglong*

Stase und Blockade der Herz-Gefäße: stechend-krampfartige Herzschmerzen, dunkel-livide Zunge mit Blut-Stase-Zeichen, feiner, schleppender Puls	+ Bl 17 *Geshu*, Ren 17 *Shanzhong*
Akute Angina pectoris	+ Pe 4 *Ximen*

Klinische Anwendungen

Herzinsuffizienz, koronare Herzkrankheit (KHK), arterielle Hypertonie, Myokarditis, Perikarditis.

10.5 Lin Zheng (Dysurie-Syndrom)

Ursprung *Great Compendium*

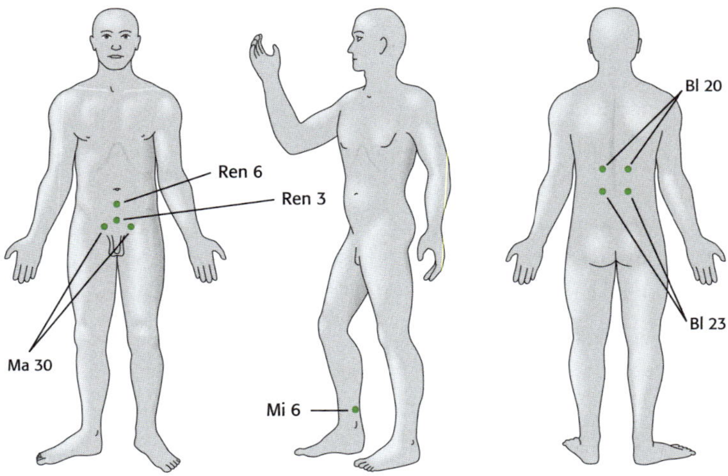

Kombination

Ren 6	*Qihai*
Ren 3	*Zhongji*
Ma 30	*Qichong*
Mi 6	*Sanyinjiao*
Bl 20	*Pishu*
Bl 23	*Shenshu*

Ausführung

Tonisieren an allen Punkten, Nadelung für 30 Minuten mit zwischenzeitlicher Nachstimulierung. Nach Entfernung der Nadeln sollte die Moxibustion erfolgen.

Funktion

Qi tonisieren, Harnausscheidung fördern.

Pathogenese

Milz- und Nieren-*Qi*-Mangel beeinträchtigt die *Qi*-Transformation der Blase und führt zu *Qi Lin* (*Qi*-Mangel-Dysurie).

Leitsymptome und Befunde

- **Symptome:** erschwerter Harnfluss, Harntröpfeln, Völlegefühl und Spannungsschmerz im unteren Abdomen.
- **Zunge:** dünner Zungenkörper, weißer Zungenbelag.
- **Puls:** tief, fein.

Erläuterung

Das *Lin Zheng* (Dysurie-Syndrom) entsteht in den meisten Fällen aufgrund von Feuchte-Hitze im Unteren *Jiao*, woraus sich nach und nach ein Milz- und Nieren-*Qi*-Mangel entwickelt. Ebenso wird aufgrund einer bereits bestehenden Milz- und Nieren-*Qi*-Schwäche das Entstehen von Feuchte-Hitze im Unteren *Jiao* begünstigt, woraus sich ein Dysurie-Syndrom entwickelt. In beiden Fällen kann es zur Ausbildung des *Qi Lin*, einem Dysurie-Syndrom durch *Qi*-Mangel, kommen.

Die Körperflüssigkeiten werden unterteilt in klare *Jin*-Flüssigkeiten und trübe *Ye*-Flüssigkeiten, beide werden in der Blase gespeichert. Durch die *Qi*-Transformation der Blase werden die trüben Flüssigkeiten ausgeschieden und die klaren absorbiert und wieder in den Körperkreislauf aufgenommen.

Durch die Innen-Außen-Kopplung von Blase und Niere steht die *Qi*-Transformation der Blase in direkter Abhängigkeit vom Nieren-*Qi*. Bei Nieren-*Qi*-Mangel kann die *Qi*-Transformation der Blase nicht angeregt werden, und trübe Flüssigkeiten stagnieren im Unteren *Jiao*, Harnträufeln mit Spannungsschmerz im unteren Abdomen sind die Folge.

Bei einem Milz-*Qi*-Mangel werden Flüssigkeiten weniger effizient umgewandelt und bewegt, wodurch sich vermehrt Feuchtigkeit bildet und im Unteren *Jiao* ansammelt, was die *Qi*-Transformation der Blase noch weiter behindert.

Diese Kombination stärkt das Milz- und Nieren-*Qi*, sie fördert die Diurese und lindert die Beschwerden einer *Qi*-Mangel-Dysurie.

Akupunktur und Moxibustion an Ren 6 *Qihai* (Meer des *Qi*), tonisiert das Nieren-*Qi* und stärkt das Nieren-*Yang*. Ma 30 *Qichong* (Durchdringendes *Qi*) reguliert das *Qi* des Unteren *Jiao* und ist zugleich der Ort, an dem der *Chong Mai* (Durchdringungsgefäß) an die Oberfläche tritt, weshalb dieser Punkt bei verschiedenen Erkrankungen des unteren Abdomens, speziell des Urogenitaltrakts, herangezogen werden kann.

Akupunktur und Moxibustion an den *Shu*-(Transport-)Punkten von Niere und Milz, Bl 23 *Shenshu* und Bl 20 *Pishu*, bauen das Milz- und Nieren-*Qi* auf, stärken das *Yang*, aktivieren die *Qi*-Transformation der Blase und unterstützen das Wasserlassen.

Mi 6 *Sanyinjiao* reguliert das Zusammenspiel zwischen Milz und Niere, beseitigt Feuchtigkeit und reguliert das Wasserlassen. Ren 3 *Zhongji*, der *Mu*-(Sammel-)Punkt der Blase, unterstützt die *Qi*-Transformation der Blase, fördert das Wasserlassen und leitet Feuchte-Hitze aus dem Unteren *Jiao*.

Modifikationen

Verschlimmerung bei Belastung	+ Ren 4 *Guanyuan*, Ni 11 *Henggu*
Trüber Urin	+ Bl 22 *Sanjiaoshu*, Ni 3 *Taixi*
Erschwerte Miktion und Defäkation	+ *Ba Liao* (Bl 31 *Shangliao*, Bl 32 *Ciliao*, Bl 33 *Zhongliao*, Bl 34 *Xialiao*)

Klinische Anwendungen

Dysurie, Harnabflussbehinderungen durch Stenosen oder Kompressionen (z. B. durch Blasenkarzinom oder Tumoren des Nierenbeckens und der Ureter), Prostatahyperplasie, neurologische funktionelle oder psychogene Blasenentleerungsstörungen.

10.6 Mitte stärkende und Qi tonisierende Kombination (Bu Zhong Yi Qi)

Ursprung *Great Compendium,* Supplementing Life

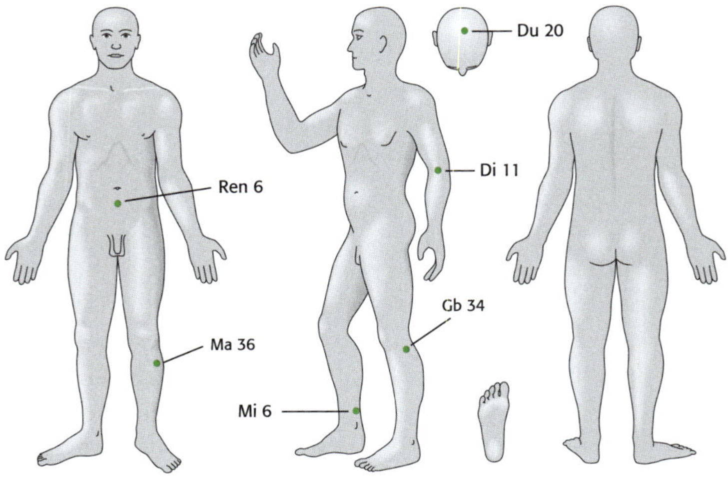

Kombination

Ren 6	*Qihai*
Ma 36	*Zusanli*
Mi 6	*Sanyinjiao*
Di 11	*Quchi*
Gb 34	*Yanglingquan*
Du 20	*Baihui*

Ausführung

- Hängende Moxibustion an Du 20 *Baihui* oder indirekte Moxibustion mit 3 bis 5 Moxakegeln und Zwischenlage aus eingeweichtem *Fu Zi* (Aconiti Radix Lateralis Praeparata).
- Indirekte Moxibustion mit Ingwer-Zwischenlage an Ren 6 *Qihai*; Tonisieren mit Moxibustion an Ma 36 *Zusanli* und Mi 6 *Sanyinjiao*.
- Neutrale Stimulierung an Di 11 *Quchi* und Gb 34 *Yanglingquan*.

Dauer der Nadelung: ca. 30 Minuten mit zwischenzeitlicher Nachstimulierung.

Funktion

Mitte tonisieren, *Qi* kräftigen, *Yang-Qi* anheben.

Pathogenese

Milz- und Magen-*Qi*-Mangel mit Absinken des Milz-*Qi*.

Leitsymptome und Befunde

- **Symptome:** Müdigkeit, Abgeschlagenheit, Energielosigkeit, Redefaulheit, Kraftlosigkeit, verminderter Appetit, blasse Gesichtsfarbe, evtl. erhöhte Temperatur, weicher Stuhl, evtl. mit Ausbildung von Analprolaps und Hämorrhoiden.
- **Zunge:** blasser, gedunsener Zungenkörper, Zahneindrücke.
- **Puls:** überflutend, jedoch schwach.

Erläuterung

Diese Akupunkturkombination basiert auf der berühmten phytotherapeutischen Rezeptur *Bu Zhong Yi Qi Tang* (Dekokt, das die Mitte tonisiert und das *Qi* vermehrt) von Li Dongheng, dem Begründer der Milz- und Magen-Schule. Sie stärkt das Milz-*Qi*, reguliert die Verdauung und verbessert die *Qi*- und Blutzirkulation.

Der Mittlere *Jiao* ist zuständig für die Verdauung und Verwertung der Nahrung und die Umwandlung der Nahrungsbestandteile in Nahrungsessenzen (Eiweiße, Fette, Kohlenhydrate, Ballaststoffe, Vitamine, Mineralstoffe, Spurenelemente). Er bildet die Grundlage der Blutproduktion und der Anreicherung des Bluts mit Nahrungsessenzen, die anschließend über das Blut in alle Körperbereiche transportiert werden und diese versorgen. Außerdem ist er für die Ausscheidung der Faeces über den Darmtrakt zuständig.

Bei einer Milz-*Qi*-Schwäche wird der Körper infolge der Beeinträchtigung der oben beschriebenen Prozesse nicht ausreichend mit Blut und Nahrungsessenzen versorgt, was sich als Appetitlosigkeit, Müdigkeit, Abgeschlagenheit, Energielosigkeit und blasse Gesichtsfarbe manifestiert. Aufgrund des *Qi*-Mangels kommt es zum Absinken von Milz-*Qi* mit Ausbildung von weichem Stuhl, evtl. treten ein Analprolaps und Hämorrhoiden auf.

Ren 6 *Qihai* tonisiert das *Yuan*-(Ursprungs-)*Qi* und lässt abgesunkenes *Yang-Qi* ansteigen und steht für *Huang Qi* (Astragali Radix) und *Ren Shen* (Ginseng Radix et Rhizoma). Ma 36 *Zusanli* ist einer der Hauptpunkte bei Beschwerden des Verdauungstrakts, *Mi 6 Sanyinjiao* ist der Treffpunkt der drei Fuß-*Yin*-Leitbahnen (Milz, Leber, Niere). In Kombination stärken sie zum einen die Milz und wandeln Feuchtigkeit um, was für *Bai Zhu* (Atractylodis Macrocephalae Rhizoma) und *Chen Pi* (Citri Reticulatae Pericarpium) steht. Zum anderen tonisieren sie *Qi* und Blut wie *Gan Cao* (Glycyrrhizae Radix et Rhizoma) und *Dang Gui* (Angelicae Sinensis Radix).

Du 20 *Baihui* hebt abgesunkenes *Yang-Qi* an und entspricht somit der Wirkungsweise von *Sheng Ma* (Cimicifugae Rhizoma). Die Leber-*Qi* befreiende und Gallenfluss fördernde Funktion von Gb 34 *Yanglingquan* entspricht der Wirkung von *Chai Hu* (Bupleuri Radix). Di 11 *Quchi* vertreibt Wind, befreit die Oberfläche, reguliert und harmonisiert das *Qi* und Blut, es entspricht der Wirkungsweise von *Sheng Jiang* (Zingiberis Rhizoma Recens) und *Da Zao* (Jujubae Fructus).

Modifikationen

Kälteaversion, kalte Extremitäten	+ Moxibustion an Ren 4 *Guanyuan*
Blut-Mangel	+ Bl 18 *Ganshu*, Bl 17 *Geshu*
Qi-Mangel-Fieber	+ Moxibustion an Du 14 *Dazuhi* und Bl 43 *Gaohuangshu*
Analprolaps	+ Bl 57 *Chengshan*, Du 1 *Changqiang*
Uterusprolaps	+ M-CA 18 *Zigong*, Ma 29 *Guilai*
Gastroptose (Magensenkung)	+ Bl 21 *Weishu*
Beng Lou (massive Monatsblutungen und Schmierblutungen)	Moxibustion an Mi 1 *Yinbai*
Diarrhö, Dysenterie	+ Bl 25 *Dachangshu*, Ma 25 *Tianshu*

Klinische Anwendungen

Schwäche und Auszehrung nach schwerer Krankheit, chronisches Erschöpfungssyndrom; Magen-Darm-Erkrankungen; Organsenkungen (Magenprolaps, Rektumprolaps, Uterusprolaps); Immunschwäche, Anämie, postpartale Erkrankungen.

10.7 Uterusprolaps (Milz-Qi- und Nieren-Qi-Mangel)

Ursprung *Great Compendium*

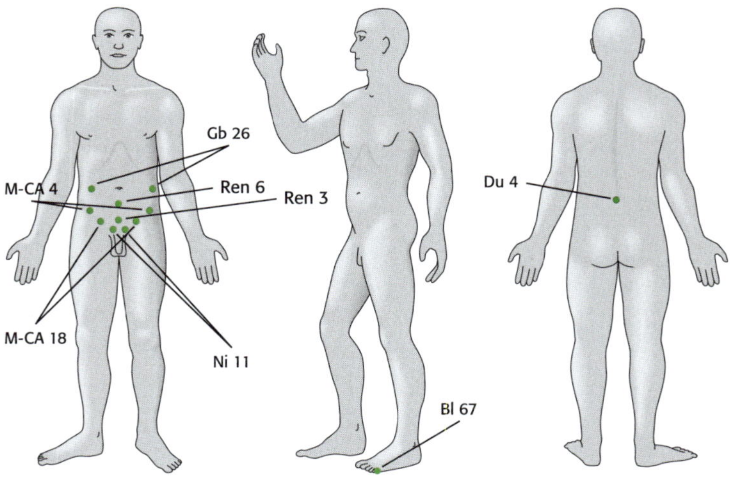

Kombination

Ren 6	*Qihai*
Ren 3	*Zhongji*
Du 4	*Mingmen*
M-CA 18	*Zigong*
M-CA 4	*Tituo*
Ni 11	*Henggu*
Gb 26	*Daimai*
Bl 67	*Zhiyin*

Ausführung

- Tonisieren und Moxibustion an Ren 6 *Qihai*, Ren 3 *Zhongji* und Du 4 *Mingmen*.
- Verbindende Stichtechnik von M-CA 18 *Zigong* zu Ni 11 *Henggu*, bis ein ziehendes Nadelgefühl entsteht; von M-CA 4 *Tituo* aus in Richtung Ren 2 *Qugu* durch die Muskelschicht stechen, Nadel drehen, bis sie die Muskelfasern aufdreht. Danach wird die Nadel aufwärts und nach außen gezogen und mit einem Tape in dieser Position auf der Haut fixiert.
- Gb 26 *Daimai* nach lateral stechen; Bl 67 *Zhiyin* Richtung Sprunggelenk stechen.

Nadelung für 30 Minuten mit zwischenzeitlicher Nachstimulierung.

Funktion

Nieren-*Qi* tonisieren und anheben, Uterus stabilisieren.

Pathogenese

Durch eine Milz- und Nieren-*Qi*-Schwäche können Organe nicht an ihrem Platz gehalten werden, sodass es zum Absinken des Uterus kommt.

Leitsymptome und Befunde

- **Symptome:** Uterusprolaps, Fremdkörper- und Druckgefühl in der Scheide, bei ausgeprägten Beschwerden ist die Portio uteri (Übergang vom Gebärmutterhals in die Vagina) in der Vulva sichtbar. **Begleitsymptome:** Rücken- und Unterbauchschmerzen, Kreislaufstörungen, Miktionsstörungen, Harninkontinenz und erschwerte Darmentleerungen. Verschlimmerung der Symptome durch Belastung, Husten, langes Stehen.
- **Zunge:** blasser Zungenkörper.
- **Puls:** leer, schwach, kraftlos.

Erläuterung

Ein Uterusprolaps ist aus Sicht der Chinesischen Medizin meist die Folge einer Milz- und Nieren-*Qi*-Schwäche, die dazu führt, dass Organe absinken. Normalerweise werden die Organe im kleinen Becken durch Bänder und die Beckenbodenmuskulatur in der richtigen Lage gehalten. Die Milz ist zuständig für die ausreichende Ernährung der Bänder, des Bindegewebes und der Muskulatur und hält die Organe an ihrem natürlichen Platz. Zudem bildet das Nieren-*Yang* einerseits die Grundlage für Milz-*Qi*, andererseits regiert die Niere den Unteren *Jiao* und die Geschlechtsorgane. Somit kann ein Milz- und Nieren-*Qi*-Mangel, z. B. durch falsche Ernährungsgewohnheiten, körperliche Überanstrengung, Übergewicht und mehrere vaginale Geburten, zu einer Insuffizienz dieser Haltevorrichtungen führen, wodurch sich ein Uterusprolaps entwickelt.

Die Kombination wirkt sowohl symptomatisch auf den Uterusprolaps als auch auf den der Erkrankung zugrunde liegenden Nieren-*Qi*-Mangel. Die tonisierende Nadelung und Moxibustion von Ren 6 *Qihai*, dem Hauptpunkt dieser Kombination, stärkt das Nieren-*Yang*, tonisiert *Qi*, nährt und festigt die Muskulatur im kleinen Becken und verhindert ein Absinken des Uterus.

Im *Classic of Difficulties* ist aufgeführt: „Das *Mingmen* ist die Residenz der Essenz [...] und verbindet sich bei Frauen mit dem Uterus“. Du 4 *Mingmen* tonisiert das Nieren-*Qi* und festigt den Uterus. Gb 26 *Daimai* ist nach dem *Dai Mai* (Gürtelgefäß) benannt, der wie ein Gürtel oder Hosenträger diejenigen Leitbahnen hält, die dem Uterus entspringen (*Chong Mai*, *Ren Mai* und *Du Mai*). Er wirkt auf diese Leitbahnen harmonisierend und stabilisiert außerdem den Uterus.

Ren 3 *Zhongji*, M-CA 18 *Zigong*, M-CA 4 *Tituo* und Ni 11 *Henggu* sind lokale Punkte in Uterusnähe, sie stärken das Bindegewebe und die Muskulatur im kleinen Becken und unterstützen die stabilisierende Wirkung von Ren 6 *Qihai* und Gb 26 *Daimai*.

Bl 67 *Zhiyin*, der *Jing*-(Brunnen-)Punkt der Blasen-Leitbahn, ist ein wichtiger Fernpunkt zur Behandlung des Uterus.

Modifikationen

Müdigkeit, Kraftlosigkeit, Redefaulheit	+ Moxibustion an Ma 36 *Zusanli*
Schmerzen im unteren Rücken	+ Bl 23 *Shenshu*

Klinische Anwendungen

Uterusprolaps, Menstruationsstörungen, Infertilität.

10.8 Shan-Erkrankung (Qi-Mangel)

Ursprung *Great Compendium*

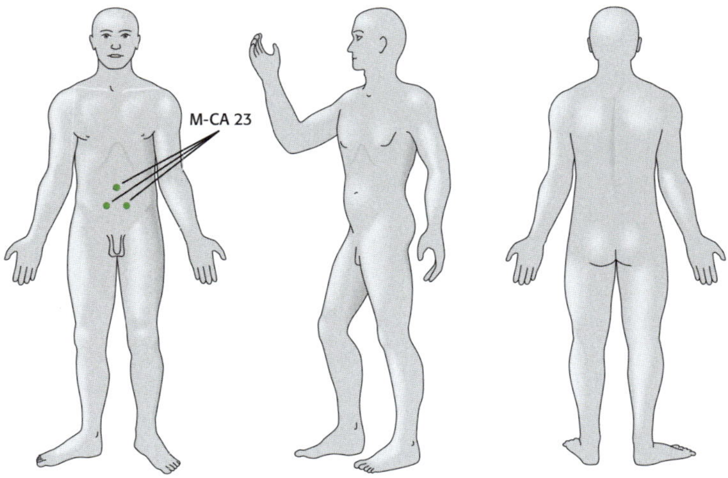

Kombination

M-CA 23 *Sanjiaojiu* (Dreieck-Moxibustion).

Ausführung

Man denke sich ein Dreieck, dessen Seiten so lang sind wie die Lippenbreite des Patienten. Die obere Spitze des Dreiecks befindet sich am Bauchnabel (Ren 8 *Shenque*), die Basis, die unteren beiden Eckpunkte, liegen unterhalb des Bauchnabels. Die direkte oder indirekte Moxibustion, z. B. mit einer Dattelscheibe als Zwischenlage, erfolgt kontralateral. Zur Anwendung kommen jeweils ca. 7 Moxakegel.

Funktion

Qi tonisieren, abgesunkenes *Qi* anheben.

Pathogenese

Qi-Mangel, der den Darm absinken lässt.

Leitsymptome und Befunde

- **Symptome:** Leistenbruch mit Absinken von Bauchorganen, meist einseitig sicht- oder tastbare Schwellung des Leistenbereichs. Bei allmählich zunehmender Vergrößerung kann er bei Männern auch als eine Schwellung oder Vergrößerung des Hodensacks deutlich werden. Im Liegen kann die Schwellung meist problemlos reponiert werden. Bei körperlichen Belastungen, Pressen oder Husten kommt es zu einer Verschlimmerung.
- **Zunge:** blasser Zungenkörper mit weißem Zungenbelag.
- **Puls:** tief und fein.

Erläuterung

Aus Sicht der Chinesischen Medizin entsteht ein Leisten- oder Hodensackbruch meist aufgrund von Kälte im Unterbauch und in der Leistengegend, wegen einer Schwäche der Leber-Leitbahn, die um die Genitalien verläuft, oder infolge einer Leere des *Ren Mai*. Oft besteht auch eine angeborene Schwäche der Bauchwand, die die Entwicklung eines Leistenbruchs infolge der Erhöhung des Bauchinnendrucks, z.B. durch Belastung, chronischen Husten oder starkes Pressen (z.B. bei chronischer Obstipation), begünstigen kann.

Im *Spiritual Pivot* heißt es: „Nach unten Sinkendes sollte man mit Moxibustion behandeln". Das *Yang-Qi* hat die Eigenschaft, nach oben aufzusteigen und das Stütz- und Bindegewebe des Körpers zu stärken. Bei einem *Yang-Qi*-Mangel sinken aufgrund der verminderten Haltefunktionen die betroffenen Strukturen ab.

Moxibustion an M-C 23 *Sanjiaojiu* ist eine traditionelle Methode zur Behandlung von *Shan*-Erkrankungen wie z.B. eines Leistenbruchs oder Hodensackbruchs. Durch kontinuierliche Anwendung der Dreieck-Moxibustion wird das *Yang-Qi* gestärkt und das Stütz- und Bindegewebe im unteren Abdomen gefestigt und damit ein Absinken der Bauchorgane verhindert.

Modifikationen

Bei starker Ausprägung	+ Moxibustion an Du 20 *Baihui*

Klinische Anwendungen

Leistenbruch, Hodensackbruch, abdominale Schmerzen in der Nabelgegend.

10.9 Analprolaps (Yang-Qi-Mangel)

Ursprung *Illustrated Supplement, The Source of Acupuncture and Moxibustion*

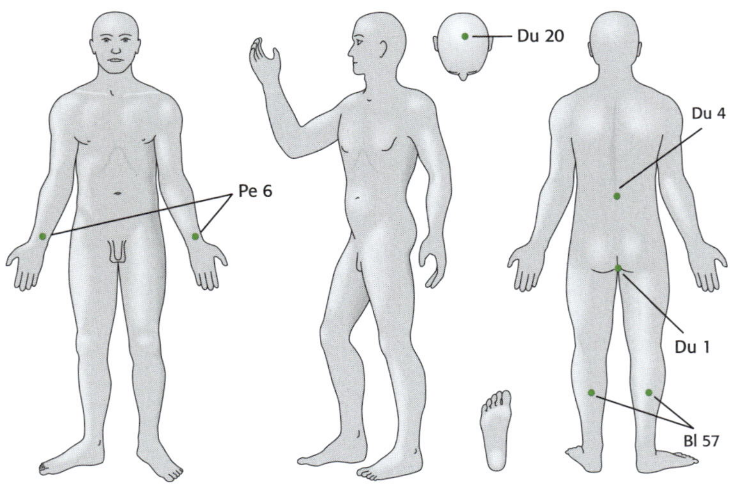

Abschnitt 1: Qi tonisierende Kombinationen

10

Kombination

Du 20	*Baihui*
Du 4	*Mingmen*
Du 1	*Changqiang*
Bl 57	*Chengshan*
Pe 6	*Neiguan*

Ausführung

- 30-minütige Moxibustion an Du 20 *Baihui* und Du 4 *Mingmen*; 0,5 bis 1 *Cun* tiefe Nadelung an Du 1 *Changqiang*, das *De-Qi*-Gefühl sollte sich im Bereich des Mastdarms ausbreiten.
- Tonisieren an den restlichen Punkten, Dauer der Nadelung: 30 Minuten mit zwischenzeitlicher Nachstimulierung.

Funktion

Qi tonisieren, *Yang* erwärmen, Abgesunkenes anheben, Analprolaps korrigieren.

Pathogenese

Eine chronische Diarrhö verursacht im Dickdarm eine Leere-Kälte, trübes *Zhuo-Qi* sinkt ab und erzeugt einen Analprolaps.

Leitsymptome und Befunde

- **Symptome:** Analprolaps, oft einhergehend mit Hämorrhoiden. Kälteempfindlichkeit, kalte Extremitäten, Kurzatmigkeit, Redefaulheit, Abgeschlagenheit, Kraftlosigkeit und blasse Gesichtsfarbe. Bei starker Ausprägung kann aufgrund einer Mitbeteiligung des Mastdarms ein Rektumprolaps entstehen.
- **Zunge:** blasser Zungenkörper.
- **Puls:** fein, schwach.

Erläuterung

Durch eine chronische Diarrhö wird das Milz-*Qi* geschädigt, was sich in Kurzatmigkeit, Redefaulheit, Abgeschlagenheit und blasser Gesichtsfarbe zeigt. Es entsteht eine Leere-Kälte-Situation in den Funktionskreisen von Milz und Dickdarm, die mit Symptomen einer *Yang*-Leere wie z.B. Kraftlosigkeit, Kälteempfindlichkeit und kalten Extremitäten einhergeht. Der Milz-*Qi*-Mangel führt dazu, dass klares *Qi* nicht mehr aufsteigt und deshalb das trübe *Qi* vermehrt absinkt. Dies belastet den Dickdarm und ruft einen Analprolaps hervor. Bei Mitbeteiligung des Mastdarms kann sich zusätzlich ein Rektumprolaps entwickeln.

Bei Leere-Kälte gilt es, das *Yang-Qi* zu aktivieren und die *Qi*-Bewegung in den lokalen Leitbahnen zu regulieren. Der *Du Mai* hat seinen Ursprung im unteren Abdomen, zieht um den Anus und verläuft entlang der Wirbelsäule nach oben, um an dem Punkt Du 20 *Baihui* an die Oberfläche zu treten. Er kontrolliert als Treffpunkt aller *Yang*-Leitbahnen den Fluss des *Yang-Qi*, bringt das *Yang-Qi* nach oben und wirkt dem Prolaps entgegen. Du 4 *Mingmen* stärkt das *Yang-Qi* des *Du Mai* und unterstützt das Bindegewebe im Bereich des Unteren *Jiao*, insbesondere im Bereich des Perineums, und ist angezeigt bei Anal- und Rektumprolaps sowie bei Hämorrhoiden. Du 20 *Baihui* und Du 4 *Mingmen* aktivieren das *Yang-Qi* und lassen Abgesunkenes wieder aufsteigen.

Bl 57 *Chengshan* aktiviert einen Nebenast der Blasen-Leitbahn, der vom Unterschenkel über das Knie zum Anus zieht, und ist ein wichtiger Punkt bei allen Arten von Hämorrhoiden und Rektumprolaps. Du 1 *Changqiang* ist ein Lokalpunkt und befreit zusammen mit Bl 57 *Chengshan* die Leitbahnen, beide Punkte aktivieren zudem die lokale *Qi*- und Blutzirkulation und festigen die Muskulatur und das Bindegewebe im Bereich des Beckenbodens.

Pe 6 *Neiguan* reguliert den *Qi*-Fluss und harmonisiert die Wirkung der anderen Punkte.

Modifikationen

Diarrhö	+ Moxibustion an Ren 9 *Shuifen* und *Mi 6 Sanyinjiao*
Blutiger Stuhl	+ Bl 17 *Geshu*
Kurzatmigkeit, Abgeschlagenheit	+ Ren 6 *Qihai*
Appetitlosigkeit, Kraftlosigkeit	+ Ma 36 *Zusanli*, Bl 20 *Pishu*, Ren 12 *Zhongwan*

Klinische Anwendungen

Analprolaps, Rektumprolaps, Hämorrhoiden.

10.10 Blut-Mangel-Syndrom

Ursprung *Ode of the Jade Dragon*

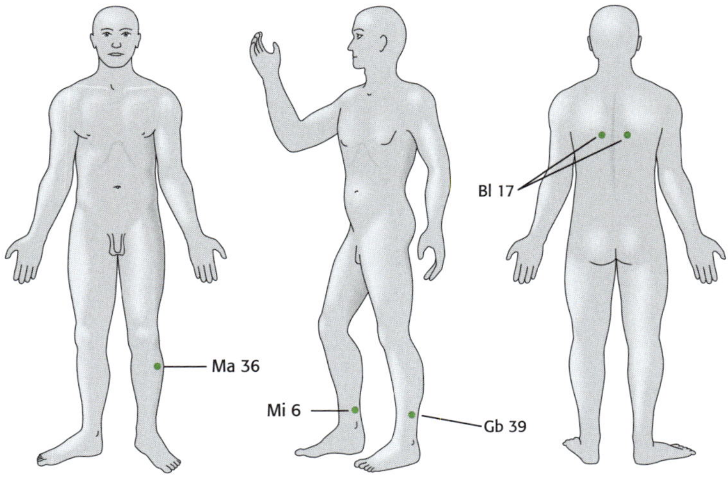

Kombination

Bl 17	*Geshu*
Ma 36	*Zusanli*
Gb 39	*Xuanzhong*
Mi 6	*Sanyinjiao*

Ausführung

Tonisieren an allen Punkten, Nadelung für 30 Minuten mit zwischenzeitlicher Nachstimulierung. Moxibustion ist möglich.

Funktion

Nährt Essenz, tonisiert *Qi* und Blut, harmonisiert den Blutfluss.

Pathogenese

Chronisches Blut-Mangel-Syndrom unterschiedlicher Genese.

Leitsymptome und Befunde

- **Symptome:** Gesichtsblässe, blasse Lippen, Zunge und Nägel. Palpitationen, Schlafstörungen, Schwindel, Müdigkeit. Abgeschlagenheit, Kraftlosigkeit, Parästhesien der Extremitäten.
- **Zunge:** blasser Zungenkörper.
- **Puls:** fein.

Erläuterung

Diese Akupunkturkombination kann als Grundmuster für die Behandlung von Blut-Mangel-Mustern unterschiedlicher Genese dienen.

Ursachen für die Entwicklung einer Anämie sind aus Sicht der westlichen Medizin die mangelnde Zufuhr von Eisen, Folsäure und Vitamin B_{12} oder Aufnahmestörungen infolge von chronischen Magen-Darm-Erkrankungen sowie chronische Blutungen wie z. B. bei chronisch-entzündlichen Magen-Darm-Erkrankungen, bei blutenden Geschwüren oder Tumoren im Verdauungstrakt. Bei Frauen spielt ein Blutverlust aufgrund übermäßiger oder kontinuierlicher Menstruationsblutung eine Rolle. Ein weiterer Grund sind Störungen der Hämatopoese (Blutbildung), z.B. durch Mangel an Erythropoetin bei chronischen Nierenerkrankungen, oder übermäßiger Erythrozytenabbau beispielsweise bei Erkrankungen der Milz.

Die nachgeburtliche Hämatopoese findet zum einem im Knochenmark statt, das aus Sicht der Chinesischen Medizin der Niere zugeordnet wird, und zum anderen im lymphatischen System, das vom Funktionskreis Milz repräsentiert wird. In der Chinesischen Medizin beschreiben die beiden Grundsätze „Blut entsteht in der Mitte" und „Blut entsteht durch *Qi*" die Bedeutung des Verdauungstrakts sowie das Zusammenspiel von Lunge, Milz und Niere bei der nachgeburtlichen Blutbildung.

Bl 17 *Geshu*, der *Hui*-(einflussreiche) Punkt des Bluts, ist einer der wichtigsten Punkte, um zum einen das Blut zu stärken und zum anderen den Blutfluss zu aktivieren und zu harmonisieren. Er liegt zwischen dem Oberen und Mittleren *Jiao* und unterstützt mithilfe des Diaphragmas die Sauerstoffanreicherung des Bluts in der Lunge und die Verteilung des Bluts im Körper.

Ma 36 *Zusanli*, der Kommandopunkt des Abdomens, ist bei vielen Erkrankungen des Verdauungssystems unverzichtbar. Er stärkt Milz und Magen, fördert die Aufnahme von wichtigen Mineralstoffen und Vitaminen wie Eisen, Folsäure und Vitamin B_{12} und fördert somit die Blutbildung.

Mi 6 *Sanyinjiao* ist der Treffpunkt der drei Fuß-*Yin*-Leitbahnen (Milz, Leber und Niere), er stärkt Milz, Magen und Niere als Orte der Blutbildung, harmonisiert die Leber als Speicher des Bluts, zudem reguliert er die Menstruation und verhindert v.a. bei Frauen mit Menstruationsbeschwerden eine übermäßige Blutung.

Nach dem Verständnis der Chinesischen Medizin haben Essenz und Blut den gleichen Ursprung – sie gehen aus dem Knochenmark hervor, das der Niere zugeordnet ist. Gb 39 *Xuanzhong*, der *Hui*-(einflussreiche) Punkt des Knochenmarks, tonisiert die Essenz und fördert die Blutbildung im Knochenmark. Zudem kräftigt er das Knochenmark, die Knochen und Sehnen, weshalb er bei Kraftlosigkeit, Schmerzen und Parästhesien der Extremitäten bevorzugt eingesetzt wird.

Ursprünglich wurde die Dreierkombination aus Ma 36 *Zusanli*, Gb 39 *Xuanzhong* und Mi 6 *Sanyinjiao* bei Bein-*Qi* eingesetzt, einer Erkrankung, die einhergeht mit Taubheit, Schmerzen und Schwäche der Beine und Füße. Durch die Erweiterung um den Punkt Bl 17 *Geshu* wird der Schwerpunkt der Akupunkturkombination dahingehend verändert, dass die nachgeburtliche Blutbildung gefördert wird.

Modifikationen

Starke Mangel-Symptome	+ Bl 43 *Gaohuangshu*
Kurzatmigkeit, schwache Stimme	+ Ren 6 *Qihai*
Blut-Mangel mit Kälte	+ Moxibustion an Ren 4 *Guanyuan* und Du 14 *Dazhui*
Blut-Mangel mit Hitze	+ Sedieren von Du 14 *Dazhui*
Schwindel	+ Bl 18 *Ganshu*, Gb 20 *Fengchi*
Vergesslichkeit	+ M-HN 1 *Sishencong*
Palpitationen, Angstempfinden	+ Pe 6 *Neiguan*
Parästhesien der Extremitäten	+ Sj 5 *Waiguan*, Gb 41 *Zulinqi*

Nieren-Mangel-Syndrome	+ Bl 23 *Shenshu*, Gb 25 *Jingmen*, Ni 3 *Taixi*
Milz-Mangel-Syndrome	+ Bl 20 *Pishu*, Le 13 *Zhangmen*, Mi 3 *Taibai*

Klinische Anwendungen

Anämie infolge verminderter oder ineffektiver Erythropoese oder übermäßigen Erythrozytenabbaus, postpartale Anämie; unregelmäßige Menstruation; Parästhesien.

10.11 Laktationsstörung (Blut-Mangel, Mitten-Qi-Mangel)

Ursprung *Great Compendium*

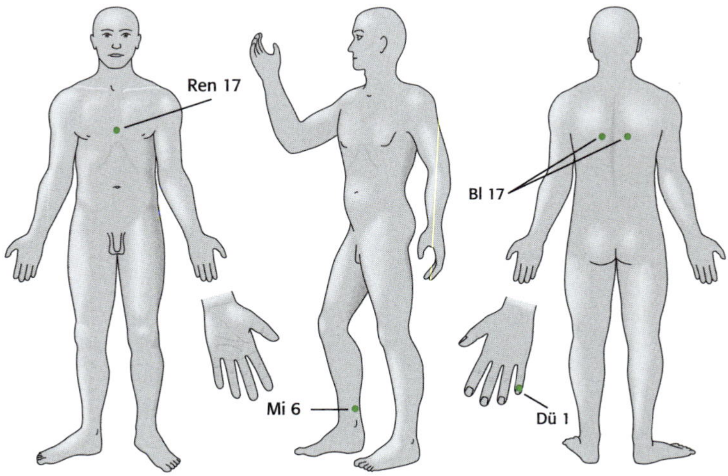

Kombination

Bl 17	*Geshu*
Mi 6	*Sanyinjiao*
Dü 1	*Shaoze*
Ren 17	*Shanzhong*

Ausführung

- Sedieren an Dü 1 *Shaoze* für 2 bis 3 Minuten oder Blutigstechen. An Ren 17 *Shanzhong* werden zwei Nadeln gesetzt, die jeweils transversal nach lateral in Richtung Brustmitte zu nadeln sind.
- Tonisieren an Ren 17 *Shanzhong*, Bl 17 *Geshu* und *Mi 6 Sanyinjiao.*
- Nadelung 20 bis 30 Minuten mit zwischenzeitlicher Nachstimulierung. Moxibustion an Ren 17 *Shanzhong* möglich.

Funktion

Blut tonisieren, Laktation fördern.

Pathogenese

Starker Blutverlust während der Schwangerschaft oder mangelnde Milchbildung durch konstitutionelle Milz- und Magen-Schwäche.

Leitsymptome und Befunde

- **Symptome:** verminderte Laktation ohne Spannungsschmerzen in der Brust, Gesichtsblässe, Abgeschlagenheit, Redefaulheit, spontanes Schwitzen, Appetitminderung, trockener Stuhl.
- **Zunge:** blasser Zungenkörper.
- **Puls:** fein.

Erläuterung

Aus Sicht der Chinesischen Medizin entsteht Muttermilch aus *Qi* und Blut. Demzufolge treten bei Frauen mit *Qi*- und Blut-Mangel Laktationsstörungen auf. Häufige Gründe sind starke Blutverluste während der Schwangerschaft oder Geburt oder ein *Qi*- und Blut-Mangel aufgrund einer bestehende Milz- und Magen-Schwäche.

Bl 17 *Geshu*, der *Hui*-(einflussreiche) Punkt des Bluts, nährt das Blut und harmonisiert den Blutfluss. Mi 6 *Sanyinjiao* unterstützt die Milchbildung, indem er das Milz-*Qi* stärkt und das Blut und die *Ying*-(Nähr-)Schicht tonisiert.

Dü 1 *Shaoze* und Ren 17 *Shanzhong* werden häufig bei fehlender oder ungenügender Laktation eingesetzt. Ren 17 *Shanzhong*, der *Hui*-(einflussreiche) Punkt des *Qi*, befreit und harmonisiert den *Qi*- und Blutfluss der Brustregion. Moxibustion an Ren 17 *Shanzhong* sowie die nach lateral ausgerichtete Stichrichtung lösen lokale Stagnationen, aktivieren das *Yang-Qi* und regen die Milchproduktion an. Im Bereich von Ren 17 *Shanzhong* verbindet sich zudem die Dünndarm-Leitbahn mit dem Brustkorb – Dü 1 *Shaoze*, der *Jing*-(Brunnen-)Punkt der Dünndarm-Leitbahn, hat eine starke Wirkung auf diese Region und ist einer der wichtigsten Fernpunkte zur Förderung der Laktation.

Modifikationen

Leber-*Qi*-Stase	+ Le 14 *Qimen*, Le 2 *Xingjian*
Appetitlosigkeit	+ Ma 36 *Zusanli*, Ren 12 *Zhongwan*
Obstipation	+ Mi 14 *Fujie*, Sj 6 *Zhigou*
Vermehrtes Schwitzen	+ Ni 7 *Fuliu*
Anhaltender Wochenfluss	+ Ren 3 *Zhongji*

Klinische Anwendungen

Fehlende oder verminderte Laktation nach der Geburt.

10.12 Herz-Blut- und Milz-Qi-Mangel-Syndrom

Ursprung *Practical Prescriptology of Acupuncture and Moxibustion*

Kombination

Bl 20	*Pishu*
Mi 1	*Yinbai*
Ma 36	*Zusanli*
Bl 15	*Xinshu*
Bl 17	*Geshu*
Mi 6	*Sanyinjiao*

Ausführung

Tonisieren. Dauer der Nadelung: 30 Minuten mit zwischenzeitlicher Nachstimulierung. Indirekte Moxibustion mit Ingwer-Zwischenlage an Ma 36 *Zusanli* und Mi 6 *Sanyinjiao* möglich.

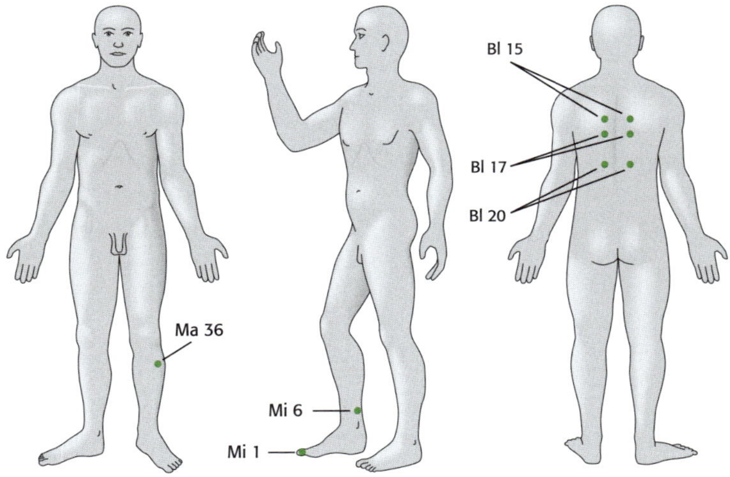

Funktion

Milz stärken, Herz nähren, *Qi* und Blut tonisieren.

Pathogenese

Übermäßige körperliche und geistige Anstrengung führt zu einem Herz- und Milz-*Qi*- und Blut-Mangel-Syndrom.

Leitsymptome und Befunde

- **Symptome:** Palpitationen, Angst- und Panikstörungen, Vergesslichkeit, Schlafstörungen, Appetitverlust, weicher Stuhl, Gesichtsblässe, Schwäche der Extremitäten. Kann die Milz das Blut nicht mehr kontrollieren, kann es zu blutigen Stühlen, Hämaturie, Bluterbrechen, -husten oder -spucken sowie starken Menstruationsblutungen kommen.
- **Zunge:** blasser Zungenkörper, dünner weißer Zungenbelag.
- **Puls:** fein.

Erläuterung

Übermäßige geistige Anstrengung, Nachdenken und sich Sorgen verbrauchen Herz-Blut und schädigen das Milz-*Qi*. Der Herz-Blut-Mangel ruft Palpitationen, Vergesslichkeit und Schlafstörungen hervor, der Milz-*Qi*-Mangel ist charakterisiert durch Appetitverlust, Abgeschlagenheit, Gesichtsblässe und weichen Stuhl. Falls durch die Milz-*Qi*-Schwäche die Fähigkeit der Milz, das Blut in den Blutgefäßen zu halten, beeinträchtigt wird, besteht eine erhöhte Blutungsneigung, und es können folgende Symptome auftreten: blutige Stühle, Hämaturie, Bluterbrechen oder -spucken und starke Menstruationsblutungen.

Die Dreierkombination aus Bl 20 *Pishu*, Mi 1 *Yinbai* und Mi 6 *Sanyinjiao* stärkt das Milz-*Qi*, tonisiert das Blut, kontrolliert den Blutfluss und sorgt dafür, dass das Blut in den Gefäßen bleibt.

Gemäß dem Entstehungszyklus der Fünf-Elemente-Theorie ist das Element Feuer die Mutter des Elements Erde. Das bedeutet, dass bei Mangel-Syndromen der Erde (Milz) das Mutter-Element – das Element Feuer (Herz) – gestärkt werden muss. Bl 15 *Xinshu*, der *Shu*-(Transport-)Punkt des Herzens, tonisiert und nährt das Herz und reguliert das Herz-*Qi*. Da das Herz über das Blut regiert, das Blut aber im Mittleren *Jiao* entsteht, wird Bl 15 *Xinshu* mit Bl 17 *Geshu*, dem *Hui*-(einflussreichen) Punkt des Bluts, und Ma 36 *Zusanli* kombiniert. Diese Dreierkombination fördert einerseits die Blutbildung des Mittleren *Jiao* und kräftigt das Milz-*Qi*, sodass das Blut in den Gefäßen gehalten wird und Blutungen gestillt werden können. Zudem wird das Herz mit Blut versorgt und der *Shen* (Geist) beruhig, wodurch die Symptome des Herz-*Qi*-Mangels gelindert werden.

Modifikationen

Herzrhythmusstörungen	+ Pe 6 *Neiguan*
Schlafstörungen	+ He 7 *Shenmen*
Nachtschweiß	+ He 6 *Yinxi*
Epigastrische Schmerzen	+ Ren 12 *Zhongwan*
Abdominale Schmerzen	+ Ma 25 *Tianshu*
Kurzatmigkeit	+ Ren 6 *Qihai*

Klinische Anwendungen

Palpitationen, Tachykardie; Anämie, Blutungen des oberen und unteren Magen-Darm-Trakts; Neurasthenie; Menstruationsstörungen.

10.13 Leber-Blut-Mangel-Syndrom

Ursprung *Practical Prescriptology of Acupuncture and Moxibustion*

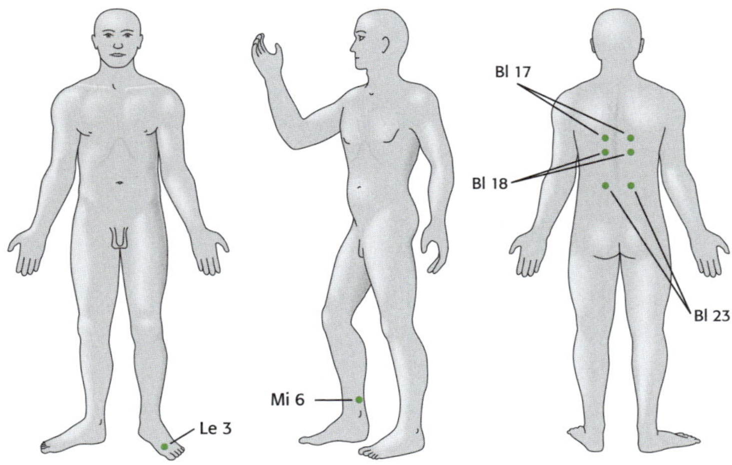

Kombination

Le 3	*Taichong*
Bl 18	*Ganshu*
Bl 17	*Geshu*
Mi 6	*Sanyinjiao*
Bl 23	*Shenshu*

Ausführung

Tonisieren, Nadelung für 30 Minuten mit zwischenzeitlicher Nachstimulierung.

Funktion

Leber-Blut nähren, Leber-*Yin* tonisieren.

Pathogenese

Leber-*Yin*- und Leber-Blut-Mangel-Syndrom.

Leitsymptome und Befunde

- **Symptome:** Schwindel, Tinnitus, verschwommenes Sehen, trockene Augen, trockene und brüchige Nägel, dumpfer Schmerz in der lateralen Rippengegend, Schlafstörungen; Parästhesien der Extremitäten (Kribbeln, Pelzigkeit), Tremor, Muskelzittern und -zucken; Hypomenorrhö bis hin zu Amenorrhö.
- **Zunge:** blasser Zungenkörper.
- **Puls:** gespannt, fein.

Erläuterung

Die Leber wird in der Chinesischen Medizin auch als *Gang Zang*, als das resolute *Zang*-Organ bezeichnet und gilt als der General unter den *Zang-Fu*-Organen. Die Leber – sie hat einen *Yin*-Körper mit *Yang*-Funktion – gilt auch als Blutspeicher. Das heißt, ihr kommt die Aufgabe zu, die Blutabgabe (z. B. Menstruation) und das Einlagern des Bluts in den Speicher zu kontrollieren.

Beschwerden, welche die Blut-Schicht betreffen, Blut-Mangel-Syndrome oder Störungen des *Qi*-Flusses, wie z. B. bei psychoemotionalen Störfaktoren, führen leicht zu einer Schädigung des Leber-Bluts. Eine Schädigung des Leber-Bluts beeinträchtigt wiederum das Leber-*Yin* und führt zu relativem Leber-*Yang*-Exzess mit aufsteigendem Leber-*Yang*.

Die *Yuan-Shu*-Kombination der Leber, bestehend aus Le 3 *Taichong* und Bl 18 *Ganshu*, wird bei Mangel-Syndromen eingesetzt, um das Leber-Blut zu nähren und die *Yang*-Funktion der Leber zu regulieren und übermäßig aufsteigendes Leber-*Yang* abzusenken.

Die Punkte Mi 6 *Sanyinjiao*, der Treffpunkt der Fuß-*Yin*-Leitbahnen (Milz, Leber und Niere), und Bl 17 *Geshu*, der *Hui*-(einflussreiche) Punkt des Bluts, nähren *Yin* und Blut, sie harmonisieren das Zusammenspiel von Milz, Leber und Niere und tonisieren den *Yin*-Körper der Leber.

Gemäß dem Grundsatz „Leber und Niere entspringen der gleichen Quelle“ (▸ Kap. 10.21) tonisiert Bl 23 *Shenshu* die Niere und nährt das Nieren-*Yin*. Somit wird das Element Wasser angereichert, um das Element Holz zu ernähren.

Modifikationen

Gegenläufiges Leber-*Yang*	+ Zuerst Sedieren, gefolgt von Tonisieren an *Le 3 Taichong*
Leber-*Qi*-Stagnation	+ Le 14 *Qimen*, Gb 34 *Yanglingquan*
Schwindel	+ Du 20 *Baihui*, Gb 20 *Fengchi*
Trockene Augen, verschwommenes Sehen	+ Gb 37 *Guangming*, Bl 1 *Jingming*
Schlafstörungen, vermehrtes Träumen	+ He 7 *Shenmen*
Muskelzuckungen, Tremor	+ Gb 34 *Yanglingquan*, Sj 5 *Waiguan*
Menstruationsstörungen	+ Ren 3 *Zhongji*, Ren 4 *Guanyuan*

Klinische Anwendungen

Diabetes mellitus; Menopausebeschwerden; Hypertonie; Sehstörungen, Augenerkrankungen.

10.14 Qi- und Blut-Mangel-Syndrom

Ursprung *Practical Prescriptology of Acupuncture and Moxibustion*

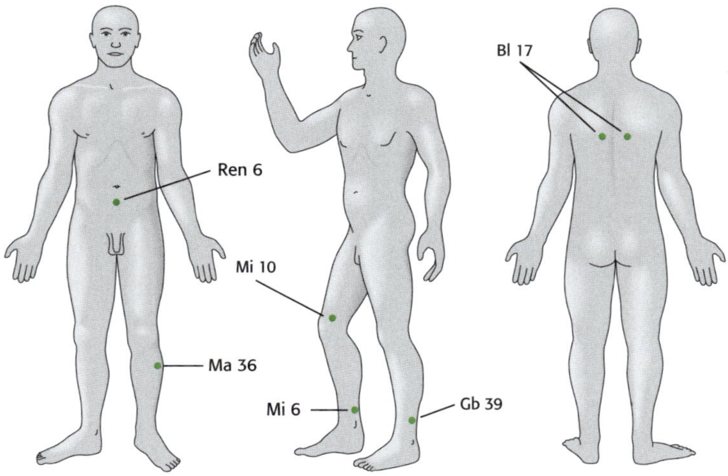

Kombination

Ma 36	*Zusanli*
Ren 6	*Qihai*
Mi 6	*Sanyinjiao*
Gb 39	*Xuanzhong*
Bl 17	*Geshu*
Mi 10	*Xuehai*

Ausführung

Tonisieren mit Moxibustion an allen Punkten, Nadelung für 30 Minuten mit zwischenzeitlicher Nachstimulierung.

Bei ausschließlicher Moxibustion kommt eine indirekte Moxibustion mit Ingwer-Zwischenlage oder eine direkte Moxibustion zur Anwendung, bei jeder Behandlung werden nur 2 bis 3 Punkte dieser Kombination verwendet, auf jedem Punkt werden jeweils 3 bis 5 Moxakegel abgebrannt.

Funktion

Milz stärken, *Qi* tonisieren, Blut aufbauen.

Pathogenese

Qi- und Blut-Mangel unterschiedlicher Ätiologie.

Leitsymptome und Befunde

- **Symptome:** Gesichtsblässe, evtl. leicht gelbliche Färbung, Schwindel, verschwommenes Sehen, Kraftlosigkeit, Palpitationen, Angst, Nervosität, Appetitlosigkeit, Kurzatmigkeit, Redefaulheit. Verlängerte Menstruationsblutung, Blutung außerhalb des Menstruationszyklus. Nicht heilende Wunden und Ulzerationen.
- **Zunge:** blasser Zungenkörper mit weißem Zungenbelag.
- **Puls:** leer, fein.

Erläuterung

Bei Symptomen eines *Qi*- und Blut-Mangels müssen die *Qi* produzierenden *Zang*-Organe (Lunge, Milz und Niere) reguliert, die Blutproduktion angeregt sowie der *Qi*- und Blutfluss gefördert werden. Diese Akupunkturkombination ist geeignet zur Behandlung eines *Qi*- und Blut-Mangels unterschiedlicher Ätiologie.

Typische Symptome eines *Qi*-Mangels sind Kraftlosigkeit, Appetitlosigkeit, Kurzatmigkeit, Redefaulheit. Typische Symptome eines Blut-Mangels sind Angst, Nervosität und Palpitationen bei Herz-Blut-Mangel, Schwindel und verschwommenes Sehen bei Leber-Blut-Mangel sowie allgemeine Blut-Mangel-Symptome wie Gesichtsblässe und Schwäche.

Blut-Mangel entsteht durch akute oder chronische Blutungen, bei Frauen kann er beispielsweise durch eine verlängerte Menstruationsblutung und Blutungen außerhalb des Menstruationszyklus hervorgerufen werden. Er ist allerdings auch Folge einer verminderten Blutproduktion aufgrund eines Milz-*Qi*-Mangels. Nicht heilende Wunden und Ulzerationen sind die Folge eines *Qi*- und Blut-Mangels.

Die Kombination aus Ma 36 *Zusanli* und Ren 6 *Qihai*, dem „Meer des *Qi*", tonisiert das vor- und nachgeburtliche *Qi* der Mitte und der Nieren. Zudem fördert sie die Blutbildung und hilft, den Blutfluss zu kontrollieren.

Die Kombination aus Bl 17 *Geshu*, dem *Hui*-(einflussreichen) Punkt des Bluts, und Mi 10 *Xuehai*, dem „Meer des Bluts", nährt das Blut, erhöht die Sauerstoffsättigung und harmonisiert den Blutfluss.

Gemäß dem Grundsatz „Essenz und Blut haben den gleichen Ursprung" – gemeint ist das Knochenmark – kommen Punkte zum Einsatz, die auf diese Substanzen einwirken. Gb 39 *Xuanzhong*, der *Hui*-(einflussreiche) Punkt des Knochenmarks, und Mi 6 *Sanyinjiao*, der Kreuzungspunkt der drei Fuß-*Yin*-Leitbahnen (Milz, Leber und Niere), tonisieren das *Yin*, stärken das Knochenmark als Produktionsstätte des Bluts und fördern somit die Blutbildung im Mark und im Mittleren *Jiao*.

Modifikationen

Mangel-Hitze, Nervosität, Schlafstörungen	+ Pe 6 *Neiguan*, He 7 *Shenmen*
Mangel-Kälte	+ Moxibustion an Ren 4 *Guanyuan* und Du 14 *Dazhui*
Spontanes Schwitzen, Nachtschweiß	+ He 6 *Yinxi*, Ni 7 *Fuliu*
Verlängerte Menstruationsblutung, Blutung außerhalb des Menstruationszyklus	Moxibustion an Mi 1 *Yinbai*
Nicht verheilende Wunden und Ulzerationen	Lokale Anwendung indirekter Moxibustion mit Aconit-Zwischenlage

Klinische Anwendungen

Koronare Herzkrankheit (KHK); Anämie; Menstruationsstörungen; Magen-Darm-Erkrankungen; Rekonvaleszenz nach chronischer Krankheit oder Operation.

10.15 Shi Quan Da Bu Fang

Ursprung *Practical Prescriptology of Acupuncture and Moxibustion*

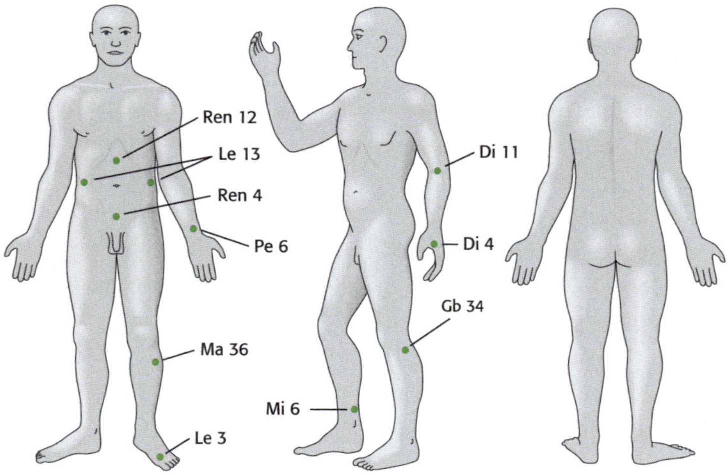

Kombination

Di 4	*Hegu*
Di 11	*Quchi*
Pe 6	*Neiguan*
Ma 36	*Zusanli*
Gb 34	*Yanglingquan*
Ren 12	*Zhongwan*
Le 3	*Taichong*
Mi 6	*Sanyinjiao*
Le 13	*Zhangmen*
Ren 4	*Guanyuan*

Ausführung

Sedieren an Pe 6 *Neiguan* und Di 11 *Quchi*, Tonisieren an den restlichen Punkten. Moxibustion an Ma 36 *Zusanli*, Ren 12 *Zhongwan*, Mi 6 *Sanyinjiao*, Le 13 *Zhangmen* und Ren 4 *Guanyuan* möglich.

Funktion

Erwärmen und Tonisieren von *Qi* und Blut.

Pathogenese

Qi- und Blut-Mangel bei gleichzeitiger Kälte-Symptomatik.

Leitsymptome und Befunde

- **Symptome:** Palpitationen, Herzrhythmusstörungen, Ängstlichkeit, Energielosigkeit, Kraftlosigkeit, Schwindel, verschwommenes Sehen, Gesichtsblässe. **Begleitsymptome:** Schwäche, Erschöpfung, Husten. Appetitlosigkeit und Spermatorrhö. Kraftlosigkeit in Lenden und Knien, kalter Rumpf und kalte Extremitäten. Nicht verheilende Wunden und Ulzerationen. Verlängerte Menstruationsblutung, Blutung außerhalb des Menstruationszyklus, Ausbleiben der Regelblutung.
- **Zunge:** blasser Zungenkörper, dünner weißer Zungenbelag.
- **Puls:** leer, fein und kraftlos.

Erläuterung

Diese Kombination ist in ihrer Zusammensetzung und Wirkungsweise angelehnt an die berühmte phytotherapeutische Rezeptur *Shi Quan Da Bu Tang* (Allumfassendes großes Tonisierungsdekokt).

Le 13 *Zhangmen* tonisiert als *Hui*-(einflussreicher) Punkt der *Zang*-Organe die fünf *Zang*-Organe, er beruhigt den *Shen* (Geist), lindert abdominale Spannungen und wirkt verdauungsfördernd. Hier repräsentiert Le 13 *Zhangmen* den phytotherapeutischen Rezepturbestandteil *Ren Shen* (Ginseng Radix et Rhizoma).

Ma 36 *Zusanli* hat eine Wirkung, die dem Bestandteil *Bai Zhu* (Atractylodis Macrocephalae Rhizoma) der Rezeptur entspricht. Er stärkt Milz und Magen, fördert die Verdauung und lindert Energielosigkeit, Schwäche, Erschöpfung und Appetitlosigkeit.

Pe 6 *Neiguan*, der *Luo*-(Verbindungs-) Punkt der Perikard-Leitbahn, beruhigt das Herz, lindert Nervosität, reguliert den *Qi*-Fluss und harmonisiert den Magen. Er steht für den Bestandteil *Fu Ling* (Poria).

Ren 12 *Zhongwan*, der *Hui*-(einflussreiche) Punkt der *Fu*-Hohlorgane und *Mu*-(Sammel-)Punkt des Magens, reguliert die *Yin-Yang*-Balance der *Fu*-Hohlorgane und tonisiert das Magen-*Qi*. Er entspricht *Gan Cao* (Glycyrrhizae Radix et Rhizoma).

Mi 6 *Sanyinjiao*, der Kreuzungspunkt der drei Fuß-*Yin*-Leitbahnen (Milz, Leber und Niere) ist ein wichtiger Punkt bei Menstruationsbeschwerden, er nährt das Blut und harmonisiert das *Ying*-(Nähr-)*Qi*. Er repräsentiert den Rezepturbestandteil *Dang Gui* (Angelicae Sinensis Radix).

Di 11 *Quchi* vertreibt Wind aus der Oberfläche und der Blut-Schicht. Da die *Yangming*-Leitbahnen (Magen und Dickdarm) besonders viel Blut und *Qi* erzeugen und transportieren, wird Di 11 *Quchi* vermehrt bei Wind-Pathogenen und Blut-Stase-Syndromen eingesetzt. Typische Indikationen sind z. B. Psoriasis, Muskelschmerzen und -krämpfe, Hemiplegie und Muskelatrophie der oberen Extremitäten oder gynäkologische Blut-Stase-Symptome wie z. B. Amenorrhö. Die Blut bewegende und Blut-Stase zerstreuende Wirkung von Di 11 *Quchi* entspricht der von *Chuan Xiong* (Chuanxiong Rhizoma) in der phytotherapeutischen Rezeptur.

Le 3 *Taichong*, der *Yuan*-(Quell-)Punkt der Leber, nährt und harmonisiert die Leber, stillt abdominale Schmerzen und löst Blut-Stasen. Hier steht er für *Bai Shao* (Paeoniae Radix Alba).

Ren 4 *Guanyuan* ist einer der Hauptpunkte zur Tonisierung des *Yuan*-(Ursprungs-)*Qi* und der Essenz, zudem stärkt er das Nieren-*Yin* und -*Yang*. Hier entspricht er *Di Huang* (Rehmanniae Radix).

Di 4 *Hegu* wird bei Schwäche des *Wei*-(Abwehr-)*Qi* eingesetzt, um die Oberfläche zu stärken und Wind auszutreiben. Er wirkt entsprechend dem Bestandteil *Huang Qi* (Astragali Radix) der phytotherapeutischen Rezeptur.

Gb 34 *Yanglingquan*, *Hui*-(einflussreicher) Punkt der Sehnen, vertreibt Wind-Kälte-Feuchtigkeit, behandelt *Bi*-Verschlusskrankheiten, lockert Sehnen und Bänder und befreit die Gelenke. Sein Wirkprinzip steht für *Rou Gui* (Cinnamomi Cortex).

Modifikationen

Kurzatmigkeit, Redefaulheit, Kraftlosigkeit, Absinken des Dünndarms	+ Moxibustion an Du 20 *Baihui*

Klinische Anwendungen

Chronisches Erschöpfungssyndrom; Palpitationen, Herzrhythmusstörungen; Ulzerationen, Wundheilungsstörungen.

10.16 Husten (Lungen-Yin-Mangel)

Ursprung *Practical Prescriptology of Acupuncture and Moxibustion*

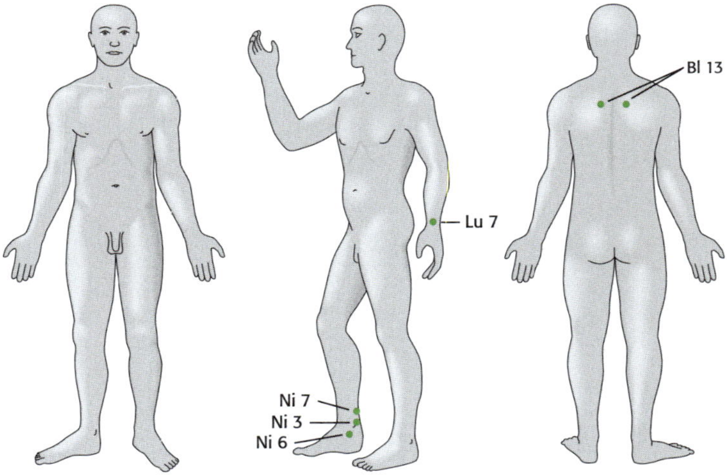

Kombination

Bl 13	*Feishu*
Ni 3	*Taixi*
Ni 7	*Fuliu*
Ni 6	*Zhaohai*
Lu 7	*Lieque*

Ausführung

Tonisieren an Bl 13 *Feishu* und Ni 3 *Taixi*. Neutrale Nadelung an den restlichen Punkten.

Funktion

Yin tonisieren, Lunge befeuchten.

Pathogenese

Lungen-*Yin*-Mangel.

Leitsymptome und Befunde

- **Symptome:** trockener Husten ohne Schleim oder nur mit wenig klebrigem Schleim, der evtl. mit Blutspuren versetzt ist. Trockener Hals-Rachen-Bereich, Heiserkeit, Abmagerung bzw. Gewichtsverlust, Hitzewallungen, Nachtschweiß.
- **Zunge:** geröteter Zungenkörper, trockener Zungenbelag.
- **Puls:** fein, beschleunigt.

Erläuterung

Lunge und Niere stehen aus Sicht der Chinesischen Medizin in einem Mutter-Kind-Verhältnis zueinander. Im Geburtenzyklus der Fünf Elemente erzeugt die Lunge (Mutter-Element Metall) die Niere (Kind-Element Wasser). Beide Organe sind komplementär zueinander, so versorgt die Lunge die Niere mit dem nachgeburtlichen Sammel-Qi in Form von Atemluft und Sauerstoff, und das Nieren-*Yin* gewährleistet die Versorgung und Befeuchtung der Lunge mit Blut und Körperflüssigkeiten.

Um das Nieren- und Lungen-*Yin* zu nähren, die Lunge zu befeuchten und Mangel-Hitze zu kühlen, wird Bl 13 *Feishu*, der *Shu*-(Transport-)Punkt der Lunge, mit folgenden Punkten der Nieren-Leitbahn kombiniert:

- Ni 3 *Taixi*, *Yuan*-(Quell-)Punkt und Erdepunkt, tonisiert die Niere und fördert als Erdepunkt den Metall (Lunge) hervorbringenden Aspekt der Niere.
- Ni 7 *Fuliu*, *Jing*-(Fluss-)Punkt und Metallpunkt, tonisiert Nieren- und Lungen-*Yin* und lindert Nachtschweiß und Trockenheit im Hals-Rachen-Bereich.
- Ni 6 *Zhaohai* tonisiert das Nieren-*Yin* und klärt Mangel-Hitze.
- Lu 7 *Lieque* fördert die absenkende Funktion der Lunge sowie die Umwandlung von Schleim, unterstützt den Hals-Rachen-Bereich und stillt Husten.

Modifikationen

Husten, Kurzatmigkeit	+ Lu 5 *Chize*, Ren 17 *Shanzhong*
Yin-Mangel mit exzessiver Hitze	+ Lu 10 *Yuji*
Qi- und *Yin*-Mangel	+ Lu 9 *Taiyuan*, Ma 36 *Zusanli*
Bluthusten	+ Lu 6 *Kongzui*
Schmerzen und Schwellungen im Hals- und Rachenbereich	+ Lu 11 *Shaoshang*

Klinische Anwendungen

Husten, Bluthusten, Asthma bronchiale, Bronchiektasen, chronische Bronchitis, Lungentuberkulose, Lungenkarzinom; Diabetes mellitus.

10.17 Tuberkulose (Lungen-Yin-Mangel)

Ursprung *Introduction to Medicine, Compilation of Acupuncture and Moxibustion*

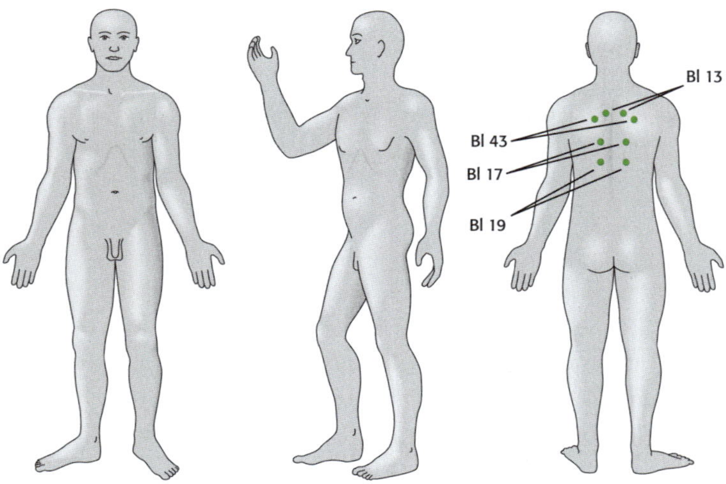

Kombination

Bl 13	*Feishu*
Bl 43	*Gaohuangshu*
Si-Hua („Vier Blumen")	Beidseitig Bl 17 *Geshu*, Bl 19 *Danshu*

Ausführung

Jeden zweiten Tag sollten pro Akupunkturpunkt 3 bis 5 körnchengroße Moxakegel direkt auf der Haut abgebrannt werden (eiterbildende Moxibustionsmethode).

Funktion

Lungen-*Yin* tonisieren, Tuberkulose behandeln.

Pathogenese

Lungen-*Yin*-Mangel.

Leitsymptome und Befunde

- **Symptome:** Husten, Brustschmerz, blutiges Sputum oder leichter Bluthusten. Abmagerung, schwache Stimme, Kurzatmigkeit, blass-fahle Gesichtsfarbe, gerötete Wangen, Hitzewallungen, Nachtschweiß, Spermatorrhö, Appetitminderung, weiche Stühle, Kraftlosigkeit.
- **Zunge:** geröteter Zungenkörper.
- **Puls:** schwach und fein oder fein und beschleunigt.

Erläuterung

In *Introduction to Medicine* heißt es: „Bei Tuberkulose mit wellenartigen Hitzeanfällen, ‚dampfender Hitze' der Knochen und Schweißausbrüchen sollte man so früh wie möglich Moxibustion an den ‚Vier Blüten' anwenden. Wird es zu spät angewandt, so ist der Nutzen gering. Residiert der Tuberkuloseerreger (der ‚Tuberkulose-Wurm') in der Lunge, zersetzt er das Lungensystem. So kommt es zu Bluthusten und Heiserkeit. Hier sitzt der Krankheitserreger zwischen *Gao* und *Huang*. Nadeln erreichen ihn nicht und Arzneien wirken nur bedingt. In diesem Fall sollte man so früh wie möglich Bl 13 *Feishu*, Bl 43 *Gaohuangshu* sowie die ‚Vier Blüten' moxibustieren".

Als Gaohuang wird in der Chinesischen Medizin der Bereich unterhalb des Herzens (*Gao*) bzw. zwischen Herz und Diaphragma (*Huang*) bezeichnet. Traditionell ist dieser Bereich für eine phytotherapeutische Behandlung nicht oder nur schwer zugänglich. Der Ausdruck „Die Krankheit ist in *Gaohuang* eingedrungen" beschreibt einen schweren Krankheitsverlauf mit geringer Aussicht auf Heilung.

Die „Vier Blüten" (Bl 17 *Geshu* und Bl 19 *Danshu* auf jeder Körperseite) sind empirische Punkte zur Behandlung von Tuberkulose. Bl 13 *Feishu* stärkt als *Shu*-(Transport-)Punkt das *Zang*-Organ Lunge, tonisiert das *Qi* und *Yin* und wirkt hustenstillend. Bl 43 *Gaohuangshu* ist geeignet zur Behandlung von allen Arten von Mangel-Zuständen wie z. B. Tuberkulose, Abmagerung, Mangel-Fieber, Hitzewallungen und Knochendampfen, einem fieberhaften Gefühl, das subjektiv von innerhalb der Knochen und des Knochenmarks ausgeht.

Die Moxibustion folgt dem Behandlungsprinzip, das „*Yang* stärken, um *Yin* zu tonisieren", wobei *Yin*-Körperflüssigkeiten generierende *Yang*-Funktionen gestärkt werden.

Modifikationen

Milz-*Qi*-Mangel mit Appetitminderung	+ Moxibustion an Bl 20 *Pishu*
Hitzewallungen	+ *Sedieren von* Du 14 *Dazhui*
Husten, Kurzatmigkeit	+ Lu 6 *Kongzui*, Ren 22 *Tiantu*
Schmerzen in der Brust	+ Sedieren von Lu 7 *Lieque*, Lu 2 *Yunmen*
Bluthusten	+ Sedieren von Lu 6 *Kongzui*, Lu 5 *Chize*
Nachtschweiß	+ Sedieren von He 6 *Yinxi*, Di 4 *Hegu*

Klinische Anwendungen

Tumoren, Bronchitis, Pneumonie, Lungenabszess, Tuberkulose, Bronchiektasen.

10.18 Nieren-Yin-Mangel-Syndrom

Ursprung *Great Compendium*

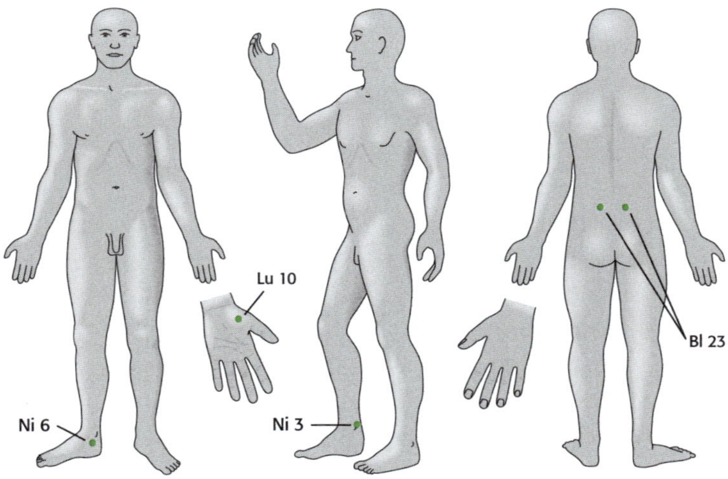

Kombination

Ni 3	*Taixi*
Bl 23	*Shenshu*
Ni 6	*Zhaohai*
Lu 10	*Yuji*

Ausführung

Tonisieren an Ni 3 *Taixi*, Ni 6 *Zhaohai* und Bl 23 *Shenshu*, Nadelung für 20 Minuten mit zwischenzeitlicher Nachstimulierung. Sedieren an Lu 10 *Yuji* für 1 bis 2 Minuten, danach wird die Nadel entfernt.

Funktion

Nieren-*Yin* tonisieren, Feuer ableiten.

Pathogenese

Nieren-*Yin*-Mangel.

Leitsymptome und Befunde

- **Symptome:** Schwäche und Schmerzen in den Lenden und Knien, Schlafstörungen, Vergesslichkeit, Schwindel, Tinnitus, Hörminderung, lockere Zähne, Hitzewallungen, Fruchtbarkeitsstörungen,

Spermatorrhö, Pollution, vorzeitiger Samenerguss.

- **Zunge:** geröteter Zungenkörper mit wenig Zungenbelag.
- **Puls:** fein und beschleunigt.

Erläuterung

Die Niere ist das *Zang*-Organ des Elements Wasser. Bei einem Mangel an Nieren-*Yin* kann das Nieren-*Yang* nicht im Unteren *Jiao* verankert werden, es steigt nach oben und ruft als „oberflächlich driftendes" *Yang* Schwindel, Schlafstörungen, Vergesslichkeit, Tinnitus, Hörminderung, Hitzewallungen und Lockerung der Zähne hervor. Entschwindet das Nieren-*Yang* nach unten, „zieht" es das Nieren-*Yin* und die Essenz mit sich, was sich bei Männern in Spermatorrhö, Pollution, vorzeitigem Samenerguss und bei Frauen in Fruchtbarkeitsstörungen äußern kann.

Mit „oberflächlich driftendem" *Yang* ist nicht verankertes Nieren-*Yang* gemeint, das durch einen Nieren-*Yin*-Mangel bedingt ist und überall an der Körperoberfläche zu Symptomen von Mangel-Hitze führen kann.

Diese Akupunkturkombination verdeutlicht das Prinzip „Stärke den Herrscher des Wassers, um (übermäßig) strahlendes *Yang* zu kontrollieren". Sie tonisiert die Niere, speziell das Nieren-*Yin*, und leitet „oberflächlich driftendes" *Yang* nach unten, damit es sich durch die speichernde Kraft des Nieren-*Yin* verankert. Die *Yuan-Shu*-Kombination der Niere, Ni 3 *Taixi* und Bl 23 *Shenshu*, tonisiert das Nieren-*Qi* und harmonisiert sowohl den Organ- als auch den Leitbahn-Aspekt der Niere. Durch die Ergänzung mit Ni 6 *Zhaohai* wird das Nieren-*Yin* tonisiert und Mangel-Hitze geklärt. Diese drei Punkte stärken das Nieren-*Yin*, sodass sich das Nieren-*Yang* wieder verankern kann.

Lu 10 *Yuji*, der Feuerpunkt der Lungen-Leitbahn, klärt Mangel-Hitze und leitet über den absinkenden Charakter des Lungen-*Qi* „oberflächlich driftendes" Nieren-*Yang* nach unten.

Modifikationen

Schwindel, Tinnitus, Hörminderung	+ Du 20 *Baihui*, Gb 2 *Tinghui*

Klinische Anwendungen

Diabetes mellitus; Hypertonie; sexuelle Funktionsstörungen bei Männern, Impotenz, Infertilität; Tinnitus.

10.19 Tinnitus (Nieren-Essenz-Mangel)

Ursprung *Great Compendium*

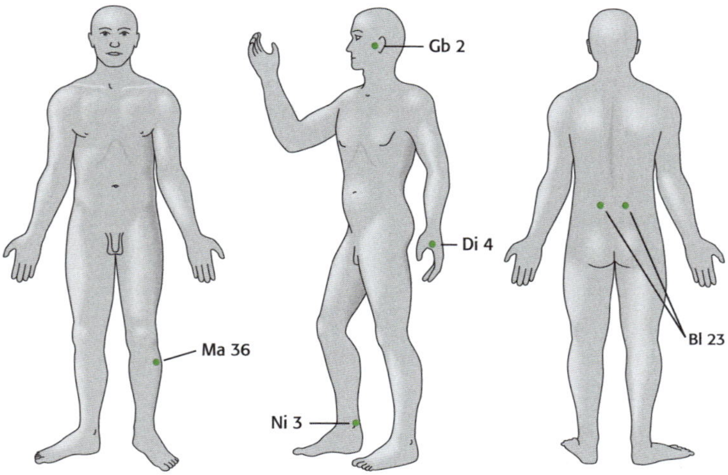

Kombination

Bl 23	*Shenshu*
Ma 36	*Zusanli*
Di 4	*Hegu*
Gb 2	*Tinghui*
Ni 3	*Taixi*

Ausführung

Tonisieren von Bl 23 *Shenshu* und Ma 36 *Zusanli*, neutrale Stimulierung an Di 4 *Hegu* und Gb 2 *Tinghui*. Nadelung für 30 Minuten mit zwischenzeitlicher Nachstimulierung.

Funktion

Nieren tonisieren, Ohren nähren und unterstützen, *Qi* durchgängig machen.

Pathogenese

Bei einem Nieren-Essenz-Mangel mit *Qi*- und Blut-Schwäche steigt zu wenig klares, nährendes *Qi* zum Sinnesorgan Ohr auf. Auf der Grundlage dieser Mangelversorgung des Innenohrs entwickelt sich ein Tinnitus oder eine Hörminderung.

Leitsymptome und Befunde

- **Symptome:** Tinnitus mit feinem Brummen, allmähliche Verschlechterung mit begleitender progressiver Hörminderung. Schwindel, Schmerzen und Schwäche der Lenden und Knie, Kurzatmigkeit, schwache Stimme, Spermatorrhö bei Männern, Fluor albus bei Frauen.
- **Zunge:** dunkelrot.
- **Puls:** fein und schwach.

Erläuterung

Die Ohren sind die der Niere zugeordneten Sinnesorgane. Sie werden von den *Shaoyang*-Leitbahnen (Gallenblase und *Sanjiao*) umschlossen. Tinnitus und Hörminderung können auf der Grundlage eines Fülle- oder Mangel-Syndroms entstehen.

- Fülle-Syndrome entstehen als Folge von Leber- und Gallenblasen-Hitze sowie von Hitze-Schleim-Stagnation im Ohr.
- Mangel-Syndrome entwickeln sich infolge eines chronischen Mangels von Essenz und Knochenmark bei einem Nieren-*Yin*-Mangel sowie bei einem *Qi*- und Blut-Mangel mit Mangelversorgung des Innenohrs. Dieser zeigt sich bevorzugt im mittleren bis hohen Alter oder bei verfrühtem übermäßigem Verbrauch des Nieren-*Yin*, z.B. bei starken, lang anhaltenden Stressphasen mit aufsteigendem Leber-Feuer. Bei der Behandlung müssen das Nieren-*Yin* tonisiert sowie die vor- und nachgeburtlichen Wurzeln gestärkt werden, um eine optimale Versorgung der Sinnesorgane zu gewährleisten.

Die *Yuan-Shu*-Kombination der Niere, Bl 23 *Shenshu* und Ni 3 *Taixi*, kommt zur Anwendung bei Tinnitus und Hörminderung, die auf einem Nieren-*Qi*- und Blut-Mangel-Syndrom beruhen. Sie stärkt das Nieren-*Yin*, nährt die Essenz und sorgt für eine Versorgung des Innenohrs mit *Qi* und Blut.

Die Niere stellt aus Sicht der Chinesischen Medizin die vorgeburtliche, die Milz die nachgeburtliche Wurzel des Lebens dar. Um eine gleichzeitige Stärkung dieser Wurzeln zu erreichen, kombiniert man Bl 23 *Shenshu*, den *Shu*-(Transport-)Punkt der Niere, mit Ma 36 *Zusanli*, einem der wichtigsten Tonisierungspunkte von Milz und Magen.

Charakteristisch für die *Yangming*-Leitbahnen (Magen und Dickdarm) ist die große Menge an *Qi* und Blut, die in ihnen produziert und transportiert wird. Ma 36 *Zusanli* und Di 4 *Hegu* fördern die Zirkulation von *Qi* und Blut, lösen Stagnationen und sorgen für eine optimale Versorgung der Sinnesorgane mit *Qi* und Blut.

Gb 2 *Tinghui* ist einer der wichtigsten Lokalpunkte bei Erkrankungen der Ohren, er unterstützt die Ohren und aktiviert die das Ohr umkreisenden *Shaoyang*-Leitbahnen. Dadurch wird die lokale Zirkulation angeregt und gewährleistet, dass ausreichend *Qi* und Blut zur Verfügung gestellt werden.

Modifikationen

Starker Nieren-*Yin*-Mangel	+ Tonisieren an Ni 3 *Taixi*

Klinische Anwendungen

Tinnitus; Diabetes mellitus, Hypertonie; sexuelle Funktionsstörungen bei Männern, Impotenz, Infertilität.

10.20 Chronisches Belastungssyndrom (Milz- und Nieren-Mangel)

Ursprung *Practical Prescriptology of Acupuncture and Moxibustion*

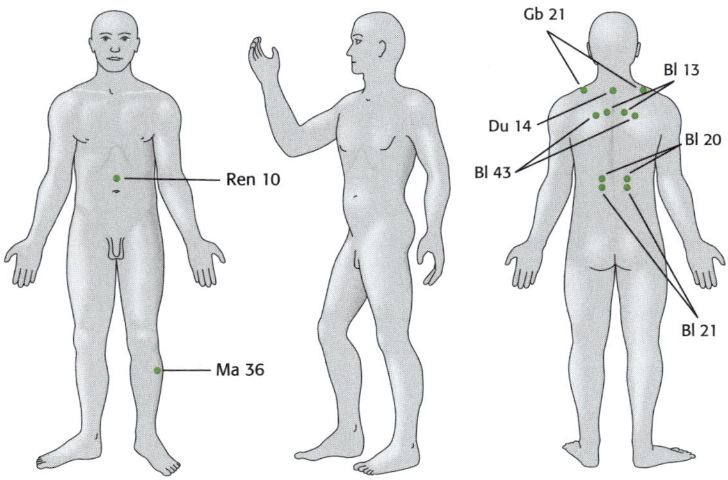

Kombination

Gb 21	*Jianjing*
Du 14	*Dazhui*
Bl 43	*Gaohuangshu*
Bl 20	*Pishu*
Bl 21	*Weishu*
Bl 13	*Feishu*
Ren 10	*Xiawan*
Ma 36	*Zusanli*

Ausführung

Moxibustion an allen Punkten. Für jede Behandlung werden 2 bis 3 der genannten Punkte gewählt. Bei der „eiterbildenden" Moxibustion werden pro Punkt 3 bis 5 weizenkorngroße Moxakegel direkt auf der Haut verbrannt. Die „nicht eiterbildende" Methode sieht vor, pro Punkt 5 bis 7 weizenkorngroße Moxakegel direkt auf der Haut zu verbrennen – bevor die Glut die Haut berührt, wird der Moxakegel manuell entfernt.

Funktion

Stärkt die Milz und reguliert die Mitte, behebt Leere-Zustände, behandelt körperliche Erschöpfungszustände und Belastungssyndrome.

Pathogenese

Chronische Belastungssyndrome der Milz sowie ein Mangel an Nieren-*Yin* und Essenz, der mit einer Dysfunktion der Geschlechtsorgane einhergeht.

Leitsymptome und Befunde

- **Symptome:** Spermatorrhö, Pollution, verminderte Spermienmenge und Spermienbeweglichkeit, Erektionsstörung, Potenzstörung, Feuchtigkeit bzw. Schwitzen im Genitalbereich, vermehrter Harndrang. **Begleitsymptome:** Appetitlosigkeit, Dyspepsie, vermehrtes Schwitzen, Kurzatmigkeit.

- **Zunge:** trocken, gerötet.
- **Puls:** fein und tief.

Erläuterung

> Diese Kombination kann als Grundlage für die Behandlung vieler Mangel-Zustände sowie von akuten und chronischen Belastungssyndromen eingesetzt werden.

In der Chinesischen Medizin heißt es, dass ein chronischer, nicht ausheilender Mangel-Zustand die Organsysteme belastet und sich aus einer starken, lang anhaltenden Belastung der Organsysteme ein Erschöpfungssyndrom entwickelt.

Belastungssyndrome werden aufgeteilt in solche des Oberen, Mittleren und Unteren *Jiao*. Bei Belastungssyndromen des Oberen *Jiao* behandelt man hauptsächlich die Lunge, bei denen des Mittleren *Jiao* die Milz und bei Belastungssyndromen des Unteren *Jiao* die Niere.

Bei der hier verwendeten Kombination liegt der Schwerpunkt auf der Stärkung und Regulierung des Mittleren *Jiao*. Deshalb werden die *Shu*-(Transport-)Punkte von Milz und Magen, Bl 20 *Pishu* und Bl 21 *Weishu*, sowie Ma 36 *Zusanli* und Ren 10 *Xiawan* („Unteres Epigastrium“) eingesetzt. Entsprechend dem Grundsatz „Stärke die Erde, um Metall zu erzeugen“ wird durch die Tonisierung der Erde-Organe (Milz und Magen) das Metall-Organ Lunge gestärkt. Ein weiteres Wirkprinzip in dieser Kombination ist das Tonisieren des vorgeburtlichen *Qi* der Niere durch die Stärkung des nachgeburtlichen *Qi* der Milz.

Bl 13 *Feishu*, der *Shu*-(Transport-)Punkt der Lunge, unterstützt und kräftigt die Lunge und ist angezeigt bei Belastungssyndromen des Oberen *Jiao*. Du 14 *Dazhui* wird alternativ auch *Bailao* (Hundert Belastungen) genannt, was seine Fähigkeit beschreibt, ganzkörperliche Mangel-Syndrome und Erschöpfungssyndrome zu behandeln. Bl 43 *Gaohuangshu* ist ein wirkungsvoller Punkt bei akuten und chronischen Mangel- und Belastungssyndromen. Zusammen mit Ma 36 *Zusanli* kommen diese drei Punkte bei der Behandlung der „fünf Belastungen und sieben Schädigungen“ zur Anwendung.

Im *Great Compendium* heißt es über den Punkt Gb 21 *Jianjing*: „Er behandelt die fünf Belastungen und sieben Schädigungen, Schulterschmerzen und die Unfähigkeit, die Hände zum Kopf zu bringen“. Gb 21 *Jianjing* ist besonders bei Belastungssyndromen angezeigt, die mit Schmerzen und Bewegungseinschränkung des oberen Rückens und des Schultergürtels einhergehen.

Modifikationen

Energiemangel, geistige Erschöpfung	+ Ren 6 *Qihai*
Verminderter Appetit, Kraftlosigkeit	+ Mi 4 *Gongsun*, Ren 12 *Zhongwan*

Klinische Anwendungen

Sexuelle Funktionsstörungen bei Männern, Impotenz, Infertilität; chronisches Erschöpfungssyndrom, Burnout-Syndrom.

10.21 Atrophie der unteren Extremitäten

Ursprung *Glorious Anthology, Supplementing Life*

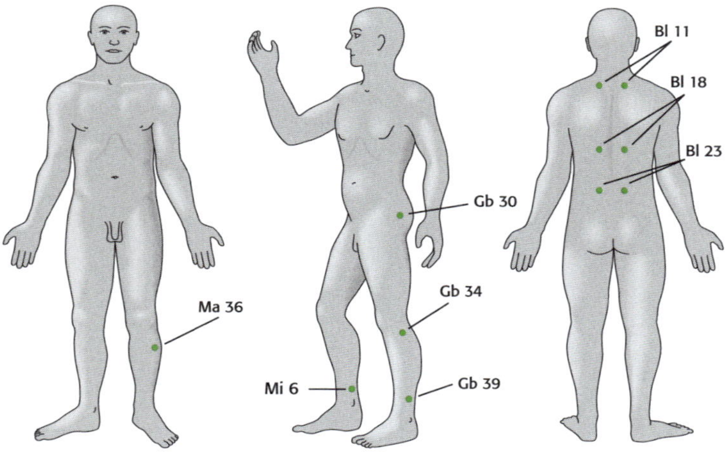

Kombination

Bl 18	*Ganshu*
Bl 23	*Shenshu*
Bl 11	*Dazhu*
Gb 30	*Huantiao*
Gb 34	*Yanglingquan*
Gb 39	*Xuanzhong*
Ma 36	*Zusanli*
Mi 6	*Sanyinjiao*

Ausführung

Tonisieren an allen Punkten, Nadelung für 30 Minuten mit zwischenzeitlicher Nachstimulierung. Von Gb 34 *Yanglingquan* kann mit der durchstechenden *Tou-Ci*-Methode zu Mi 9 *Yinlingquan* durchgestochen werden. Auch die Punkte Mi 6 *Sanyinjiao* und Gb 39 *Xuanzhong* können jeweils mit der *Tou-Ci*-Methode verbunden werden.

Funktion

Leber tonisieren, Niere unterstützen, Sehnen und Bänder stärken, Knochen aufbauen.

Pathogenese

Muskelatrophie der unteren Extremitäten aufgrund eines Leber- und Nieren-*Yin*-Mangels mit gleichzeitigem Essenz- und Blut-Mangel.

Leitsymptome und Befunde

- **Symptome:** Schwäche und Schmerzen im Bereich der Lenden und Knie, Kraftlosigkeit von Sehnen und Bändern der unteren Extremitäten, subjektives Schwächegefühl der Knochen, Atrophie der Muskulatur, erschwerter kraftloser Gang.
- **Zunge:** gerötet mit geringem Belag.
- **Puls:** fein und kraftlos.

Erläuterung

Die Leber regiert über Sehnen und Bänder, die Niere über die Knochen und das Knochenmark. Bei einem Leber-Blut-Mangel können Sehnen und Bänder nicht mehr ausreichend mit Nährstoffen versorgt werden. Bei einem Nieren-Essenz Mangel werden die Knochen und das Knochenmark nicht mehr ausreichend genährt. Aus dieser Unterversorgung von Sehnen, Bändern und Knochen entwickelt sich eine Muskelatrophie der unteren Extremitäten.

Im *Yellow Emperor's Inner Classic* heißt es: „Leber und Niere entstammen der gleichen Quelle". Nach gängiger Lehrmeinung sind damit die folgenden drei Aspekte gemeint:

- Essenz und Blut sind die gemeinsame Quelle von Leber- und Nieren-*Yin*.
- Das *Mingmen* ist die Quelle des Minister-Feuers, das wiederum in beiden Organen gespeichert wird.
- Zwischen Leber und Niere besteht eine enge pathophysiologische Beziehung.

Um Erkrankungen dieser beiden Organe zu behandeln, empfiehlt es sich, ihre *Shu*-(Transport-)Punkte kombiniert anzuwenden. Bl 18 *Ganshu*, der *Shu*-(Transport-)Punkt der Leber, nährt das Leber-*Yin* und fördert die Versorgung von Sehnen und Bändern. Bl 23 *Shenshu*, der *Shu*-(Transport-)Punkt der Niere, tonisiert das Nieren-*Yin* und -*Yang*, unterstützt die Essenz und stärkt die Lumbalregion. Gemeinsam unterstützen sie die Regeneration von Sehnen, Bändern und Knochen.

Die Punkte Mi 6 *Sanyinjiao* und Ma 36 *Zusanli* stärken Milz und Magen, sie fördern sowohl Verdauungsprozesse als auch die Blutproduktion und reichern Essenz und Knochenmark mit nachgeburtlichem *Qi* und Nährstoffen an.

Die *Hui*-(einflussreichen) Punkte verfügen über die Eigenschaft, bestimmte Körperstrukturen positiv zu beeinflussen. In dieser Akupunkturkombination werden die tonisierenden Wirkungen der vorangehenden Akupunkturpunkte mittels Gb 39 *Xuanzhong*, Gb 34 *Yanglingquan* und Bl 11 *Dazhu* auf die ihnen zugeordneten Strukturen ausgerichtet – auf das Knochenmark, die Sehnen und die Knochen – und damit die Schwäche, Schlaffheit und Schmerzen der unteren Extremitäten behandelt.

Modifikationen

Lungen-Hitze mit *Wei*-(Abwehr-)*Qi*-Mangel	+ Bl 13 *Feishu*, Lu 5 *Chize*
Milz-Mangel, Appetitlosigkeit, kein Kraftgewinn durch Nahrung	+ Bl 20 *Pishu*, Bl 21 *Weishu*
Yin-Mangel, innere Hitze, Nachtschweiß	+ Ni 7 *Fuliu*, Ni 6 *Zhaohai*
Nach unten fließende Feuchte-Hitze	+ Mi 9 *Yinlingquan*
Atrophie und Schwäche der oberen Extremitäten	+ Di 15 *Jianyu*, Di 11 *Quchi*, Sj 5 *Waiguan*, Di 4 *Hegu*

Klinische Anwendungen

Muskelatrophie, Arthritis, Lähmung der unteren Extremitäten; Neuralgie, Hemiplegie.

10.22 Yang-Mangel-Syndrom des Unteren Jiao

Ursprung *Great Compendium*

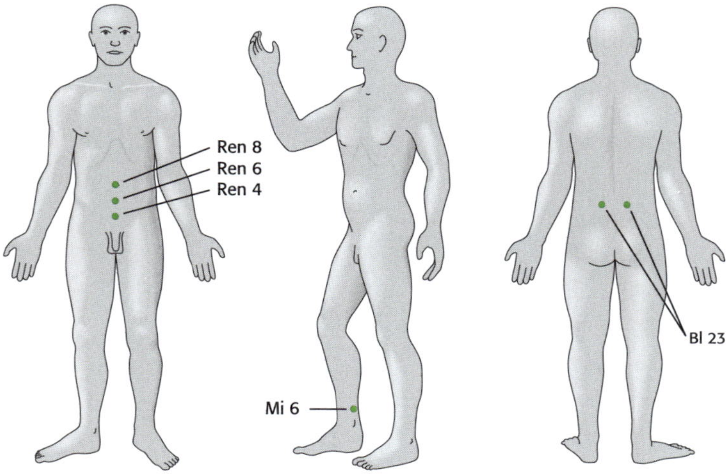

Kombination

Bl 23	*Shenshu*
Ren 8	*Shenque*
Ren 4	*Guanyuan*
Ren 6	*Qihai*
Mi 6	*Sanyinjiao*

Ausführung

Moxibustion an allen Punkten. Bei der „eiterbildenden" Moxibustion werden pro Punkt 3 bis 5 weizenkorngroße Moxakegel direkt auf der Haut verbrannt. Die „nicht eiterbildende" Methode sieht vor, pro Punkt 5 bis 7 weizenkorngroße Moxakegel direkt auf der Haut zu verbrennen – bevor die Glut die Haut berührt, wird der Moxakegel manuell entfernt.

Funktion

Nieren-*Yang* stärken, unteres *Yuan*-(Ursprungs-)*Qi* stabilisieren und festigen, das Milz-*Qi* tonisieren.

Pathogenese

Chronisch-persistierende Kälte-Symptomatik im Unteren *Jiao* mit Leere-Kälte von Niere und Blase.

Leitsymptome und Befunde

- **Symptome:** Kälteaversion, kalte Extremitäten (v. a. die unteren Extremitäten), Gesichtsblässe, Lustlosigkeit, Schmerzen und Schwäche in Lenden und Knien, Kälte-Schmerz im Hypogastrium (Unterbauch), frühmorgendliche Diarrhö (ca. 5 Uhr) mit unverdauten Nahrungsresten, Harntröpfeln, häufiger Harndrang, Nykturie, verminderte Libido, erektile Dysfunktion, Spermatorrhö, klar-flüssiger vaginaler Ausfluss (Fluor albus), Unfruchtbarkeit, Fehlgeburten.
- **Zunge:** blasser, gedunsener Zungenkörper, weißer Zungenbelag.
- **Puls:** tief und fein.

Erläuterung

Ein chronischer Nieren-*Yang*-Mangel mit Leere-Kälte im Unteren *Jiao* zeigt sich sowohl in Symptomen eines allgemeinen *Yang*-Mangels wie Kälteaversion, kalte Extremitäten, Gesichtsblässe und Lustlosigkeit als auch in Symptomen eines Nieren-*Yang*-Mangels wie Schmerzen und Schwäche in Lenden und Knien, frühmorgendliche Diarrhö, Miktionsstörungen, Spermatorrhö, Fluor albus, erektile Dysfunktion und Unfruchtbarkeit.

Gemäß den Grundsätzen „Bei Leere verwende tonisierende Methoden“ und „Bei Kälte verwende erwärmende Methoden“ erfolgt bei Leere-Kälte des Unteren *Jiao* die Moxibustion an folgenden Punkten: Bl 23 *Shenshu*, dem *Shu*-(Transport-)Punkt der Niere, Ren 8 *Shenque*, Ren 6 *Qihai* (Meer des *Qi*) und Ren 4 *Guanyuan* (Tor des Ursprungs-*Qi*). Dadurch werden das Nieren-*Yang* und die Nieren-Essenz gestärkt und innere Kälte des Unteren *Jiao* vertrieben. Diesen Therapieansatz beschrieb Wang Bing, ein berühmter Gelehrter der Tang-Dynastie, mit den Worten: „Unterstütze die Quelle des Feuers (Nieren-*Yang*), um den Schatten des *Yin* (*Yin*-Kälte-Pathogene) zu vertreiben“.

Mi 6 *Sanyinjiao* stärkt die Milz, harmonisiert das *Ying*-(Nähr-)*Qi* und unterstützt die Blutbildung. Dadurch wird der trocknende Aspekt der Moxatherapie gelindert, um eine Verletzung von *Yin* und Blut zu verhindern.

Modifikationen

Kopfschmerzen, Schwindel	+ Du 23 *Shangxing*, Du 20 *Baihui*

Klinische Anwendungen

Diarrhö; Nykturie; sexuelle und reproduktive Dysfunktion, Spermatorrhö, Impotenz, Infertilität, Fluor albus; Fehlgeburten.

10.23 Lumbalgie (Nieren-Yang-Mangel)

Ursprung *Great Compendium*

Kombination

Bl 23	*Shenshu*
Ni 3	*Taixi*
Bl 40	*Weizhong*
Bl 30	*Baihuanshu*

Ausführung

Tonisieren von Bl 23 *Shenshu*, Ni 3 *Taixi* und Bl 30 *Baihuanshu*. Sedieren an Bl 40 *Weizhong*. Nadelung für 30 Minuten mit zwischenzeitlicher Nachstimulierung.

Funktion

Niere tonisieren, Rücken stärken.

Pathogenese

Durch Nieren-*Yang*-Mangel hervorgerufene Schmerzen im Lumbalbereich.

Leitsymptome und Befunde

- **Symptome:** Schmerzen in der Lumbalregion, oft beschrieben als „würde die Hüfte zerbrechen“, Verschlechterung durch körperliche Belastung, Schmerzen und Kraftlosigkeit der Beine und Knie,

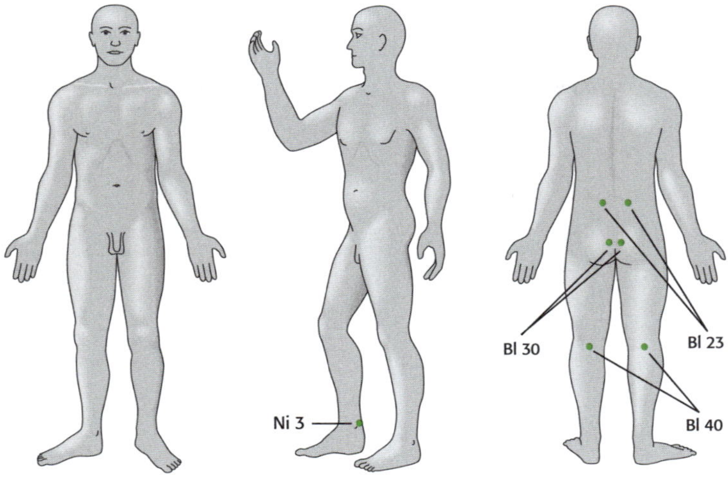

Müdigkeit, Abgeschlagenheit, kalte Extremitäten, vaginaler Ausfluss, Spermatorrhö, vorzeitiger Samenerguss.

- **Zunge:** blasser Zungenkörper.
- **Puls:** fein.

Bei gleichzeitigem Nieren-*Yin*-Mangel kommt es zu Unruhe, Schlafstörungen, Hitze der fünf Zentren, dunkel-gelbem Urin, geröteter Zunge und einem feinen und beschleunigten Puls.

Erläuterung

Durch einen Nieren-*Yang*-Mangel hervorgerufene Schmerzen im Lumbalbereich treten bevorzugt bei älteren Menschen mit altersbedingtem Nieren-*Yang*-Mangel auf. Weitere Ursachen sind chronische Krankheiten, übermäßiger Sexualverkehr oder Haltungsfehler wie z. B. Büroarbeiten mit gebeugter Haltung. Schmerzen im Lumbalbereich können bei Frauen bedingt sein durch viele Schwangerschaften und Geburten, chronischen vaginalen Ausfluss oder massive und/oder chronische vaginale Blutungen, die das Nieren-*Yin* und die Nieren-Essenz schädigen. Bei Männern können übermäßiges sexuelles Verlangen und chronische Spermatorrhö die Ursachen sein, die das Nieren-*Yang* und die Nieren-Essenz schädigen.

Davon ausgehend, dass die Hüfte der Hof der Niere ist, treten bei einem Mangel an Nieren-*Qi* und Nieren-Essenz neben der chronischen Schwäche Hüftschmerzen und Knieschmerzen auf, die sich durch körperliche Belastung verschlechtern. Dazu kommen allgemeine Symptome eines Nieren-*Yang*-Mangels wie Müdigkeit, Abgeschlagenheit, kalte Extremitäten, chronischer vaginaler Ausfluss, Spermatorrhö und vorzeitiger Samenerguss.

Die *Yuan-Shu*-Kombination der Niere aus Bl 23 *Shenshu* und Ni 3 *Taixi* stärkt die Nieren-Essenz und das Nieren-*Qi* und kräftigt die Lendenwirbelsäule. Die Blasen-Leitbahn verläuft entlang der Wirbelsäule und verbindet sich mit der Niere. Bl 40 *Weizhong* und der Lokalpunkt Bl 30 *Baihuanshu* regulieren den *Qi*- und Blutfluss der

Blasen-Leitbahn und lindern Schmerzen im Bereich der Lendenwirbelsäule. Zudem ist Bl 40 *Weizhong* als Kommandopunkt für Schmerzen in der Lumbalregion bei einer Vielzahl von schmerzhaften Erkrankungen des unteren Rückens und der Lumbalregion indiziert. Bl 30 *Baihuanshu* ist ein wichtiger Lokalpunkt bei Schmerzen im Bereich der Lendenwirbelsäule.

Gemeinsam stärkt diese Punktkombination die Niere, kräftigt die Lumbalregion und lindert Schmerzen.

Modifikationen

Lumbalschmerzen mit starker Kälteaversion und allgemeinen *Yang*-Mangel-Symptomen	+ Moxibustion an Du 4 *Mingmen*
Hitzewallungen, Nachtschweiß mit *Yin*-Mangel-Symptomen	+ Ni 6 *Zhaohai*, Ni 7 *Fuliu*
Spermatorrhö	+ Bl 52 *Zhishi*, Ni 10 *Yingu*
Vaginaler Ausfluss	+ Gb 26 *Daimai*
Blut-Stase-Symptome	+ Blutigstechen an Bl 40 *Weizhong*

Klinische Anwendungen

Lumbalgie; Nykturie; sexuelle und reproduktive Dysfunktion.

11 Adstringierende Kombinationen

Einleitung

Adstringierende Akupunkturkombinationen stabilisieren und festigen die Oberfläche, die Blutgefäße, den Magen-Darm-Trakt und die Geschlechtsorgane und verhindern den Verlust von *Qi*, Blut, *Jing* (Essenz) und Körperflüssigkeiten – die lebenswichtigen Substanzen des menschlichen Körpers, die einem stetigen Kreislauf des Entstehens und Verbrauchs unterliegen. Ein Mangel-Syndrom dieser Substanzen entsteht durch verminderte Produktion, übermäßigen Verbrauch sowie den andauernden oder einmalig starken Verlust und ruft u. a. folgende Störungen hervor: Spontanschweiß, Nachtschweiß, chronischer Husten, Spermatorrhö, Pollutionen, Diarrhö, Leukorrhö, Hypermenorrhö.

Bei akutem oder starkem Verlust von *Qi*, Blut, *Jing* (Essenz) und Körperflüssigkeiten werden zunächst adstringierende Methoden eingesetzt, um einen weiteren Verlust zu verhindern. Anschließend werden tonisierende Methoden angewendet, um die Mangelsituation zu beheben.

Schweiß stoppende, Oberfläche festigende Kombinationen

- **Symptome:** Hyperhidrosis (übermäßige Schweißproduktion), spontane Schweißbildung als Folge eines *Wei*-(Abwehr-)*Qi*-Mangels, Nachtschweiß aufgrund von *Yin*-Mangel.
- **Akupunkturpunkte:** Häufig verwendete Punkte liegen entlang der Blasen-, Nieren-, Magen- und Dickdarm-Leitbahn wie z. B. Bl 13 *Feishu*, Ma 36 *Zusanli*, Di 4 *Hegu*, Ren 6 *Qihai*, Ni 7 *Fuliu*.

Jing (Essenz) festigende Kombinationen

- **Symptome:** Störungen des Urogenitaltrakts wie Spermatorrhö, Pollutionen, Harninkontinenz oder Enuresis aufgrund von Nieren-Schwäche.
- **Akupunkturpunkte:** Häufig verwendete Punkte liegen entlang des *Ren Mai* sowie auf der Blasen-, Nieren- und Magen-Leitbahn wie z. B. Ren 4 *Guanyuan*, Ren 6 *Qihai*, Bl 23 *Shenshu*, Bl 30 *Baihuanshu*, Bl 52 *Zhishi*, Ni 3 *Taixi*, Ma 36 *Zusanli.*

Darmtrakt festigende, Diarrhö stoppende Kombinationen

- **Symptome:** Diarrhö, Dysenterie und Stuhlinkontinenz bei chronischer Mangel-Kälte von Milz und Niere.
- **Akupunkturpunkte:** Häufig verwendete Punkte liegen entlang des *Ren Mai* sowie auf der Blasen- und Milz-Leitbahn wie z. B. Bl 20 *Pishu*, Bl 25 *Dachangshu*, Ren 8 *Shenque*, Mi 6 *Sanyinjiao*.

Uterus stabilisierende und adstringierende Kombinationen

- **Symptome:** Menstruationsstörungen wie Hypermenorrhö, Metrorrhagie und Leukorrhö bei Milz- und Nieren-Schwäche mit Instabilität des *Ren Mai* (Konzeptionsgefäß) und *Chong Mai* (Durchdringungsgefäß).
- **Akupunkturpunkte:** Häufig verwendete Punkte liegen entlang des *Ren Mai* sowie auf der Gallenblasen-, Milz-, Magen- und Blasen-Leitbahn wie z. B. Ren 4 *Guanyuan*, Gb 26 *Daimai*, Mi 1 *Yinbai*, Mi 6 *Sanyinjiao*, Ma 36 *Zusanli*, Bl 30 *Baihuanshu*.

11.1 Schwitzen (Qi-Mangel)

Ursprung *Great Compendium*

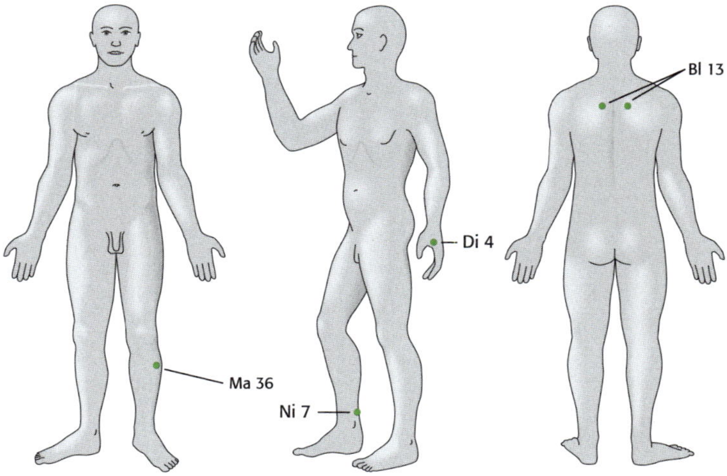

Kombination

Bl 13	*Feishu*
Ma 36	*Zusanli*
Di 4	*Hegu*
Ni 7	*Fuliu*

Ausführung

Tonisieren von Bl 13 *Feishu* und Ma 36 *Zusanli*. Neutrale Nadelung von Di 4 *Hegu* und Ni 7 *Fuliu*.

Funktion

Qi tonisieren, Oberfläche stabilisieren, Schweiß stoppen.

Pathogenese

Durch einen Mangel an Lungen-*Qi* und *Wei*-(Abwehr-)*Qi* verliert die Oberfläche an Festigkeit, und es kommt zu spontaner Schweißbildung.

Leitsymptome und Befunde

- **Symptome:** Schwitzen, spontanes Schwitzen, Abneigung gegen Zugluft, Kurzatmigkeit, Kraftlosigkeit, Gesichtsblässe, Infektanfälligkeit.
- **Zunge:** blasser Zungenkörper, weißer Zungenbelag.
- **Puls:** oberflächlich und kraftlos.

Erläuterung

Obwohl sich die klassischen Texte in ihren Aussagen über das *Wei*-(Abwehr-)*Qi* leicht unterscheiden, lässt sich verallgemeinernd sagen: Das *Wei*-(Abwehr-)*Qi* hat seinen Ursprung im Unteren *Jiao*, es wird im Mittlerem *Jiao* genährt und strömt aus dem Oberen *Jiao*. Es entsteht hauptsächlich aus dem trüben Anteil des Nahrungs-*Qi* von Milz und Magen und zirkuliert mithilfe des Lungen-*Qi* und des Nieren-*Qi* außerhalb der Blutgefäße auf der Körperoberfläche (*Taiyang*-Schicht). Die Hauptfunktionen des *Wei*-(Abwehr-)*Qi* sind das Erwärmen der Muskulatur und der äußeren Hautschichten, das Kräftigen von Haut und Körperoberfläche und die Abwehr äußerer Pathogene. Außerdem kontrolliert das *Wei*-(Abwehr-)*Qi* das „Öffnen und Schließen" der *Cou Li* (Hautporen und Schweißdrüsen), wodurch kontrolliert wird, was aus dem Körper und was in den Körper gelangt. Eine Mangel-Situation von Milz und Magen führt zu einer Schwäche des *Wei*-(Abwehr-)*Qi*, ein Lungen-*Qi*-Mangel geht einher mit der Stagnation des *Wei*-(Abwehr-)*Qi*, wodurch die Oberfläche nicht gefestigt und verschlossen werden kann und es zur spontanen Schweißbildung kommt.

Die Lungen-Leitbahn entspringt im Mittleren *Jiao*, im Bereich des Magens, und verbindet sich mit dem Dickdarm. Dementsprechend heißt es in der Fünf-Elemente-Lehre: „Erde lässt Metall entstehen", weshalb bei einer Schwäche im Metall-Element das Erde-Element gestärkt werden sollte. Da sich die Lungen-Leitbahn zudem mit dem Dickdarm verbindet, sollten bei der Behandlung eines Lungen-*Qi*-Mangels sowohl die Magen- als auch die Dickdarm-Leitbahn berücksichtigt werden.

Bl 13 *Feishu*, der *Shu*-(Transport-)Punkt der Lunge, tonisiert das Lungen-*Qi*, befreit die Oberfläche von äußeren pathogenen Einflüssen und harmonisiert das *Wei*-(Abwehr-)*Qi* und das *Ying*-(Nähr-)*Qi* und lindert dadurch die Schweißbildung. Ma 36 *Zusanli*, der Erdepunkt der Magen-Leitbahn, tonisiert das *Qi* des Mittleren *Jiao*. Durch Kräftigung der Mitte werden der Funktionskreis Lunge und das *Wei*-(Abwehr-)*Qi* unterstützt.

Di 4 *Hegu* reguliert unabhängig vom Krankheitsmuster das *Wei*-(Abwehr-)*Qi* und die *Cou Li* (Hautporen und Schweißdrüsen), er kontrolliert somit das Schwitzen und festigt die Oberfläche.

Der Nierenpunkt Ni 7 *Fuliu* stärkt das Nieren-*Yang* und damit die Wurzel des *Wei*-(Abwehr-)*Qi*, er reguliert das Öffnen und Schließen der *Cou Li* (Hautporen und Schweißdrüsen) und wird eingesetzt bei Erkrankungen, die mit Schweißbildung einhergehen.

> Die Punkte Bl 13, Ma 36, Di 4 und Ni 7 sind eine gute Grundkombination, um übermäßige Schweißbildung zu behandeln, die sich aufgrund eines Mangels an *Wei*-(Abwehr-)*Qi* entwickelt hat. Mit dieser Kombination wird sowohl die Ursache als auch das Symptom behandelt.

Modifikationen

Starkes Schwitzen	Sedieren von Di 4 *Hegu* + Tonisieren von Ni 7 *Fuliu*
Schwaches Schwitzen	Tonisieren von Di 4 *Hegu* + Sedieren von Ni 7 *Fuliu*

Klinische Anwendungen

Hyperhidrosis, Spontanschweiß; Infektanfälligkeit, Prävention von Atemwegserkrankungen, allergischer Schnupfen.

11.2 Schwitzen (Qi- und Yin-Mangel)

Ursprung *Complete Collection, Great Compendium*

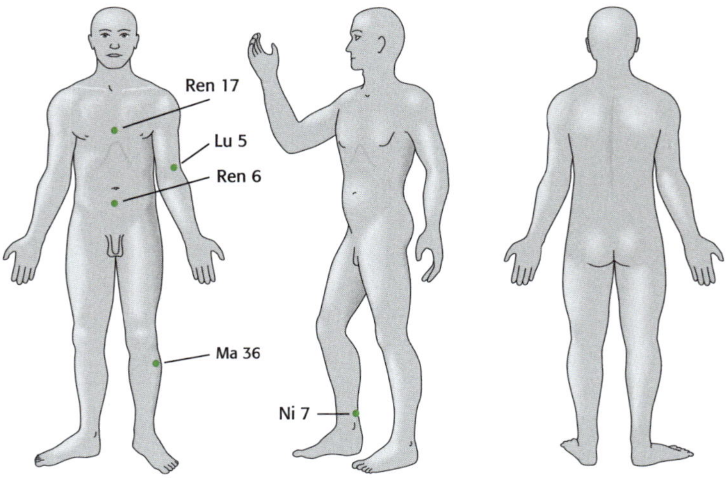

Kombination

Ren 6	*Qihai*
Ren 17	*Shanzhong*
Lu 5	*Chize*
Ma 36	*Zusanli*
Ni 7	*Fuliu*

Ausführung

Ren 17 *Shanzhong* und Ni 7 *Fuliu* sedieren, die anderen Punkte tonisieren.

Funktion

Qi tonisieren, Oberfläche stabilisieren, *Yin* festigen, Schweiß stoppen.

Pathogenese

Mangel-Hitze, die sich infolge eines *Qi*- und *Yin*-Mangels entwickelt hat, führt zu vermehrter Schweißbildung.

Leitsymptome und Befunde

- **Symptome:**
  - Kurzatmigkeit, Müdigkeit, Abgeschlagenheit, Mundtrockenheit und Durst, vermehrtes Schwitzen.
  - Lungen-*Qi*- und *Yin*-Mangel führen zu chronischem Husten mit geringer Schleimproduktion, Kurzatmigkeit, spontanem Schwitzen, Mund- und Zungentrockenheit.
- **Zunge:** trocken.
- **Puls:** fein und schwach, evtl. beschleunigt.

Erläuterung

Aufgrund eines Lungen-*Qi*- und *Yin*-Mangels entsteht Mangel-Hitze, die zu vermehrter Schweißproduktion führt. Die Behandlungsstrategie besteht im Klären der Mangel-Hitze und im Tonisieren von *Qi* und *Yin*.

Ren 6 *Qihai* (Meer des *Qi*) ist der Hauptpunkt dieser Akupunkturkombination, er tonisiert das *Qi* des Mittleren und Unteren *Jiao* und stärkt die untere Quelle des *Wei*-(Abwehr-)*Qi* – Milz, Magen und Niere. Ren 17 *Shanzhong*, der *Hui*-(einflussreiche) Punkt des *Qi*, klärt Mangel-Hitze und reguliert den *Qi*-Fluss im Oberen *Jiao*, er beruhigt das Bronchialsystem und stillt den Hustenreiz. Diese beiden Punkte werden häufig eingesetzt, um das *Qi* zu regulieren und zu tonisieren.

Um optimale Therapieergebnisse zu erzielen, sollte bei der Behandlung von Erkrankungen, die mit einer vermehrten Schweißbildung einhergehen, das Verhältnis zwischen dem *Wei*-(Abwehr-)*Qi* und *Ying*-(Nähr-)*Qi* reguliert werden. Beide gehen aus dem nachgeburtlichen *Qi* von Milz und Magen hervor und werden durch das Lungen- und Nieren-*Qi* im ganzen Körper verteilt.

Während das nährende *Ying*-(Nähr-)*Qi* in den Leitbahnen und Blutgefäßen fließt und die Grundlage der Schweißproduktion darstellt, zirkuliert das *Wei*-(Abwehr-)*Qi* außerhalb der Leitbahnen, in der Haut- und Muskelschicht, und reguliert das Öffnen und Schließen der Poren und damit die Schweißsekretion. Die Kombination aus Lu 5 *Chize*, Ma 36 *Zusanli* und Ni 7 *Fuliu* stärkt Milz und Magen und unterstützt somit die Bildung der gemeinsamen Grundlage des *Wei*-(Abwehr-)*Qi* und *Ying*-(Nähr-)*Qi*, sie tonisiert das *Qi* und *Yin* von Lunge und Niere und klärt Mangel-Hitze der Lunge.

Gemäß dem Prinzip „Bei Fülle zerstreue das Kind“ wird bei einer absoluten oder relativen Fülle der Lunge (Metall) der Wasserpunkt Lu 5 *Chize* sediert, um das Ausbreiten des Lungen-*Qi* zu unterstützen und Leere-Hitze zu klären. Ma 36 *Zusanli*, der Erdepunkt der Magen-Leitbahn, stärkt Milz und Magen und somit ebenfalls die Grundlage des *Wei*-(Abwehr-)*Qi* und *Ying*-(Nähr-)*Qi* und kräftigt die aus dem Mittleren *Jiao* entspringende Lungen-Leitbahn. Ni 7 *Fuliu* nährt Nieren-*Yin* und stoppt die Schweißbildung. Da er auf das Speicherorgan Niere und somit auf den Ursprung des *Wei*-(Abwehr-)*Qi* einwirkt, reguliert er das Öffnen und Schließen der Poren und lindert Schwitzen. Er kann bei spontaner Schweißbildung und bei Nachtschweißen, die durch einen *Qi*- und *Yin*-Mangel mit Leere-Feuer bedingt sind, eingesetzt werden.

Modifikationen

Starkes Schwitzen	Sedieren von Di 4 *Hegu*, Tonisieren von Ni 7 *Fuliu*

Klinische Anwendungen

Hyperhidrosis, postoperatives Schwitzen, Schwitzen nach Entbindung; Tuberkulose.

11.3 Spontane Schweißbildung (Yang-Qi-Mangel)

Ursprung *Great Compendium*

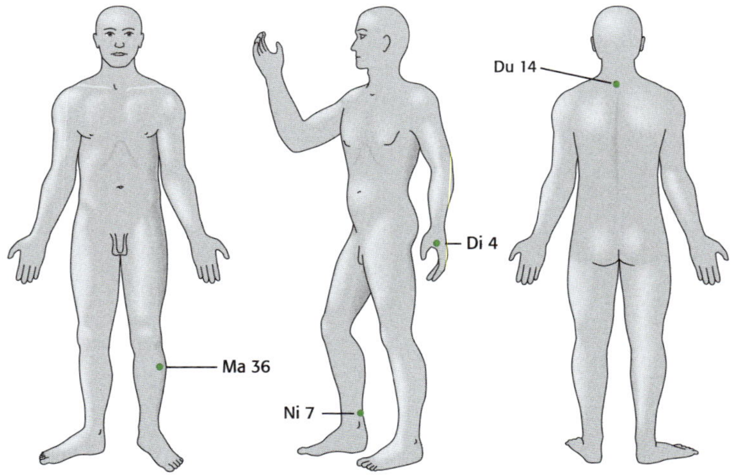

Kombination

Du 14	*Dazhui*
Di 4	*Hegu*
Ni 7	*Fuliu*
Ma 36	*Zusanli*

Ausführung

Tonisieren an allen Punkten, zusätzliche Moxibustion an Du 14 *Dazhui* und Ma 36 *Zusanli*.

Funktion

Qi tonisieren, *Yang* erwärmen, Oberfläche stabilisieren, Schweißbildung stoppen.

Pathogenese

Yang- und *Wei-*(Abwehr-)*Qi*-Mangel führt zu Schweißbildung und Spontanschweiß.

Leitsymptome und Befunde

- **Symptome:** generell schwache Konstitution, Infektanfälligkeit, Anfälligkeit für Wind-Erkrankungen, leichtes Schwitzen, Spontanschweiße, Abneigung gegen kalte Zugluft, kalte Extremitäten, Abgeschlagenheit, Kraftlosigkeit.
- **Zunge:** blasser Zungenkörper, weißer Zungenbelag.
- **Puls:** oberflächlich und leer.

Erläuterung

Bei einem Mangel an *Wei-* und *Yang-Qi* verliert der Körper die Fähigkeit, die Oberfläche und die Poren adäquat zu schließen, wodurch das *Yin* und *Ying-*(Nähr-)*Qi* ungehindert nach außen fließen können und es zur vermehrten Schweißbildung und zu Spontanschweißen kommt, zudem tritt eine Abneigung gegen kalte Zugluft auf.

Am Hauptpunkt dieser Kombination, Du 14 *Dazhui*, treffen sich die sechs *Yang*-Leitbahnen mit dem *Du Mai*, durch eine wärmende Stimulierung in Form einer Moxibustion lassen sich das *Yang-Qi* kräftigen und die Oberfläche festigen.

Die Kombination aus Di 4 *Hegu* und Ni 7 *Fuliu* ist eine traditionell überlieferte Kombination zur Schweißregulation. Sie stärkt sowohl das Nieren-*Yang*, als Wurzel des *Wei*-(Abwehr-)*Qi*, als auch die Verteilung über das Lungen-*Qi*. Beide Punkte regulieren das Öffnen und Schließen der *Cou Li* (Hautporen und Schweißdrüsen), festigen die Oberfläche und eignen sich deshalb sehr gut zur Behandlung von Erkrankungen, die mit einer verstärkten Schweißbildung einhergehen.

Bei der Behandlung von Erkrankungen mit erhöhter Schweißbildung sollte außerdem der Mittlere *Jiao* gestärkt werden, denn Milz und Magen sind der gemeinsame Ursprung von Blut, *Ying*-(Nähr-)*Qi* und Schweiß. Dadurch wird der übermäßige Verbrauch von Schweiß und Körperflüssigkeiten verhindert und das Risiko minimiert, dass sich Leere-Hitze und Leere-Trockenheit entwickeln.

> Akupunktur in Kombination mit Moxibustion an Ma 36 *Zusanli* wärmt das *Yang-Qi* der Mitte, kräftigt das Milz- und Magen-*Qi* und tonisiert die „gemeinsame Quelle von Schweiß und Blut".

Modifikationen

Lungen-*Qi*-Mangel, Husten, Atemgeräusche	+ Moxibustion an Bl 13 *Feishu*
Schmerzen und Schwäche von LWS und Knien, kalte Extremitäten	+ Moxibustion an Bl 23 *Shenshu*

Klinische Anwendungen

Erkältung, Influenza, Atemwegsinfektionen, Asthma bronchiale, Infektanfälligkeit bei Immunschwäche.

11.4 Schwitzen (Yin-Mangel mit Leere-Feuer)

Ursprung *Ode to the Elucidate Mysteries, One Hundred Symtoms*

Kombination

He 6	*Yinxi*
Ni 3	*Taixi*

Ausführung

Sedieren von He 6 *Yinxi*, tonisieren von Ni 3 *Taixi*.

Funktion

Yin nähren, Feuer ausleiten, Oberfläche stabilisieren und Schweiß stoppen.

Pathogenese

Leere-Feuer aufgrund von Herz-Blut-Mangel und *Yin*-Mangel führt zu Nachtschweiß.

Leitsymptome und Befunde

- **Symptome:** Nachtschweiß, Fieber. **Begleitsymptome** sind u. a. gerötetes Gesicht, Unruhe, Mundtrockenheit, trockene spröde Lippen, trockener harter Stuhl, dunkel verfärbter Urin.
- **Zunge:** geröteter Zungenkörper.
- **Puls:** beschleunigt.

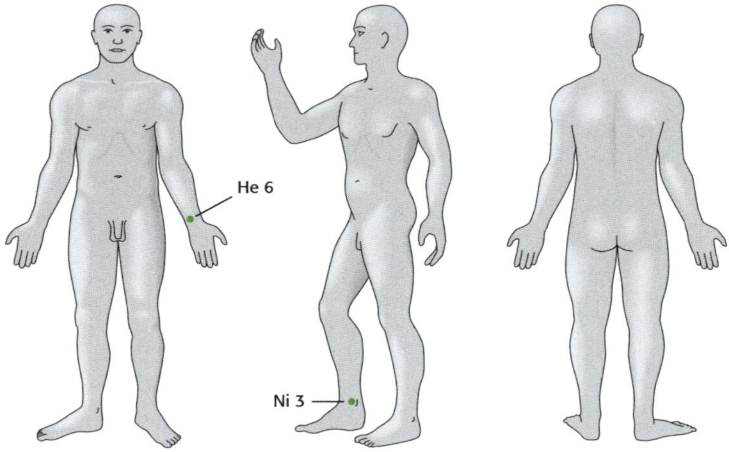

Erläuterung

Ein Herz-*Yin*-Mangel entwickelt sich meist aus einem chronischen Herz-Blut-Mangel und führt zu einem relativen *Yang*-Überschuss mit der Ausbildung von Leere-Feuer. Während der Nacht, der Zeit des *Yin*, sinkt das *Wei*-(Abwehr-)*Qi* in den Körper ein, um genährt zu werden, und das *Ying*-(Nähr-)*Qi* zirkuliert an der Oberfläche, um diese mit Nährstoffen zu versorgen. Bei einem *Yin*-Mangel kann das *Yang* nicht im Körperinneren gespeichert werden und steigt auf. Aufgrund der Synergie von *Yin* und *Yang* steigen mit dem *Yang* auch *Yin*-Flüssigkeiten an die Oberfläche und manifestieren sich als Nachtschweiß.

Da Schweiß und Blut aus einer gemeinsamen Quelle, dem Mittleren *Jiao*, entstehen und Schweiß als die „Flüssigkeit des Herzens" gilt, kommt es bei Nachtschweiß, der sich infolge eines Herz-Blut-Mangels entwickelt, zu einer zweifachen Schädigung des *Yin* – zum einen werden die *Yin*-Flüssigkeiten und das Blut geschädigt, zum anderen kommt es zum Verlust von *Yin*-Nährstoffen, wodurch sich der zugrunde liegende Leere-Zustand weiter verschlimmert. Deshalb hat die Behandlung von Nachtschweiß immer eine hohe Priorität.

He 6 *Yinxi* ist als *Xi*-(Grenz-)Punkt angezeigt bei schweren Erkrankungen sowie bei Erkrankungen, die mit einer Schädigung der *Yin*-Flüssigkeiten des Herzens einhergehen, welche im Inneren Blut und im Äußeren Schweiß sind. Zudem kühlt He 6 *Yinxi* das Herz und klärt das Leere-Feuer. Dies macht ihn zu einem wichtigen Punkt bei der Behandlung von Nachtschweiß, der sich infolge eines *Yin*- und Herz-Blut-Mangels entwickelt hat.

Da nach der Fünf-Elemente-Lehre das Element Wasser das Element Feuer kontrolliert, wirken die *Yin*-Flüssigkeiten der Niere den Fülle-Symptomen und möglichen Schädigungen durch übermäßiges Herz-Feuer entgegen. Tonisieren von Ni 3 Taixi, dem *Yuan*-(Quell-)Punkt der Niere, stärkt das Element Wasser, nährt die *Yin*-Flüssigkeiten der Nieren, und lindert *Yin*-Mangel-Symptome wie Unruhe, Trockenheit von Mund und Lippen, trockener harter Stuhl und dunkel verfärbter Urin.

Modifikationen

Husten mit Blutbeimengung	+ Tonisieren von Lu 5 *Chize*, Sedieren von Lu 10 *Yuji*
Qi- und *Yin*-Mangel	+ Tonisieren von Bl 13 *Feishu*, Bl 43 *Gaohuangshu*, zusätzlich Moxibustion an Bl 43 *Gaohuangshu*
Obstipation	+ Sedieren von Bl 25 *Dachangshu*
Dunkler Urin	+ Sedieren von Ren 4 *Guanyuan* oder Ren 3 *Zhongji*

Klinische Anwendungen

Nachtschweiß, Rekonvaleszenz bei chronischen Erkrankungen wie Lungentuberkulose, Leukämie, Diabetes mellitus.

11.5 Spermatorrhö (Nieren-Qi-Mangel)

Ursprung *Principles of Devine Moxibustion*

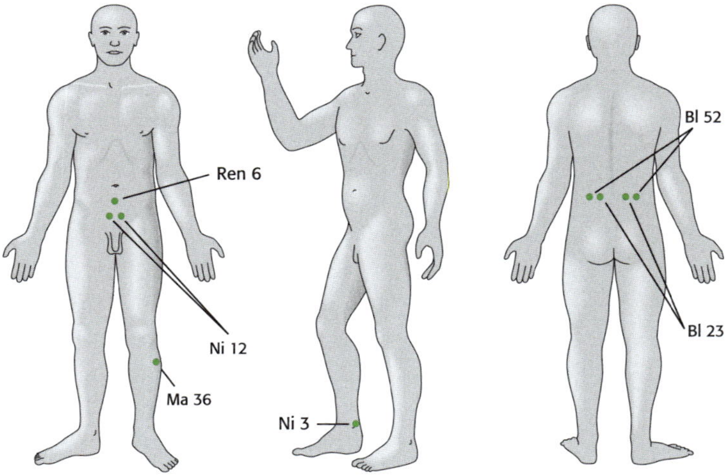

Kombination

Bl 23	*Shenshu*
Ni 3	*Taixi*
Ren 6	*Qihai*
Bl 52	*Zhishi/Jinggong*
Ni 12	*Dahe*
Ma 36	*Zusanli*

Ausführung

Neutrales Nadeln an allen Punkten, zusätzlich sollte an Bl 23 *Shenshu*, Ren 6 *Qihai* und Bl 52 *Jinggong* Moxibustion angewendet werden.

Funktion

Nieren-*Qi* tonisieren, Essenz festigen und die „Pforte der Essenz" stabilisieren.

Pathogenese

Nieren-*Qi*-Mangel, der mit einem Verlust der festigenden *Qi*-Funktionen einhergeht.

Leitsymptome und Befunde

- **Symptome:** Samenausfluss aus der Harnröhre ohne sexuelle Erregung auch durch psychoemotionale Stimulation im Wachzustand auslösbar. Patient hat meist eine dünne, schwache Konstitution, in schweren Fällen kann es begleitend zu erektiler Dysfunktion mit Erektions- und Potenzstörung kommen.
- **Zunge:** blass.
- **Puls:** weich, schwach, kraftlos.

Erläuterung

Die Niere als Wurzel der vorgeburtlichen Energien ist Sitz des *Yuan*-(Ursprungs-)*Qi*, Speicher der Essenz und kontrolliert die „Pforte der Essenz". Bei einem Nieren-*Qi*-Mangel kommt es zum Verlust des Nieren-*Qi* über die „Pforte der Essenz", der sich als unwillkürlicher Samenerguss manifestiert.

Die *Yuan-Shu*-Kombination der Niere, Bl 23 *Shenshu* und Ni 3 *Taixi*, tonisiert das Nieren-*Qi*, nährt das Nieren-*Yin* und stärkt das Nieren-*Yang*. Ren 6 *Qihai* als starker Tonisierungspunkt des *Qi* stärkt das Nieren-*Yang* und hat eine ausgeprägte Wirkung auf den Unteren *Jiao*, speziell auf die Organe des Urogenitaltrakts. Die zusätzliche Moxibustion an allen drei Punkten verstärkt die *Yang-Qi* tonisierende Wirkung der Punkte und hilft, die Essenz zu festigen.

Die Vorne-Hinten-Kombination aus Bl 52 *Zhishi* und Ni 12 *Dahe* festigt die „Pforte der Essenz". Bl 52 *Zhishi* wird auch *Jinggong* (Palast der Essenz) genannt, diese Bezeichnung verweist auf dessen Funktion, das Nieren-*Qi* und -*Yang* zu stärken und seine Anwendung bei Störungen der männlichen Sexualfunktionen wie Impotenz, vorzeitiger Samenerguss und nächtliche Samenergüsse. Ni 12 *Dahe* festigt die Essenz und ist ein wichtiger Lokalpunkt bei der Behandlung von Samenverlust, der durch Nieren-Qi-Mangel hervorgerufen wurde.

Ma 36 *Zusanli* stärkt den Mittleren *Jiao*, der als Quelle nachgeburtlicher Vitalfunktionen fungiert, und beugt so der Entwicklung von Mangel-Symptomen vor oder mindert bereits bestehende Symptome.

Modifikationen

Dünne, schwache Konstitution	+ Moxibustion an Bl 43 *Gaohuangshu*, Du 14 *Dazhui*
Chronische Spermatorrhö	+ Ren 1 *Huiyin*, Mi 6 *Sanyinjiao*

Klinische Anwendungen

Erektile Dysfunktion, Potenzstörung, Spermatorrhö, nächtlicher Samenerguss, Ejaculatio praecox, chronische Gonorrhö, Prostatorrhö, Prostatitis.

11.6 Pollutionen (Yin-Mangel mit Leere-Feuer)

Ursprung *Great Compendium*

Kombination

Ren 4	*Guanyuan*
Bl 23	*Shenshu*
Bl 52	*Zhishi*
Bl 15	*Xinshu*
He 7	*Shenmen*
Pe 6	*Neiguan*
Mi 6	*Sanyinjiao*

Ausführung

Neutrale Nadelung an allen Punkten mit zwischenzeitlicher Nachstimulierung, Dauer der Nadelung: 30 Minuten.

Funktion

Feuer kühlen, Wasser tonisieren, *Jing* (Essenz) festigen, Spermatorrhö stoppen.

Pathogenese

Aufgrund des mangelnden Austauschs von Niere und Herz entwickelt sich ein Nieren-*Yin*-Mangel mit übermäßigem Herz-Feuer, das sich u. a. in unwillkürlichen nächtlichen Samenergüssen zeigt.

Leitsymptome und Befunde

- **Symptome:** unwillkürlicher Samenerguss, meist in Verbindung mit eroti-

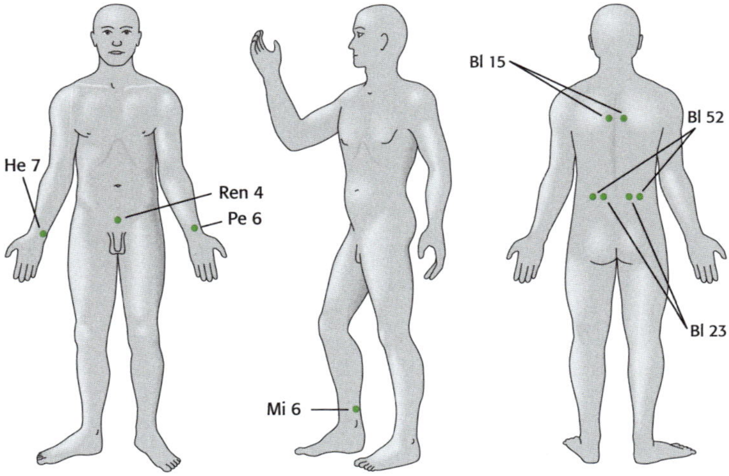

schen Träumen. **Begleitsymptome:** mangelnde Energie, verminderter Antrieb, Unruhe, Schlaflosigkeit, Mundtrockenheit, Tinnitus, Schwindel, Vergesslichkeit, Schmerzen und Kraftlosigkeit der Lenden.

- **Zunge:** leicht geröteter Zungenkörper.
- **Puls:** fein, beschleunigt.

Erläuterung

Aus Sicht der Chinesischen Medizin beherbergt das Herz den *Shen* (Geist) und ist dem Element Feuer zugeordnet, die Niere speichert die Essenz und repräsentiert das Element Wasser. Die Polarität von Herz und Niere stellt die grundlegende Polarität von Feuer und Wasser dar: Das Feuer des Herzens steigt zur Niere ab, um diese zu wärmen und das Nieren-*Yang* zu stärken; das Wasser der Niere steigt zum Herzen auf, um dessen *Yin*-Aspekt zu nähren und das Entstehen eines übermäßigen Herz-Feuers zu verhindern. Bei mangelndem Austausch zwischen Herz und Niere steigt zu wenig Nieren-*Yin* auf, wodurch das Herz-Feuer nicht gekühlt werden kann und es zu Unruhe, Schlaflosigkeit kommt.

Außerdem sinkt das Herz-*Yang* nicht ab, wodurch das Nieren-*Yang* nicht verankert werden kann und übermäßiges Herz-Feuer entsteht. Durch übermäßiges Herz-Feuer wird das Nieren-*Yin* verbraucht, durch nicht verankertes Nieren-*Yang* entsteht „oberflächlich driftendes" Nieren-*Yang*, was sich in folgenden Symptomen bemerkbar macht: unwillkürlicher Samenerguss, Mundtrockenheit, Tinnitus, Schwindel, Vergesslichkeit sowie Schmerzen und Kraftlosigkeit der Lenden.

Durch die hier angewendete Therapiestrategie „Tonisiere den Norden, zerstreue den Süden" wird der Austausch zwischen Niere und Herz wiederhergestellt.

Die *Yuan-Shu*-Kombination des Herzens, He 7 *Shenmen* und Bl 15 *Xinshu*, reguliert das Herz, lindert übermäßiges Herz-Feuer und beruhigt wirkungsvoll in Kombination mit Pe 6 *Neiguan* Herz und *Shen* (Geist) und lindert so Unruhe und Schlaflosigkeit.

An Ren 4 *Guanyuan* treffen sich die drei Fuß-*Yin*-Leitbahnen mit dem *Ren Mai*, er aktiviert das *Yuan*-(Ursprungs-)*Yang* und fördert das Aufsteigen von Nieren-*Yin* zum Herzen.

Bl 23 *Shenshu* und Bl 52 *Zhishi* tonisieren die Niere und festigen die Nieren-Essenz. Insbesondere Bl 52 *Zhishi* ist ein wichtiger Punkt bei Pollution und Spermatorrhö, die sich aufgrund einer Nieren-Schwäche entwickelt haben. Mi 6 *Sanyinjiao* stärkt das nachgeburtliche *Qi* und *Yin* der Milz, er tonisiert das Nieren-*Yin* und fördert als Mittler zwischen Herz und Niere die Zirkulation von aufsteigendem Wasser und absinkendem Feuer.

Modifikationen

Unruhige Träume, Albträume	Moxibustion an Ma 45 *Lidui*, Mi 1 *Yinbai*
Chronisch persistierende Pollutionen oder Spermatorrhö	Ren 1 *Huiyin*

Klinische Anwendungen

Pollutionen, Spermatorrhö, erektile Dysfunktion.

11.7 Ejakulationsstörungen

Ursprung *Illustrated Supplement, Supplementing Life*

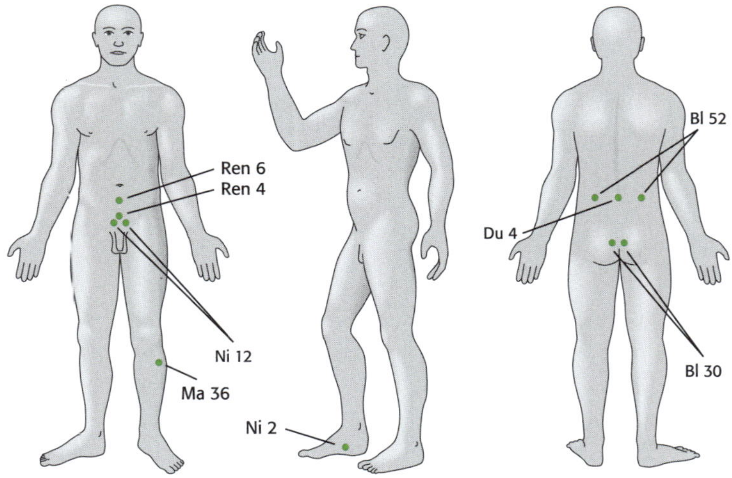

Kombination

Du 4	*Mingmen*
Bl 30	*Baihuanshu*
Bl 52	*Zhishi*
Ren 6	*Qihai*
Ren 4	*Guanyuan*
Ni 12	*Dahe*
Ni 2	*Rangu*
Ma 36	*Zusanli*

Ausführung

Tonisieren an allen Punkten, Moxibustion möglich.

Funktion

Wärmen und Tonisieren von Nieren-*Yang*, Stabilisieren der Essenz.

Pathogenese

Ejakulationsstörungen aufgrund von Nieren-*Yang*-Mangel.

Leitsymptome und Befunde

- **Symptome:** Ejaculatio praecox, Spermatorrhö, Pollution, Müdigkeit, Antriebslosigkeit, Schwäche und Schmerzen im Lendenbereich, Tinnitus.
- **Zunge:** blass, weißer Zungenbelag.
- **Puls:** fein, schwach.

Erläuterung

Das Nieren-*Yang* ist die Wurzel der männlichen Sexualität und Triebkraft der Fortpflanzung. Bei einem Nieren-*Yang*-Mangel können Sexualstörungen und Ejakulationsstörungen wie frühzeitige Ejakukation, Spermatorrhö und Pollution auftreten. Da das Nieren-*Yang* der energetische Teil des Nieren-*Qi* ist, bestehen bei einem Nieren-*Yang*-Mangel meist auch Symptome eines Nieren-*Qi*-Mangels wie Müdigkeit, Antriebslosigkeit, Schwäche und Schmerzen im Lendenbereich und Tinnitus.

Du 4 *Mingmen* und Bl 52 *Zhishi* werden beide auch als *Jinggong* (Palast der Essenz) bezeichnet. Da der *Du Mai* sowohl in die Nieren als auch in das Gehirn eindringt, unterstützt Du 4 *Mingmen* das Aufsteigen der Essenz zum Gehirn und behandelt ebenso unwillkürliche Samenergüsse wie Schwindel und Tinnitus. Bl 52 *Zhishi* stärkt das Nieren-*Yang* und kräftigt den Speicherort der Essenz und ist deshalb geeignet zur Behandlung von Impotenz, vorzeitigem Samenerguss und nächtlichen Samenergüssen. Bl 30 *Baihuanshu* ist ein wichtiger Lokalpunkt bei Ejakulationsstörungen. Diese drei Punkte als Hauptpunkte der Kombination erwärmen und stärken das Nieren-*Yang*, stabilisieren die *Jing* (Essenz) und lindern Ejakulationsstörungen.

Akupunktur und Moxibustion an Ren 6 *Qihai* (Meer des *Qi*), Ren 4 *Guanyuan* (Tor des *Yuan*-[Ursprungs-]*Qi*), Ni 2 *Rangu* und Ni 12 *Dahe* unterstützen die oberen drei Hauptpunkte in ihrer Nieren-*Yang* stärkenden und Essenz festigenden Funktion. Zudem wird durch die wärmende Stimulierung die *Jing* (Essenz) aufgefüllt.

Ma 36 *Zusanli* tonisiert das nachgeburtliche *Qi* von Milz und Magen und füllt dadurch die Nieren als die Quelle des vorgeburtlichen *Qi* auf.

Klinische Anwendungen

Ejaculatio praecox, Spermatorrhö, Pollutionen, sexuelle Dysfunktion, erektile Dysfunktion, Impotenz.

11.8 Chronische Diarrhö (Milz- und Nieren-Yang-Mangel)

Ursprung *Principles of Devine Moxibustion*

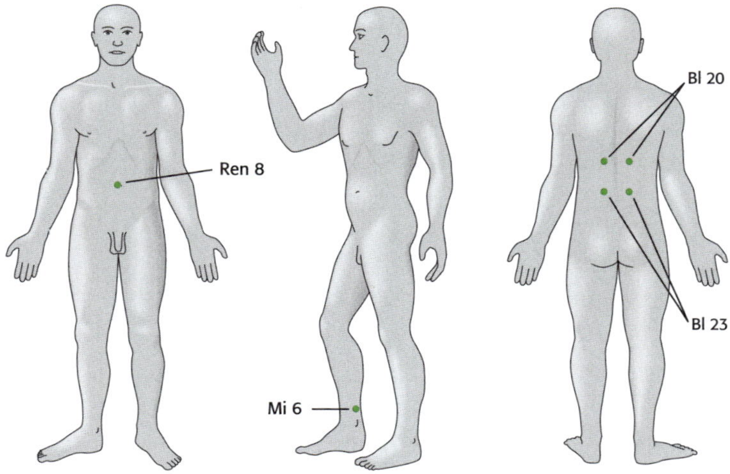

Kombination

Bl 23	*Shenshu*
Bl 20	*Pishu*
Ren 8	*Shenque*
Mi 6	*Sanyinjiao*

Ausführung

Tonisieren aller Punkte, Moxibustion an Bl 23 *Shenshu* und Bl 20 *Pishu*, indirekte Moxibustion mit Salz-Zwischenlage an Ren 8 *Shenque*.

Funktion

Milz und Niere wärmen und tonisieren, Darm festigen, Diarrhö stoppen.

Pathogenese

Ein Milz-*Yang*- und Nieren-*Yang*-Mangel führt zu einem Verlust der haltenden Darmfunktionen und damit zum Verlust von Darminhalt.

Leitsymptome und Befunde

- **Symptome:** chronische Diarrhö, Wärme- und Druckaffinität im Abdomen, Mattigkeit, Appetitlosigkeit, Schmerzen und Schwächegefühl im Lendenbereich, kalte Extremitäten, in manchen Fällen mit Analprolaps.
- **Zunge:** blasser Zungenkörper, weißer Zungenbelag.
- **Puls:** fein und schwach.

Erläuterung

Milz-*Yang*- und Nieren-*Yang*-Mangel gehen einher mit dem Verlust der haltenden und flüssigkeitsresorbierenden Darmfunktionen, deshalb kommt es zum übermäßigen Verlust von Darminhalten in Form von Diarrhö.

Der Hauptpunkt dieser Kombination ist Ren 8 *Shenque*, der eine wichtige Verbindungsstelle zum Sitz des *Yuan*-(Ursprungs-)*Qi* darstellt. Durch Moxibustion mit einer Salz-Zwischenlage werden das *Yuan*-(Ursprungs-)*Qi* tonisiert sowie Milz- und Nieren-*Yang* gestärkt. Außerdem werden der Darmtrakt unterstützt und der Stuhl gefestigt.

Die Moxibustion an den *Shu*-(Transport-)Punkten von Milz und Niere, Bl 20 *Pishu* und Bl 23 *Shenshu*, unterstützt die Milz- und Nieren-*Yang* stärkende Wirkung von Ren 8 *Shenque* und festigt den Darmtrakt. Mi 6 *Sanyinjiao* stärkt die Milz und reguliert den Mittleren *Jiao*, kräftigt den Darmtrakt, leitet Feuchtigkeit über die Harnwege und festigt so den Stuhl.

Cave: Diese Kombination sollte nicht in Fällen von Diarrhö angewendet werden, die durch Feuchte-Hitze und Nahrungs-Stagnation entstanden ist.

Modifikationen

Analprolaps	+ Moxa an Du 20 *Baihui*
Übelkeit, Appetitlosigkeit	+ Sedieren von Pe 6 *Neiguan*, Tonisieren von Ren 12 *Zhongwan*

Klinische Anwendungen

Chronische Diarrhö, chronische Enteritis, chronische Kolitis; Rektumprolaps.

11.9 Analprolaps

Ursprung *Outline and Details of Medicine*

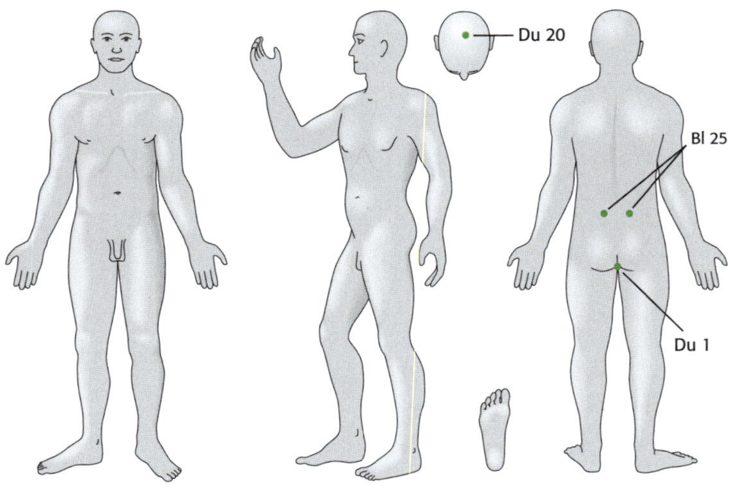

Kombination

Du 20	*Baihui*
Du 1	*Changqiang*
Bl 25	*Dachangshu*

Ausführung

Neutrales Nadeln von Du 1 *Changqiang* und Bl 25 *Dachangshu*, Moxibustion an Du 20 *Baihui*.

Funktion

Qi tonisieren und Abgesunkenes anheben und stabilisieren.

Pathogenese

Absinkendes *Qi* infolge eines Milz-*Qi*-Mangels.

Leitsymptome und Befunde

- **Symptome:** Prolaps während des Stuhlgangs, der entweder von allein zurückgeht oder sich mit dem Finger wieder hineindrücken lässt. In schweren Fällen kann der Prolaps durch Husten, Heben oder längere körperliche Anstrengung ausgelöst werden. **Begleitsymptome:** Kurzatmigkeit, Kraftlosigkeit, Appetitlosigkeit, gelbliche Gesichtsfarbe, Schwindel, Palpitationen.
- **Zunge:** blasser Zungenkörper, weißer Zungenbelag.
- **Puls:** sanft und fein.

Erläuterung

Ein Analprolaps ist die Folge eines chronischen Milz-*Qi*-Mangels, bei dem es aufgrund der mangelnden Haltefunktion des Milz-*Qi* zum Vorfall (Prolaps) des Afters vor die äußere Haut kommt. Diese Akupunkturkombination tonisiert das *Yang-Qi* und stärkt damit die Halte- und Stützfunktion des Milz-*Qi* und stabilisiert den Unteren *Jiao*.

Der *Du Mai* zieht um den Anus und steigt entlang der Wirbelsäule nach oben, er dringt in das Gehirn ein und kommt an dem Punkt Du 20 *Baihui* wieder an die Oberfläche. Dort trifft er sich mit den *Yang*-Leitbahnen, wodurch dieser Punkt entscheidenden Einfluss hat auf die Funktion und Bewegung des *Yang-Qi*. Moxibustion an Du 20 *Baihui* hebt nach unten sinkendes *Yang-Qi* am entgegengesetzten Ende des *Du Mai* an und ist geeignet für die Behandlung eines Analprolaps. Du 1 *Changqiang*, der Anfangspunkt des *Du Mai*, der dem Punkt Du 20 *Baihui* auf der Körperachse gegenübersteht, erfüllt hier zwei wichtige Funktionen: Zum einen unterstützt er die Wirkung von Du 20 *Baihui* und zum anderen ist er ein wichtiger Lokalpunkt des Analbereichs und deshalb geeignet zur Behandlung eines Anal- und Rektumprolapses sowie bei Hämorrhoiden und Defäktionsstörungen. Beide Punkte sind eine wirkungsvolle Grundkombination bei einem Analprolaps unterschiedlicher Genese.

Der Milz-*Qi*-Mangel ruft infolge der verminderten Haltefunktion des *Qi* ein Absinken des Afters (Endstück des Dickdarms) hervor, was wiederum das Entstehen eines Analprolapses fördert. Der *Shu*-(Transport-)Punkt des Dickdarms, Bl 25 *Dachangshu* tonisiert und reguliert den *Qi*-Fluss des Dickdarms und stellt einen wichtigen Punkt zur Behandlung von Analprolaps dar.

Modifikationen

Blutige Hämorrhoiden	+ Moxibustion an Du 4 *Mingmen*, neutrale Nadelung an Bl 57 *Chengshan* und M-UE 29 *Erbai*
Absinken des *Qi* des Mittleren *Jiao*, mangelnde Festigkeit des Bindegewebes	+ Moxibustion an Ren 6 *Qihai* und Ren 4 *Guanyuan*, neutrale Nadelung an Ma 36 *Zusanli*

Klinische Anwendungen

Rektumprolaps, Analprolaps, Hämorrhoiden.

11.10 Leukorrhö (Milz-Qi-Schwäche, Leber-Qi-Stagnation)

Ursprung *The Divinely Responding Classic*

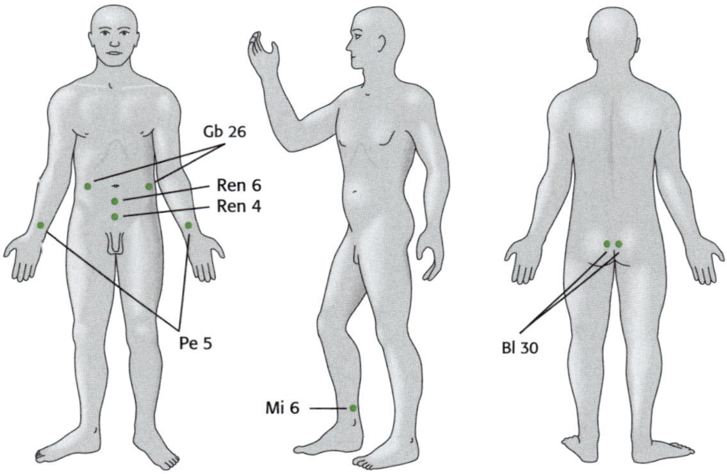

Kombination

Gb 26	*Daimai*
Ren 4	*Guanyuan*
Ren 6	*Qihai*
Mi 6	*Sanyinjiao*
Bl 30	*Baihuanshu*
Pe 5	*Jianshi*

Ausführung

Tonisieren von Mi 6 *Sanyinjiao*, zusätzliche Moxibustion an Gb 26 *Daimai*, Ren 4 *Guanyuan*, und Ren 6 *Qihai*. Sedieren an Bl 30 *Baihuanshu* und Pe 5 *Jianshi*.

Funktion

Qi tonisieren, Ausfluss stoppen, Milz stärken, Feuchtigkeit transformieren.

Pathogenese

Leber-*Qi*-Stagnation mit Milz-*Qi*-Schwäche führen zur Ansammlung trüber Feuchtigkeit, die über den Unteren *Jiao* nach unten strömt.

Leitsymptome und Befunde

- **Symptome:** Chronischer weißlicher Vaginalausfluss geringer Menge, evtl. übel riechend. Gesichtsblässe, Müdigkeit, Kraftlosigkeit, Unruhe, Nervosität.
- **Zunge:** weißer Zungenbelag.
- **Puls:** träge.

Erläuterung

Leukorrhö entsteht durch absinkende trübe Nässe, die sich infolge eines Milz-*Qi*-Mangels, durch äußere Feuchtigkeit, durch einen Nieren-*Yin* und -*Yang*-Mangel oder durch eine Leber-*Qi*-Stagnation, die den *Dai Mai* (Gürtelgefäß) schädigt, entwickelt.

Gb 26 *Daimai* reguliert das Gürtelgefäß und leitet Feuchtigkeit aus, was ihn zu einem der wichtigsten Punkte bei Leukorrhö macht.

Moxibustion an Ren 4 *Guanyuan* und Ren 6 *Qihai* stärkt das *Yuan*-(Ursprungs-)*Qi*, nährt die *Jing* (Essenz), tonisiert den *Ren Mai* und festigt das Gürtelgefäß. Mi 6 *Sanyinjiao* tonisiert die Milz, fördert die Umwandlung und Ausleitung von Feuchtigkeit und harmonisiert den Unteren *Jiao*. Gemeinsam unterstützen diese drei Punkte Gb 26 *Daimai*, indem sie das *Yuan*-(Ursprungs-)*Qi* und das Milz-*Qi* tonisieren und die Essenz auffüllen.

Bl 30 *Baihuanshu* klärt die Feuchte-Hitze des Unteren *Jiao* und reguliert aufgrund seiner anatomischen Lage, die Funktionen des Uterus und des Urogenitalsystems. Er ist besonders angezeigt bei Leukorrhö, Pollution und Spermatorrhö.

Im *Huang Di Nei Jing* heißt es: „Der *Bao Mai* (Uterus-Leitbahn) gehört zum Herzen und ist mit dem Uterus verbunden", Pe 5 *Jianshi* reguliert die Menstruation und lindert Unruhe und Nervosität.

Modifikationen

Leber-*Qi*-Stagnation mit Unwohlsein und Völlegefühl im Thorax und in den lateralen Rippenbögen	+ Sedieren von Gb 34 *Yanglingquan*, Le 3 *Taichong*
Milz-*Qi*-Schwäche mit Appetitlosigkeit, Abgeschlagenheit, Kraftlosigkeit	+ Tonisieren von Ren 12 *Zhongwan*, Ma 36 *Zusanli*
Nieren-*Yang*-Mangel mit Schmerzen und Kraftlosigkeit (Lumbalbereich, Knie), vermehrte Miktion, weißliche, flüssige Leukorrhö	+ Moxibustion an Bl 23 *Shenshu*

Klinische Anwendungen

Leukorrhö, Zervizitis, Vaginitis, abnormer Vaginalfluor, Infertilität.

11.11 Leukorrhö (Milz-Yang-Mangel)

Ursprung *Ode of the Jade Dragon*

Kombination

Ren 4	*Guanyuan*
Gb 26	*Daimai*
Ma 36	*Zusanli*
Mi 6	*Sanyinjiao*

Ausführung

Neutrale Nadelung an allen Punkten, zusätzliche Moxibustion an Ren 4 *Guanyuan*, Gb 26 *Daimai* und Ma 36 *Zusanli*.

Funktion

Milz-*Qi* tonisieren, Mitte erwärmen, Kälte aus dem Mittleren und Unteren *Jiao* vertreiben, Leukorrhö stoppen.

Pathogenese

Eine Milz- und Magen-*Qi*-Schwäche mit *Yang*-Mangel im Mittleren und Unteren *Jiao* führt zur Ansammlung trüber Feuchtigkeit, die über den Unteren *Jiao* nach unten strömt.

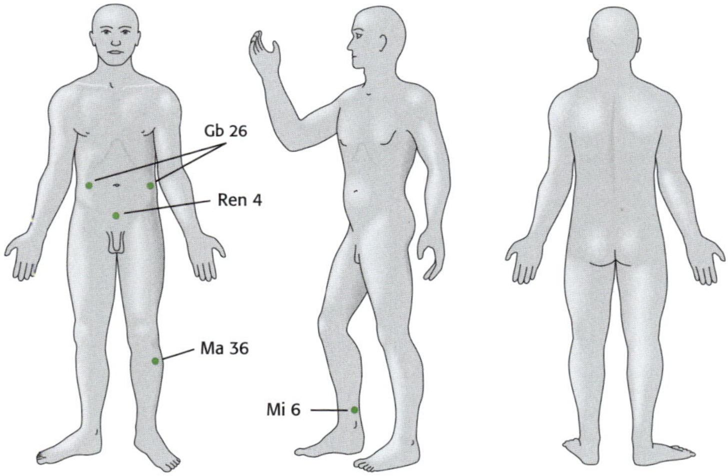

Leitsymptome und Befunde

- **Symptome:** chronische Leukorrhö mit dünnflüssigem, durchsichtigem bis weißlichem Ausfluss mit fischartigem Geruch. **Begleitsymptome:** Schweregefühl und Kraftlosigkeit im Lumbalbereich, Schwindel, Antriebslosigkeit, Kraftlosigkeit, kalte Extremitäten, Appetitlosigkeit, dünner Stuhl.
- **Zunge:** blasser Zungenkörper, weißer feuchter Zungenbelag.
- **Puls:** träge und schwach oder tief und verlangsamt.

Erläuterung

Moxibustion an Ren 4 *Guanyuan* und Ma 36 *Zusanli* wärmt und stabilisiert den Mittleren und Unteren *Jiao*, stärkt das Milz-*Qi* und unterstützt die Umwandlung von Feuchtigkeit. Gb 26 *Daimai* stabilisiert und reguliert den *Dai Mai* (Gürtelgefäß), leitet Feuchtigkeit aus, tonisiert das *Yang-Qi* und stoppt Leukorrhö.

Mi 6 *Sanyinjiao*, der Treffpunkt der drei Fuß-*Yin*-Leitbahnen, reguliert das Zusammenspiel von Milz, Leber und Niere, tonisiert das Milz-*Qi* und leitet Feuchtigkeit aus.

Modifikationen

Appetitlosigkeit	+ Ren 12 *Zhongwan*, Le 13 *Zhangmen*, Bl 20 *Pishu*
Dünnflüssiger Stuhl	+ Ma 25 *Tianshu*, Bl 25 *Dachangshu*

Klinische Anwendungen

Leukorrhö, Zervizitis, Vaginitis, Vaginalfluor, Infertilität.

11.12 Hypermenorrhö (Beng Lou)

Ursprung *Great Compendium*

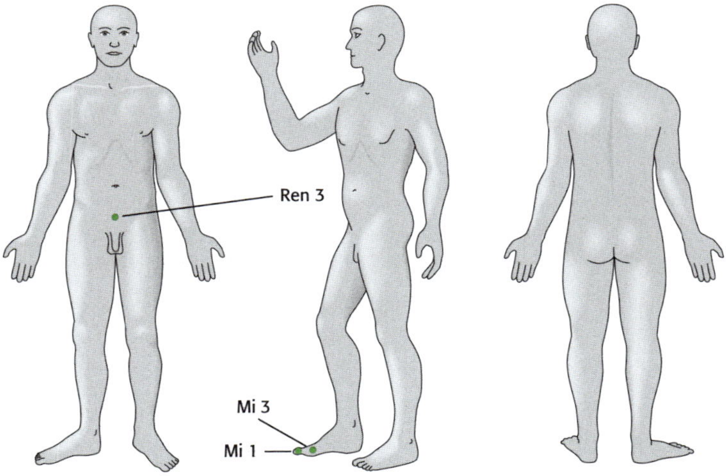

Kombination

Mi 1	*Yinbai*
Ren 3	*Zhongji*
Mi 3	*Taibai*

Ausführung

Tonisieren an Mi 3 *Taibai*, Moxibustion an Mi 1 *Yinbai* und Ren 3 *Zhongji*.

Funktion

Qi tonisieren, *Yang-Qi* anheben, den Blutfluss stabilisieren und die Menstruation festigen.

Pathogenese

Milz-*Qi*-Schwäche und mangelnde Stabilität des *Chong Mai* lassen das *Beng*-Syndrom (starke und lang anhaltende Menstruationsblutung) entstehen.

Leitsymptome und Befunde

- **Symptome:** starke Menstruationsblutung und/oder länger als 7 Tage andauernde Uterusblutung außerhalb der Menstruation. Das Blut ist meist blassrot und wässrig-flüssig. Oft einhergehend mit Palpitation und Kurzatmigkeit.
- **Zunge:** blasser Zungenkörper.
- **Puls:** gering und schwach.

Erläuterung

Die chinesische Bezeichnung *Beng Lou* steht für zwei unterschiedliche, jedoch oft zusammen auftretende Symptome. *Beng* bezeichnet eine starke, schwallartige Blutung, *Lou* eine kontinuierliche Menstruationsblutung oder ein ununterbrochenes Tröpfeln von Blut aus dem Uterus. Diese beiden Zustände können gemeinsam auftreten oder sich gegenseitig bedingen. Nach einem starken Verlust von *Qi* und Blut aufgrund eines akuten *Beng*-Syndroms kann sich ein chronisches *Lou*-Syndrom entwickeln. Ebenso kann ein unbehandeltes *Lou*-Syndrom zu einem *Qi*-Mangel führen oder die Entwicklung von Blut-Stase fördern, welche wiederum ein akutes Beng-Syndrom hervorrufen kann.

Beng-Lou-Störungen entwickeln sich meist infolge einer Milz- und Nieren-Schwäche, die mit einer Instabilität des *Chong Mai* (Durchdringungsgefäß) und *Ren Mai* (Konzeptionsgefäß) einhergeht.

Moxibustion an Mi 1 *Yinbai* tonisiert das Milz-*Yang* und kräftigt die Funktion des Milz-*Qi*, das Blut in den Gefäßen zu halten, und stillt dadurch übermäßige Menstruationsblutungen. Mi 3 *Taibai* tonisiert das Milz-*Qi* und verstärkt die Wirkung von Mi 1 *Yinbai*.

Moxibustion an Ren 3 *Zhongji* tonisiert *Qi*, reguliert die Menstruation und stabilisiert den *Chong Mai*.

Modifikationen

Stark ausgeprägte Symptome	M-CA 18 *Zigong*
Yang-Verlust-Symptome wie Schwitzen, kalte Extremitäten, dünner, verschwindender Puls	+ indirekte Moxibustion mit Salz-Zwischenlage an Ren 8 *Shenjue*
Profuse und anhaltende Menstruationsblutung	+ Le 3 *Taichong*

Klinische Anwendungen

Unregelmäßige Menstruation, Hypermenorrhö, Metrorrhagie.

11.13 Metrorrhagie (Beng Lou)

Ursprung *Great Compendium*

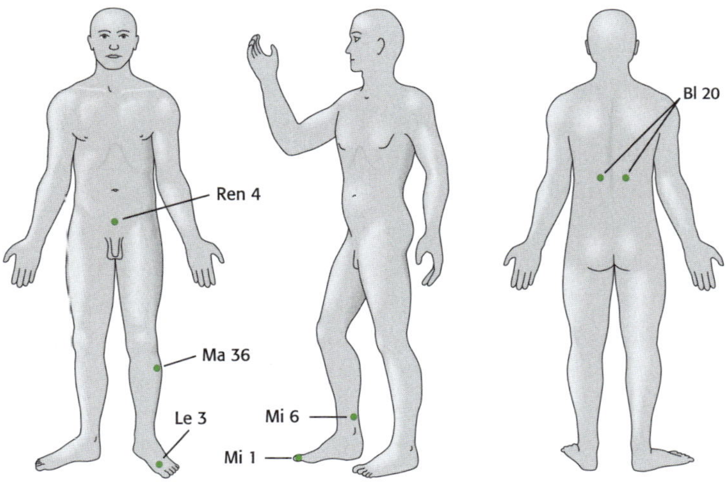

Kombination

Ren 4	*Guanyuan*
Mi 6	*Sanyinjiao*
Bl 20	*Pishu*
Ma 36	*Zusanli*
Mi 1	*Yinbai*
Le 3	*Taichong*

Ausführung

Neutrale Nadelung aller Punkte, zusätzliche Moxibustion an Ren 4 *Guanyuan*, Bl 20 *Pishu* und Ma 36 *Zusanli*. Reine Moxibustion an Mi 1 *Yinbai*.

Funktion

Qi tonisieren, Blut aufnehmen, Uterusblutungen stoppen.

Pathogenese

Chronische Milz-*Qi*-Schwäche und mangelnde Stabilität des *Chong Mai* führen zur Entwicklung des *Lou*-Syndroms (lang anhaltende Menstruationsblutung).

Leitsymptome und Befunde

- **Symptome:** kontinuierliche Menstruationsblutung oder ununterbrochenes Tröpfeln von Blut aus dem Uterus außerhalb der Menstruation. Blut kann hell oder dunkel sein. **Begleitsymptome:** Kälte und Schmerzen im Unterbauch mit Linderung durch Druck und Wärme, Affinität zu warm-heißen Getränken, Gesichtsblässe, verminderte Körpertemperatur, Frieren, kalte Extremitäten, erhöhtes Schlafbedürfnis, Appetitlosigkeit.
- **Zunge:** weißer Zungenbelag.
- **Puls:** tief, fein, verlangsamt und schwach.

Erläuterung

Zum *Beng-Lou*-Syndrom ▶Kapitel 11.12 (Hypermenorrhö).

Ren 4 *Guanyuan* ist einer der wichtigsten Tonisierungspunkte, er ist der Treffpunkt der Milz-, Leber- und Nieren-Leitbahnen mit dem *Chong Mai* (Durchdringungsgefäß) und *Ren Mai* (Konzeptionsgefäß). Er reguliert den *Chong Mai* und *Ren Mai*, tonisiert die Niere, unterstützt die Essenz und stärkt das Milz-*Qi* in seiner Funktion, das Blut in den Gefäßen zu halten, und er fördert das Leber-*Qi* darin, den Blutfluss zu kontrollieren.

Mi 6 *Sanyinjiao* nährt das Blut und stärkt das Milz-*Qi* in seiner Funktion, Blut in den Gefäßen zu halten, weshalb er ein wichtiger Punkt bei gynäkologischen Erkrankungen, z.B. von Menstruationsbeschwerden und Leukorrhö ist. Moxibustion an Mi 1 *Yinbai*, dem *Jing*-(Brunnen-)Punkt der Milz-Leitbahn, stärkt das Milz-*Yang* und hilft, Blutungen zu stillen, was ihn zu einem wichtigen Punkt bei der Behandlung des *Beng-Lou*-Syndroms macht.

Aufgrund des chronischen Blutverlusts besteht die Gefahr, dass sich ein sekundäres *Qi*- und Blut-Mangel-Syndrom ausbildet. Um dies zu verhindern, wird Ma 36 *Zusanli* mit Bl 20 *Pishu*, dem *Shu*-(Transport-)Punkt der Milz, kombiniert, um Milz und Magen zu stärken und den Mittleren *Jiao* als die Quelle des nachgeburtlichen *Qi* und Bluts zu tonisieren.

Die Leber hat wichtige Funktionen bei der Regulation des Menstruationszyklus, da sie einerseits als Blutspeicher fungiert und andererseits das Leber-*Qi* für den ungehinderten Blutfluss bereitstellt. Le 3 *Taichong*, der *Yuan*-(Quell-)Punkt der Leber-Leitbahn, ist ein wichtiger Punkt zur Behandlung von Menstruationsbeschwerden. Er verteilt das Leber-*Qi*, unterstützt das Leber-Blut und -*Yin* und reguliert die Menstruation.

Modifikationen

Kälte und Schmerzen im Unterbauch	Ren 6 *Qihai*
Appetitlosigkeit	+ Moxibustion und Akupunktur an Ren 12 *Zhongwan*

Klinische Anwendungen

Unregelmäßige Menstruation, Hypermenorrhö, Metrorrhagie.

12 Shen (Geist) beruhigende Kombinationen

Einleitung

Shen (Geist) beruhigende Akupunkturkombinationen besänftigen den *Shen* (Geist) und sind geeignet, *Shen*-(Geist-)Störungen zu behandeln, die infolge eines Missverhältnisses oder aufgrund einer Störung folgender Funktionskreise entstanden sind:

- Herz: beherbergt *Shen*, den Geist.
- Leber: beherbergt *Hun*, die Wanderseele.
- Niere: beherbergt *Zhi*, den Willen.

Shen-(Geist-)Störungen vom **Fülle-Typ** entwickeln sich infolge einer Leber-*Qi*-Stagnation oder aus Angst und Furcht einflößenden äußeren Gegebenheiten. Typische Symptome sind Reizbarkeit, körperliche und geistige Unruhe, starke Furcht, Angst oder Wut.

Shen-(Geist-)Störungen vom **Leere-Typ** entstehen aus kognitiver Überlastung, vermehrtem Grübeln und Sich-Sorgen. Dies führt zu einem Herz- und Leber-*Yin*- und Blut-Mangel und geht einher mit einer Unterversorgung des Herzens und des *Shen* (Geist) sowie mit aufsteigendem Leere-Feuer. Typische Symptome sind Palpitationen, Reizbarkeit, Unruhe, Vergesslichkeit, Furcht, Schlafstörungen.

Oft liegt jedoch eine kombinierte **Fülle- und Leere-Symptomatik** vor. In diesen Fällen müssen bei der Behandlung nährende und sedierende Methoden kombiniert werden, um adäquat auf die komplizierten Krankheitsmuster reagieren zu können. Häufig können Komplikationen wie innere Hitze, Schleim-Akkumulation und Blut-Stasen entstehen. Die Behandlung dieser Muster wird in den jeweiligen Abschnitten besprochen.

Kombinationen zu Beruhigung von Herz und Shen (Geist)

Diese sedierenden Kombinationen sind angezeigt bei *Shen*-(Geist-)Störungen des Fülle-Musters, die gekennzeichnet sind durch exzessives Herz-*Yang* und emporloderndes Herz-Feuer.

- **Symptome:** körperliche Unruhe, Reizbarkeit, Ruhelosigkeit, Schlafstörungen, Palpitationen, starke Angst, Furcht und Wut.
- **Akupunkturpunkte:** Häufig verwendete Punkte liegen entlang des *Du Mai* sowie auf den Herz-, Perikard- und den *Yangming*-Leitbahnen (Magen und Dickdarm) wie z.B. Du 24 *Shenting*, He 8 *Shaofu*, Pe 6 *Neiguan*, Di 11 *Quchi*.

Tonisierende Kombinationen zur Beruhigung des Shen (Geist)

Die tonisierenden Kombinationen kommen zur Anwendung bei *Shen*-(Geist-)Störungen vom Mangel-Typ aufgrund von *Yin*- und Blut-Mangel mit aufsteigender Mangel-Hitze.

- **Symptome:** Reizbarkeit, Unruhe, Abgeschlagenheit, Schlafstörungen, Palpitationen, Furcht, Nachtschweiß, Vergesslichkeit, eine rote Zunge mit geringem Belag.
- **Akupunkturpunkte:** Häufig verwendete Punkte liegen entlang der Nieren-, Milz-, Leber- und Blasen-Leitbahn wie z.B. Bl 15 *Xinshu*, Bl 17 *Geshu*, Bl 20 *Pishu*, Pe 6 *Neiguan*, M 6 *Sanyinjiao*, Ni 3 *Taixi*, Le 2 *Xingjian*.

Kombinationen zur Behandlung von Epilepsie

Diese Kombinationen werden eingesetzt bei epileptischen Störungen und Krampfanfällen, Konvulsionen sowie bei Schlaganfall. Aus Sicht der Chinesischen Medizin ist Epilepsie die Folge eines Missverhältnisses zwischen den *Zang-Fu*-Organen, das damit einhergeht, dass sich trüber Schleim ansammelt. Verbindet sich dieser Schleim mit Hitze und Leber-Wind, bildet sich Schleim-Hitze, die das Herz und die Sinnesorgane blockiert und eine akute *Shen*-(Geist-)Störung mit Bewusstlosigkeit, Sturz, Muskelkrämpfen und -starre sowie Sensibilitätsstörungen hervorrufen kann.

In der klassischen Literatur gibt es viele Kombinationen zur Behandlung der Epilepsie. Im klinischen Alltag spielt die Behandlung der akuten Epilepsie jedoch eine untergeordnete Rolle. Obwohl die hier aufgeführten Akupunkturkombinationen alle unter der Bezeichnung „Epilepsie" aufgeführt sind, können sie auch bei verschiedenen anderen neurologischen Störungen eingesetzt werden.

Die Behandlung ist zweiphasig:

- In der Akutphase des Anfalls müssen die Sinnesorgane geöffnet und der *Shen* (Geist) geweckt werden.
- Während der Rekonvaleszenz wird vermehrt Hitze ausgeleitet und Schleim aufgelöst. Zusätzlich sollte, für einen längerfristigen Therapieerfolg, außerhalb der Anfälle eine Behandlung der zugrunde liegenden Symptomatik erfolgen.

Häufig verwendete Akupunkturpunkte liegen entlang des *Du Mai* und *Ren Mai* sowie auf der Nieren-, Perikard-, Magen- und Dünndarm-Leitbahn wie z.B. Du 26 *Renzhong*, Ren 15 *Jiuwei*, Ni 1 *Yongquan*, Ma 40 *Fenglong*, Dü 3 *Houxi*, Pe 5 *Jianshi*.

12.1 Manie (Schleim-Hitze greift das Herz an)

Ursprung *Great Compendium,* The Divinely Responding Classic

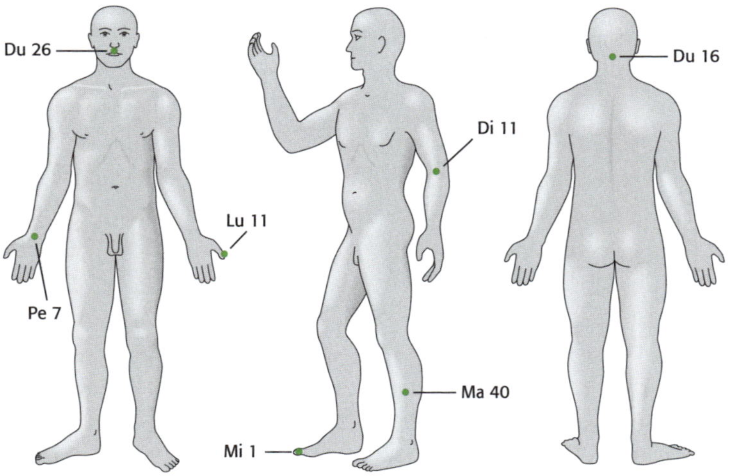

Kombination

Du 26	*Renzhong*
Du 16	*Fengfu*
Lu 11	*Shaoshang*
Mi 1	*Yinbai*
Pe 7	*Daling*
Di 11	*Quchi*
Ma 40	*Fenglong*

Ausführung

Neutrale Nadelung an allen Punkten, Blutigstechen an Lu 11 *Shaoshang.*

Funktion

Herz klären, Schleim umwandeln, *Shen* (Geist) beruhigen.

Pathogenese

Übermäßiges Herz-Feuer und Schleim vereinen sich zu Schleim-Hitze und verwirren den *Shen* (Geist).

Leitsymptome und Befunde

- **Symptome:** extrem aufgehellte, meist euphorische Stimmung mit phasenweiser Verstärkung, verminderter Appetit und reduziertes Schlafbedürfnis, Gedankenflucht, Logorrhö (vermehrtes Sprechen), starrender Blick, Neigung zu unangebrachtem Schimpfen und Fluchen.
- **Zunge:** dunkelroter Zungenkörper, gelber Zungenbelag.
- **Puls:** gespannt, schlüpfrig.

Erläuterung

Psychoemotionale Faktoren wie angestaute Emotionen oder unterdrückte Wut lassen den Leber-*Qi*-Fluss stagnieren, wodurch die Zirkulation der Körperflüssigkeiten beeinträchtigt und Hitze in Leber, Gallenblase und Magen hervorgerufen wird. Die Hitze verbindet sich mit dem Schleim und führt zur Ausbildung von Schleim-Hitze, welche gemeinsam nach oben steigen und das Herz und den *Shen* (Geist) stören.

Diese Kombination befreit das Herz und den *Shen* (Geist) von gegenläufigem Schleim und Feuer, stabilisiert den Funktionskreis Herz und beruhigt den *Shen* (Geist).

Pe 7 *Daling und Di 11 Quchi* zerstreuen einerseits zum Herzen aufsteigende *Yangming*-Hitze und klären andererseits übermäßige Hitze des Herzens und beruhigen den *Shen* (Geist). Sie kommen zur Anwendung bei Fülle-Zuständen des Herzens wie Manie, Wahn und Insomnie. Du 26 *Renzhong* und Du 16 *Fengfu* beruhigen den *Shen* (Geist) und werden bei psychoemotionalen Erkrankungen wie Manie und Epilepsie eingesetzt. Die den *Shen* (Geist) beruhigende Wirkung von Du 26 *Renzhong* ist so ausgeprägt, dass er unter dem Namen *Guigong* (Geist-Palast) unter die 13 Geistpunkte von Sun Simiao aufgenommen wurde.

Die Kombination aus den *Jing*-(Brunnen-)Punkten der *Taiyin*-Leitbahnen (Lunge und Milz), Lu 11 *Shaoshang* und Mi 1 *Yinbai*, wird auch als *Guiyan* (Geist-Auge) bezeichnet und kommt zur Anwendung bei psychischen bzw. neurologischen Störungen wie bipolare Stimmungsschwankungen, Epilepsie und Schockzuständen. Traditionell werden die Daumen beider Hände zusammengebunden, sodass die Punkte Lu 11 *Shaoshang* der linken und rechten Hand aneinanderliegen, entsprechend wird mit den Großzehen und den Punkten Mi 1 *Yinbai* des linken und rechten Fußes verfahren. Anschließend werden zwischen die jeweiligen Punkten Moxakegel gelegt und abgebrannt. In der modernen Praxis werden die vier Punkte separat voneinander behandelt. Gemeinsam mit Du 26 *Renzhong* und Du 16 *Fengfu* hat diese Kombination nicht nur die Aufgabe, Hitze-Schleim umzuwandeln und abzutransportieren, sie beruhigt auch den dem Herzen zugeordneten *Shen* (Geist).

Ma 40 *Fenglong* harmonisiert den Magen und ist einer der wichtigsten Punkte für die Umwandlung von Schleim. Er hilft, Schleim umzuwandeln und über die *Yangming*-Hohlorgane abzuleiten und befreit dadurch das Herz und die Sinnesöffnungen von heißem Schleim.

Ist das Herz vom pathogenen Einfluss von Hitze und Schleim befreit, kann sich der *Shen* (Geist) beruhigen, und die Symptome klingen ab.

Modifikationen

Kopfschmerzen, Schlafstörungen	+ M-HN 1 *Sishencong*, He 7 *Shenmen*, Bl 15 *Xinshu*
Starke körperliche Unruhe	+ Pe 8 *Laogong*, Ni 1 *Yongquan*, Pe 5 *Jianshi*

Klinische Anwendungen

Manie, bipolare Störung, psychische Erkrankungen mit agitiertem Gemütszustand.

12.2 Schlafstörungen (Herz-Feuer)

Ursprung *Songs to Keep Up Your Sleeve*

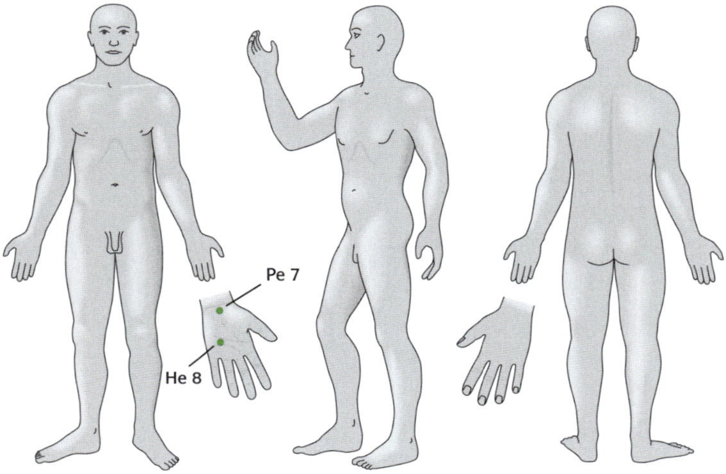

Kombination

He 8	*Shaofu*
Pe 7	*Daling*

Ausführung

Sedieren an allen Punkten mit zwischenzeitlicher Nachstimulierung, bis sich die Symptome deutlich bessern.

Funktion

Herz klären und *Shen* (Geist) beruhigen.

Pathogenese

Aufsteigendes Herz-Feuer beschädigt die *Yin*-Flüssigkeiten und führt zu Unruhe des *Shen* (Geist).

Leitsymptome und Befunde

- **Symptome:** Schlafstörungen, vermehrte Träume, Unruhe, Nervosität, Agitiertheit, Palpitationen, Angst, Unwohlsein der Herzgegend, Hitze und Unruhe im Brustkorb.
- **Zunge:** gerötete Zungenspitze.
- **Puls:** fein, beschleunigt.

Erläuterung

Durch innere Faktoren wie Hitze in Leber und Gallenblase, durch übermäßige *Yangming*-Hitze oder durch äußere Faktoren wie Wind-Hitze, Feuchte-Hitze, Hitze-Toxine oder Sommerhitze werden *Yin*-Flüssigkeiten beschädigt, und es entwickelt sich übermäßiges Herz-Feuer, das den *Shen* (Geist) stört und zu Schlafstörungen mit vermehrten Träumen, Angst, Unruhe und Hitzeempfinden im Brustkorb, Unwohlsein in der Herzgegend und Palpitationen führt.

Ying-(Quell-)Punkte klären Hitze und Mangel-Hitze und werden oft bei Hitze-Störungen im oberen Bereich des Körpers und in Kombination mit den zugehörigen *Shu*-(Bach-)Punkten bei Erkrankungen der *Zang*-Organe verwendet. Sedieren von He 8 *Shaofu*, dem *Ying*-(Quell-)Punkt der Herz-Leitbahn, klärt Mangel-Hitze des Herzens, beruhigt den *Shen* (Geist) und lindert Unruhe und Palpitationen. Die Wirkung des *Ying*-(Quell-)Punkts wird in der Regel mit dem *Shu*-(Bach-)Punkt der gleichen Leitbahn verstärkt. Hier wird allerdings nicht der *Shu*-(Bach-)Punkt des Herzens, sondern der des Perikards, Pe 7 *Daling*, verwendet. Ein Grund dafür ist, dass die Perikard-Leitbahn lange Zeit und auch heute noch für viele Gelehrte und Praktiker als die eigentliche Hauptleitbahn zur Behandlung von Erkrankungen des Herzens gilt. Zum anderen ist Pe 7 *Daling* der Erdepunkt der Perikard-Leitbahn, die zum Feuerelement gehört. Nach dem therapeutischen Grundsatz „Bei Fülle zerstreue das Kind“ klärt Pe 7 *Daling* als Erdepunkt (Kind) der Feuerleitbahn (Mutter) Fülle-Hitze des Herzens, um Einschlafstörungen, Palpitationen und Agitiertheit zu mildern.

Modifikationen

Aufsteigendes Herz-Feuer mit Ulzerationen im Mundraum	+ Sj 17 *Yifeng*, Ren 23 *Lianquan*
Herz-Hitze geht auf Dünndarm über mit dunklem, spärlichem Urin	+ Sedieren von Bl 27 *Xiaochangshu* und Ren 4 *Guanyuan*
Herz-*Yin*-Mangel mit Palpitationen und Unruhe	+ Tonisieren von Mi 6 *Sanyinjiao*
Starke Schlafstörungen	+ He 7 *Shenmen*

Klinische Anwendungen

Schlafstörungen, Unruhe, Ängstlichkeit, Depression; Hypertonie, Arrhythmien; Nachtschweiß.

12.3 Palpitationen mit Angst (Herz-Blut- und Milz-Qi-Mangel)

Ursprung *Complete Collection*

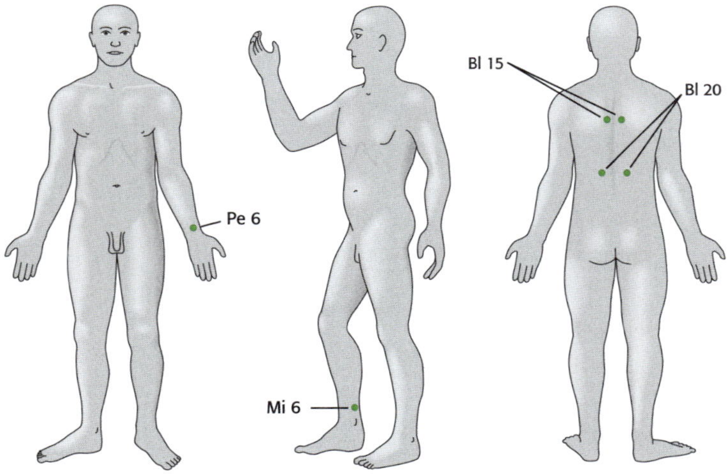

Kombination

Bl 15	*Xinshu*
Bl 20	*Pishu*
Pe 6	*Neiguan*
Mi 6	*Sanyinjiao*

Ausführung

Tonisieren an allen Punkten mit zwischenzeitlicher Nachstimulierung, Dauer der Nadelung: ca. 30 Minuten.

Funktion

Milz-*Qi* stärken, Herz nähren, Blut tonisieren, *Shen* (Geist) beruhigen.

Pathogenese

Herz-Blut- und Milz-*Qi*-Mangel beeinträchtigen den *Shen* (Geist).

Leitsymptome und Befunde

- **Symptome:** Palpitationen, Ängstlichkeit, Vergesslichkeit, Schlafstörungen mit vermehrten Träumen, Kraftlosigkeit, Hitzegefühl, Spontanschweiß oder Nachtschweiß, Appetitmangel, Völlegefühl, dünner weicher Stuhl, blass-gelbliche Gesichtsfarbe.
- **Zunge:** blasser Zungenkörper, weißer Zungenbelag.
- **Puls:** fein und kraftlos.

Erläuterung

Ein Herz-Blut-Mangel geht einher mit einer Unterversorgung von Herz und *Shen* (Geist), die zu folgenden Symptomen führen: Palpitationen, Ängstlichkeit, Vergesslichkeit, Schlafstörungen mit vermehrten Träumen. Da das Herz-Blut dem *Yin* zugeordnet wird, besteht bei einem Mangel von Herz-Blut auch ein Herz-*Yin*-Mangel mit einem relativen Übermaß an Herz-*Yang*, was sich als Leere-Feuer mit Hitzegefühl und Nachtschweiß manifestiert.

Der Milz-*Qi*-Mangel bringt es mit sich, dass sowohl die Verdauungsprozesse und die Versorgung des Körpers mit Nährstoffen als auch die Blutproduktion eingeschränkt sind, wodurch Appetitmangel, Völlegefühl, weicher Stuhl und blass-gelbliche Gesichtsfarbe hervorgerufen werden. Zudem werden aufgrund der verminderten Blutproduktion die Symptome des Herz-Blut-Mangels weiter verstärkt.

Die *Shu*-(Transport-)Punkte von Milz und Herz, Bl 15 *Xinshu* und Bl 20 *Pishu*, stärken das Milz- und Herz-*Qi*, lindern psychoemotionale Belastungen und wirken appetit- und verdauungsfördernd. Die Kombination aus Bl 20 *Pishu* und Mi 6 *Sanyinjiao* tonisiert das Milz-*Qi*, unterstützt die Blutproduktion und fördert den Transport von Nährstoffen und Blut zum Herzen und lindert so Kraftlosigkeit, Appetitmangel und Völlegefühl und stoppt Schwitzen.

Die Kombination aus Bl 15 *Xinshu* und Pe 6 *Neiguan*, dem Kommandopunkt für Beschwerden von Thorax und Herz, lindert Palpitationen, Ängstlichkeit, Vergesslichkeit und Schlafstörungen, indem sie das Herz-*Qi* stärkt und reguliert, die Blutzirkulation fördert und den *Shen* (Geist) beruhigt.

Die vier Punkte stärken das Milz- und Herz-*Qi*, wodurch die Blutproduktion und die Blutzirkulation unterstützt wird. Durch die verbesserte Blutzirkulation und Versorgung des Herzens mit Nährstoffen werden das Herz genährt und der *Shen* (Geist) beruhigt.

Modifikationen

Spontanschweiß, Nachtschweiß	+ Ren 6 *Qihai*, Ni 7 *Fuliu*
Völlegefühl und Diarrhö	+ Ma 36 *Zusanli*

Klinische Anwendungen

Schlaflosigkeit, Vergesslichkeit, Neurasthenie; klimakterisches Syndrom; koronare Herzkrankheit (KHK); Hyperthyreose.

12.4 Nervosität (Leber- und Nieren-Yin-Mangel-Hitze)

Ursprung *Practical Prescriptology of Acupuncture and Moxibustion*

Kombination

Bl 17	*Geshu*
Bl 18	*Ganshu*
Bl 23	*Shenshu*
Ni 3	*Taixi*
Le 2	*Xingjian*

Ausführung

Tonisieren von Bl 17 *Geshu*, Bl 23 *Shenshu* und Ni 3 *Taixi*; Sedieren an Bl 18 *Ganshu* und Le 2 *Xingjian*. Nadelung für 30 Minuten mit zwischenzeitlicher Nachstimulierung.

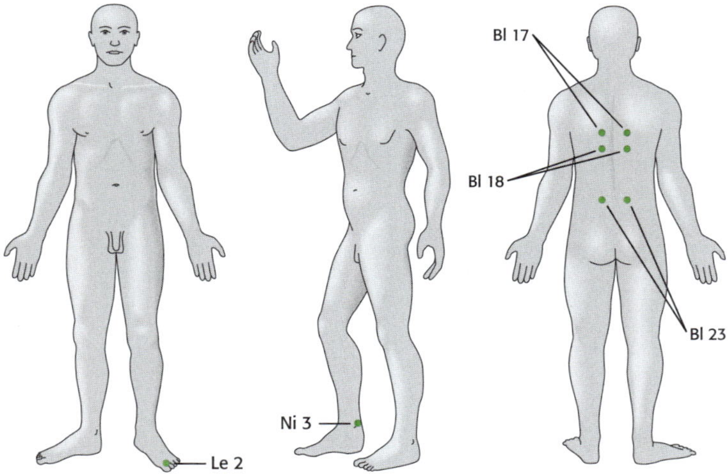

Funktion

Leber- und Nieren-*Yin* nähren, den *Shen* (Geist) beruhigen, die Unruhe mindern.

Pathogenese

Leber- und Nieren-*Yin*-Mangel mit exzessiv aufsteigender Mangel-Hitze.

Leitsymptome und Befunde

- **Symptome:** Unruhe, Nervosität, Gereiztheit, trockene, schmerzhafte Augen, Schwindel, Tinnitus, Hitzewallungen, Knochendampfen, Nachtschweiß, nächtliche Samenergüsse, trockener Husten mit z. T. blutigem Auswurf, Schmerzen und Kraftlosigkeit der Hüfte und Knie, bitterer Mundgeschmack.
- **Zunge:** geröteter Zungenkörper mit geringem Zungenbelag.
- **Puls:** fein, beschleunigt.

Erläuterung

Die hier beschriebene Symptomatik ist bekannt als „Wasser kann Holz nicht im Zaum halten". Da Niere und Leber aus einer gemeinsamen Quelle entstehen (▶ Kap. 10.21), treten Symptome eines Nieren- und Leber-*Yin*-Mangels oft gemeinsam auf oder bedingen sich gegenseitig. Typische Symptome sind Schwindel, Tinnitus, trockener Husten, verschwommenes Sehen, Knochendampfen, Gereiztheit, Schmerzen und Kraftlosigkeit der Hüfte und Knie.

Durch den *Yin*-Mangel entsteht Mangel-Feuer mit Nachtschweiß und nächtlichen Samenergüssen. Da der Körper aufgrund des *Yin*-Mangels über zu wenig befeuchtende und kühlende Substanzen verfügt, wandelt sich das übermäßige Leber-*Yang* zu Leber-Feuer, und es treten Hitzewallungen, Schmerzen der Rippenbögen und ein bitterer Mundgeschmack auf. Da auch ein Mangel von Leber-Blut vorliegt, kommt es zu trockenen, schmerzhaften Augen und verschwommenem Sehen. Greift das Leber-Feuer das Herz an, zeigt sich dies in Unruhe, Nervosität und Gereiztheit.

Der Behandlungsschwerpunkt liegt im Tonisieren von Leber- und Nieren-*Yin*, im

Klären des Leber-Feuers sowie im Abwärtsführen und Verankern von Leber-*Yang.*

Die beiden *Shu*-(Transport-)Punkte der Leber und der Niere, Bl 18 *Ganshu* und Bl 23 *Shenshu*, tonisieren das Leber-Blut und Nieren-*Yin* und festigen die gemeinsame Quelle der beiden *Zang*-Organe. Die *Yuan-Shu*-Kombination der Niere aus Bl 23 *Shenshu* und Ni 3 *Taixi* tonisiert das Nieren-*Yin*, nährt Körperflüssigkeiten und klärt Mangel-Hitze. Bl 18 *Ganshu*, der *Shu*-(Transport-)Punkt der Leber, und Bl 17 *Geshu*, der *Hui*-(einflussreiche) Punkt des Bluts, nähren das Leber-Blut und verteilen das Leber-*Qi*, um den Blutfluss zu regulieren.

Das Sedieren von Le 2 *Xingjian*, dem *Ying*-(Quell-)Punkt und Feuerpunkt der Leber-Leitbahn, beruhigt übermäßiges Leber-Feuer, leitet gegenläufiges Leber-*Yang* abwärts und klärt Mangel-Hitze.

Modifikationen

Trockene, gerötete und schmerzhafte Augen	+ Gb 20 *Fengchi*, Gb 37 *Guangming*
Hypertonie	+ Dauernadel an Bl 17 *Geshu*

Klinische Anwendungen

Schlaflosigkeit, Vergesslichkeit; Pollutionen; klimakterisches Syndrom; Neurasthenie, Hyperthyreose, Burnout-Syndrom, Aufmerksamkeitsdefizitstörung (ADS).

12.5 Epilepsie (Schleim-Hitze, Leber-Wind)

Ursprung *Songs More Precious Then Jade, Ode of Spiritual Brightness*

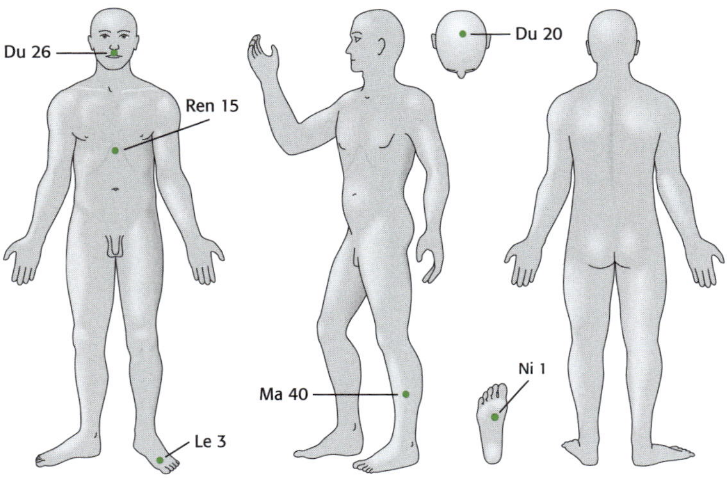

Kombination

Du 26	*Renzhong*
Ren 15	*Jiuwei*
Ni 1	*Yongquan*
Ma 40	*Fenglong*
Le 3	*Taichong*
Du 20	*Baihui*

Ausführung

Sedieren aller Punkte. Ren 15 *Jiuwei* wird transversal (15 bis 30 Grad) in Richtung Ren 12 *Zhongwan* genadelt, Stichtiefe 0,5 *Cun*. Dauer der Nadelung: 20 bis 30 Minuten.

Funktion

Leber-Wind stillen, Schleim-Hitze umwandeln, Bewusstsein wiederherstellen.

Pathogenese

Schleim-Hitze und Leber-Wind blockieren die Sinnesorgane und stören den *Shen* (Geist).

Leitsymptome und Befunde

- **Symptome:** plötzliche Ohnmachtsanfälle mit Bewusstseinsverlust, Erbrechen von weißem Schaum, Kieferklemme, nach oben Drehen der Augen, Zuckungen und Krämpfe der Extremitäten, Stridor, unwillkürliche Lautgebung (Initialschrei), Stuhl- und Harninkontinenz. **Allgemeinsymptome:** nervöse, unruhige, leicht cholerische Grundstimmung, Beklemmungsgefühle in der Brust, Schlafstörungen.
- **Zunge:** geröteter Zungenkörper, gelber, klebriger Zungenbelag.
- **Puls:** gespannt und beschleunigt oder gespannt und schlüpfrig.

Erläuterung

Aus Sicht der Chinesischen Medizin ist Epilepsie die Folge einer Disharmonie der *Zang-Fu*-Organe, die dazu führt, dass sich trüber Schleim ansammelt. Dieser blockiert die Leitbahnen, wodurch die *Qi*-Bewegung beeinträchtigt und blockiert und gegenläufiges *Qi* gebildet wird. Durch die blockierten Leitbahnen und die *Qi*-Stagnation entwickelt sich Stauungshitze. Kommt es durch weitere, innere oder äußere Reize zu einem abrupten Entfachen von Leber-Wind, so steigt dieser akut und unkontrolliert auf, verwirbelt Schleim und Hitze zu Schleim-Hitze und bringt diese (Schleim-Hitze) nach oben, wo sie die Sinnesorgane verschließt und eine akute *Shen*-(Geist-) Störung mit Bewusstlosigkeit, Sturzneigung, Muskelkrämpfen und -starre sowie Sensibilitätsstörungen hervorruft.

Im Kapitel über Epilepsie, Depression und Krampferkrankungen des Buchs *Treatise on Three Categories of Syndromes* heißt es: „Epilepsie und andere Erkrankungen mit wiederkehrenden Krämpfen und Zuckungen entstehen alle aufgrund von ‚schreckhaften Erschütterungen' (Schreck, Traumata), welche zu einem ungeordneten Strom des *Qi* der *Zang*-Organe führen, es entsteht ein gegenläufiger *Qi*-Fluss der *Zang*-Organe aufgrund von pränatalen Ängsten und Traumata, oder aufgrund exogener Pathogene im jungen Kindesalter, oder durch unregelmäßige (und unrechte) Ernährung". In *Secrets of the Master of Cinnabar Creek* heißt es bezüglich der Pathogenese der Epilepsie: „Es kommt nicht vor, dass die klaren Sinnesorgane nicht durch Schleim verstopft werden".

Im Hinblick auf die Pathogenese der Epilepsie sind somit aus der Sicht der Chinesischen Medizin sowohl vor- und nachgeburtliche als auch exogene und endogene Faktoren zu berücksichtigen. Alle zusammen führen zu dem oben beschriebenen Krankheitsbild.

Das Ziel der Akutbehandlung, welche zur Not auch als reine Akupressur ausgeführt werden kann, ist das Beruhigen von Leber-Wind, das Umwandeln von Schleim-Hitze und das Wiederherstellen des Bewusstseins.

Du 26 *Renzhong* ist einer der *Emergency-Points* der Akupunktur, er öffnet die Sinnesorgane und stellt das Bewusstsein wieder her, kühlt Hitze und zerstreut Leber-Wind. Shi Xuemin, einer der berühmtesten Akupunkteure der Neuzeit, nutzte dieses Wirkprinzip in der von ihm entwickelten *Xing-Nao-Kai-Qiao*-Methode (Methode zur Erweckung des Gehirns und Öffnung der Sinnesorgane) zur Behandlung von Bewusstlosigkeit und Zuständen nach Schlaganfall. Du 20 *Baihui* ist der höchste Punkt, zu dem die Leber-Leitbahn aufsteigt, und er ist zugleich ein Treffpunkt mit dem *Du Mai*, der dort in das Gehirn eindringt. Dadurch kann er den Leber-Wind und das Leber-*Yang* bändigen, das Gehirn erwecken, die Sinnesorgane unterstützen und den *Shen* (Geist) beruhigen. Ni 1 *Yongquan* sediert durch „Absenken des unverwurzelten (Leber-*Yang*) zu seiner Quelle" Fülle im oberen Bereich des Körpers, die sich aufgrund von aufsteigendem Leber-*Yang* und -Wind entwickelt hat. Zudem stellt er das Bewusstsein wieder her, beruhigt den *Shen* (Geist) und behandelt epileptische Anfälle. Sedieren von Le 3 *Taichong*, dem *Yuan*-(Quell-)Punkt der Leber-Leitbahn, zerstreut Leber-Wind, beruhigt den *Shen* (Geist) und hilft, die Sinnesorgane zu öffnen.

Ren 15 *Jiuwei* wirkt sehr beruhigend auf den *Shen* (Geist), indem er Schleim-Hitze, die das Herz blockiert, zerstreut. Ma 40 *Fenglong* ist einer der wichtigsten und am vielfältigsten einsetzbaren Punkte, um Schleim jeglicher Ätiologie umzuwandeln. Er unterstützt Ren 15 *Jiuwei* darin, Hitze und Schleim aus dem Herzen zu klären und den *Shen* (Geist) zu beruhigen.

Modifikationen

Bewusstseinseintrübung, wirres Reden	+ Sedieren an Du 26 *Renzhong*
Bewusstlosigkeit	+ Du 26 *Renzhong*, Ni 1 *Yongquan*
Kieferklemme	+ Di 4 *Hegu*
Anfälle tagsüber	+ Moxa an Bl 62 *Shenmai*
Nächtliche Anfälle	+ Moxa an Ni 6 *Zhaohai*

Klinische Anwendungen

Epileptische Anfälle, Krampfanfälle, Konvulsionen, Apoplex; Schizophrenie, Manie; Migräne.

12.6 Epilepsie (Schleim-Feuer blockiert das Herz)

Ursprung *Compilation of Acupuncture and Moxibustion*

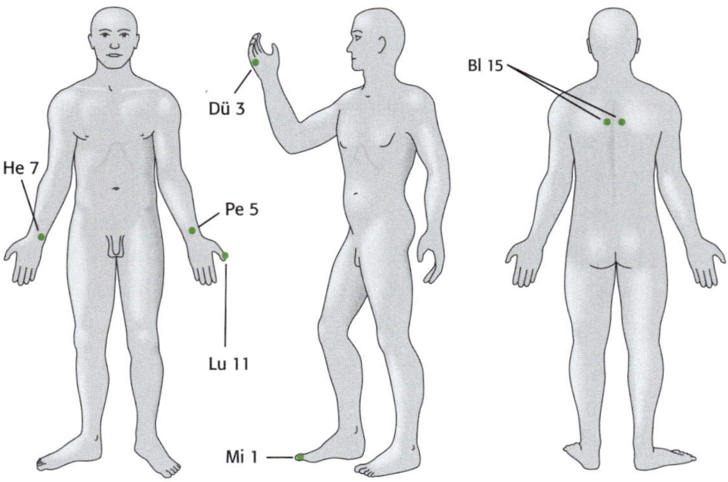

Kombination

Dü 3	*Houxi*
He 7	*Shenmen*
Bl 15	*Xinshu*
Mi 1 & Lu 11	*Guiyan*
Pe 5	*Jianshi*

Ausführung

Moxibustion – traditionell wurden jeweils 100 kleine Kegel Reiskornmoxa an Dü 3 *Houxi*, He 7 *Shenmen* und Bl 15 *Xinshu* angewendet, in der modernen Praxis genügen 20 bis 50 kleine Kegel Reiskornmoxa; jeweils drei kleine Moxakegel an *Guiyan* (Extrapunkt) und Pe 5 *Jianshi*. Tägliche Anwendung, 10 Behandlungen entsprechen einem Behandlungszyklus.

Der Extrapunkt *Guiyan* besteht aus insgesamt vier Punkten und bezeichnet die simultane Stimulierung durch Moxakegel an Mi 1 *Yinbai* und Lu 11 *Shaoshang*, wobei die Daumen der linken und rechten Hand zusammengebunden werden, sodass Lu 11 *Shaoshang* der linken und rechten Hand aneinanderliegen, das Gleiche erfolgt mit Mi 1 *Yinbai* an den Großzehen des linken und rechten Fußes. In der modernen Praxis werden die Punkte separat voneinander stimuliert.

Funktion

Schleim-Hitze zerstreuen, Herz klären, *Shen* (Geist) beleben.

Pathogenese

Innere Ansammlung von Schleim und Hitze blockiert das Herz und die Sinnesorgane und stört den *Shen* (Geist).

Leitsymptome und Befunde

- **Symptome:** epileptische Anfälle in der Anamnese, nervöse, unruhige, leicht cholerische Grundstimmung, Beklemmungsgefühle der Brust, Schlafstörungen, vermehrte Schleimproduktion.
- **Zunge:** geröteter Zungenkörper, gelber, klebriger Zungenbelag.
- **Puls:** gespannt und beschleunigt oder gespannt und schlüpfrig.

Erläuterung

Der Schwerpunkt dieser Akupunkturkombination liegt im Zerstreuen von Schleim-Hitze, die das Herz blockiert. Dadurch soll dem Auftreten von Epilepsieanfällen vorgebeugt oder ihre Intensität gemindert werden. Ursprünglich wurde die Kombination auch in Akutfällen eingesetzt, in der modernen Praxis ist sie jedoch eher für Behandlungen in der anfallsfreien Zeit geeignet.

Dü 3 *Houxi* ist angezeigt bei Fülle-Symptomen der *Taiyang*-Leitbahn und des *Du Mai*. Er aktiviert den *Du Mai*, der in das Gehirn eindringt, öffnet die Sinnesorgane und beruhigt den *Shen* (Geist). Traditionell wird er eingesetzt, um die *fünf Arten der Epilepsie* zu behandeln.

Guiyan ist eine überlieferte Punktkombination zur Behandlung von Epilepsie, bipolaren Störungen und Bewusstseinsstörungen. Sie besteht aus den beidseitigen Punkten Mi 1 *Yinbai* und Lu 11 *Shaoshang*. Beide Punkte haben eine starke Wirkung auf den *Shen* (Geist) und das Bewusstsein, weshalb sie in die Liste der 13 Geist-Punkte von Sun Simiao aufgenommen wurden: Lu 11 *Shaoshang* unter der Bezeichnung *Gui Xin* (Geist-Glaube) für die Behandlung manischer Erkrankungen und Epilepsie und Mi 1 *Yinbao* unter der Bezeichnung *Gui Lei* (Geist-Festung) für die Behandlung von bipolaren Störungen und Epilepsie.

Die *Yuan-Shu*-Kombination des Herzens, He 7 *Shenmen* und Bl 15 *Xinshu*, klärt mit Pe 5 *Jianshi* übermäßiges Herz-Feuer, beruhigt das Herz und den *Shen* (Geist), sie öffnet die Sinnesorgane und hilft, die Symptome der Epilepsie zu lindern.

Modifikationen

Bewusstseinseintrübung, wirres Reden	+ Sedieren von Du 26 *Renzhong*
Kiefersperre	+ Di 4 *Hegu*
Herz-*Yin*-Mangel, *Qi*- und Blut-Mangel	+ Tonisieren von Mi 6 *Sanyinjiao*
Herz-*Qi*-Mangel mit Nervosität, Ängstlichkeit, Traurigkeit	+ Du 11 *Shendao*
Starke Verschleimung	+ Ma 40 *Fenglong*, Ren 12 *Zhongwan*
Schwindel	+ Di 4 *Hegu*, Gb 20 *Fengchi*
Konstitutionelle Mangel-Patienten	+ Ma 36 *Zusanli*

Klinische Anwendungen

Epileptische Anfälle, Krampfanfälle, Konvulsionen, Apoplex; Schizophrenie, Manie; Migräne.

12.7 Epilepsie (Herz-Qi-Mangel)

Ursprung *Miscellaneous Disease*

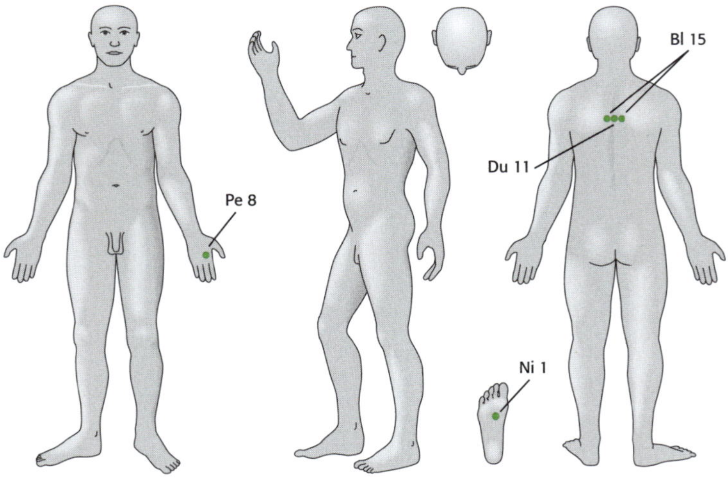

Kombination

Bl 15	*Xinshu*
Du 11	*Shendao*
Ni 1	*Yongquan*
Pe 8	*Laogong*

Ausführung

- Akutphase: Sedieren an allen Punkten mit zwischenzeitlicher Nachstimulierung. Es wird so lange genadelt, bis die Symptome nachlassen.
- Rekonvaleszenzphase: Tonisieren an allen Punkten mit zwischenzeitlicher Nachstimulierung; Dauer der Nadelung

ca. 30 Minuten, alleinige Moxibustion an Ni 1 *Yongquan* und Pe 8 *Laogong*.

Funktion

Herz-*Qi* stärken, *Shen* (Geist) beruhigen und Symptome der Epilepsie lindern.

Pathogenese

Herz-*Qi*-Mangel mit übermäßiger Schleim-Hitze, die gegenläufig aufsteigt und den klaren *Shen* (Geist) verstört.

Leitsymptome und Befunde

- **Symptome:** epileptische Anfälle mit oder ohne Bewusstseinsstörung oder Bewusstlosigkeit, klonische Spasmen, Sensibilitätsstörungen, Palpitation, Angst, Schreckhaftigkeit.
- **Zunge:** gelb-klebriger Zungenbelag.
- **Puls:** schlüpfrig und beschleunigt.

Erläuterung

Der Schwerpunkt dieser Kombination besteht im Stärken des Herz-*Qi*, das bevorzugt in der anfallsfreien Zeit vorgenommen wird. Ist das Herz-*Qi* stark genug, können Epilepsie auslösende Faktoren wie Schleim-Hitze und aufsteigender Leber-Wind das Herz und den darin wohnenden *Shen* (Geist) nicht angreifen. Diese Kombination kann ebenso im Akutfall zur Anwendung kommen.

Bl 15 *Xinshu*, der *Shu*-(Transport)-Punkt des Herzens, ist der Ort, an dem sich das Herz-*Qi* am Rücken sammelt. Du 11 *Shendao* (Weg des Geistes) liegt auf dem *Du Mai* auf Höhe von Bl 15 *Xinshu*. Davon ausgehend, dass das Herz den *Shen* (Geist) beherbergt und der *Du Mai* in das Gehirn, den Hof des Geistes, eindringt, beruhigt die Kombination aus Bl 15 *Xinshu* und Du 11 *Shendao* das Herz und den *Shen* (Geist). Sie wird traditionell bei verschiedenen psychoemotionalen Störungen eingesetzt, speziell bei Krankheiten, die durch häufig wiederkehrende akute Wind-Attacken gekennzeichnet sind.

Pe 8 *Laogong* klärt zum einen Hitze aus dem Perikard und Herzen, die den *Shen* (Geist) angreift, und stellt das Bewusstsein wieder her, zum anderen kommt er zur Anwendung bei Mangel-Zuständen und zur Beruhigung des *Shen* (Geist). Ni 1 *Yongquan* beruhigt den *Shen* (Geist), indem er pathogene Fülle nach unten leitet, und stellt das Bewusstsein wieder her. Die Kombination aus Ni 1 *Yongquan* und Pe 8 *Laogong* ist angezeigt zur Behandlung der *fünf Arten der Epilepsie*, sie klärt das Herz und vertreibt Schleim, beruhigt den *Shen* (Geist) und stellt das Bewusstsein wieder her.

Modifikationen

Kieferklemme	+ Di 4 *Hegu*
Herz-*Yin*-Mangel, *Qi*- und Blut-Mangel	+ Tonisieren von Mi 6 *Sanyinjiao*
Starke Verschleimung	+ Ma 40 *Fenglong*, Ren 12 *Zhongwan*
Konstitutionelle Mangel-Patienten	+ Ma 36 *Zusanli*
Anfälle tagsüber	+ Moxa an B 62 *Shenmai*
Nächtliche Anfälle	+ Moxa an Ni 6 *Zhaohai*

Klinische Anwendungen

Epileptische Anfälle, Krampfanfälle, Konvulsionen, Apoplex; Schizophrenie, Manie; Migräne.

13 Kombinationen zur Öffnung der Sinne

Einleitung

Akupunkturkombinationen zur Öffnung der Sinne klären und stärken die Sinnesorgane, beleben den *Shen* (Geist) und stellen das Bewusstsein wieder her. Es wird grundsätzlich zwischen Fülle- und Mangel-Zuständen unterschieden. Fülle-Zustände werden als *Bi Zheng* (Verschluss-Syndrom) bezeichnet, Mangel-Zustände als *Tuo Zheng* (Entleerungs- oder Verlustsyndrom).

> Das *Pinyin* für 闭证 *Bi Zheng* (Verschluss-Syndrom) und 痹证 *Bi Zheng* (schmerzhaftes Blockade-Syndrom) lautet gleich, deshalb wird in diesem Buch die deutsche Bezeichnung mit angeführt.

Bi Zheng (Verschluss-Syndrom)

Beim *Bi Zheng* (Verschluss-Syndrom) handelt es sich um eine absolute oder relative Fülle-Störung. Es wird unterschieden zwischen heißem und kaltem *Bi Zheng*. Das **heiße Bi Zheng** entwickelt sich infolge von Hitze-Toxinen, die das Perikard attackieren, und manifestiert sich als Infektionskrankheit, Meningitis, schwere Pneumonie, Sepsis, Hitzschlag, Lebererkrankungen oder toxische Urämie. Das **kalte Bi Zheng** tritt oftmals nach Schlaganfällen oder Vergiftungen auf und ist meist die Folge von stagnierendem Kälte-Schleim oder *Qi*-Stagnation, die die Leitbahnen, das Gehirn und den *Shen* (Geist) blockieren. Zur Anwendung kommen Behandlungsmethoden, die die Sinnesorgane befreien und den *Shen* (Geist) beleben und wiederherstellen.

- **Symptome:** Bewusstlosigkeit, Trismus, Faustschluss, Muskelzucken, Gliedersteifheit, warmer Körper und kalte Extremitäten.
- **Akupunkturpunkte:** Häufig verwendete Punkte liegen entlang des *Du Mai* und *Ren Mai* sowie im Verlauf der *Jueyin*-Leitbahnen (Perikard und Leber), der *Yangming*-Leitbahnen (Magen und Dickdarm) sowie der Nieren-Leitbahn, z. B. Du 26 *Renzhong*, Ren 8 *Shenjue*, Pe 6 *Neiguan*, Pe 9 *Zhongchong*, Le 3 *Taichong*, Ma 40 *Fenglong*, Ni 1 *Yongquan*, Di 4 *Hegu*.

Tuo Zheng (Verlust-Syndrom)

Bei einem *Tuo Zheng* (Verlust-Syndrom) kommt es zu einem akuten Verlust von *Yin*, *Yang*, *Qi*, Blut oder Körperflüssigkeiten. Es müssen *Qi* tonisierende und *Yang* wiederherstellende Methoden zur Anwendung kommen, damit weitere Verluste verhindert werden.

- **Symptome:** kalte Extremitäten, übermäßiges Schwitzen, extreme Müdigkeit, geöffneter Mund, geschlossene Augen, Harninkontinenz.
- **Akupunkturpunkte:** Häufig verwendete Punkte liegen entlang des *Du Mai* und *Ren Mai* sowie auf den *Jueyin*-Leitbahnen (Perikard und Leber), den *Yangming*-Leitbahnen (Magen und Dickdarm) sowie der Nieren-Leitbahn, z. B. Du 26 *Renzhong*, Ren 8 *Shenjue*, Pe 6 *Neiguan*, Pe 9 *Zhongchong*, Le 3 *Taichong*, Ma 40 *Fenglong*, Ni 1 *Yongquan*, Di 4 *Hegu*.

13

13.1 Bewusstseinsstörung, Delirium (Schleim-Hitze greift das Perikard an)

Ursprung *Ode of Spiritual Brightness, Great Compendium*

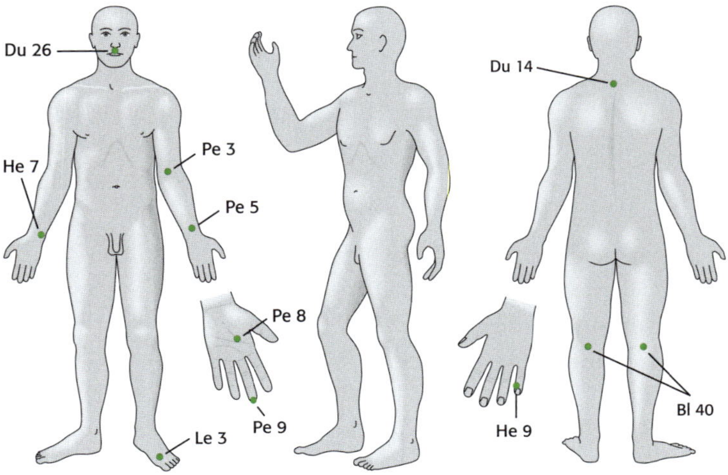

Kombination

Du 26	*Renzhong*
Du 14	*Dazhui*
Pe 9	*Zhongchong*
Pe 8	*Laogong*
Pe 5	*Jianshi*
Pe 3	*Quze*
He 9	*Shaochong*
He 7	*Shenmen*
Bl 40	*Weizhong*
Le 3	*Taichong*

Ausführung

Blutigstechen an Bl 40 *Weizhong*, Pe 3 *Quze*, Pe 9 *Zhongchong* und He 9 *Shaochong*; starkes Sedieren an den übrigen Punkten.

Funktion

Hitze kühlen, Toxine ausleiten, Sinnesorgane öffnen und Bewusstsein wiederherstellen.

Pathogenese

Die Ansammlung von Hitze verbindet sich mit *Tan*-Schleim und verschließt die Perikard-Leitbahn. Es entwickelt sich ein Hitze-Schleim-*Bi*-(Verschluss-)Syndrom.

Leitsymptome und Befunde

- **Symptome:** hohes Fieber, körperliche Unruhe, Bewusstseins- und Orientierungsstörungen, Halluzinationen, Tachykardie, Schwitzen, wirres Reden, Mund- und Lippentrockenheit, vermehrtes Durstempfinden, Stridor, erschwerte Atmung, Obstipation, dunkler Urin. In schweren Fällen kann es z. B. zu Tremor, Krampfanfällen oder Erythembildung kommen.

- **Zunge:** geröteter Zungenkörper, gelber, klebriger Zungenbelag.
- **Puls:** schlüpfrig und beschleunigt oder überflutend und beschleunigt.

Erläuterung

Aufgrund innerer oder äußerer Faktoren kommt es zu einer übermäßigen Ansammlung von Hitze, die sich mit *Tan*-Schleim verbindet und die Perikard-Leitbahn verschließt. Es entwickelt sich ein Hitze-Schleim-*Bi*-(Verschluss-)Syndrom mit hohem Fieber, Unruhe, Bewusstseins- und Orientierungsstörungen, Tachykardie, Schwitzen, wirrem Reden. Schädigt die Hitze das *Yin* und die Körperflüssigkeiten, treten Durst und starke Mundtrockenheit auf, greift die Hitze auf die Blut-Schicht über, kann es zur Erythembildung kommen. Greift die Hitze im Perikard über die *Jueyin*-Leitbahnverbindung auf die Leber über, kann sich exzessiver Leber-Wind mit Tremor und Krampfanfällen entwickeln.

An Du 26 *Renzhong*, dem Kommandopunkt zur Wiederbelebung, kreuzt sich der *Du Mai* mit der Hand- und Fuß-*Yangming*-Leitbahn und verbindet sich mit dem Gehirn. Somit ist der Punkt sehr gut dazu geeignet, pathogene Hitze auszuleiten, das Gehirn zu beleben und das Bewusstsein wiederherzustellen.

Die Punkte Pe 3 *Quze*, Pe 5 *Jianshi* und Pe 8 *Laogong* werden mit He 7 *Shenmen* kombiniert, um pathogene Hitze der Herz- und Perikard-Leitbahn zu klären, stagnierende Schleim-Hitze zu zerstreuen und das Bewusstsein wiederherzustellen.

Laut *Yellow Emperor's Inner Classic* liegt die Ursache eines *Bi*-(Verschluss-)Syndroms in der unterbrochenen Zirkulation von *Yin* und *Yang*. Die Punkte Pe 9 *Zhongchong* und He 9 *Shaochong* sind als *Jing*-(Brunnen-)Punkte die Orte, an denen sich *Yin*- und *Yang*-Leitbahnen treffen und *Yin* und *Yang* ineinander übergehen. Zum einen kühlen sie die pathogene Hitze der Leitbahnen und lösen Stagnationen in Herz und Perikard, zum anderen werden sie zur Wiederherstellung der *Yin-Yang*-Zirkulation eingesetzt. Du 14 *Dazhui*, der Treffpunkt der *Yang*-Leitbahnen, und Bl 40 *Weizhong*, der *Xi*-(Grenz-)Punkt des Bluts, kühlen pathogene Hitze und leiten durch blutiges Stechen Toxine aus dem Blutkreislauf. Le 3 *Taichong*, der *Yuan*-(Quell-)Punkt der Leber-Leitbahn, beruhigt die Leber, besänftigt den Leber-Wind und lindert Muskelkrämpfe.

Modifikationen

Trismus	+ Di 4 *Hegu*, Ma 6 *Jiache*
Steife Zunge, Aphasie	+ Ren 23 *Lianquan*, Du 15 *Yamen*
Mund- und Zungentrockenheit	+ M-HN 20 *Jinjin Yuye*
Obstipation	+ Ma 37 *Shangjuxu*, Ni 6 *Zhaohai*
Tremor, Krampfanfälle	+ Gb 34 *Yanglingquan*, Ni 1 *Yongquan*

Klinische Anwendungen

Bewusstlosigkeit, Synkope, anaphylaktischer Schock, Krampfanfälle, Epilepsie, Petit mal, Hitzschlag.

13

13.2 Apoplex (Zhong Feng)

Ursprung *Practical Prescriptology of Acupuncture and Moxibustion*

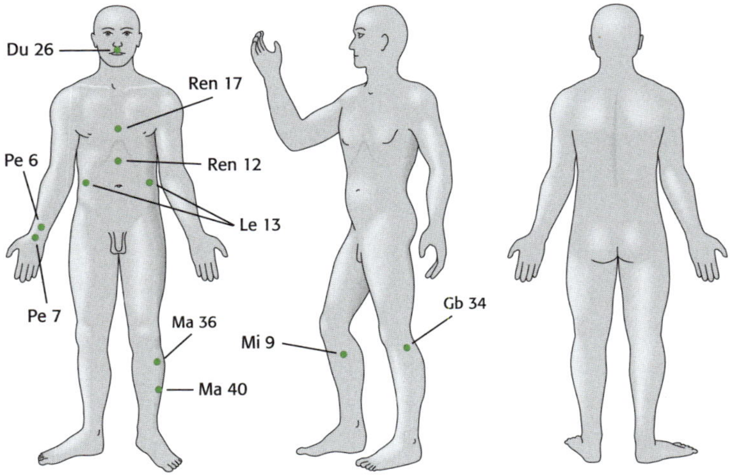

Kombination

Du 26	*Renzhong*
Pe 6	*Neiguan*
Pe 7	*Daling*
Ren 12	*Zhongwan*
Ren 17	*Shanzhong*
Le 13	*Zhangmen*
Ma 40	*Fenglong*
Ma 36	*Zusanli*
Gb 34	*Yanglingquan*
Mi 9	*Yinlingquan*

Ausführung

Sedieren aller Punkte; Ren 17 *Shanzhong* mit transversaler Nadelführung nach oben und unten entlang des Sternums nadeln, nach Erreichen des *De-Qi*-Gefühls wird die Nadel entfernt. Durchstechende Methode (*Tou Ci*) von Gb 34 *Yanglingquan* zu Mi 9 *Yinlingquan*. Moxa an Le 13 *Zhangmen* und Ren 12 *Zhongwan*.

Funktion

Erwärmen und Durchgängigmachen der Leitbahnen, *Tan*-Schleim zerstreuen, Sinnesorgane öffnen, Bewusstsein wiederherstellen.

Pathogenese

Apoplex (*Zhong Feng* – Windschlag) oder kurzfristiger Bewusstseinsverlust (TIA) aufgrund innerer und/oder äußerer Faktoren.

Leitsymptome und Befunde

- **Symptome:** plötzlicher Bewusstseinsverlust, Trismus, blass-bläuliche Gesichtsfarbe, kalte Atemluft aus Mund und Nase, Atemgeräusche im Rachenbereich hörbar.
- **Zunge:** weißer Zungenkörper, klebriger Zungenbelag.
- **Puls:** gespannt, schlüpfrig und verlangsamt.

Erläuterung

Aufgrund einer chronischen Milz-*Qi*-Schwäche oder eines chronischen *Yang-Qi*-Mangels können Körperflüssigkeiten nicht richtig umgewandelt werden. Es entsteht *Tan*-Schleim, der nach und nach den *Qi*-Fluss in den Leitbahnen sowie die Zirkulation der Körpersäfte und des Bluts hemmt. Tritt zudem innerer Wind auf oder greift äußerer Wind die Leitbahnen an, so kommt es zu einer Verwirbelung des angestauten *Tan*-Schleims, der die Sinnesorgane verschließt und die Zirkulation von *Yin, Yang, Qi* und *Blut* blockiert und einen plötzlichen Bewusstseinsverlust mit Trismus, blass-bläulicher Gesichtsfarbe und hörbaren Atemgeräuschen im Rachenbereich hervorruft. Solange diese Blockade besteht, kann das Bewusstsein nur schwer wiederhergestellt werden, deshalb liegt der Schwerpunkt der Behandlung im Wiederherstellen des Bewusstseins durch das Zerstreuen des *Tan*-Schleims, damit Leitbahnen durchgängig gemacht und die Zirkulation von *Yin, Yang, Qi* und *Blut* wiederhergestellt werden können.

Der *Du Mai* gilt als das „Meer des *Yang*", der Punkt Du 26 *Renzhong* wird eingesetzt, um die Bewegung des *Yang-Qi* anzuregen, die Leitbahnen durchgängig zu machen und das Bewusstsein wiederherzustellen.

Die Dreiergruppe aus dem *Yuan*-(Quell-)Punkt, dem *Luo*-(Verbindungs-)Punkt und dem *Mu*-(Sammel-)Punkt des Perikards, Pe 7 *Daling, Pe 6 Neiguan* und Ren 17 *Shanzhong*, wirkt hauptsächlich auf den Oberen *Jiao:* Sie befreit und reaktiviert das Perikard und das Herz, befreit den Brustkorb, harmonisiert die *Qi*-Bewegung, beruhigt den *Shen* (Geist) und stellt das Bewusstsein wieder her.

Le 13 *Zhangmen*, der *Hui*-(einflussreiche) Punkt der *Zang*-Organe, reguliert gemeinsam mit Gb 34 *Yanglingquan* den *Qi*-Fluss der *Zang*-Organe und beseitigt insbesondere Leber-*Qi*-Stagnationen.

Ren 12 *Zhongwan*, Ma 36 *Zusanli*, Ma 40 *Fenglong* und Mi 9 *Yinlingquan* stärken das Milz-*Qi*, harmonisieren den Magen und unterstützen die Umwandlung und das Ausleiten von Schleim und Feuchtigkeit. Die *Mu-He*-Kombination des Magens, Ren 12 *Zhongwan* und Ma 36 *Zusanli*, reguliert den Magen und wandelt Feuchtigkeit um, unterstützt seine Funktion des Herabführens, löst Blockaden der Leitbahnen und aktiviert die Zirkulation von Nährstoffen im Körper. Zudem eignet sich die Kombination aus den *Hui*-(einflussreichen) Punkten der *Zang*- und *Fu*-Organe, Le 13 *Zhangmen* und Ren 12 *Zhongwan*, sehr gut dazu, die Funktionen der inneren Organe zu harmonisieren und zu regulieren, wodurch die gesamte *Qi*- und Blutzirkulation positiv beeinflusst wird.

Ma 40 *Fenglong* ist einer der meist verwendeten Punkte bei Feuchtigkeits- und Schleim-Erkrankungen, hier wird er eingesetzt, um Schleim aus dem Herzen zu klären und den *Shen* (Geist) zu beruhigen.

Mi 9 *Yinlingquan* reguliert die Milz und leitet aufgrund seiner diuretischen Qualität den transformierten Schleim aus dem Körper aus.

13

Modifikationen

Trismus	+ Ma 6 *Jiache*, Ma 4 *Dicang*
Zungensteifigkeit, Aphasie	+ Ren 23 *Lianquan*, He 5 *Tongli*
Tuo Zheng (Verlust-Syndrom) mit Kraftlosigkeit und Kälte der Extremitäten	+ Moxa an Ren 4 *Guanyuan*, Ni 3 *Taixi*

Klinische Anwendungen

Apoplex, transitorische ischämische Attacke (TIA), Bewusstlosigkeit.

13.3 Apoplex, Bewusstlosigkeit (Qi-Stase, Qi Jue)

Ursprung *Practical Prescriptology of Acupuncture and Moxibustion*

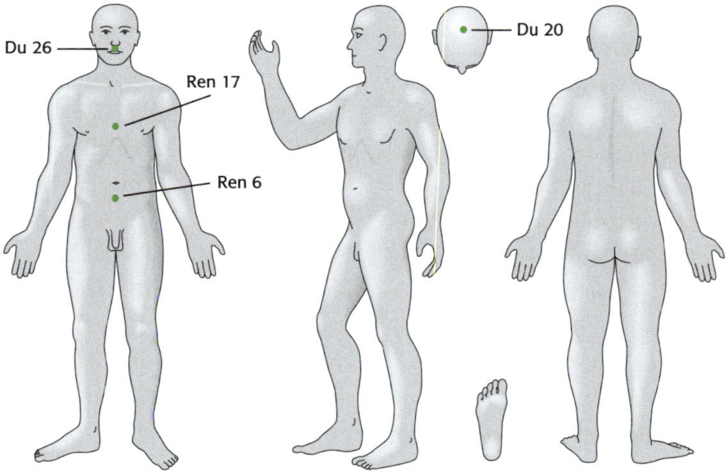

Kombination

Du 26	*Renzhong*
Ren 17	*Shanzhong*
Du 20	*Baihui*
Ren 6	*Qihai*

Ausführung

Sedieren an Du 26 *Renzhong* und Ren 17 *Shanzhong*, Ren 17 *Shanzhong* wird 0,5 bis 1 *Cun* transversal entlang des Sternums nach unten genadelt. Moxibustion an Du 20 *Baihui*. Ren 6 *Qihai* wird 1 bis 1,5 *Cun* tief gestochen, bei *Qi*-Mangel tonisierend, bei *Qi*-Fülle sedierend nadeln.

Funktion

Qi-Bewegung regulieren, das Bewusstsein wiederherstellen.

Pathogenese

Qi-Stagnation aufgrund von *Qi*-Fülle oder *Qi*-Leere unterbricht die Zirkulation von *Yin* und *Yang*, wodurch Bewusstlosigkeit und Ohnmacht auftreten.

Leitsymptome und Befunde

Akuter Bewusstseinsverlust, kalte Extremitäten, blass-fahle Gesichtsfarbe.

- Bei **Qi-Fülle** entsteht ein *Bi Zheng* (Verschluss-Syndrom) mit Trismus, Muskelstarre bzw. -krämpfen, Faustschluss, kurzer schneller und oberflächlicher Atmung. Puls: tief und gespannt.
- Bei **Qi-Mangel** entsteht ein *Tuo Zheng* (Verlust-Syndrom) mit weit geöffneten Augen und Mund und schwacher Atmung. Puls: tief und gering.

Erläuterung

Der Begriff *Qi Jue* (*Qi*-Kollaps) beschreibt eine Bewusstlosigkeit aufgrund von *Qi*-Stagnation. Diese kann bei Fülle- oder Mangel-Syndromen auftreten und ist oft mit psychoemotionalen Faktoren in Verbindung zu bringen. Im *Yellow Emperor's Inner Classic* ist folgende Beschreibung zu finden: „Aufgrund von großer Wut kommt es zu einem Verbrauch des körperlichen *Qi*, und einer Ansammlung von Blut in den oberen Bereichen, was zum Verlust der Sinne (mit Zentralisierung des Körpers) führt".

Die folgende Akupunkturkombination reguliert den *Qi*-Fluss und stellt das Bewusstsein wieder her.

Du 26 *Renzhong* und Du 20 *Baihui* haben die Fähigkeit, regulierend auf die Bewegung des *Qi* einzuwirken, die Zirkulation von *Yin* und *Yang* zu beleben und somit die Zentralisierung des Körpers aufzuheben und das Bewusstsein wiederherzustellen. Ren 17 *Shanzhong*, der *Hui*-(einflussreiche) Punkt des *Qi*", wird auch das „Obere Meer des *Qi*" genannt. Ren 6 *Qihai* ist das „Untere Meer des *Qi*". Diese beiden Punkte regulieren die Verteilung des *Qi* und wirken bei Fülle-Symptomen zerstreuend und bei Leere-Symptomen tonisierend.

Modifikationen

Symptom	Modifikation
Palpitationen, Kurzatmigkeit	+ Pe 6 *Neiguan*
Atemgeräusche, vermehrtes Spucken	+ Ren 22 Tiantu, Ren 12 *Zhongwan*
Trismus, Faustschluss	+ Ma 6 *Jiache*, Di 4 *Hegu*
Starkes Schwitzen, schwacher Puls	+ Ni 7 *Fuliu*, Moxa an Ren 8 *Shenjue*

Klinische Anwendungen

Apoplexie, Synkope, Bewusstlosigkeit, Schock.

3

13.4 Ertrinken

Ursprung *Great Compendium, Compilation of Acupuncture and Moxibustion*

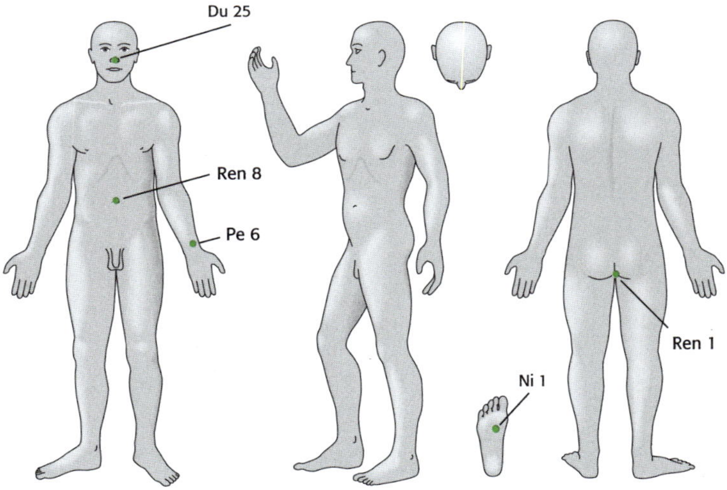

Kombination

Ren 1	*Huiyin*
Du 25	*Suliao*
Ni 1	*Yongquan*
Pe 6	*Neiguan*
Ren 8	*Shenjue*

Ausführung

Cave: Zuerst muss der Patient aus dem Wasser gerettet und die Atmung wiederhergestellt werden. Patienten in die stabile Seitenlage bringen und Vitalparameter überwachen. Unmittelbarer Beginn der Herz-Lungen-Wiederbelebung bei Atemstillstand. Rettungsdienst verständigen!

Die Akupunkturbehandlung erfolgt unterstützend. Zuerst mit einer dicken Nadel für 1 bis 2 Minuten Ren 1 *Huiyin* stark tonisieren. Wird das Bewusstsein nicht wiedererlangt, folgt die gleiche Stimulierung an Du 25 *Suliao*, Ni 1 *Yongquan* und Pe 6 *Neiguan*. Zeitgleich sollte Moxibustion an Ren 8 *Shenjue* angewendet werden. Alle Punkte können auch akupressiert werden.

Funktion

Sinnesorgane beleben, Bewusstsein wiederherstellen, Lungen-*Qi* reaktivieren und ausbreiten, Herz aktivieren.

Pathogenese

Ertrinken mit Verlust der ausbreitenden Funktion des Lungen-*Qi*, Verschluss der Herzfunktion.

Leitsymptome und Befunde

- **Symptome:** aufgetriebener Oberbauch, kalte Extremitäten, Bewusstlosigkeit, dunkel-livide Gesichtsfarbe mit Schwellungen, Nasen- und Mundöffnung sind mit Flüssigkeit, Schleim und/oder Schaum gefüllt, Atmung kurz, schnell, oberflächlich. Im Extremfall fallen Atmung und Herzschlag aus.

- **Puls:** gering, beschleunigt

Erläuterung

Beim Ertrinken dringt Flüssigkeit (Wasser) in die Atemwege und behindert die Ausdehnung der Lunge, es entsteht eine Hypoxie infolge des fehlenden Sauerstoffs, die schließlich zur Bewusstlosigkeit führt.

Ren 1 *Huiyin*, Du 25 *Suliao* und Ni 1 *Yongquan* reaktivieren an unterschiedlichen Stellen die unterbrochene Zirkulation von *Yin* und *Yang*, sie beleben den *Shen* (Geist) und stellen das Bewusstsein wieder her. Dabei ist Ren 1 *Huiyin* der Hauptpunkt zur Behandlung von Bewusstlosigkeit nach einem Ertrinkungstrauma. Ihm wird die Fähigkeit zugeschrieben, Wasser aus den Lungen zu treiben und das Bewusstsein wiederherzustellen.

Der *Du Mai* dringt in das Gehirn ein, der Punkt Du 25 *Suliao*, der auf der Nasenspitze liegt, wirkt einerseits auf den Lungen-Funktionskreis und stimuliert andererseits das Gehirn und stellt das Bewusstsein wieder her. Er soll nach dem *Handbuch Akupunktur* (Deadman) wirksamer sein als Du 26 *Renzhong*.

Ni 1 *Yongquan* hat als *Jing*-(Brunnen-) Punkt die Fähigkeit, die unterbrochene Zirkulation von *Yin* und *Yang* zu reaktivieren und das Bewusstsein wiederherzustellen.

Pe 6 *Neiguan*, der Kommandopunkt des Thorax, befreit den Brustkorb, reguliert Herz und Lunge und öffnet die Sinnesorgane. Moxibustion an Ren 8 *Shenjue* festigt und stärkt das *Yuan-Qi*, rettet das *Yang-Qi* und verhindert die Entwicklung eines *Tuo Zheng* (Verlust-Syndrom). Außerdem ist laut *Compilation of Acupuncture and Moxibustion* die Anwendung von „hundert Moxakegeln" an Ren 8 *Shenjue* eine effektive Behandlung bei Ertrinkungstrauma.

Modifikationen

Geringer, schwacher Pulsschlag	+ Lu 9 *Taiyuan*
Mentale und körperliche Unruhe	+ He 7 *Shenmen*
Krampfanfälle	+ Dü 3 *Houxi*
Übelkeit, Erbrechen	+ Ma 36 *Zusanli*
Feuchte, kalte Extremitäten mit schwachem Puls	+ Moxa an Ren 8 *Shenjue*

Klinische Anwendungen

Ertrinken, Ertrinkungstrauma, Beinahe-Ertrinken, trockenes Ertrinken.

3

13.5 Hitzschlag (Sommerhitze)

Ursprung *The Source of Acupuncture and Moxibustion*

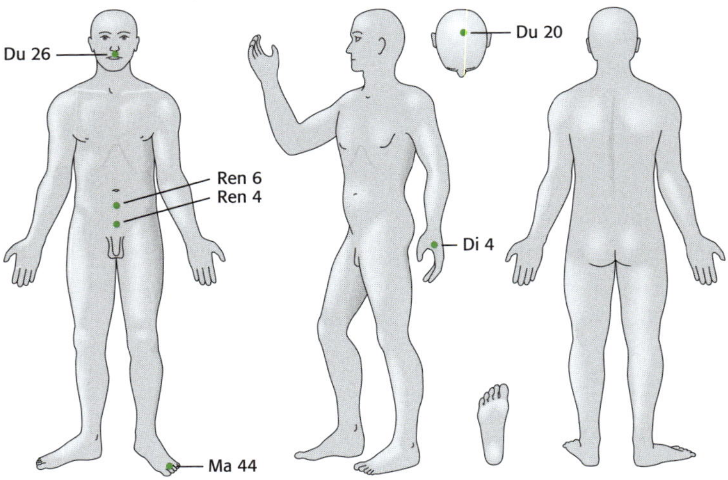

Kombination

Du 26	*Renzhong*
Di 4	*Hegu*
Ma 44	*Neiting*
Du 20	*Baihui*
Ren 4	*Guanyuan*
Ren 6	*Qihai*

Ausführung

Sedieren von Du 26 *Renzhong*, Di 4 *Hegu*, Ma 44 *Neiting* und Du 20 *Baihui*. Tonisieren von Ren 4 *Guanyuan* und Ren 6 *Qihai*. Nadelung für 30 Minuten mit zwischenzeitlicher Nachstimulierung.

Funktion

Sommerhitze klären, Hitze zerstreuen, Herz beruhigen, Bewusstsein wiederherstellen.

Pathogenese

Zu starke Sommerhitze führt zur Ansammlung innerer Hitze, welche die Perikard-Leitbahn blockiert und die *Yin-Yang*-Zirkulation stört.

Leitsymptome und Befunde

- **Symptome:** kalte Extremitäten, erhöhte Körpertemperatur, gerötetes Gesicht, erschwerte Atmung, Bewusstseinstrübung, fest zusammengepresste Kiefer (Trismus). Bei lange einwirkender Hitze können sich *Yin* und *Yang* trennen mit nachfolgenden Bewusstseins- und Orientierungsstörungen bis hin zur Bewusstlosigkeit. Weitere Symptome sind blass-fahle Gesichtsfarbe, Kaltschweißigkeit und Ausbreitung der Extremitätenkälte bis über Ellenbogen und Knie.
- **Zunge:** geröteter Zungenkörper mit gelbem Zungenbelag.
- **Puls:** überflutend, beschleunigt.

Erläuterung

Durch zu starke und zu lange Einwirkung von Sommerhitze entsteht innere Hitze, die

Yin-Körperflüssigkeiten verbraucht und das Perikard blockiert. Es kommt zu einer Schädigung der *Yin-Yang*-Zirkulation mit kalten Extremitäten, erhöhter Körpertemperatur, gerötetem Gesicht, erschwerter Atmung und Bewusstseinstrübung. Hält dieser Zustand lange an oder ist er besonders stark ausgeprägt, kann es zu einer Trennung von *Yin* und *Yang* mit Bewusstseins- und Orientierungsstörungen bis hin zur Bewusstlosigkeit kommen.

Du 26 *Renzhong* und Du 20 *Baihui* zerstreuen die Stagnation des *Yang-Qi* innerhalb des *Du Mai*, klären pathogene Hitze, beleben das Gehirn und öffnen die Sinnesorgane. Da pathogene Hitze leicht in die *Yangming*-Schicht eindringt und dort zu innerer Hitze führen kann, werden Ma 44 *Neiting* und Di 4 *Hegu* eingesetzt, um die Hitze-Stagnation der *Yangming*-Schicht zu klären und den *Shen* (Geist) zu besänftigen.

Da pathogene Sommerhitze die *Yin*-Körperflüssigkeiten und das *Yuan-Qi* des Menschen verbraucht, kann ein *Tuo Zheng* (Verlust-Syndrom) auftreten. Ren 4 *Guanyuan* und Ren 6 *Qihai* festigen einerseits das *Yuan-Qi* und die *Yin*-Körperflüssigkeiten, um das Auftreten eines *Tuo Zheng* (Verlust-Syndrom) zu verhindern. Andererseits sind sie wichtige Punkte, um einen *Yang-Qi*-Kollaps zu beheben und das Bewusstsein wiederherzustellen.

Modifikationen

Unruhe, Nervosität	+ Blutigstechen an Pe 3 *Quze* und Pe 9 *Zhongchong*
Krampfanfälle	+ Gb 34 *Yanglingquan*, Le 3 *Taichong*
Schwitzen, kalte Extremitäten	+ Moxa an Ren 4 *Guanyuan* und Ren 8 *Shenjue*

Klinische Anwendungen

Hitzschlag.

13.6 Shi Jue (Yang-Kollaps)

Ursprung *Ode to the Elucidate Mysteries*

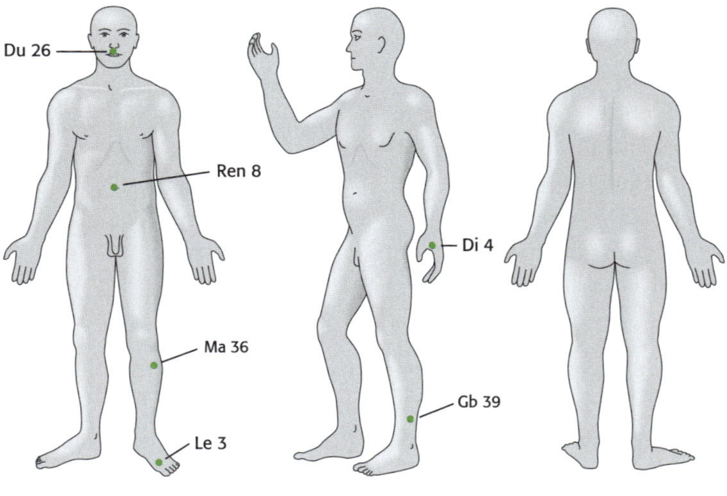

3

Kombination

Du 26	*Renzhong*
Di 4	*Hegu*
Le 3	*Taichong*
Ma 36	*Zusanli*
Gb 39	*Xuanzhong*
Ren 8	*Shenjue*

Ausführung

Sedieren an Di 4 *Hegu*, Le 3 *Taichong* und Du 26 *Renzhong*, an Du 26 *Renzhong* tief in Richtung Zähne stechen. Tonisieren an Ma 36 *Zusanli* und Gb 39 *Xuanzhong*. Moxibustion an Ren 8 *Shenjue*.

Funktion

Qi-Bewegung harmonisieren, *Yang*-Kollaps beheben, Bewusstsein wiederherstellen.

Pathogenese

Yang-Kollaps durch traumatische Schädigung oder äußere Toxine.

Leitsymptome und Befunde

- **Symptome:** Bewusstlosigkeit, Hitze des Rumpfs, kalte Extremitäten, blass-weißes Gesicht. Klassische Texte beschreiben das Krankheitsbild als leichenartigen Zustand ohne körperliche Bewegung und Bewusstsein, jedoch mit normal tastbarem Puls.
- **Puls:** tief, fein.

Erläuterung

Shi Jue bedeutet „leichenartiger Kollaps" und bezieht sich auf das äußere Erscheinungsbild der Krankheit. Das *Shi-Jue*-Syndrom entsteht durch traumatische Schädigung oder durch das Einwirken äußerer Toxine, die eine akute Stagnation des Leber- und Lungen-*Qi* hervorrufen. Dadurch wird die gesamte *Qi*-Bewegung blockiert, und es entwickelt sich ein *Yang*-Kollaps mit leichenartigem Zustand.

Die Kombination aus den *Yuan*-(Quell-)Punkten der Dickdarm- und der Leber-Leitbahn, Di 4 *Hegu* und Le 3 *Taichong*, wird *Kai Si Guan* (Öffner der vier Pforten) genannt. Di 4 *Hegu* fördert die Abwärtsbewegung des *Qi*, zerstreut Stagnation und fördert den *Qi*-Fluss innerhalb der Leitbahnen, v.a. in den oberen Extremitäten sowie im Kopf- und Gesichtsbereich. Le 3 *Taichong* aktiviert das Leber-*Qi*, zerstreut die Leber-*Qi*-Stase und fördert die physiologisch aufsteigende Bewegung des Leber-*Qi*. Diese *Öffner der vier Pforten* befreien die Leitbahnen von Stagnation und unterstützen das *Qi* in seinen regelrechten Bewegungen des Aufsteigens und Absinkens. Da das *Qi* der General des Bluts ist, regulieren Di 4 *Hegu* und Le 3 *Taichong* nicht nur die *Qi*-Bewegung, sondern fördern auch den Blutfluss zwischen Rumpf und Extremitäten.

Ma 36 *Zusanli* wirkt regulierend auf den Mittleren *Jiao* und tonisiert *Qi* und Blut. Außerdem unterstützt er Di 4 *Hegu* darin, Klares anzuheben und Trübes abzusenken.

Gb 39 *Xuanzhong* fördert Le 3 *Taichong* darin, den *Qi*-Fluss der Leber- und Gallenblasen-Leitbahn zu befreien und zu regulieren.

Du 26 *Renzhong* verbindet sich mit dem Gehirn, öffnet die Sinnesorgane und stellt das Bewusstsein wieder her. Indirekte Moxibustion mit Salz als Zwischenlage an Ren 8 *Shenjue* tonisiert das *Yuan-Qi* und hilft, das Bewusstsein wiederzuerlangen.

Die Kombination aus diesen sechs Punkten reguliert den *Qi*-Fluss, behebt den *Yang*-Kollaps und stellt das Bewusstsein wieder her.

Modifikationen

Qi-Fülle-Schock	Ren 8 *Shenjue*, + Pe 6 *Neiguan*, Ren 17 *Shanzhong*
Qi-Mangel-Schock	+ Moxa an Ren 6 *Qihai*
Kaltschweißigkeit, kalte Extremitäten, dünner und feiner Puls	+ Moxa an Ren 4 *Guanyuan*, Du 20 *Baihui* und Ni 7 *Fuliu*

Klinische Anwendungen

Commotio cerebri, Asphyxie, Atemdepression bzw. Atemstillstand infolge eines Herz-Kreislauf-Versagens oder einer Atemlähmung z. B. bei einer Gasvergiftung (Kohlenmonoxidvergiftung).

13.7 Zhong Feng (Windschlag)

Ursprung *Complete Collection*

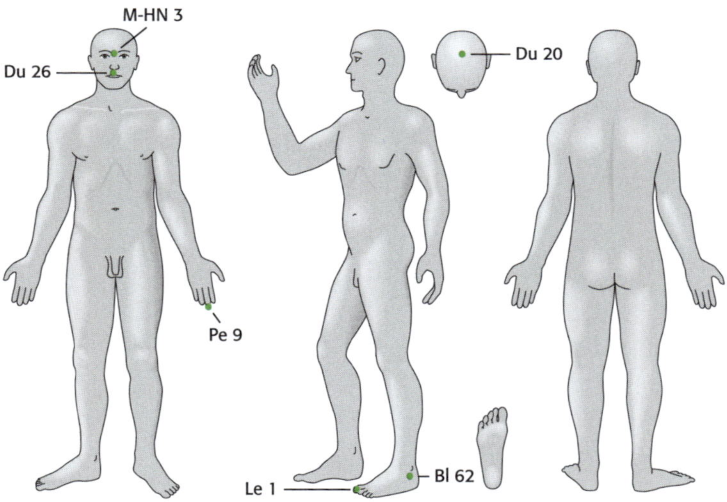

Kombination

Du 20	*Baihui*
Le 1	*Dadun*
M-HN 3	*Yintang*
Pe 9	*Zhongchong*
Bl 62	*Shenmai*
Du 26	*Renzhong*

Ausführung

Sedieren aller Punkte, Nadelung für 30 Minuten mit zwischenzeitlicher Nachstimulierung. Zur Verstärkung der Wirkung kann an Pe 9 *Zhongchong*, Le 1 *Dadun* und M-HN 3 *Yintang* blutig gestochen werden.

Funktion

Gehirn beleben, Sinnesorgane öffnen, Wind befreien.

Pathogenese

Das gemeinsame Auftreten von Schleim-, *Qi*- und Blut-Stasen löst einen geschlossenen *Zhong Feng* (Windschlag-Apoplex) aus.

Leitsymptome und Befunde

- **Symptome:** Bewusstlosigkeit, Aufsperren beider Augen, Kiefersperre, sehr festes Ballen beider Hände, schleimiges Röcheln im Hals, Rötung des Gesichts, oberflächliche Atmung, Obstipation und Harnverhalt.
- **Zunge:** gelber Zungenkörper, klebriger Zungenbelag.
- **Puls:** gespannt, schlüpfrig.

Erläuterung

Zhong Feng (Windschlag) entspricht den tonischen Symptomen eines Schlaganfalls, es handelt sich um eine Art von Apoplexie der Speicherorgane (*Zhong Zang*).

Ein Mangel an *Zheng*-(aufrechtem) *Qi* infolge ungesunder Ernährung, psychoemotionaler Faktoren oder als Folge von Erschöpfungssyndromen ruft eine chaotische *Qi*-Bewegung und einen ungeordneten Blutfluss hervor, wodurch die Entwicklung von innerem Wind, Schleim-, *Qi*- und Blut-Stasen gefördert wird. Diese Wind- und Stase-Syndrome wiederum blockieren die klaren Sinnesorgane und führen im Gehirn zu Blutungen oder Blut-Stasen, die mit der Entwicklung eines geschlossenen *Zhong Feng* (Windschlag-Apoplex) einhergeht.

Aus Sicht der Chinesischen Medizin liegt ein Kollaps und ein *Bi Zheng* (Verschluss-Syndrom) mit gegenläufigem oder blockiertem *Qi* vor; dieses wird im *Yellow Emperor's Inner Classic* als „*Yin* und *Yang* verlieren ihre harmonische Verbindung" beschrieben.

Das Behandlungsprinzip liegt in der Harmonisierung der *Qi*-Bewegung und im Wiederherstellen der Zirkulation von *Yin* und *Yang*. Hierfür eignen sich besonders die beiden *Jing*-(Brunnen-)Punkte des *Jueyin*-Zyklus, Pe 9 *Zhongchong* an den oberen Extremitäten und Le 1 *Dadun* an den unteren Extremitäten. Sie reaktivieren die *Yin*- und *Yang*-Zirkulation, beruhigen den Leber-Wind, öffnen die Sinnesorgane und stellen das Bewusstsein wieder her.

Du 20 *Baihui*, der Treffpunkt aller *Yang*-Leitbahnen, wird kombiniert mit M-HN 3 *Yintang*, um die Stagnation innerhalb des *Du Mai* zu zerstreuen sowie die Blockierung im Kopf- und Gehirnbereich aufzulösen und das Gehirn zu beleben. Du 26 *Renzhong* ist als Kommandopunkt für Wiederbelebung ein unverzichtbarer Punkt zur Wiederherstellung des Bewusstseins.

Bl 62 *Shenmai* verbindet sich als einer der Ankopplungspunkte mit dem *Yang Qiao Mai* und ist einer der wichtigsten Punkte bei tonischen Symptomen eines Apoplex, er kommt zur Anwendung bei nach oben starrenden Augen, Kiefersperre, Wind-Apoplex und Hemiplegie.

13

Modifikationen

Trismus	+ Du 26 *Renzhong*, Di 4 *Hegu*
Aphasie	+ Du 15 *Yamen*, Ren 23 *Lianquan*
Hängende Mundwinkel	+ Ma 6 *Jiache*, Ma 4 *Dicang*
Krampfanfälle	+ Gb 20 *Fengchi*, Le 3 *Taichong*
Hohes Fieber	+ Du 14 *Dazhui*
Atonische Symptomatik	+ Moxibustion an Ren 8 *Shenjue*

Klinische Anwendungen

Apoplex, Krampfanfall, Fieberkrampf, Epilepsie.

13.8 Krampfanfall (Leber-Wind, Schleim-Hitze)

Ursprung *Miscellaneous Disease*

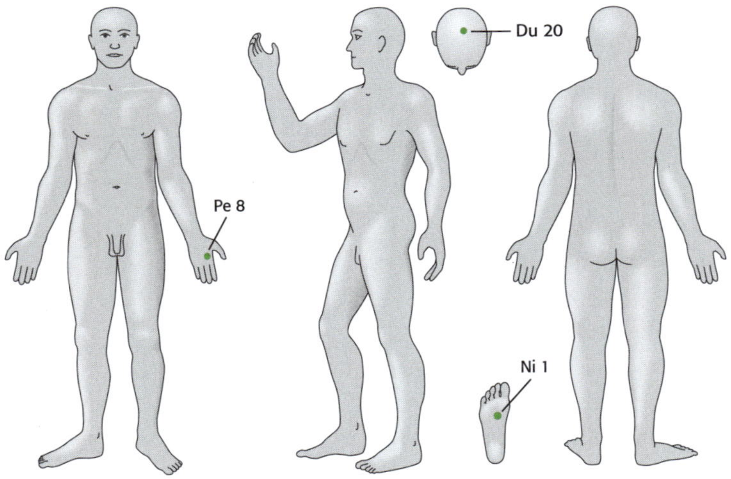

Kombination

Du 20	*Baihui*
Pe 8	*Laogong*
Ni 1	*Yongquan*

Du 20 *Baihui* 0,5 *Cun* in Richtung Occiput stechen; Pe 8 *Laogong* wird 1 bis 1,5 *Cun* in Richtung Handgelenk, Ni 1 *Yongquan* senkrecht 1 bis 1,5 *Cun* gestochen.

Ausführung

Sedieren an allen Punkten mit zwischenzeitlicher Nachstimulierung, bis der Patient das Bewusstsein wiedererlangt hat.

Funktion

Hitze zerstreuen, Wind stillen, Sinnesorgane öffnen und das Bewusstsein wiederherstellen.

3

Pathogenese

Leber-Wind verbindet sich mit Schleim-Hitze, blockiert die Sinnesorgane und führt zu Bewusstseinsverlust.

Leitsymptome und Befunde

- **Symptome:** plötzlicher Bewusstseinsverlust, Trismus, schnelle oberflächliche Atmung. Evtl. mit Erbrechen von Schleim oder hohes Fieber mit Krampfanfällen oder Muskelzuckungen und Spastiken.
- **Zunge:** weißer oder gelber Zungenkörper, klebriger Zungenbelag.
- **Puls:** tief und gespannt oder gespannt und schlüpfrig.

Erläuterung

Diese Dreierkombination wird auch als die *Drei-Herzen-Kombination* bezeichnet. Sie zerstreut Stagnationen des *Jueyin*-Zyklus, öffnet die Sinnesorgane, belebt die *Yin-Yang*-Zirkulation und stellt das Bewusstsein wieder her.

Du 20 *Baihui*, der am Schädeldach liegt, steht für das „Herz des Kopfes" und ist der Treffpunkt aller *Yang*-Leitbahnen mit dem *Du Mai* und der Fuß-*Jueyin*-Leber-Leitbahn. Sedieren von Du 20 *Baihui* kühlt und zerstreut die *Yang*-Hitze, besänftigt den Leber-Wind, öffnet die Sinnesorgane und belebt das Gehirn.

Pe 8 *Laogong*, das „Herz der Hand", ist der *Ying*-(Quell-)Punkt und Feuerpunkt der Perikard-Leitbahn. Er klärt und zerstreut pathogene Hitze und Feuer, beruhigt das Herz und öffnet die Sinnesorgane.

Ni 1 *Yongquan*, das „Herz des Fußes", hat als *Jing*-(Brunnen-)Punkt eine ausgeprägt wiederbelebende Wirkung bei Kollaps und Bewusstseinsverlust. Außerdem ist er der Holzpunkt der Nieren-Leitbahn. Er befeuchtet die Wasser-Organe und nährt die Holz-Organe, zerstreut Fülle im oberen Bereich des Körpers, indem er unverwurzeltes *Yang* zu seiner Quelle zurückführt, und stillt Leber-Wind.

Modifikationen

Apoplex mit tonischer Symptomatik	+ Du 26 *Renzhong*, Pe 9 *Zhongchong*
Hitzschlag mit Bewusstseins- und Orientierungsstörungen	+ Pe 3 *Quze*, Pe 9 *Zhongchong*
Hitze-Toxine sinken in das Perikard ein mit starkem Fieber und starker Zentralisierung, kalten Extremitäten, Bewusstlosigkeit	+ Du 14 *Dazhui*, Sj 1 Guanchong, M-UE 1 *Shixuan*
Krampfanfälle	+ Le 3 *Taichong*, Gb 34 *Yangling-quan*
Bewusstseinsverlust bei Hysterie	+ Ren 17 *Shan-zhong*, Pe 6 *Neiguan*

Klinische Anwendungen

Apoplex mit tonischer Symptomatik, Hitzschlag, Schock, Krampfanfälle; Bewusstseinsverlust bei Hysterie und Hyperventilation.

13.9 Heißes Bi Zheng (Verschluss-Syndrom)

Ursprung *Great Compendium*

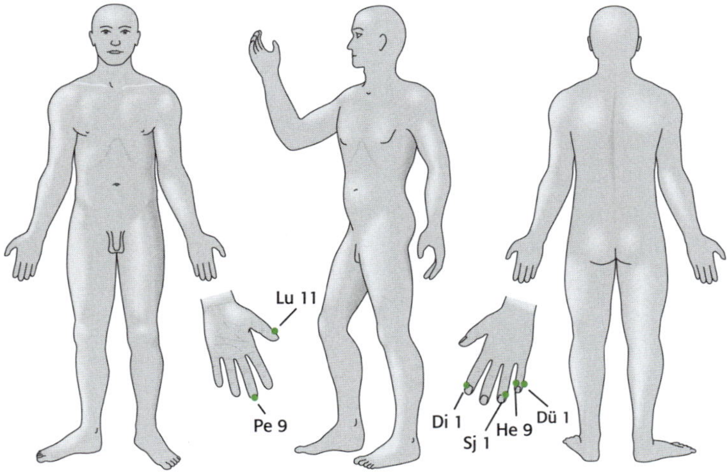

Kombination

Lu 11	*Shaoshang*
Di 1	*Shangyang*
Pe 9	*Zhongchong*
He 9	*Shaochong*
Dü 1	*Shaoze*
Sj 1	*Guanchong*

Ausführung

Blutigstechen der *Jing*-(Brunnen-)Punkte an beiden Händen.

Funktion

Yin- und *Yang*-Zirkulation harmonisieren, Sinnesorgane öffnen, Bewusstsein wiederherstellen.

Pathogenese

Yang-Verschluss-Syndrom.

Leitsymptome und Befunde

- **Symptome:** akuter Bewusstseinsverlust, fest zusammengebissene Zähne, Trismus, Harn- und Stuhlverhalt, tonisch-klonische Krampfanfälle, starke Unruhe, erschwerte Atmung, Mundgeruch, gerötetes Gesicht, erhöhte Körpertemperatur.
- **Zunge:** gelber, klebriger Zungenbelag.
- **Puls:** gespannt, schlüpfrig, beschleunigt.

Erläuterung

Ein heißes *Bi Zheng* (Verschluss-Syndrom) entsteht meist aufgrund äußerer Wind-Hitze oder durch Hitze-Toxine, die ungeordnete *Qi*- und Blut-Bewegungen entstehen lassen. Diese wiederum verursachen Schleim-, Blut- und Hitze-Stagnationen und lassen aufsteigenden Leber-Wind entstehen. Durch Schleim-Hitze und Leber-

Wind werden Herz und Perikard angegriffen und der *Shen* (Geist) geschädigt, die klaren Sinnesorgane werden durch die Schleim-Hitze-Stagnation blockiert und die harmonische Zirkulation von *Yin* und *Yang* unterbrochen. Es entwickelt sich ein heißes *Bi Zheng* (Verschluss-Syndrom) mit akutem Bewusstseinsverlust, fest zusammengebissenen Zähnen, Trismus, Harn- und Stuhlverhalt, tonisch-klonischen Krampfanfällen, starker Unruhe, Mundgeruch, gerötetem Gesicht und erhöhter Körpertemperatur.

Der Therapieansatz besteht darin, die akuten Blockaden in der Zirkulation von *Yin* und *Yang* zu zerstreuen und das Bewusstsein wiederherzustellen. *Jing*-(Brunnen-)Punkte sind die Verbindungsstellen der *Yin*- und *Yang*-Leitbahnen und stellen den Ort dar, an dem sich das *Yin* in *Yang* umwandelt und umgekehrt. Sie haben die Fähigkeit, die Sinnesorgane zu öffnen und sind geeignet zur Behandlung eines *Bi Zheng* (Verschluss-Syndrom) mit Bewusstlosigkeit. Blutigstechen der *Jing*-(Brunnen-)Punkte klärt Hitze, kühlt Blut und zerstreut Hitze-Toxine der Blut-Schicht. Bestehen keine Blockaden mehr in der *Qi*- und Blut-Zirkulation, können sich *Yin* und *Yang* wieder verbinden, und das Bewusstsein kehrt wieder zurück.

Besonders hervorzuheben sind die Punkte Pe 9 *Zhongchong* und He 9 *Shaochong*, die *Jing*-(Brunnen-)Punkte der Herz- und Perikard-Leitbahn: Durch blutiges Nadeln werden Blut-Hitze geklärt und Herz und Perikard beruhigt. Dadurch kann der im Herzen residierende *Shen* (Geist) zur Ruhe kommen.

> Die *Jing*-(Brunnen-)Punkte der sechs oberen Extremitäten haben eine deutlich stärkere bewusstseinserweckende Wirkung als die der unteren Extremitäten.

Modifikationen

Bewusstlosigkeit	+ Du 26 *Renzhong*, Du 20 *Baihui*
Krampfanfälle	+ Gb 34 *Yanglingquan*, Ni 1 *Yongquan*
Hohes Fieber	+ Du 14 *Dazhui*, M-UE 22 *Baxie*
Eintritt der pathogenen Faktoren in die *Ying*-Schicht mit Ekzembildung	+ Pe 3 *Quze*, Bl 40 *Weizhong*
Stridor und Schleimgeräusche beim Atmen	+ Ren 22 *Tiantu*, Ma 40 *Fenglong*

Klinische Anwendungen

Apoplex, Krampfanfälle, epileptische Anfälle; Tetanus, Meningitis.

14 Abführende und Stagnationen lösende Kombinationen

Einleitung

Kombinationen, die abführend und stagnationslösend wirken, haben zugleich verdauungsförderende Eigenschaften. Sie lösen Nahrungs-Stagnationen und Nahrungsakkumulationen auf, fördern die Ausscheidung und behandeln Wurmerkrankungen.

Nahrungs-Stagnation lösende Kombinationen

Nahrungs-Stagnation lösende Kombinationen werden eingesetzt bei einer Nahrungs-Stagnation infolge falscher Ernährungsgewohnheiten, wie z. B. durch übermäßiges Essen, durch den Verzehr verunreinigter oder verdorbener Nahrung oder von Nahrungsmitteln, die Milz und Magen schädigen. Die Kombinationen sind auch geeignet bei einer konstitutionellen Schwäche von Milz und Magen, die mit der Unfähigkeit einhergeht, Nahrung adäquat zu verdauen.

Hier müssen verdauungsfördernde und Milz und Magen stärkende Methoden kombiniert werden. Bei einer lang anhaltenden Ansammlung und Stagnation von *Qi*, Blut, Kälte, Hitze, Nahrung oder Schleim kann es zur Überdehnung des Abdomens mit Spannungs- und Völlegefühlen kommen. Die zugrunde liegende Akkumulation und die Stagnation müssen aufgelöst und zerstreut werden, um die Spannung zu lindern.

- **Symptome:** Völle- und Spannungsgefühl in Thorax und Epigastrium, Aufstoßen, Reflux (teilweise mit fauligem Geruch), Bauchschmerzen, Übelkeit, Erbrechen und Diarrhö.
- **Akupunkturpunkte:** Häufig verwendete Punkte liegen entlang des *Ren Mai* sowie im Verlauf der Magen-, Milz-, Leber-Leitbahn, z. B. Ren 21 *Xuanji*, Ren 12 *Zhongwan*, Ma 21 *Liangmen*, Ma 25 *Tianshu*, Ma 36 *Zusanli*, Ma 37 *Shangjuxu*, M 3 *Taibai*, Le 13 *Zhangmen*.

Abführende und Stuhlgang fördernde Kombinationen

Bei der **Fülle-Obstipation** liegt meist eine Schädigung der Körperflüssigkeiten durch *Yangming*-Hitze vor, die den Darminhalt austrocknet und die Darmperistaltik beeinträchtigt. Es muss *Yangming*-Hitze geklärt und die Darmperistaltik angeregt werden um zu verhindern, dass weitere Körperflüssigkeiten geschädigt werden.

Bei der **Mangel-Obstipation** unterscheidet man zwischen einem Milz-*Qi*-Mangel und einem Blut-Mangel, wobei es häufig zu Mischformen kommt. Der Milz-*Qi*-Mangel führt zu einer Minderung der Darmbewegung, der Blut-Mangel zur Austrocknung des Darms und mangelnden Befeuchtung des Darminhalts. Es muss das Milz-*Qi* gestärkt und das Blut genährt werden, um den Darm zu befeuchten und eine angemessene Darmperistaltik zu gewährleisten.

- **Symptome:**
  - Fülle-Symptome: Obstipation mit trockenem Stuhl, abdominaler Spannungsschmerz und tastbare Verhärtungen.
  - Mangel-Symptome: schwergängiger, träger, evtl. trockener Stuhl mit Müdigkeit und Kraftlosigkeit.
- **Akupunkturpunkte:** Häufig verwendete Punkte liegen entlang der Magen-, *Sanjiao*- und Blasen-Leitbahn wie z. B. Ma 25 *Tianshu*, Bl 25 *Dachangshu*, Sj 6 *Zhigou*, Ma 44 *Neiting*, Ma 36 *Zusanli*.

Kombinationen zur Behandlung von Wurmerkrankungen

Kombinationen zur Behandlung von Wurmerkrankungen zielen darauf ab, Parasiten und Würmer abzutöten und auszutreiben. In der Chinesischen Medizin heißt es, dass „Feuchtigkeit Würmer entstehen lässt". Bei der Behandlung von parasitären Erkrankungen, speziell bei Wurmbefall, ist das Austrocknen von Feuchtigkeit, die durch eine Milz-*Qi*-Schwäche bedingt ist, von großer Bedeutung: Bei Darmparasiten liegt einerseits eine absolute Fülle-Symptomatik vor, die durch äußere Faktoren (Parasiten, z. B. durch verunreinigte Nahrung) verursacht wird und zu Stagnationen im Magen-Darm-Trakt führt, andererseits besteht ein sekundärer, relativer Mangel-Zustand der Milz.

- **Symptome:** Je nach Art des Parasitenbefalls variieren die Symptome. Meist kommt es zu Schmerzen unterschiedlicher Intensität im Bereich des Bauchnabels, kolikartigen Schmerzen unterhalb des Sternums mit Schmerzausstrahlung in den Rippenbogen, Gewichtsverlust bis Abmagerung, vermindertem Appetit, Verlangen nach ungewöhnlichen Nahrungsmitteln, Übelkeit, Erbrechen, unregelmäßigem Stuhlgang wechselnder Konsistenz, weißen Flecken im Gesichtsbereich, Juckreiz in Ohren, Nase, Mund, analem Juckreiz.
- **Akupunkturpunkte:** Häufig verwendete Punkte liegen entlang der Magen-, Leber- und Gallenblasen-Leitbahn wie z. B. Ren 12 *Zhongwan*, Ma 25 *Tianshu*, Ma 36 *Zusanli*, Ma 45 *Lidui*, Gb 24 *Riyue*, Gb 34 *Yanglingquan* und Le 5 *Ligou*. Zusätzlich finden Extrapunkte wie M-UE 9 *Sifeng* und M-LE 34 *Baichongwo* Verwendung.

14.1 Nahrungs-Stagnation

Ursprung *Miscellaneous Disease*

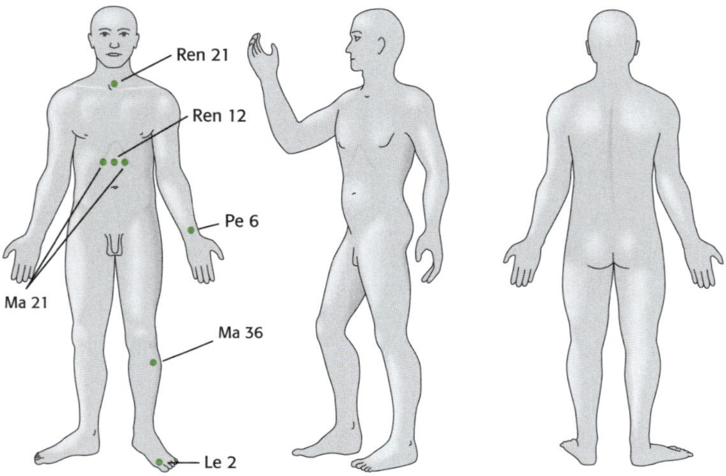

Kombination

Ren 21	*Xuanji*
Ma 36	*Zusanli*
Ren 12	*Zhongwan*
Ma 21	*Liangmen*
Pe 6	*Neiguan*
Le 2	*Xingjian*
Ma 44	*Li Neiting*

Ausführung

Sedieren aller Punkte. Nadelung 20 bis 30 Minuten mit zwischenzeitlicher Nachstimulierung. *Li Neiting* entspricht Ma 44 *Neiting*, wird jedoch von der Fußsohle her gestochen.

Funktion

Nahrungs-Stagnation auflösen, Magen harmonisieren und Schmerzen lindern.

Pathogenese

Nahrungs-Stagnation unterschiedlicher Ursache.

Leitsymptome und Befunde

- **Symptome:** Nahrungs-Stagnation mit Beklemmungs- und Völlegefühl in Brust und Oberbauch, Magenschmerzen, Blähungen, zeitweise Schmerzen, Aufstoßen, Sodbrennen, Übelkeit, Appetitlosigkeit, Erbrechen unverdauten Mageninhalts, schmerzhafter Stuhlgang oder Diarrhö.
- **Zunge:** dicker Zungenkörper, klebriger Zungenbelag.
- **Puls:** schlüpfrig.

Erläuterung

Diese Akupunkturkombination löst Nahrungs-Stagnationen auf, senkt Magen-*Qi* ab, klärt Hitze und harmonisiert darüber hinaus den Mittleren *Jiao*.

Die Kombination aus Ren 21 *Xuanji* und Ma 36 *Zusanli* ist eine traditionelle und äußerst wirksame Rezeptur zur Linderung von Beschwerden, die durch Nahrungs-Stagnation im Magen hervorgerufen wurden und sich in folgenden Symptomen zeigen: Beklemmungs- und Völlegefühl in Brust und Oberbauch, Magenschmerzen, Blähungen, Sodbrennen, Übelkeit und Appetitlosigkeit. Ren 12 *Zhongwan*, der *Mu*-(Sammel-)Punkt des Magens, wird mit Ma 21 *Liangmen* kombiniert, um den Magen zu stärken und Nahrungs- und *Qi*-Stagnationen zu lösen.

Pe 6 *Neiguan* ist einer der wirkungsvollsten Punkte, um Übelkeit und Erbrechen zu behandeln. Er reguliert den *Qi*-Fluss in Thorax und Abdomen und kehrt gegenläufiges Magen-*Qi* um, dadurch lindert er nicht nur Übelkeit und Erbrechen, sondern auch Blähungen, epigastrisches Völlegefühl und Schmerzen.

Aufgrund der Nahrungs-Stagnation entstehen im Magen-Darm-Trakt Gärungsprozesse mit Hitzeentwicklung, welche sich auf Leber und Gallenblase ausbreiten: Magen- und Oberbauchschmerzen mit Blähungen, Sodbrennen und Übelkeit sind die Folge. Le 2 *Xingjian* und Ma 44 *Li Neiting*, ein empirischer Punkt zur Behandlung von Nahrungs-Stagnation, befreien das Leber-*Qi*, fördern die Verdauungsprozesse und klären Hitze aus Magen- und Leber-Kreislauf.

Modifikationen

Magenschmerzen	+ Ma 34 *Liangqiu*
Schmerzhafter Stuhlgang	+ Sj 6 *Zhigou*
Äußerliche Symptome	+ Di 4 *Hegu*, Sj 5 *Waiguan*

Klinische Anwendungen

Magen-Darm-Erkrankungen, z. B. atrophische Gastritis, Verdauungsstörungen, Säurereflux, Übelkeit, Erbrechen, Aufstoßen, Diarrhö, Bauchschmerzen, Appetitmangel.

14.2 Dyspepsie (Feuchte-Hitze im Dickdarm)

Ursprung *Thousand Ducat Formulars, Supplementing Life*

Kombination

Ren 10	*Xiawan*
Ma 21	*Liangmen*
Ma 25	*Tianshu*
Ma 36	*Zusanli*
Ma 37	*Shangjuxu*
Mi 3	*Taibai*

Ausführung

Sedieren aller Punkte, Nadelung für 30 Minuten mit zwischenzeitlicher Nachstimulierung.

Funktion

Milz und Magen stärken, Feuchte-Hitze des Dickdarms klären, Nahrungs-Stagnation auflösen.

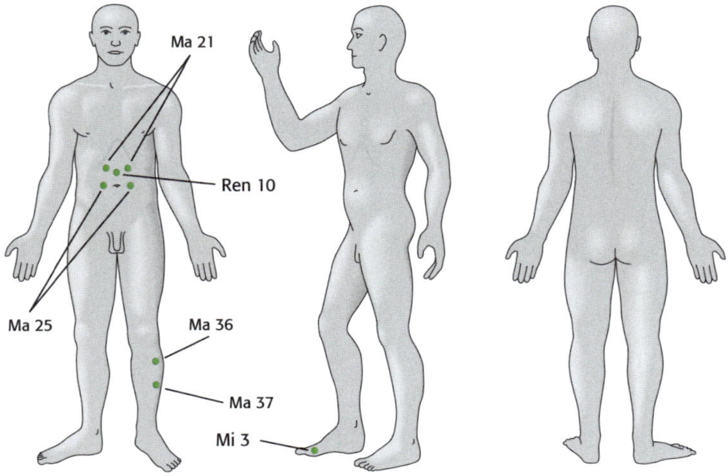

Pathogenese

Aus einer Nahrungs-Stagnation entwickelt sich Feuchte-Hitze im Dickdarm.

Leitsymptome und Befunde

- **Symptome:** Völlegefühl und Appetitlosigkeit, Blähungen, Aufstoßen, Bauchschmerzen mit Druckdolenz, Sodbrennen und übel riechendes Aufstoßen, Übelkeit, Erbrechen, vermehrte Darmgeräusche (Borborygmus) und übel riechende Diarrhö, in manchen Fällen mit unverdauten Nahrungsresten, Linderung der Schmerzen nach dem Stuhlgang.
- **Zunge:** dicker Zungenkörper, klebriger Zungenbelag.
- **Puls:** schlüpfrig.

Erläuterung

Aufgrund einer Nahrungs-Stagnation im Magen-Darm-Trakt entwickelt sich Feuchte-Hitze im Dickdarm mit Blähungen, starken Bauchschmerzen, Sodbrennen, übel riechendem Aufstoßen, Übelkeit, Erbrechen, vermehrten Darmgeräuschen und übel riechender Diarrhö. Diese Kombination reguliert und harmonisiert den Magen-Darm-Trakt, zerstreut Nahrungs-Stagnationen und klärt Feuchte-Hitze im Dickdarm.

Ma 21 *Liangmen* und Ren 10 *Xiawan* harmonisieren den Magen, beseitigen die Nahrungs-Stagnation und lindern Völlegefühl, Appetitlosigkeit, Übelkeit und Erbrechen nach Nahrungsaufnahme und übel riechender Diarrhö mit unverdauten Nahrungsresten.

Da die Feuchte-Hitze im Dickdarm lokalisiert ist, werden der *Mu*-(Sammel-)Punkt und der untere *He*-(Vereinigungs-)Punkt des Dickdarms, Ma 25 *Tianshu* und Ma 37 *Shangjuxu*, eingesetzt, um gezielt die Nahrungs-Stagnation und Feuchte-Hitze im Dickdarm zu zerstreuen und die Symptome der Diarrhö zu stoppen.

Die Kombination aus Mi 3 *Taibai* und Ma 36 *Zusanli* stärkt Milz und Magen, beseitigt Feuchte-Hitze und lindert Diarrhö mit unverdauten Nahrungsbestandteilen, Blähungen und Schmerzen des Abdomens und Appetitlosigkeit.

Modifikationen

Sodbrennen und übel riechendes Aufstoßen	+ Gb 40 *Qiuxu*, Mi 4 *Gongsun*

Klinische Anwendungen

Verdauungsstörungen, chronische Enteritis, akute oder chronische Gastroenteritis, Diarrhö, Dysenterie.

14.3 Gan Ji (Mangelernährung und Nahrungs-Stagnation)

Ursprung *Practical Prescriptology of Acupuncture and Moxibustion*

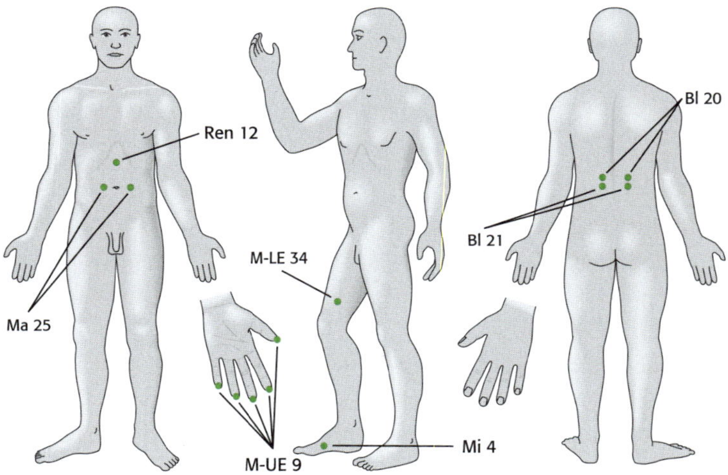

Kombination

M-UE 9	*Sifeng*
Ren 12	*Zhongwan*
Bl 20	*Pishu*
Bl 21	*Weishu*
Mi 4	*Gongsun*
Ma 25	*Tianshu*
M-LE 34	*Baichongwo*

Ausführung

Blutigstechen an M-UE 9 *Sifeng*, oberflächliches Stechen an den übrigen Punkten. Zusätzliche Moxibustion an Bl 20 *Pishu*, Bl 21 *Weishu* und Mi 4 *Gongsun*.

Funktion

Nahrungs-Stagnation auflösen, die Funktion der Umwandlung unterstützen, Milz und Magen harmonisieren und regulieren.

Pathogenese

Schädigung von Milz- und Magen mit Nahrungs-Stagnation und Malassimilation bei Säuglingen und Kleinkindern.

Leitsymptome und Befunde

Der chinesische Begriff *Gan Ji* meint die oft bei Kindern kombiniert auftretenden Erkrankungen – die kindliche Mangelernährung (*Gan*) und die kindliche Nahrungs-Stagnation (*Ji*).

- **Symptome bei Gan:** Erschöpfung, Gewichtsverlust und Abmagerung, Dehydratation, aufgeblähtes Abdomen mit hervorstehendem Bauchnabel, blasse Gesichtsfarbe, trockene Haut, Nägel und Haare, vermehrter Haarausfall, Sehstörungen.
- **Symptome bei Ji:** Diese Erkrankung ähnelt in ihrer Symptomatik der Dyspepsie bei Erwachsenen und wird oft assoziiert mit Obstipation, Diarrhö, Erbrechen, Bauchschmerzen, parasitärem Befall usw., in manchen Fällen kommt es zu Fieberschüben am Nachmittag, trübem Urin, unter Umständen entwickelt das Kind das Verlangen, Asche, Erde oder Ähnliches zu essen.

Erläuterung

Die Chinesische Medizin betrachtet die Milz als den Minister über die Nahrungsspeicher und den Magen als das Meer der Nahrung (Meer von Wasser und Getreide). Gemeinsam sorgen sie dafür, dass Nahrung aufgenommen, umgewandelt, verwertet und als Nahrungs-Essenz an alle Organe und Strukturen des menschlichen Körpers transportiert wird und bilden so die Grundlage des nachgeburtlichen *Qi*.

Gan Ji ist gekennzeichnet durch eine Schwäche des Milz- und Magen-*Qi*, die durch unterschiedliche Ursachen hervorgerufen wird.

- Bei der infantilen Mangelernährung (*Gan*) kann aufgrund des Milz- und Magen-*Qi*-Mangels der Energiebedarf nicht durch die Nahrung gedeckt werden, sodass es zu Eiweiß-, Fett-, Vitamin- und Mineralstoffmangel kommt.
- Bei der infantilen Nahrungs-Stagnation (*Ji*) spielen neben der Nahrungs-Stagnation infolge des Milz- und Magen-*Qi*-Mangels sowie durch verdorbene oder unverträgliche Lebensmittel in traditionellen Texten parasitäre Erkrankungen eine große Rolle, wobei moderne hygienische Maßnahmen diese immer mehr in den Hintergrund gedrängt haben.

Der Behandlungsschwerpunkt liegt darin, Milz und Magen zu stärken und zu harmonisieren, die Nahrungs-Stagnation aufzulösen sowie die Parasiten einzudämmen und auszutreiben.

Die Kombination aus den *Shu*-(Transport-)Punkten von Milz und Magen, Bl 20 *Pishu* und Bl 21 *Weishu*, mit den *Mu*-(Sammel-)Punkten von Magen und Dickdarm, Ren 12 *Zhongwan* und Ma 25 *Tianshu*, stärkt das Milz- und Magen-*Qi*, fördert die Verdauung und zerstreut Nahrungs-Stagnationen. Dadurch werden Erschöpfung, Gewichtsverlust, Abmagerung und das aufgeblähte Abdomen gelindert und der Stuhlgang reguliert.

Ist das nachgeburtliche *Qi* des Mittleren *Jiao* stark, wird die Blutproduktion und -zirkulation gestärkt, wodurch die Gesichtsfarbe verbessert wird, Haut, Nägel und Haare genährt und gefestigt werden und die Augen ihre Sehkraft zurückgewinnen.

Der Fernpunkt Mi 4 *Gongsun* stärkt die Milz und harmonisiert den *Qi*-Fluss im Mittleren *Jiao*, beseitigt Feuchtigkeit und lindert abdominale Schmerzen, Appetitlosigkeit, Trommelbauch und Diarrhö mit unverdauten Nahrungsbestandteilen.

Blutigstechen an M-UE 9 *Sifeng* ist eine häufig angewendete Methode zur Behandlung von *Gan Ji*. M-LE 34 *Baichongwo* ist ein wichtiger Punkt bei parasitären Erkrankungen, insbesondere bei Darmparasiten und Wurmbefall.

Modifikationen

Fieberschübe	+ Du 14 *Dazhui*, Lu 5 *Chize*
Unruhe, Nervosität und Schlafstörungen	+ He 7 *Shenmen*, Pe 6 *Neiguan*
Schwäche von Knochen und Sehnen	+ Gb 34 *Yanglingquan*, Gb 39 *Xuanzhong*

Klinische Anwendungen

Parasitenbefall, Malassimilation und Malabsorption bei Kindern.

14.4 Abdominale Verhärtungen und Geschwulste (Schleim-, Blut- und Qi-Stase)

Ursprung *Ode of Spiritual Brightness, Supplementing Life*

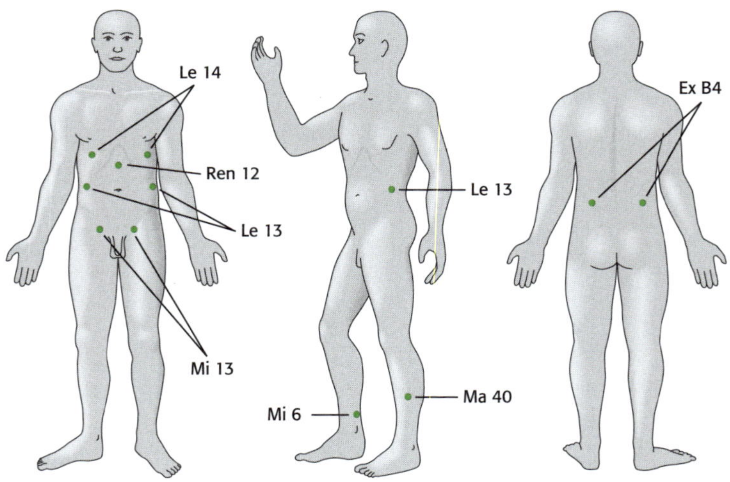

Kombination

EX-B 4	*Pigen*
Le 14	*Qimen*
Le 13	*Zhangmen*
Ren 12	*Zhongwan*
Ma 40	*Fenglong*
Mi 13	*Fushe*
Mi 6	*Sanyinjiao*

Ausführung

Sedieren aller Punkte, Nadelung für 30 Minuten mit zwischenzeitlicher Nachstimulierung. Nach der Akupunktur sollte für ca. 20 Minuten Moxibustion an den Punkten erfolgen.

Funktion

Verhärtungen lösen, Stagnationen zerstreuen, Milz und Magen regulieren.

Pathogenese

Schleim-, *Qi*- und Blut-Stase führen zu abdominalen Verhärtungen.

Leitsymptome und Befunde

- **Symptome:** feste, nicht verschiebliche abdominale Verhärtungen mit Spannungsschmerz. In manchen Fällen kommt es zu Schüttelfrost, Hitze- und Kälteempfinden im Wechsel, Abmagerung, Kraftlosigkeit, Appetitlosigkeit sowie Amenorrhö bei Frauen.
- **Zunge:** dunkel-livider Zungenkörper mit Blut-Stase-Zeichen und dünnem, gelbem Zungenbelag.
- **Puls:** gespannt oder dünn und zäh.

Erläuterung

Eine Ansammlung und Stagnation von Schleim und Feuchtigkeit im Bauchraum blockiert die *Qi*- und Blutzirkulation und führt zu *Qi*- und Blut-Stase. Besteht diese *Qi*- und Blut-Stase über längere Zeit, verbinden sich Schleim-, *Qi*- und Blut-Stasen zu tastbaren, nicht verschieblichen, abdominalen Verhärtungen.

Dieses Krankheitsbild geht häufig mit einer Milz- und Magen-*Qi*-Schwäche einher. Entweder ist die Ansammlung von Schleim und Feuchtigkeit eine Folge der Milz- und Magen-Schwäche oder deren Ursache. Im ersten Fall treten bereits vor Ausbildung der abdominalen Verhärtung Symptome einer Milz- und Magen-*Qi*-Schwäche auf wie z.B. Abmagerung, Kraftlosigkeit und Appetitlosigkeit, im zweiten Fall entstehen diese Symptome erst später. Durch die verschlechterte Blutzirkulation entwickelt sich bei Frauen oft zusätzlich eine Amenorrhö.

Die Punkte dieser Kombination regulieren den *Qi*- und Blutfluss, wandeln Feuchtigkeit um und lösen Stagnationen von *Qi*, Blut und Schleim auf. Dadurch bilden sich Geschwulste und Verhärtungen im Bauchraum zurück.

Der Hauptpunkt EX-B 4 *Pigen*, 3,5 *Cun* lateral des Dornfortsatzes des ersten Lendenwirbels, zerstreut *Qi*-, Blut- und Schleim-Stagnationen und vertreibt abdominale Verhärtungen. Unterstützend wirken die *Mu*-(Sammel-)Punkte von Milz und Leber, Le 13 *Zhangmen* und Le 14 *Qimen*, sie stärken die Funktion der Umwandlung der Milz und regulieren den *Qi*- und Blutfluss. Der Punkt Mi 13 *Fushe* reguliert das *Qi* und lindert Schmerzen und wird bei schmerzhaften Geschwulsten und Verhärtungen des Bauchraums eingesetzt.

Die Kombination aus Ren 12 *Zhongwan*, dem *Mu*-(Sammel-)Punkt des Magens, mit Ma 40 *Fenglong*, dem *Luo*-(Verbindungs-)Punkt der Magen-Leitbahn, leitet Feuchtigkeit aus und ist eine der wichtigsten Kombinationen zur Umwandlung von Schleim. Mi 6 *Sanyinjiao* harmonisiert den Blutfluss im Bauchraum und der weiblichen Geschlechtsorgane, hilft Blut-Stasen zu zerstreuen, fördert die Verteilung von *Yin*-Körperflüssigkeiten und hilft, abdominale Stagnationen aufzulösen.

Gemeinsam regulieren die Punkte dieser Kombination den *Qi*- und Blutfluss, transformieren Feuchtigkeit und lösen Stagnationen auf, wodurch Geschwüre und Verhärtungen zerstreut werden.

Modifikationen

Wechsel von Hitze und Kälte	+ Du 13 *Taodao*, Pe 5 *Jianshi*
Abdominale Wasseransammlung	+ Ren 9 *Shuifen*, Ma 28 *Shuidao*
Abmagerung, Kraftlosigkeit	+ Bl 20 *Pishu*, Bl 18 *Ganshu*, Bl 43 *Gaohuangshu*
Amenorrhö	+ Ren 4 *Guanyuan*, Mi 10 *Xuehai*, Bl 18 *Ganshu*

Klinische Anwendungen

Splenomegalie, Hepatomegalie, Hepatitis, Leberzirrhose; Tumoren der Bauchhöhle.

14.5 Völlegefühl und abdominale Verhärtung

Ursprung *Practical Prescriptology of Acupuncture and Moxibustion*

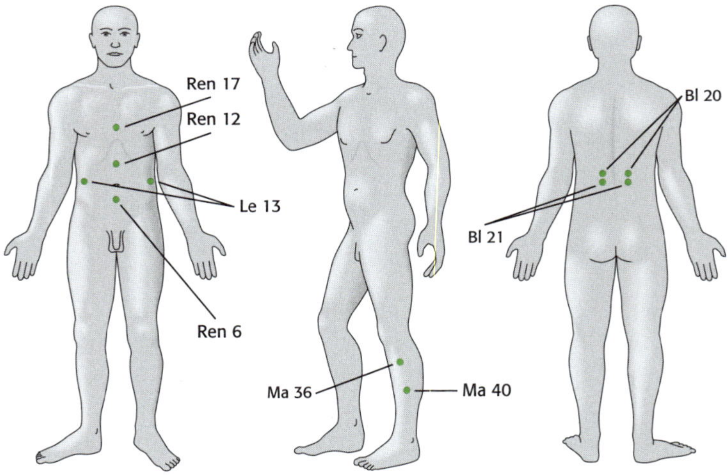

Kombination

Bl 20	*Pishu*
Bl 21	*Weishu*
Le 13	*Zhangmen*
Ren 12	*Zhongwan*
Ma 40	*Fenglong*
Ma 36	*Zusanli*
Ren 17	*Shanzhong*
Ren 6	*Qihai*

Ausführung

Harmonisierende neutrale Nadelung mit mittelstarker Stimulation an allen Punkten. Zusätzliche Moxibustion ist möglich.

Funktion

Stagnationen lösen, Verhärtungen zerstreuen, Völlegefühl lindern, Milz kräftigen, Magen harmonisieren.

Pathogenese

Milz- und Magen-Schwäche mit beeinträchtigter Umwandlungs- und Transportfunktion führt zu Völlegefühl und Verhärtungen im Bauchraum.

Leitsymptome und Befunde

- **Symptome:** epigastrisches Völlegefühl, abdominale Verhärtungen mit dumpfem Spannungs- und Druckschmerz, Appetitlosigkeit, Kraftlosigkeit, schwergängiger Stuhl.
- **Zunge:** blasser Zungenkörper mit dünnem, leicht klebrigem Zungenbelag.
- **Puls:** sanft, fein.

Erläuterung

Bei einer Milz- und Magen-Schwäche sind die Umwandlungs- und Transportfunktion des Mittleren *Jiao* beeinträchtigt, es kommt zu Völlegefühl und schmerzhaften Verhärtungen im Bauchraum mit Appetitlosigkeit, Kraftlosigkeit und Stuhlunregelmäßigkeiten. Diese Kombination reguliert das Zusammenspiel von Milz und Magen, fördert die Umwandlung von Schleim und Feuchtigkeit, befreit *Qi*-Stagnationen und erreicht somit die Auflösung abdominaler Verhärtungen und die Linderung des Völlegefühls.

Die *Shu-Mu*-Kombinationen von Milz und Magen, Bl 20 *Pishu* mit Le 13 *Zhangmen* und Bl 21 *Weishu* mit Ren 12 *Zhongwan*, harmonisieren den Mittleren *Jiao*, wandeln Schleim um und leiten Feuchtigkeit aus. Dadurch zerstreuen sie abdominale Verhärtungen und lindern Völlegefühl, Appetitlosigkeit und Kraftlosigkeit.

Die Kombination aus Ma 36 *Zusanli* und Ma 40 *Fenglong* transformiert Schleim und zerstreut abdominale Akkumulationen.

Ren 17 *Shanzhong*, der *Hui*-(einflussreiche) Punkt des *Qi*, und Ren 6 *Qihai*, das Meer des *Qi*, bilden eine hervorragende Kombination zur Regulation der Bewegung des *Qi*. Sie sind angezeigt bei *Qi*-Mangel und *Qi*-Stagnation mit Kraftlosigkeit, abdominalen Geschwulsten und Druckgefühlen, erschwerter Nahrungsaufnahme, Kurzatmigkeit sowie Völlegefühl in Thorax und Abdomen.

Modifikationen

Übelkeit, Erbrechen	+ Pe 6 *Neiguan*
Starke Blähungen und Beschwerden beim Stuhlgang	+ Ma 25 *Tianshu*

Klinische Anwendungen

Gastritis; Splenomegalie, Hepatomegalie, Hepatitis, Leberzirrhose; Tumoren der Bauchhöhle.

14.6 Obstipation (Fülle-Typ)

Ursprung *Great Compendium, Supplementing Life*

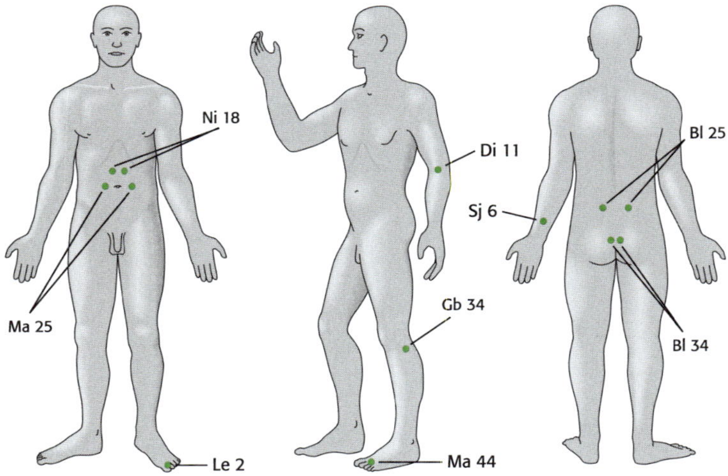

Kombination

Ma 25	*Tianshu*
Bl 25	*Dachangshu*
Sj 6	*Zhigou*
Ma 44	*Neiting*
Di 11	*Quchi*
Le 2	*Xingjian*
Gb 34	*Yanglingquan*
Ni 18	*Shiguan*
Bl 34	*Xialiao*

Ausführung

Starkes Sedieren an allen Punkten, Nadelung für 30 Minuten mit zwischenzeitlicher Nachstimulierung.

Funktion

Hitze ausleiten, Stuhlgang fördern.

Pathogenese

Übermäßige *Yangming*-Hitze schädigt die Körperflüssigkeiten und trocknet den Darminhalt aus, wodurch sich eine Obstipation entwickelt.

Leitsymptome und Befunde

- **Symptome:** Obstipation mit trockenem Stuhl, abdominaler Spannungsschmerz, tastbare Verhärtungen. Erhöhte Körpertemperatur, gerötetes Gesicht, Mundgeruch, vermehrtes Durstempfinden, Verlangen nach kalten Getränken, verminderte Miktion mit dunkelgelbem Urin.
- **Zunge:** geröteter Zungenkörper mit gelbem Zungenbelag.
- **Puls:** schlüpfrig, beschleunigt.

Cave: Eine akute Obstipation kann unter Umständen die Folge eines Schlaganfalls oder eines Bandscheibenvorfalls sein.

Erläuterung

Yangming-Hitze wird in den meisten Fällen durch nicht ausgeheilte äußere Krankheitserreger hervorgerufen, die über die *Taiyang*- oder *Shaoyang*-Schicht in den Körper eindringen, oder durch Krankheitserreger, die direkt in den *Yangming*-Kreislauf eindringen, beispielsweise durch verdorbene, giftige oder unverträgliche Nahrungsmittel. Es entsteht Magen-Feuer, das die Körperflüssigkeiten schädigt und den Darminhalt austrocknet. Daraus entwickelt sich eine Obstipation mit trockenem Stuhl, abdominalen Spannungsschmerzen und teilweise tastbaren Verhärtungen im Darmbereich. Die *Yangming*-Hitze verursacht eine erhöhte Körpertemperatur mit gerötetem Gesicht (das Gesicht ist der Hof des *Yangming*). Durch Magen-Hitze entsteht Mundgeruch, und aufgrund der Schädigung von *Yin*-Körperflüssigkeiten kommt es zu vermehrtem Durst mit dem Verlangen nach kalten Getränken.

Diese Akupunkturkombination kühlt pathogene *Yangming*-Hitze, reguliert den *Qi*-Fluss, löst Stagnationen im Magen-Darm-Trakt und fördert den Stuhlgang.

Die *Shu-Mu*-Kombination des Dickdarms aus Ma 25 *Tianshu* und Bl 25 *Dachangshu* löst Blockaden und Stagnationen im Dickdarm und fördert die Darmperistaltik. Sj 6 *Zhigou* ist ein wichtiger Punkt, um die *Qi*-Bewegung des Darms zu aktivieren, und wird bei Obstipation eingesetzt, die sich aufgrund von Hitze und *Qi*-Stagnation entwickelt hat. In Kombination mit Ma 25 *Tianshu* reguliert er die Darmtätigkeit und lindert Obstipation.

Die Kombination aus Di 11 *Quchi* mit Ma 44 *Neiting* klärt und zerstreut wirkungsvoll *Yangming*-Hitze und bewahrt Körperflüssigkeiten. Die Kombination aus Le 2 *Xingjian* mit Gb 34 *Yanglingquan* klärt Hitze aus Leber und Gallenblase, reguliert das Leber- und Gallenblasen-*Qi* und befreit die *Fu*-Hohlorgane von Hitze-Stagnationen.

Dickdarm und Niere liegen sich auf der Organuhr gegenüber, was den Umstand beschreibt, dass bei einem Fülle-Zustand des Dickdarms die Niere einen Leere-Zustand aufweist und umgekehrt. Hier handelt es sich um eine Fülle-Hitze des Dickdarms, welche die *Yin*-Körperflüssigkeiten der Niere schädigt. Ni 18 *Shiguan* und Bl 34 *Xialiao* nähren die *Yin*-Körperflüssigkeiten, schützen die Niere vor Hitze-Übergriffen, befeuchten den Darminhalt und sorgen für eine ungehinderte Passage des Stuhls.

Modifikationen

Hitze, Unruhe, vermehrter Durst	+ Ren 23 *Lianquan*, Pe 7 *Daling*
Kopfschmerzen	+ M-HN 3 *Yintang*, M-HN 9 *Taiyang*, Di 4 *Hegu*
Mundgeruch	+ Ren 24 *Chengjiang*, Di 4 *Hegu*

Klinische Anwendungen

(Postoperative) Obstipation, Ileus, fehlende Darmperistaltik.

14.7 Obstipation (Mangel-Typ)

Ursprung *Great Compendium, Supplementing Life*

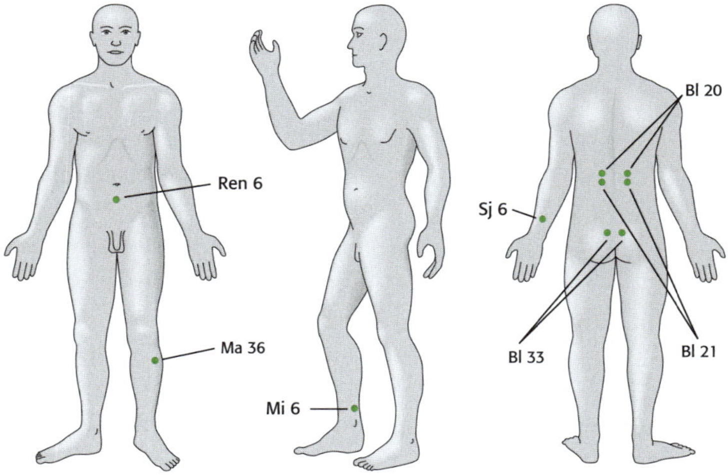

Kombination

Bl 20	*Pishu*
Bl 21	*Weishu*
Ma 36	*Zusanli*
Mi 6	*Sanyinjiao*
Ren 6	*Qihai*
Sj 6	*Zhigou*
Bl 33	*Zhongliao*

Ausführung

Tonisieren an allen Punkten für ca. 15 Minuten, gefolgt von einer 20-minütigen Moxibustion.

Funktion

Qi tonisieren, Blut nähren, Stuhlgang durchgängig machen.

Pathogenese

Obstipation, die sich aufgrund eines Milz-*Qi*- und Blut-Mangels entwickelt.

Leitsymptome und Befunde

- **Symptome:** Schwergängiger, träger, normal geformter, evtl. trockener Stuhl, der z.T. nur mit großer Anstrengung entleert werden kann. Es bestehen keine abdominalen Schmerzen und Spannungen, jedoch Müdigkeit, Abgeschlagenheit, blasse Gesichtsfarbe, Palpitationen, Schwindel, verschwommenes Sehen.
- **Zunge:** blasser Zungenkörper mit dünnem Zungenbelag.
- **Puls:** fein, schwach.

Erläuterung

Der Milz-*Qi*-Mangel reduziert die Darmbewegungen, der Blut-Mangel führt zur mangelnden Befeuchtung und Austrocknung des Darminhalts. Dadurch wird der Transport des Darminhalts erschwert, und der Stuhl kann nur sehr schwer ausgeschieden werden.

Diese Akupunkturkombination reguliert den *Qi*-Fluss des Darms und tonisiert das Blut, sie unterstützt die Transportfunktion innerhalb der Hohlorgane, speziell des Darms, und lindert die Symptome einer *Qi*- und Blut-Mangel-Obstipation.

Die Viererkombination aus Bl 20 *Pishu* und B 21 *Weishu*, den *Shu*-(Transport-)Punkten von Milz und Magen, mit Ma 36 *Zusanli* und *Mi 6 Sanyinjiao* tonisiert und reguliert Milz und Magen und unterstützt die Funktionen der Umwandlung und des Transports, um die Bildung von *Qi* und Blut zu fördern.

Moxibustion an Ren 6 *Qihai* wärmt das *Yang-Qi* des Mittleren und Unteren *Jiao*, zerstreut *Qi*-Stasen und fördert den Stuhlgang. Sj 6 *Zhigou* reguliert den *Qi*-Fluss der Därme und ist angezeigt bei Obstipation aufgrund von *Qi*-Stagnation. Bl 33 *Zhongliao* ist ein wichtiger Lokalpunkt zur Harmonisierung des Darms und zur Regulierung des Stuhls.

Modifikationen

Schwindel, verschwommenes Sehen	+ Bl 18 *Ganshu*, Bl 23 *Shenshu*, Ni 3 *Taixi*
Palpitationen	+ Pe 7 *Daling*, He 7 *Shenmen*

Klinische Anwendungen

(Postoperative) Obstipation, Ileus, Darmlähmung, fehlende Darmperistaltik.

14.8 Spulwurmbefall des Darmtrakts (Milz-Qi- und Blut-Mangel)

Ursprung *Great Compendium*

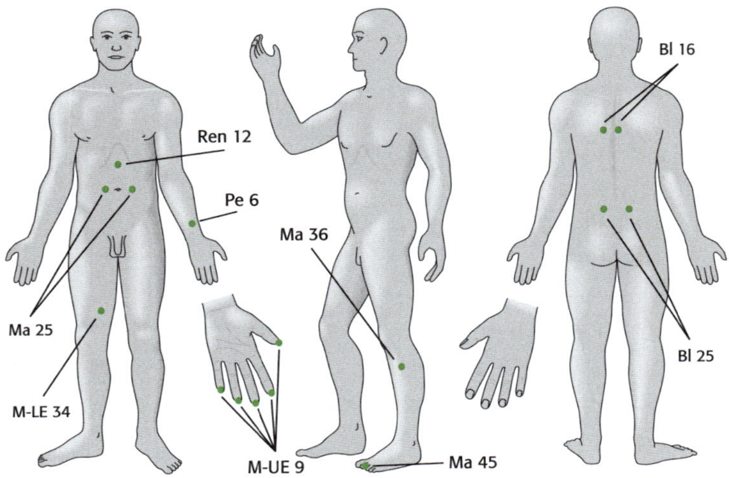

Kombination

M-UE 9	*Sifeng*
M-LE 34	*Baichongwo*
Bl 25	*Dachangshu*
Ma 25	*Tianshu*
Ren 12	*Zhongwan*
Ma 36	*Zusanli*
Ma 45	*Lidui*
Pe 6	*Neiguan*
Bl 16	*Dushu*

Ausführung

Blutigstechen von M-UE 9 *Sifeng* und Ma 45 *Lidui*; Schröpfen an Bl 16 *Dushu*; starkes Sedieren der anderen Punkte; Nadelung für 40 Minuten mit zwischenzeitlicher Nachstimulierung. Nach der Akupunktur für 20 Minuten Moxibustion anwenden.

Es ist anzumerken, dass eine alleinige Akupunkturbehandlung die Aktivität der Würmer nur eindämmen kann. Deshalb sollten begleitend Anthelminthika eingenommen werden.

Funktion

Würmer und Parasiten austreiben, Schmerzen lindern, Magen-Darm-Trakt harmonisieren.

Pathogenese

Wurmbefall des Magen-Darm-Trakts mit Schädigung des Milz-*Qi*.

Leitsymptome und Befunde

- **Symptome:** Wurmbefall des Darms mit unregelmäßigen Schmerzen unterschiedlicher Intensität im Bereich des

Bauchnabels, Gewichtsverlust bis hin zur Abmagerung, verminderter Appetit, unregelmäßiger Stuhlgang wechselnder Konsistenz, im Gesicht können sich unter Umständen weiße Flecken bilden.

- **Zunge:** blass, evtl. Zahneindrücke und Petechien.
- **Puls:** dünn.

Erläuterung

Durch mangelnde Hygiene, durch den Verzehr von Würmern oder von Nahrungsmitteln, die mit Würmern oder Wurmlarven verunreinigt sind, kommt es zum Wurmbefall des Darmtrakts. Die Würmer saugen sich an der Darmwand fest und führen zu Stagnationen im Darmtrakt mit Schmerzen im Bereich des Bauchnabels. Sie entziehen dem Körper Nährstoffe und blockieren die Verwertung von Nahrung, wodurch ein Milz-*Qi*-Mangel mit Gewichtsverlust, vermindertem Appetit und unregelmäßigem Stuhlgang entsteht.

In der Chinesischen Medizin heißt es: „Feuchtigkeit lässt Würmer entstehen". Feuchtigkeit ist einerseits der Ausdruck einer Milz-*Qi*-Schwäche, andererseits beschreibt dieser Satz das feuchte Milieu im Darm, das die Würmer benötigen, um lebensfähig zu sein und sich zu vermehren.

Maßnahmen, die das Milz-*Qi* tonisieren, können aufgrund ihres tonisierenden Charakters sogar eine Verschlechterung der Symptomatik herbeiführen, indem sie die Würmer zusätzlich mit Nährstoffen versorgen. Daher sollte bei Wurmbefall der Gegenspieler des *Taiyin*-Zyklus – der *Yangming*-Zyklus, bestehend aus Magen und Dickdarm – aktiviert werden, um Feuchtigkeit auszutrocknen und das Milieu für den Wurm negativ zu beeinflussen.

Durch das Kombinieren anthelminthisch wirkender Punkte mit der *Shu-Mu*-Kombination des Dickdarms lassen sich die Darmparasiten und Würmer in ihrer Aktivität eindämmen und die von ihnen ausgelösten Stagnationen des Magen-Darm-Trakts zerstreuen. Bl 25 *Dachangshu* und Ma 25 *Tianshu* aktivieren den *Qi*-Fluss und zerstreuen Stagnationen im Dickdarm, sie trocknen pathogene Feuchtigkeit und fördern die Ausscheidung. Die *He-Mu*-Kombination des Magens, Ren 12 *Zhongwan* und Ma 36 *Zusanli*, stärkt den Magen, trocknet Feuchtigkeit aus und leitet gegenläufiges *Qi* nach unten. Ma 45 *Lidui* verstärkt die Abwärtsbewegung der *Yangming*-Energien, leitet die Kraft weiter an die Fuß-*Taiyin*-Milz-Leitbahn und sorgt somit für eine indirekte Stärkung der Milz.

Pe 6 *Neiguan* reguliert die Mitte, leitet gegenläufiges *Qi* nach unten und lindert Übelkeit und Erbrechen. Bl 16 *Dushu* harmonisiert den Magen und lindert Schmerzen und Juckreiz.

Die beiden Extrapunkte M-UE 9 *Sifeng* und M-LE 34 *Baichongwo* mindern die Aktivitäten von Darmparasiten und zerstreuen parasitäre Stagnationen des Verdauungstrakts.

Klinische Anwendungen

Parasitenbefall (Spulwürmer, Madenwürmer, Bandwürmer, Hakenwürmer, Fadenwürmer); Magen-Darm-Erkrankungen wie Diarrhö und Reizdarmsyndrom.

14.9 Spulwurmbefall der Gallengänge

Ursprung *Practical Prescriptology of Acupuncture and Moxibustion*

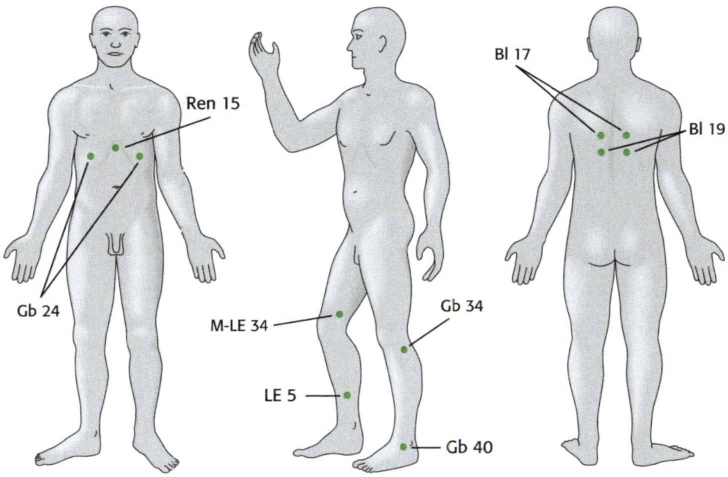

Kombination

Bl 19	*Danshu*
Gb 24	*Riyue*
Gb 40	*Qiuxu*
Gb 34	*Yanglingquan*
Le 5	*Ligou*
Bl 17	*Geshu*
Ren 15	*Jiuwei*
M-LE 34	*Baichongwo*

Ausführung

Starkes Sedieren an allen Punkten mit Nadelung für 20 Minuten und zwischenzeitlicher Nachstimulierung. Ren 15 *Jiuwei* wird in Richtung Ren 10 *Xiawan* gestochen. Nach der Akupunktur zusätzlich 30 Minuten Moxibustion an allen Punkten.

Es ist anzumerken, dass eine alleinige Akupunkturbehandlung die Aktivität der Würmer nur eindämmen kann. Deshalb sollten begleitend Anthelminthika eingenommen werden.

Funktion

Würmer eindämmen, Gallengänge befreien, Schmerzen lindern.

Pathogenese

Spulwurmbefall der Gallengänge.

Leitsymptome und Befunde

- **Symptome:** chronische, kolikartige Schmerzen unterhalb des Sternums mit Schmerzausstrahlung in Rippenbogen und Rücken. Oft begleitet von Übelkeit, Erbrechen, Kälteaversion, Fieber und Gelbfärbung der Skleren.
- **Zunge:** blass, klebriger Zungenbelag.
- **Puls:** gespannt.

Erläuterung

Der Schwerpunkt dieser Akupunkturkombination liegt darin, die Würmer in ihrer Aktivität einzudämmen, ihre Stagnation in den Gallengängen aufzulösen und zu zerstreuen.

Die *Shu-Mu*-Kombination der Gallenblasenpunkte Bl 19 *Danshu* und Gb 24 *Riyue* wirkt direkt auf die Gallenblase, sie befreit Blockaden der Gallengänge und wirkt regulierend auf den Mittleren *Jiao*. Gb 40 *Qiuxu* und Gb 34 *Yanglingquan* unterstützen die *Shu-Mu*-Kombination und aktivieren den *Qi*-Fluss in der Gallenblasen-Leitbahn.

Le 5 *Ligou* („Wurm-Kanal"), der *Luo*-(Verbindungs-)Punkt der Leber-Leitbahn, stärkt die *Qi*-Bewegung der Leber- und Gallenblasen-Leitbahn, klärt Feuchte-Hitze der Gallengänge und unterstützt das Eindämmen der Würmer. Bl 17 *Geshu*, der *Hui*-(einflussreiche) Punkt des Bluts, und Ren 15 *Jiuwei* zerstreuen Blut-Stasen und lindern Schmerzen unterhalb des Sternums und der Rippenbögen.

Der Extrapunkt M-LE 34 *Baichongwo* („Höhle der hundert Würmer") zerstreut Feuchtigkeit, vertreibt Würmer und lindert Juckreiz.

Modifikationen

Starke Schmerzen	+ *Tou-Ci*-Durchstechmethode von Di 20 *Yingxiang* zu Ma 2 *Sibai*
Fieber	+ Du 14 *Dazhui*, Di 11 *Quchi*
Gelbfärbung der Skleren	+ Du 9 *Zhiyang*, Ma 44 *Neiting*
Erbrechen	+ Ren 12 *Zhongwan*, Pe 6 *Neiguan*

Klinische Anwendungen

Parasitenbefall (Spulwürmer, Madenwürmer, Bandwürmer, Hakenwürmer, Fadenwürmer); Magen-Darm-Erkrankungen wie Diarrhö und Reizdarmsyndrom.

III Modifikationen Kombinationen der Jin-Drei-Nadel Technik

Die in diesem Buch beschriebenen Kombinationen sind an den Syndrommustern der Chinesischen Medizin orientiert. Oft gibt es die klinische Situation jedoch vor, dass eine bestehende Kombination an die individuelle Lage des Patienten angepasst werden muss. Gründe hierfür können sein, dass ein bestimmtes Körperareal, Organ oder eine bestimmte Körperfunktion das Hauptsymptom bildet. Auch können es akute oder chronische Sekundärsymptome sein welche neben den Symptomen des Hauptsyndroms behandelt werden müssen. Eine weitere Möglichkeit sind „Leitbahn-Beschwerden“ in einem bestimmten Areal, z. B. Schmerzen im Bereich der tendino-muskulären Leitbahnen, welche nicht in direktem Zusammenhang mit dem vorherrschenden Syndrommuster stehen.

Zu diesem Zweck werden in dieser Sektion die relevantesten Kombinationen der Jin-Drei-Nadel-Technik von Prof. Jin Rui beschrieben.

Diese Kombinationen sind das Resultat von über 50 Jahren Forschung durch das Forschungsteam um Prof. Jin Rui (1932–2010) von der Guangzhou University of TCM. Viele dieser Kombinationen sind traditionell überlieferte Kombinationen deren Wirksamkeit in jahrzehntelanger Forschungsarbeit überprüft und verifiziert werden konnte. Ein Großteil der Kombinationen ist das Ergebnis gezielter Forschungsarbeiten. Hierzu zählen viele der Kombinationen für neurologische Erkrankungen, wie z. B. die Protokolle für das *Temporal-Trio* für die Behandlung von Folgen eines Apoplex; das *Intelligenz-Trio* für die Therapie geistig behinderter Kinder; die *(Hand- und Fuß-)Intelligenz-Trios* für die Behandlung von Autismus; das *Shen-(Geist-)Trio* für die Behandlung von Hyperaktivität.

Die Besonderheit der Drei-Nadel-Kombinationen liegt zum einen in ihrer Einfachheit, da die Einzelkombinationen meist nur aus drei Akupunkturpunkten bestehen. Zum anderen in ihrer hohen Effektivität, da durch die Verwendung der jeweils drei wichtigsten Punkte ein synergistischer Effekt erzeugt wird, welcher die Wirkung der einzelnen Punkte übersteigt. Die Kombinationen fokussieren sich auf bestimmte Körperareale oder Symptome und sind weitestgehend losgelöst von der Syndromdiagnose anwendbar.

Die hier beschriebenen Muster umfassen Kombinationen lokalisiert am Schädel, Gesicht, Rücken, Torso sowie an den oberen und unteren Extremitäten. Diese Kombinationen decken eine große Bandbreite neurologioscher Störungen sowie Beschwerden des Bewegungsapparates und organische Krankheitsmuster ab.

Viele dieser Kombinationen sind unabdingbarer Bestandteil der universitären Ausbildung und bilden einen wichtigen Teil des offiziellen Lehrkanons chinesischer Universitäten.

Anwendung

Die einzelnen Kombinationen können einzeln oder mit allen anderen Akupunkturkombinationen und -Systemen gemeinsam verwendet werden. Das macht sie zu idealen Modifikationsbausteinen bestehender Akupunkturkombinationen. Natürlich können diese Bausteine auch untereinander kombiniert werden, um komplexe Akupunkturkombinationen zu erstellen.

Stichwinkel und Stichtiefe

Soweit nicht anders angegeben, orientieren sich Stichwinkel und Stichtiefe an den Standardangaben offizieller Lehrbücher. Stichtiefe wird in *Cun* angegeben. *Cun*-Maße sind individuelle Körpermaße und sollten sich am jeweiligen Patienten orientieren. Als generelle Orientierung (bei Erwachsenen) gilt das festgesetzte Maß von 3,3 cm pro *Cun*.

15.1 Okziptial-Trio

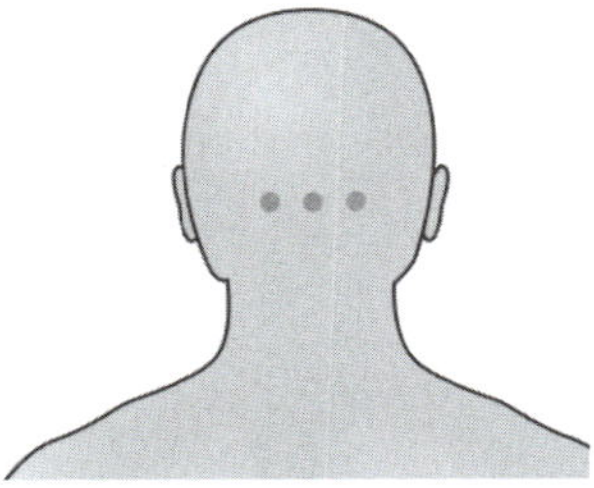

- **Punkte**: Du 17 *Naohu*; Gb 19 *Naokong* (beidseits).
- **Klinische Anwendung**: psychische Störungen, unkoordinierte Muskelbewegungen (vor allem bei Kindern mit geistiger Behinderung), zerebrale Bewegungsstörung, Augenerkrankungen und Störungen des Sehnervs.
- **Stichtechnik:** Alle drei Nadeln werden 0.8–1.2 *Cun* nach caudal gestochen. Es ist wichtig ein starkes *De-Qi*-Empfinden (Aktivierungs-Empfinden) zu erzeugen.

15.2 Temporal-Trio

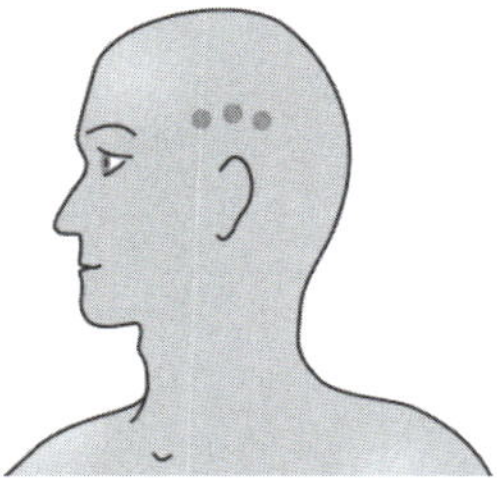

- **Punkte**
  - **1. Nadel:** 2 *Cun* oberhalb dem höchsten Punkt der Ohrmuschel. Bei Kindern 1,5 *Cun.*
  - **2. & 3. Nadel:** auf gleicher Höhe, jeweils 1 *Cun* links und rechts der ersten Nadel.
- **Klinische Anwendung**: motorische Störungen oder Missempfindungen der Extremitäten, Schlaganfall, Apoplex, Hemiplegie; Migräne, Gesichtslähmung, Tinnitus, Taubheit.
- **Stichtechnik**: Die Nadeln werden subkutan 0,8–1,2 *Cun* in Richtung des Ohres eingeführt. Vor der Nadelung sollte auf Blutgefäße geachtet werden. Elektronische oder mehrfache manuelle Nachstimulierung möglich.

15.3 4-Shen(Geist)-Trio

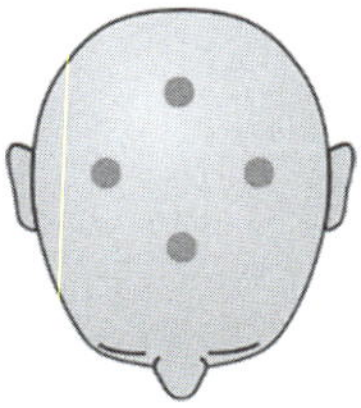

- **Punkte**: Im Prinzip entsprechen diese Punkte den *Sishencong*. Jedoch beträgt die Entfernung zu Du 20 *Baihui* 1,5 Cun.
- **Klinische Anwendung**: Entwicklungsretardierung (Verzögerung der körperlichen, geistigen oder seelischen Entwicklung von Kindern); verzögerte oder fehlende Pubertätsentwicklung, mentale Retardierung, geistige Behinderung; Kopfschmerzen, Schwindel, Folgen eines Apoplex, Hemiplegie, Erkrankungen der Sinnesorgane.
- **Stichrichtung**:

1. **Von Du 20 Baihui wegführend**: geistige Behinderung in Kindern, Infantile Zerebralparese, Autismus, ADS oder ADHS, Schwindel.
2. **Nach Du 20 Baihui gerichtet (auch „vitality concentrating“ genannt)**: Epilepsie, Schlafstörungen, Insomnie, Amnesie.

3. **In die Richtung des Erkrankten Areals**: Hemiplegie, Apoplex, Missempfindungen der Extremitäten, Rhinitis.

15.4 Intelligenz-Trio

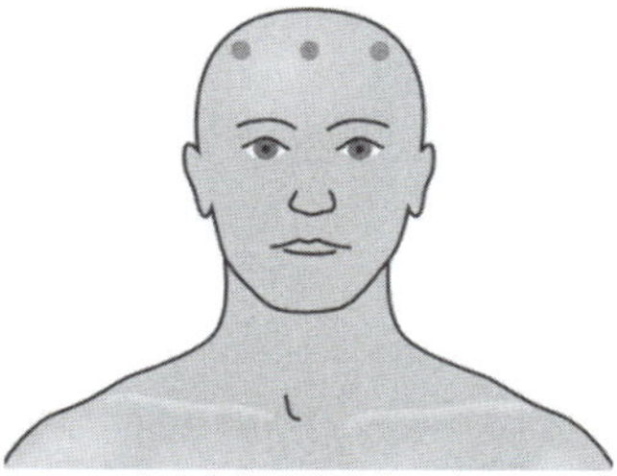

- **Punkte**: Du 24 *Shenting*, beidseitig Gb 13 *Benshen.*
- **Klinische Anwendung**: niedrige Intelligenz, geistige Behinderung, Senilität oder Demenz, Apoplex Folgen, Stirnkopfschmerz, Augenbeschwerden.
- **Stichtechnik:** subcutane Nadelung, Stichrichtung: zum Hinterkopf. Stichtiefe: ca. 1 *Cun* bei Erwachsenen, 0,5–0,8 *Cun* cm bei Kindern. Nach dem Ziehen der Nadeln muss für ca. 2 Minuten Druck ausgeübt werden um mögliche Blutungen zu stoppen. (blaue Flecken können an diesen Stellen zu Schmerzen führen).

15.5 Kopfschmerz- und Schwindel-Trio

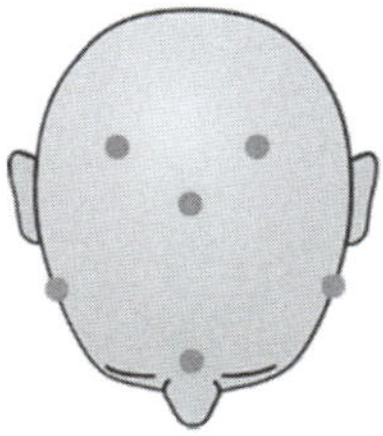

Punkte: 4-*Shen*-(Geist-)Trio, *Taiyang*, *Yintang.*

Klinische Anwendung: Kopfschmerz und Schwindel, Menière Krankheit, visueller Schwindel.

Stichtechnik:

- 4-*Shen*-(Geist-)Nadeln nach außen gerichtet. Für die Behandlung von Schwindel kann Moxa an Du 20 (dem Treffpunkt der Nadelgriffe) appliziert werden.
- *Taiyang* wird ca. 0,8-1 *Cun* tief gesetzt und sollte in der Fossa temporalis (Schläfengrube) die Fissur zwischen Os temporale (Schläfenbein) und Os sphenoidale (Keilbein) erreichen.
- **Yintang**: 0.8–1 *Cun* tief Richtung Sutura nasofrontalis, der knöchernen Nahtstelle zwischen dem Stirnbein und dem Nasenbein.

Modifikation: Di 4 *Hegu*, bei Meniere Krankheit zusammen mit dem Ohren-Trio.

15.6 Shen (Geist) stabilisierendes Trio

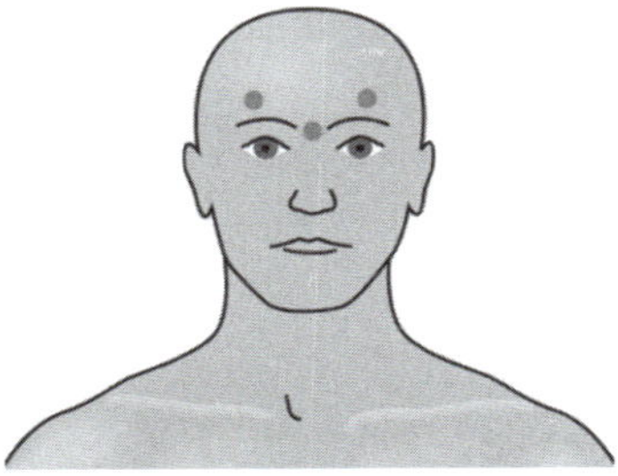

- **Punkte**: *Yintang*, beidseitig Gb 14 *Yangbai.*
- **Klinische Anwendung:** geistige Unruhe, geringe Aufmerksamkeitsspanne, Aufmerksamkeitsstörungen, Konzentrationsschwäche; Aufmerksamkeitsdefizite und Hyperaktivitätsstörung (ADS und ADHS), fehlender *Shen* (Geist) der Augen, wandernde unruhige Augenbewegung (oft aufgrund von Unkonzentriertheit), Strabismus (bei infantiler Zerebralparese); Stirnkopfschmerz.
- **Stichtechnik**: Alle drei Punkte werden 0,5 *Cun* oberhalb gestochen. *Yintang* wird bis zum Beginn des Nasenbeins gestochen. Gb 14 *Yangbai* wird bis zur oberen Grenze der Augenbrauen gestochen.

15.7 Nasen-Trio

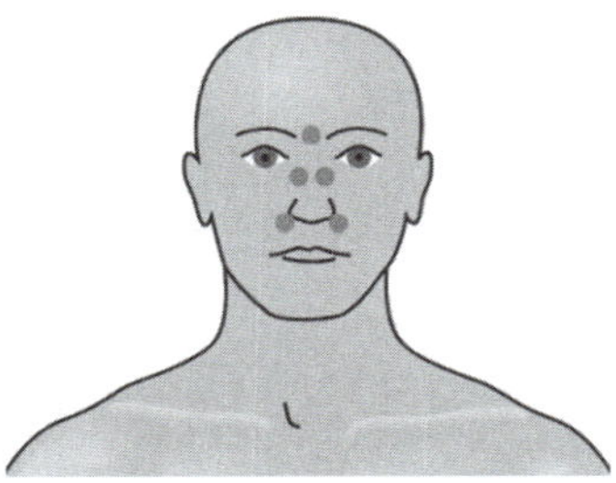

- **Punkte**: Di 20 *Yingxiang*, *Bitong*, *Yintang.*

Klinische Anwendung: Rhinitis, allergische Rhinitis (Heuschnupfen), chronische Rhinitis, allgemeine Erkrankungen der Nase.

Stichtechnik: Di 20 *Yingxiang* wird im Frühstadium oder bei akuten Geschehen parallel zur Mundlinie in Richtung der unteren Nasenhöhle genadelt. Bei chronischen Erkrankungen oder bei dickem gelbem Schleim wird entlang der Nasolabialfalte zur Nasenmitte hin gestochen. Stichtiefe von 0,8–1 *Cun* tief.

Bitong wird nach unten entlang der knöchernen Struktur des Nasenbeins gesetzt. Es empfiehlt sich vor der Nadelung die anatomische Struktur zu ertasten, um die mögliche Stichtiefe und den korrekten Stichwinkel zu erfahren.

Yintang sollte ca. 1 *Cun* oberhalb der Augenbrauen gefunden werden und bis zum Beginn des Nasenbeins gestochen werden.

Stimulierung: Es können sowohl typische manuelle als auch elektrische Stimulierung angewendet werden. Bei elektrischer Stimulierung ist die gemeinsame Stimulierung von *Bitong* und Di 20 *Yinxiang* auf jeweils der gleichen Seite mit einer kontinuierlichen mittelstarken Elektrostimulierung am geeignetsten. Die Stärke sollte so gewählt werden, dass die Nasenflügel leicht vibrieren, oder bis zu der Stärke, welche der Patient noch gut ertragen kann. Die Stimulierung sollte für ca. 30 Minuten andauern.

Modifikationen:

- 4-*Shen*-(Geist)-Punkte mit Nadelung in Richtung der Nase.
- Di 4 *Hegu* sedieren
- Schröpfen im Bereich des BWS-Trio
- Bei Hitze im *Yangming* welche und zu gelbem Nasensekret führt, kann *Yintang* durch Bl 2 Zanzhu ersetzt werden.

15.8 Augen-Trio

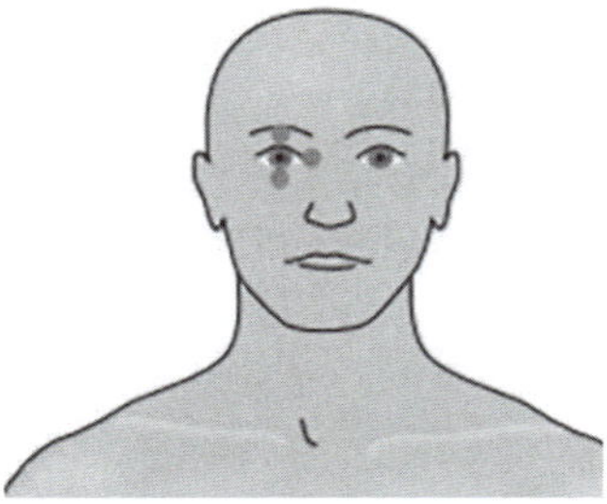

- **Punkte**: Bl 1 *Jingming*, Ma 1 *Chengqi*, Oberer Ma 1 *Shang Chenqi*
- **Klinische Anwendung**: Atrophie Sehnervs, Retinitis, Makuladegeneration, AMD, Erkrankungen der Netzhaut wie z. B. der Netzhautablösung.
- **Stichtechnik:** Bl 1 *Jingming* 2 *Fen* (0,2 *Cun*) oberhalb der Standardlokalisation. Der Augapfel muss während der Nadelung nach außen gedrückt werden. Oberer Ma 1 *Shang Chenqi* liegt auf der Linie von Ma 1 *Chengqi* jedoch an der Fissura orbitalis superior. Zuerst wird die Nadel senkrecht gesetzt und 0,3 *Cun* eingeführt. Anschließend wird die Nadel in Richtung Stirn gerichtet und die Nadel auf eine Gesamttiefe von 1,2–1,5 *Cun* eingeführt. Während der Nadelung muss der Augapfel nach unten gedrückt werden.
- **Modifikation:**
  - **Generelle Verstärkung**: Gb 20 *Fengchi* mit Nadelrichtung zur Nasenspitze, Dü 6 *Yanglao*, Gb 37 Guangming.
  - Okkzipital-Trio (bei *Zangfu*-Augenproblemen, nicht bei äußeren Problemen wie z. B. einer Konjuntivitis o.ä.).
- **CAVE**: Nur erfahrene Akupunkteure sollten diese Kombination anwenden. Keinerlei manuelle oder elektrische Stimulierung erlaubt!

15.9 Ohr-Trio

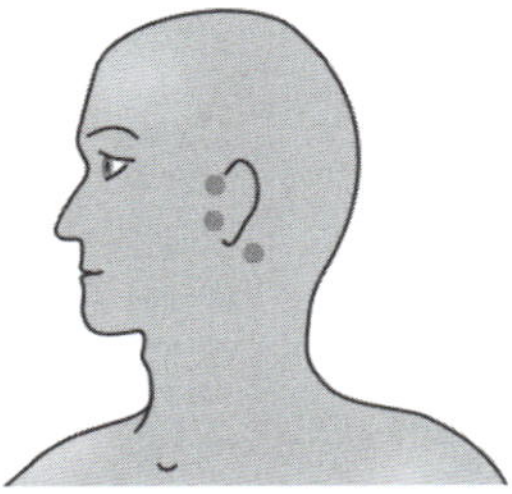

- **Punkte**: Dü 19 *Tinggong*, Gb 2 *Tinghui*, Gb 12 *Wanggu.*
- **Klinische Anwendung**: Tinnitus, Taubheit, Hypoakusis. abnehmende Hörstärke, abnehmende Hörfähigkeit, unterentwickelte Kinder mit Gehörstörungen, infantile Zerebralparese.
- **Stichtechnik:** Dü 19 *Tinggong* und Gb 2 *Tinghui* müssen bei weit geöffnetem Mund gestochen werden. Stichtiefe von 1–1,2 *Cun*. Gb 12 *Wanggu* wird in eine Tiefe von ca. 1,2 *Cun* in Richtung des Innenohres geführt. Bei Kindern sollte weniger tief genadelt werden, bis max. 1 *Cun*.
- **Modifikation:** generelle Verstärkung mit SJ 3 *Zhongzhu*, SJ 5 *Waiguan*, Di 4 *Hegu*. Zur Stärkung der zerebralen Stimulation wird meist das Temporal-Trio genutzt. Es können auch das Okkzipital-Trio und die 4*Shen*-(Geist-)Nadeln verwendet werden.

15.10 Zungen-Trio

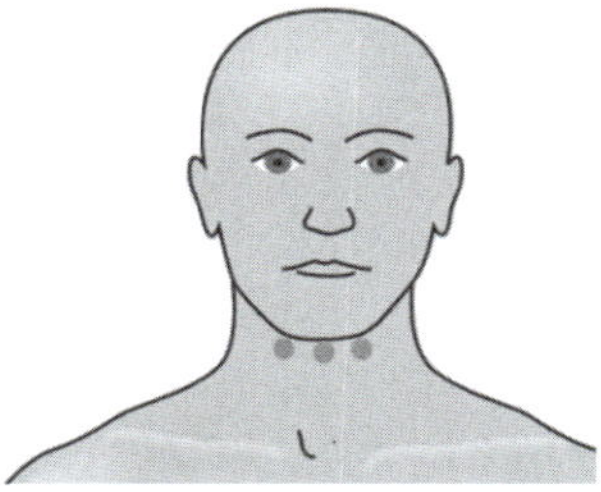

- **Punkte**
  - **Nadel 1:** *Shang Lianquan*: lokalisiert 1 *Cun* oberhalb von Du 23 *Lianquan*.
  - **Nadel 2 & 3**: jeweils 0,8 *Cun* links und rechts von *Shang Lianquan*.
- **Klinische Anwendung:** Erkrankungen der Zunge; Stimmverlust, Aphasie, Sprachstörungen (aufgrund nervaler oder motorischer Störungen der Zungenmuskulatur oder Folgen eines Apoplex), Zungensteifigkeit, übermäßiger Speichelfluss, Rachenentzündung (chronisch und akut).
- **Stichtechnik**: im 90 Grad Winkel mit Richtung zum Zungengrund.
- **Stichtiefe**: 1,5 *Cun* bei Erwachsenen; 0,8–1 *Cun* bei Kindern.

15.11 Fazialisspasmus-Trio

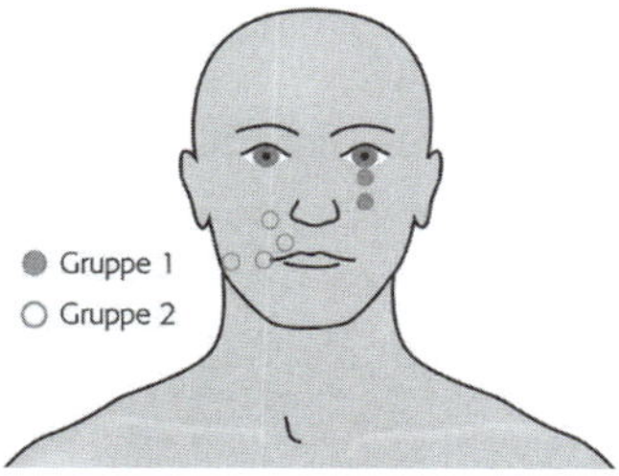

- **Gruppe 1 bei Muskelspasmen im Augenbereich**: Ma 2 *Sibai*, infraorbitaler *Ashi*-Punkt. **Gruppe 2 bei Muskelspasmen im Mundbereich**: Ma 4 *Dicang*, Ma 6 *Jiache*, Di 19 *Heliao*, Di 20 *Yingxiang*. Beide Gruppen werden gemeinsam gesetzt.
- **Klinische Anwendung**: Spasmus hemifacialis, Muskelkrämpfe und Zuckungen im Augen- und Mundbereich.
- **Stichtechnik:**
  - Gruppe 1: Ma 2 *Sibai* entweder senkrecht oder in Richtung Ma 3 *Juliao*. Der infraorbitale *Ashi*-Punkt sollte senkrecht zur Mittenlinie subkutan in Richtung der Nase geführt werden. Vorsicht mit Elektrostimulierung.
  - Gruppe 2: Ma 4 *Dicang*, Ma 6 *Jiache*, Di 19 *Heliao*, Di 20 *Yingxiang* werden 0,5–0,8 *Cun* tief gesetzt (= 1,5–2,5 cm). Ma 4 *Dicang* sollte subkutan mit Ma 6 *Jiache* verbunden werden. Elektrostimulation mit intensiver kontinuierlicher Stimulation über 30–45 Minuten möglich.

15.12 Fazialisparese-Trio

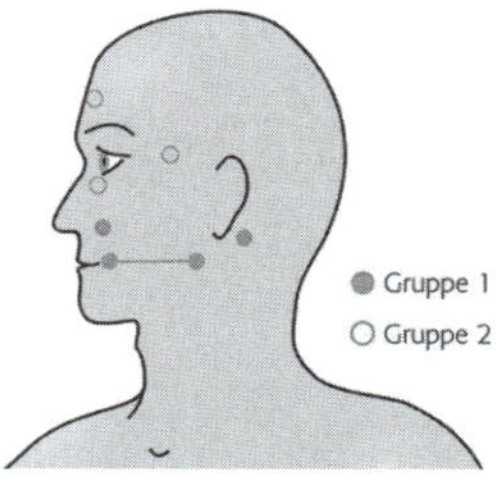

- **Aufteilung in zwei Gruppen**
  - **Gruppe 1 wirkt v.a. bei herabhängendem Mundwinkel**: SJ 17 *Yifeng*, Ma 4 *Dicang*, Ma 6 Jiache, Di 20 *Yinxiang*.
  - **Gruppe 2 wirkt v.a. bei inkomplettem oder aufgehobenem Lidschluss**: Gb 14 *Yangbai*, Ma 2 *Sibai*, *Taiyang*.
  - Gruppe 1 und 2 werden in der Regel gemeinsam eingesetzt.

- **Klinische Anwendung**: Fazialisparese mit herabhängendem Mundwinkel, inkompletter oder aufgehobener Lidschluss, abgeschwächtes oder aufgehobenes Stirnrunzeln, abgeflachte Nasolabialfalte.
- **Stichtechnik:** als erste Nadel wird immer SJ 17 *Yifeng* gesetzt, da in diesem Areal der Trigeminusnerv austritt. Eine 1,5 *Cun* Nadel in Richtung Trommelfell führen. Hier keine zu starke Stimulierung vornehmen um den Nerv nicht zu schädigen. Ma 4 *Dicang* und Ma 6 *Jiache* werden parallel zur Mundlinie geführt. Di 20 *Yinxiang* wird schräg nach oben entlang der Nasolabialfalte gestochen. Gb 14 *Yangbai* wird zu *Yuyao* geführt. Ma 2 *Sibai*: 0,8–1 *Cun* in Richtung von Ma 3 *Juliao* führen. *Taiyang* 0,8 *Cun* tief setzen.
- **Elektrostimulierung ist anwendbar:** Alternierende Wellenlänge; Wärme (Moxa oder TDP) im Bereich der Ohrmuschel applizieren.
- **Modifikationen:**
  - **Inkompletter oder aufgehobener Lidschluss:** Bl 2 *Zanzhu* und SJ 23 *Sizhukong* zu *Yuyao* durchstechen.
  - **Herabhängender Mundwinkel:** Di 19 *Heliao* horizantal zur gelähmten Seite hingeführt. Kann noch weiter verstärkt werden durch Du 26 *Renzhong* subkutan zur betroffenen Seite gestochen (0,5–0,8 *Cun*).
  - Di 4 *Hegu* kontralateral tonisierend und ipsilateral sedierend.
  - Bei chronischen Fällen muss auch die gesunde Seite behandelt werden.

15.13 Trigeminus-Trio

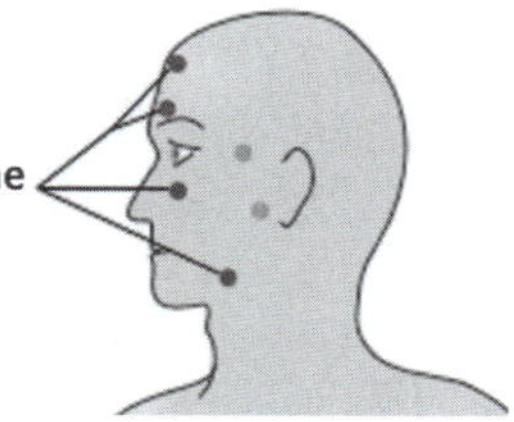

- **Punkte**: *Taiyang*, Ma 7 *Xiaguan*, *Ashi*-Punkt je nach betroffenem Trigeminusast.
  - **Nervus ophthalmicus – Augen und Stirn**: Gb 14 *Yangbai*, *Yuyao.*
  - **Nervus maxillaris – Oberlippe, Nase, Wangen**: Ma 2 *Sibai.*
  - **Nervus mandibularis – Unterlippe, Zunge**: Ma 5 *Daying.*
- **Klinische Anwendung**: Trigeminusneuralgie.
- **Stichtechnik:** *Taiyang* senkrecht 0,8–1 *Cun*, Ma 7 *Xiaguan* senkrecht 1–1,2 Cun tief, Gb 14 *Yangbai* zu *Yuyao* führen. *Yuyao* kann entweder von Gb 14 *Yangbai* oder von SJ 23 *Sizhukong* kommend durchgestochen werden. Ma 2 *Sibai*: 0,8–1 *Cun* in Richtung von Ma 3 *Juliao* führen. Ma 5 *Daying* 1–1,2 *Cun* in Richtung des Mundwinkels führen.
- Die Nadeln sollten 30–40 Minuten verbleiben.
- **Stimulierung:** alle 5 Minuten manuell nachstimulieren oder eine dauerhafte Elektrostimulierung mit höher Frequenz in einer für den Patienten aushaltbaren Stärke.

15.14 Hyperpigmentierungs-Trio

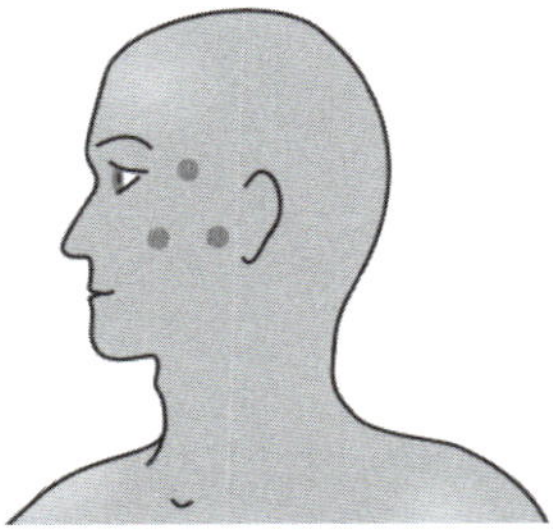

- **Punkte**: Ma 7 *Xiaguan*, DüDa 18 *Quanliao*, *Taiyang*.
- **Klinische Anwendung**: Hyperpigmentierung, Chloasma und Melasma im Gesichtsbereich.
- **Stimulierung**: Elektrostimulierung möglich. Subkutanes injizieren von Vit B12 möglich.

15.15 Nacken-Trio

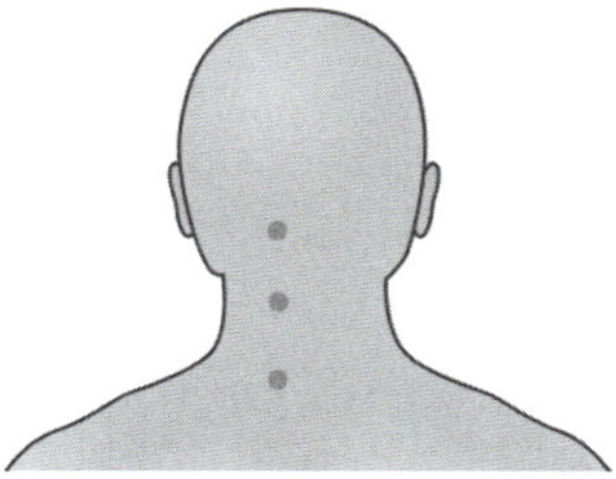

- **Punkte**: Bl 10 *Tianzhu*, Bl 11 *Dazhu*, *Bailao*.
- **Klinische Anwendung**: Spondylose der HWS, Nackenschmerzen, Schmerz oder Taubheit von Schulter und Armen, Entwicklungsstörungen von Kindern, neurologische Störungen aufgrund von Beschwerden im HWS-Bereich.
- **Modifikationen:**
  - **Schmerzen im Yangming Areal**: Di 11 *Quchi*, Di 4 *Hegu*.
  - **Schmerzen im Shaoyang Areal**: Gb 21 *Jianjing*, SJ 5 *Waiguan*.
  - **Schmerzen im Taiyang Areal**: Dü 3 *Houxi*, Dü 11 *Tianzong*.

15.16 BWS-Trio

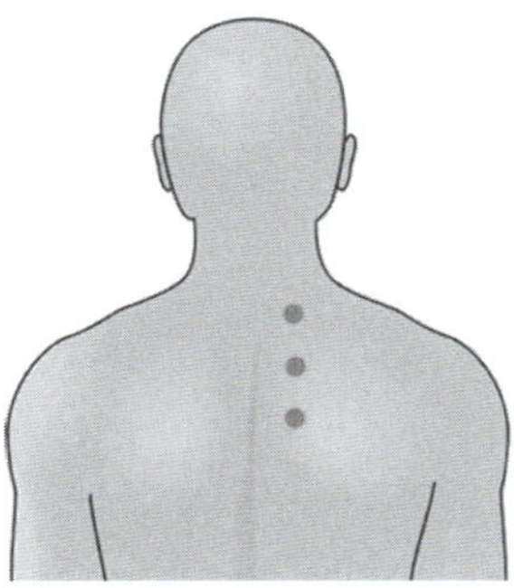

- **Punkte**: Bl 11 *Dazhu*, Bl 12 *Fengmen*, Bl 13 *Feishu*
- **Klinische Anwendung**: Lungenerkrankungen, Asthma, Infektanfälligkeit, Allergische Rhinitis
- gerne mit Moxa oder TDP-Lampe, Schröpfen.

15.17 LWS-Trio

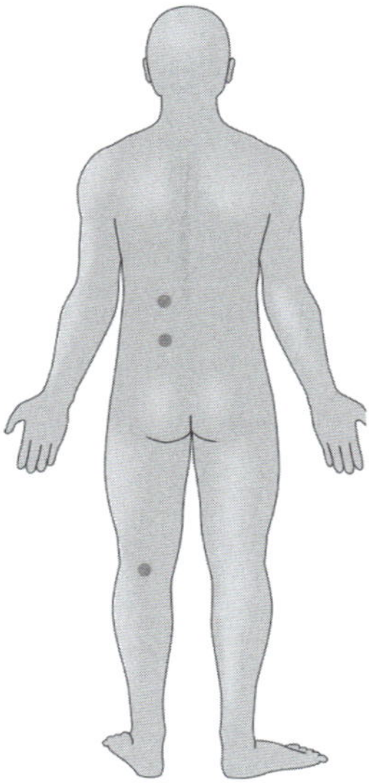

- **Punkte**: Bl 23 *Shenshu*, Bl 25 *Dachangshu*, Bl 40 *Weizhong*
- **Klinische Anwendung**: degenerative Veränderungen der LWS, Muskelschmerzen der LWS, rheumatische Beschwerden, reduzierte Sexualfunktion, Spermathorrhö, Impotenz und andere dysfunktionale Sexualstörungen des Mannes.
- **Stichtiefe:** Bl 23 *Shenshu*, Bl 25 *Dachangshu* werden 1–1,2 *Cun* tief gesetzt.
- **Stimulation:** bei chronischen Schmerzen oder Blutstase ist es manchmal sinnvoll, 2 Nadeln gleichzeitig an Bl 40 zu setzen. Sollte es beim Ziehen der Nadeln bluten, dann ist es von Vorteil es ausbluten lassen, um lokale pathogene Blutstase auszuleiten.

15.18 Ischias-Trio

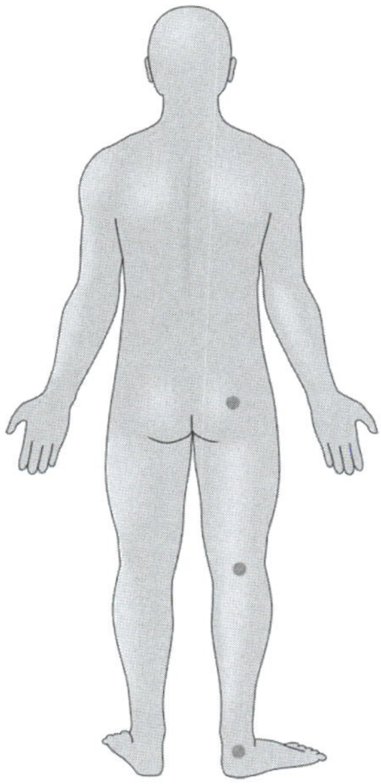

- **Punkte**: *Zuogudian* (Prof. Jins Extrapunkt), Bl 40 *Weizhong*, Bl 60 *Kunlun*
- *Zuogudian* heiß übersetzt „Ischiaspunkt" und wird in Bauchlage ca. 3 *Cun* lateral des oberen Endes der Analrinne ertastet. Dies entspricht dem Austrittspunkt des Ischiasnervens am Foramen infrapiriforme.
- **Klinische Anwendung**: Schmerzen des unteren Rückens mit Ausstrahlung in die unteren Extremitäten, Ischialgie.
- **Stimulation**: Elektrostimulierung für beste Effekte mit kontinuierlich dichter Wellenlänge für 30 Minuten.
- **Modifikation**
  - **Taiyang-Leitbahnverlauf**: Bl 36 *Chengfu*, Bl 37 *Yinmen*, Bl 57 *Chengshan*
  - **Shaoyang-Leitbahnverlauf**: Gb 31 *Fengshi*, Gb 34 *Yanglingquan*

Abschnitt 4
Kombinationen im Torsobereich

15.19 Prominenz-Trio

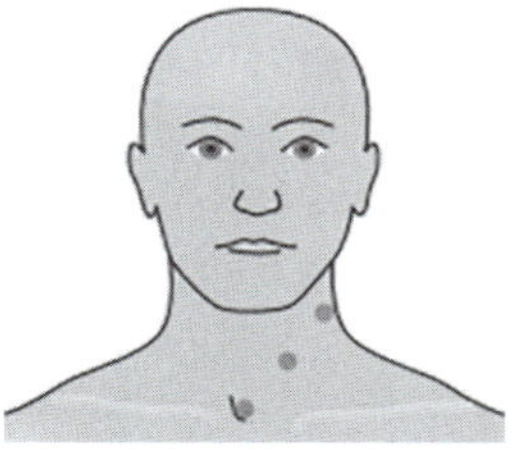

- **Punkte**: Ma 10 *Shuitu*, Ren 22 *Tiantu*, Di 18 *Futu*
- **Klinische Anwendung**: Vergrößerte Schilddrüse, Hypothyreose, Hyperthyreose, Knoten oder Tumorgeschehen der Schilddrüse.
- **Stimulierung**: Keine starken Stimulierungen erlaubt. Nur leicht drehen oder am Schaft kratzen.

15.20 Brust-Trio

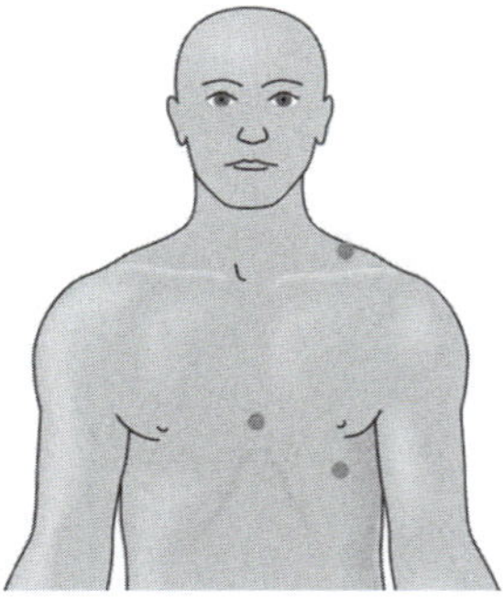

- **Punkte**: Ma 18 *Rugen*, Ren 17 *Danzhong*, Gb 21 *Jianjing*
- **Klinische Anwendung**: Störungen der Brustdrüsen, Hyperplasie der Brustdrüsen, Verminderte Milchbildung, benigne Tumorgeschehen (begleitend).
- **Stichtechnik:** Ma 18 *Rugen* wird nach lateral entlang der Rippen geführt. Ren 17 *Danzhong* wird subkutan 0,5–0,6 *Cun* nach unten geführt. Gb 21 *Jianjing* wird schräg nach vorne geführt.

15.21 Magen-Trio

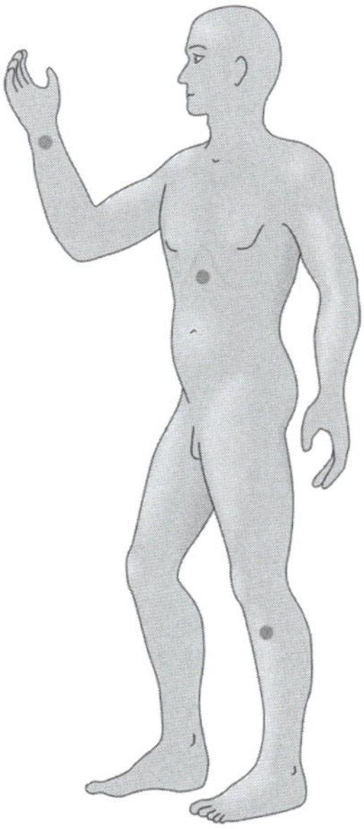

- **Punkte**: Ma 36 *Zusanli*, Ren 17 *Zhongwan*, Pe 6 *Neiguan*
- **Klinische Anwendung**: Epigastrische Schmerzen verschiedener Ätiologien.
- **Stimulierung**: Vor dem Setzen von Ren 12 *Zhongwan* sollte zuerst palpiert werden, anschließend die Nadeln 1–1,2 Cun tief einführen, um ein tiefes Spannungsgefühl zu erzeugen. Pe 6 *Neiguan* wird 0,8–1 *Cun* eingeführt. Wenn lokal ein taubes oder ausstrahlendes Empfinden entsteht gilt dies als positiv. Ma 36 *Zusanli* wird 1,5 *Cun* tief eingeführt und stimuliert bis eine Ausstrahlung in den Unterschenkel entsteht.
- **Modifikation:** Verstärkt wird diese Kombination mit Ma 34 *Liangqiu* und Mi 4 *Gongsun*.

15.22 Darm-Trio

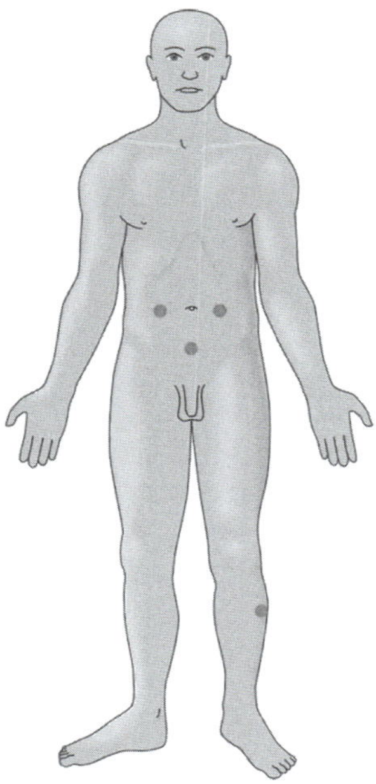

- **Punkte**: Ma 37 *Shangjuxu*, Ma 25 *Tianshu*, Ren 4 *Guanyuan*
- **Klinische Anwendung:** Abdominale Schmerzen, Dysenterie, Obstipation, entzündliche Darmerkrankungen.
- **Modifikation:** Ma 37 *Shangjuxu* kann durch Ma 36 *Zusanli* verstärkt oder ersetzt werden.
- **Stimulierung:** Injizieren von Vit B12 an Ma 37 *Shangjuxu* und Ma 36 *Zusanli* möglich.

15.23 Cholesterin-Trio

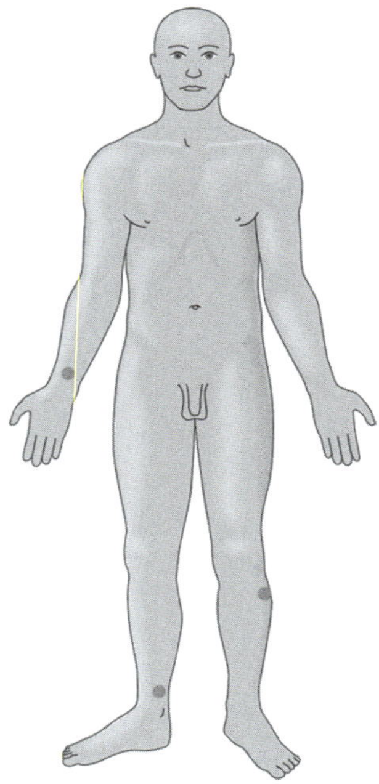

- **Punkte**: Ma 36 *Zusanli*, Mi 6 *Sanyinjiao*, Pe 6 *Neiguan*
- **Klinische Anwendung**: Reduzierung des Plasma Cholesterinspiegels, Arteriosklerose, Herz-Kreislauf-Erkrankungen, Koronare Herzerkrankung, Bluthochdruck

15.24 Übergewicht-Trio

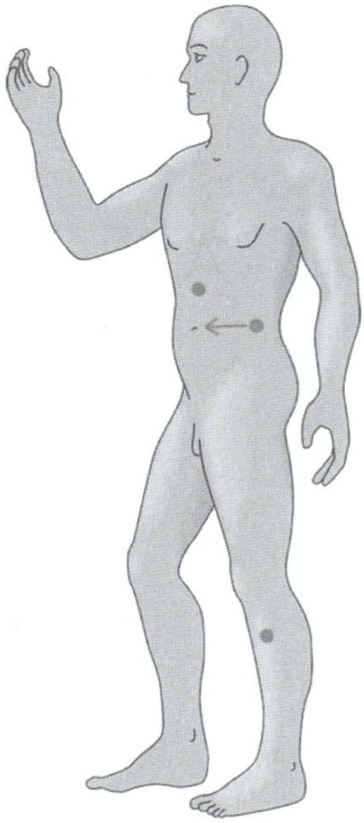

- **Punkte**: Ren 12 *Zhongwan*, Gb 26 *Daimai*, Ma 36 *Zusanli*
- **Klinische Anwendung**: Adipositas, Reduzierung des Cholesterinspiegels.
- **Stichtechnik:** bei einem größeren Bauchumfang ist es sinnvoll Ren 12 *Zhongwan* tiefer zu nadeln. Die Nadel muss zuerst durch das Bauchfett, bevor man in die Region des Akupunkturpunktes kommt. Hier muss die Länge der Nadel an den Bauchumfang angepasst werden. Gb 26 *Daimai* wird mit einer 4 *Cun* Nadel (12 cm+) subkutan in Richtung Bauchnabel geführt. Alternativ kann eine *PaiCi*-Stichtechnik mit zwei bis drei 6cm Nadeln ausgeführt werden.
- **Stimulierung:** Elektrostimulierung mit kontinuierlicher dichter Wellenlänge.

15.25 Gallenblasen-Trio

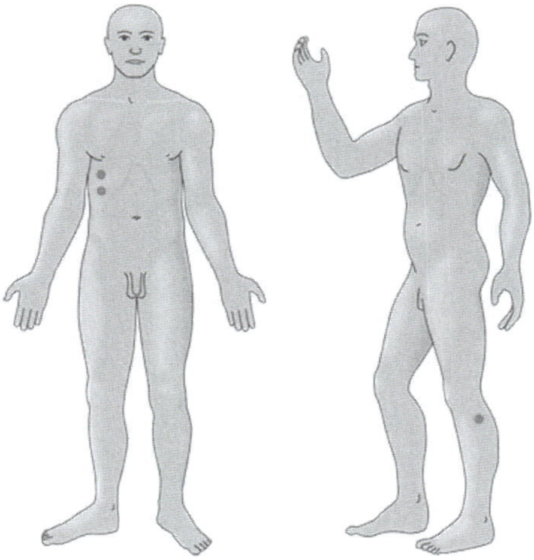

Punkte: rechtsseitig Gb 24 *Riyue*, Le 14 *Qimen*; beidseitig Gb 34 *Yanglingquan*.

Klinische Anwendung: Allgemeine Erkrankungen der Gallenblase, Entzündung der Gallenblase oder der Gallengänge, Gallensteine, Fettleber.

Stichtechnik: Gb 24 *Riyue* und Le 14 *Qimen* werden entlang der Rippenbögen 1 *Cun* tief eingeführt. Gb 34 *Yanglingquan* 1–1,5 *Cun* tief setzen.

Stimulierung: An Gb 24 *Riyue* und Le 14 *Qimen* Stimulierung durch Drehen aber kein Heben und Senken oder Picking aufgrund von Organnähe. Gb 34 *Yanglingquan* mit starker Sedierung.

Modifikation: Oft wird das Darm-Trio als Ergänzung hinzugefügt. Bei Fettleber mit Le 3 *Taichong*.

15.26 Harnblasen-Trio

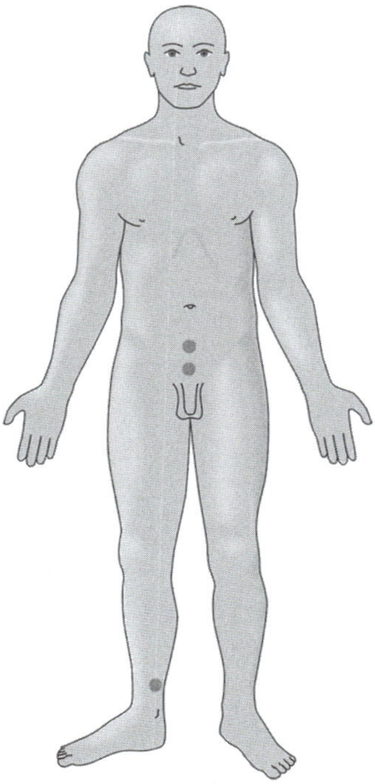

- **Punkte**: Ren 3 *Zhongji*, Ren 4 *Guanyuan*, Mi 6 *Sanyinjiao.*
- **Klinische Anwendung:** Probleme der Harnwege wie Polyurie, Oligurie, Anurie.
- **Stichtechnik:** Ren 3 *Zhongji* und Ren 4 *Guanyuan* werden 0,8–1 *Cun* tief gesetzt. Vor dem Setzen von Mi 6 *Sanyinjiao* erst die Tibiakante ertasten, Nadel nahe der Kante einführen, um ein deutliches De-*Qi*-Gefühl zu erzeugen.

15.27 Yin-Trio

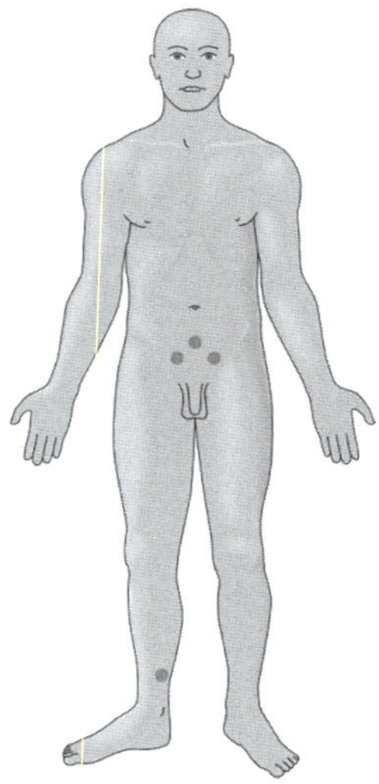

- **Punkte**: Ren 4 *Guanyuan*, Ma 29 *Guilai*, Mi 6 *Sanyinjiao.*
- **Klinische Anwendung**: Gynäkologische Störungen, Störungen des weiblichen Hormonsystems, Menorrhagie, Oligomenorrhö, Amenorrhö, Dysmenorrhö, Unfruchtbarkeit, Sterilität, Uterusprolaps, vaginaler Juckreiz; Impotenz, Kältegefühl im männlichen Geschlechtsteil, Schmerzhafte Schwellungen der Hoden.
- **Stimulierung:** Ren 4 *Guanyuan* wird tonisiert durch wiederholt langsames einführen und schnell rausziehen der Nadeln. Ma 29 *Guilai* wird 0,8–1 *Cun* tief gesetzt. Ein Ausstrahlen in den Unterleib und zu den Geschlechtsorganen gilt als positiv. Gerne mit Wärme am Unterleib (Moxa oder TDP). Elektrostimulierung verbindet Ma 29 *Guilai* und Mi 6 *Sanyinjiao* unilateral.
- **Modifikation:** Oft gemeinsam oder alternierend mit dem *Yang*-Trio.

15.28 Yang-Trio

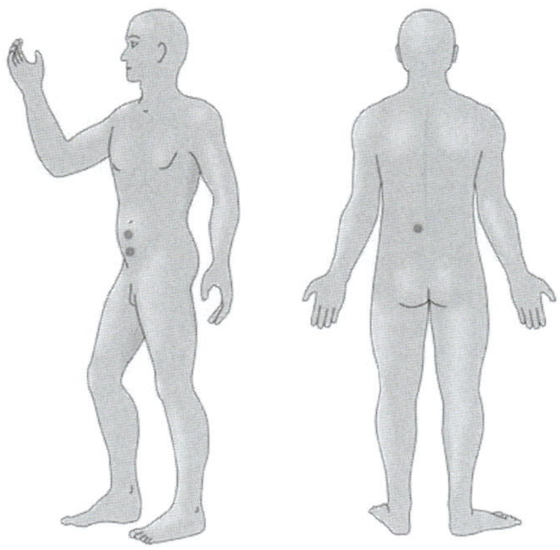

- **Punkte**: Ren 4 *Guanyuan*, Ren 6 *Qihai*, Bl 23 *Shenshu*.
- Mit Moxibustion/TDP-Lampe.
- **Klinische Anwendung:** Probleme assoziiert mit männlicher Sexualität wie nächtlicher Samenerguss, frühzeitige Ejakulation, Impotenz, Unfruchtbarkeit (geringe Spermienzahl); Nieren-Mangel-Rückenschmerz.
- Die Wirkung der *Yin*- und *Yang*-Kombinationen ist bei funktionsbedingten Störungen stärker als bei alters- oder krankheitsbedingten Schwächezuständen.
- **Stimulierung:** generell tonisierende Stimulierung. Wärme ist hilfreich.
- **Modifikation:** Diese Kombination wird oft alternierend mit dem *Yin*-Trio eingesetzt.

15.29 Schulter-Trio

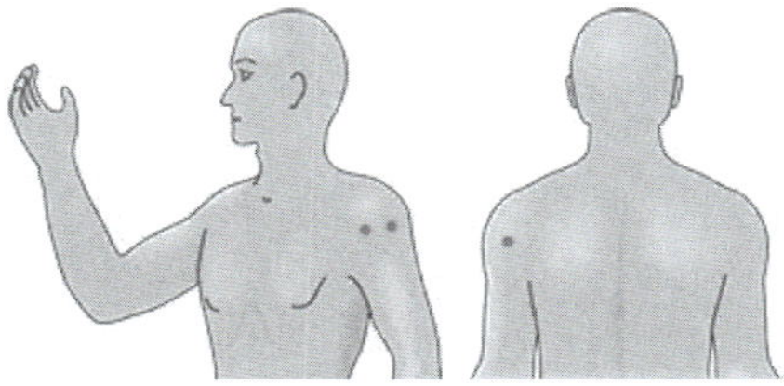

- **Punkte**: Extrapunkte 1., 2. und 3. Schulter Punkt.
  - **Punkt 1:** im Zentrum der Vertiefung unterhalb des Akromions.
  - **Punkt 2 und 3** liegen in den Vertiefungen ungefähr 2 *Cun* posterior und anterior des 1. Schulterpunkts.
- **Stichtechnik**: Verwendung von 4,5–6 cm Nadeln. Stichrichtung hin zum Schultergelenk oder in Richtung des Ellenbogens.
- **Klinische Anwendung**: Schulterschmerzen, Arthrose, Arthritis, Frozen Shoulder.

15.30 Arm-Trio

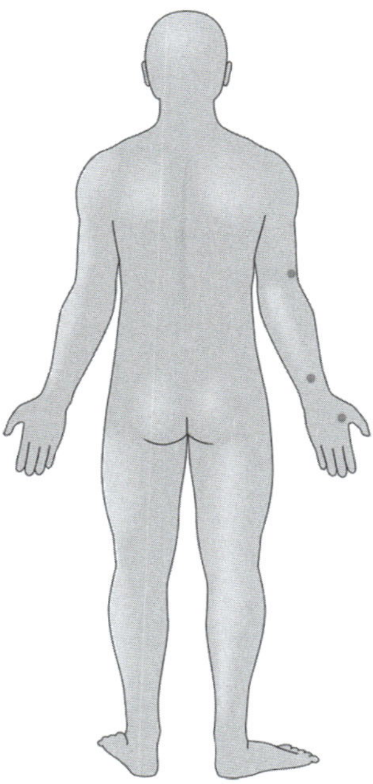

- **Punkte**: Di 4 *Hegu*, Di 11 *Quchi*, SJ 5 *Waiguan.*
- **Klinische Anwendung**: motorische Einschränkungen der oberen Extremitäten, motorisch-sensorische Einschränkungen, Lähmung, Beschwerden des Stütz- und Bewegungsapparats.
- **Stimulierung**: bei motorisch-sensorischen Einschränkungen ist Elektrostimulation angezeigt.

15.31 Atrophie-Trio (Obere Extremität)

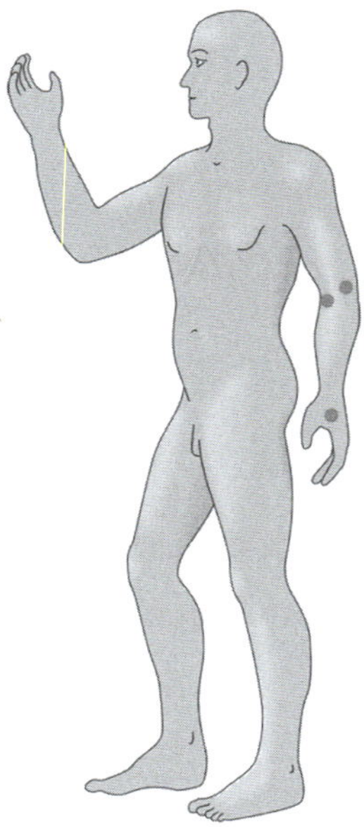

- **Punkte**: Di 4 *Hegu*, Di 11 *Quchi*, Lu 5 *Chize.*
- **Klinische Anwendung**: Lähmung und Muskelatrophie der oberen Extremitäten.
- **Stimulierung:** generell tonisierende Nadeltechniken.

15.32 Hand-Intelligenz-Trio

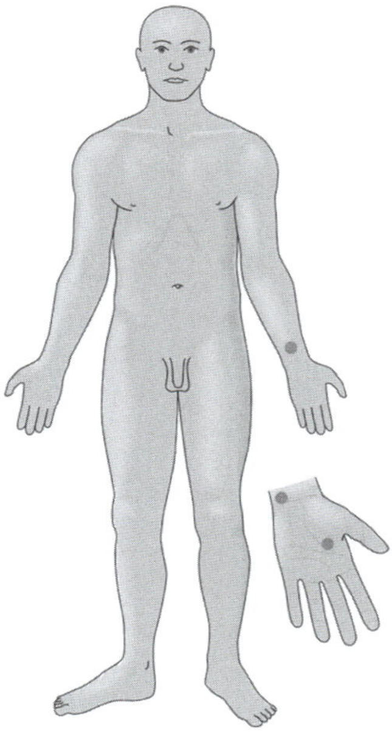

- **Punkte**: Pe 6 *Neiguan*, He 7 *Shenmen*, Pe 8 *Laogong*.
- **Klinische Anwendung**: Schlafstörungen, Epilepsie, Neurosen, Unruhe, Kinder mit geistiger Behinderung, Autismus, Aufmerksamkeitsdefizit-/Hyperaktivitätsstörungen; sensorische Störungen der der Hand und Unterarm, Taubheit des Handgelenks und der Hand, Hitze der Handflächen.
- **Modifikation**: wird oft zusammen mit dem Arm-Trio eingesetzt.

15.33 Bein-Trio

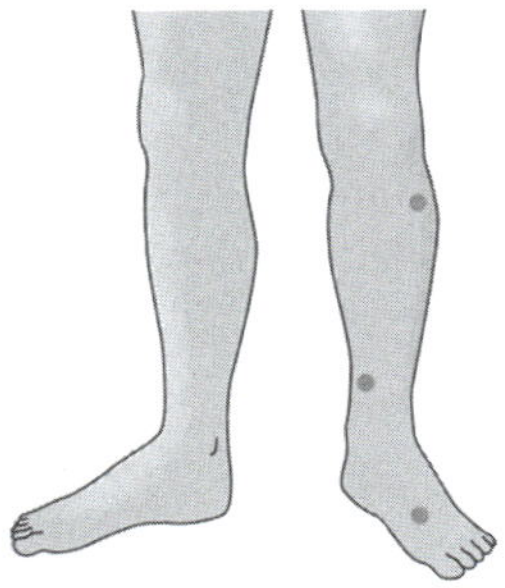

- **Punkte**: Ma 36 *Zusanli*, Mi 6 *Sanyinjiao*, Le 3 *Taichong*
- **Klinische Anwendung**: motorisch-sensorische Störungen der unteren Extremitäten, Taubheit, Schmerzen, Muskelschwäche, Myotonie, Muskelkrämpfe, Folgen eines Apoplex. zerebrale Kinderlähmung.
- **Stichtechnik**: Le 3 *Taichong* wird in Richtung Ni 1 *Yongquan* geführt. Ein Nadelgefühl mit Ausbreitung über die Fußsohle gilt als positiv.

15.34 Atrophie-Trio (Untere Extremität)

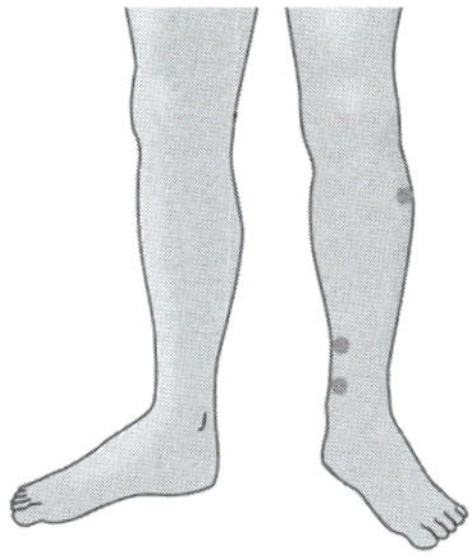

- **Punkte**: Ma 36 *Zusanli*, Mi 6 *Sanyinjiao*, Ni 3 *Taixi*.
- **Klinische Anwendung**: Lähmung und Muskelatrophie der unteren Extremitäten, Kinderlähmung.
- **Stimulierung**: generell tonisierend.

15.35 Knie-Trio

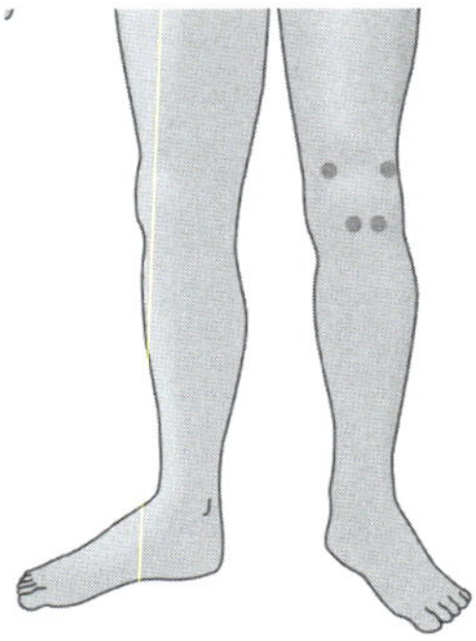

Punkte: Mi 10 *Xuehai*, Ma 34 *Liangqiu*, Ma 35 *Xiyan* (innen/außen).

Klinische Anwendung: Krankhafte Veränderungen des Knies wie Verletzungen, Zerrungen, Verstauchungen, Arthrose, Arthritis, *Bi*-(Verschluss-)Syndrom.

Stichtechnik: Bei Setzen von Ma 35 *Xiyan* sollte das Knie gebeugt sein.

Stichtiefe: Ma 35 Xiyan wird ca. 1,5 *Cun* tief gesezt. CAVE: Nicht in die Kniegelenkskapsel stechen. Die Stichtiefe von Mi 10 *Xuehai* und Ma 34 *Liangqiu* ist in Abhängigkeit vom Erreichen eines *De-Qi* Nadelempfinden.

Stimulierung: Bei *Bi*-(Verschluss-)Syndrom aufgrund von Wind, Kälte und Feuchtigkeit ist die Verwendung von Wärme (Moxa/TDP) zu empfehlen. Bei *Bi*-(Verschluss-)Syndrom aufgrund von Hitze mit Rötung und Schwellung werden sedierende Nadelstimulationstechniken eingesetzt. Kontraindikation für Wärmeanwendung. Die Verwendung von Elektrostimulation ist speziell bei Bewegungseinschränkungen zu empfehlen.

- **Modifikationen:** sehr häufig werden zur Verstärkung der Leitbahnstimulation Ma 36 *Zusanli*, Gb 34 *Yanglingquan* und Mi 9 *Xuehai* verwendet.

15.36 Sprunggelenks-Trio

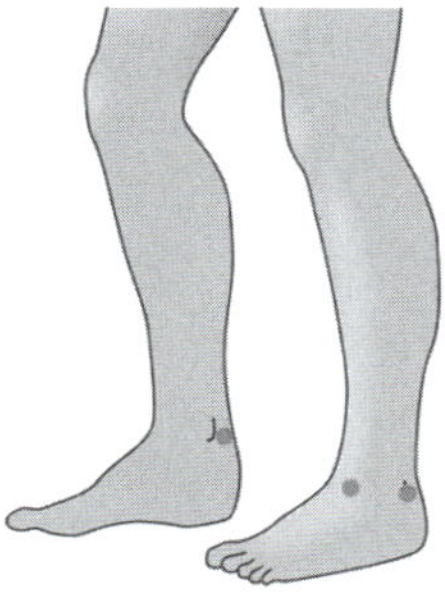

- **Punkte**: Ma 41 *Jiexi*, Bl 60 *Kunlun*, Ni 3 *Taixi*
- **Klinische Anwendung**: Krankhafte Veränderungen des Sprunggelenks wie Verletzungen, Zerrungen, Verstauchungen, Schwellungen, Arthrose, Arthritis, *Bi*-(Verschluss-)Syndrom; renale Ödeme und Lähmung der unteren Extremitäten bei zerebraler Kinderlähmung.
- **Stichtechnik**: Vor dem Setzen von Ma 41 *Jiexi* sollte zuerst die Vertiefung zwischen der Sehne der M. extensor hallucis longus und der Sehne des M. extensor digitorum longus palpiert werden. Anschließend die Nadel 0,8–1 *Cun* tief setzen. Ein Nadelgefühl, welches zum Sprunggelenk ausstrahlt, gilt als positiv. Bl 60 *Kunlun* und Ni 3 *Taixi* werden oft gegenseitig durchgestochen. Das Nadelgefühl an Bl 60 *Kunlun* sollte zu den Zehen strahlen, und bei Ni 3 *Taixi* zur Fußsohle.

15.37 Fuß-Intelligenz-Trio

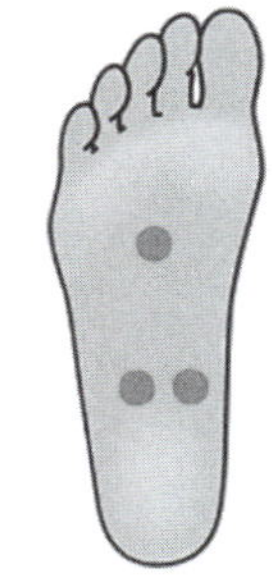

- **Punkte**: Ni 1 *Yongquan*, *Quanzhong* und *Quanzhongnei* (beides Prof. Jins Extrapunkte)
  - *Quanzhong* liegt in der Mitte der Linie zwischen den Zehengrundgelenken und dem posterioren Ende der Ferse.
  - *Quanzhongnei* liegt 0,8–1 *Cun* medial von *Quanzhong*
- **Klinische Anwendung**: Autismus, Geistige Behinderung, Sprachstörungen, andere zerebrale Störungen wie Zustände nach Schlaganfall und Hemiplegie.
- Stichtechnik: Ni 1 *Yongquan* wird nach dorsal in Richtung Le 3 *Taichong* geführt.
- **Stimulierung:** Zum tonisieren von *Quanzhong* und *Quanzhongnei* wird die Nadel nach medial in Richtung Ni 2 *Rangu* geführt. Zum Sedieren wird die Nadeln distal in Richtung Ni 1 *Yongquan* geführt.
- **Modifikation:** Diese Kombination wird oft zusammen mit dem Hand-Intelligenz-Trio verwendet. In dem Fall wird Pe 8 *Laogong* in Richtung Di 4 *Hegu* gesetzt, um gemeinsam mit Ni 1 *Yongquan*, welches in Richtung Le 3 *Taichong* gesetzt wird, „die vier Tore" zu penetrieren.

15.38 Epilepsie-Trio

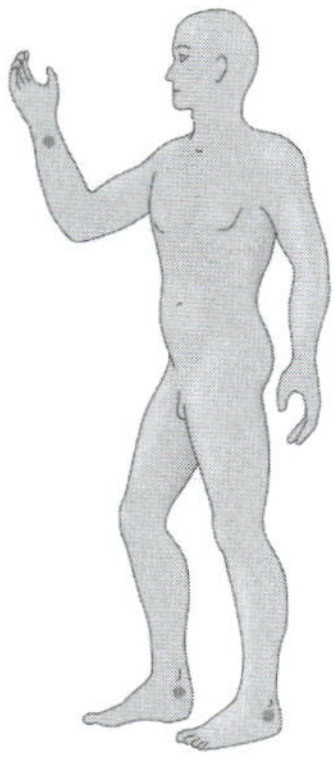

- **Punkte**: Pe 6 *Neiguan*, Bl 62 *Shenmai*, Ni 6 *Zhaohai*
- **Klinische Anwendung**: Epilepsie; Störungen der Leitbahnsysteme und des Bewegungsapparates.
- **Stichtechnik:** Bl 62 *Shenmai* und Ni 6 *Zhaohai* werden 1 *Cun* tief in Richtung Fußsohle geführt.
- **Erweiterung:** 4-*Shen*-(Geist-)Nadeln nach außen gerichtet, Hand-Intelligenz-Trio, Ren 15 *Jiuwei*.

15.39 Bi-Verschluss-Trio und Tuo-Verlust-Trio

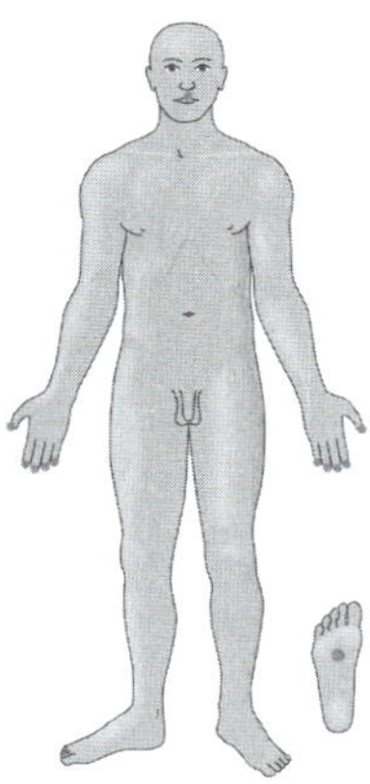

Akutmaßnahmen bei akuten Geschehen mit *Bi*-Verschluss-Syndrom (Fülle) oder *Tuo*-Verlust-Syndrom (Mangel).

Bi-Verschluss-Syndrom

- **Symptome**: Kiefersperre, offene Augen, geschlossene Fäuste, psychotische Verhaltensmuster.
- **Punkte**: *Shixuan*, Ni 1 *Yongquan*, Du 26 *Renzhong*.
- **Stimulation**: sedierende Stimulation, *Shixuan* blutig stechen, indem die Nadeln nach dem Stechen mehrmals schnell gedreht werden. Zwei bis drei Tropfen genügen. Kontraindikation für Moxa.

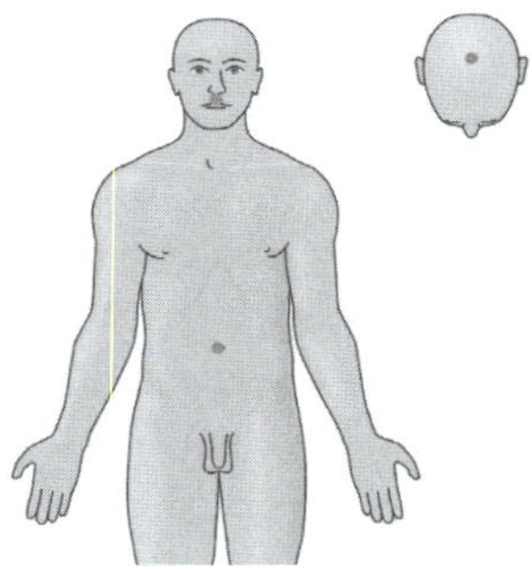

Tuo-Verlust-Syndrom

- **Symptome**: Starkes Schwitzen (Schweißperlen), Gesichtsblässe, kalte Extremitäten, geschlossene Augen, langsame Sprache, Hände geöffnet, gestörte Atmung mit vermehrter Atemarbeit, Atemnot und Kurzatmigkeit, dünner feiner Puls (fast nicht tastbar).
- **Punkte**: Du 20 *Baihui*, Ren 8 *Shenque*, Du 26 *Renzhong*.
- **Stimulation**: Moxa an Du 20 *Baihui* und Ren 8 *Shenque*. An Ren 8 *Shenque* kann Salz oder Ingwer auf den Bauchnabel gegeben und die Moxakegel darauf verbrannt werden.

IV Anhang

1 Die wichtigsten Kombinationsmethoden

Kombinationsmethode	Beispiele für Anwendungsgebiete
Allgemeine Kombinationsmethoden	
Qian-Hou-Kombination	Thorakale und abdominale Schmerzsyndrome sowie Erkrankungen eines bestimmten Segments oder Dermatoms
Shang-Xia-Kombination	Erkrankungen des oberen oder unteren Körperbereichs
Zuo-You-Kombination	Kontralaterale Behandlung einseitiger Erkrankungen
Biao-Li-Kombination	Erkrankung eines Organkreislaufs oder Erkrankungen innen-außen-gekoppelter Organe und Leitbahnen
Yuan-Jin-Kombination	Symptom- und Syndrombezogene Behandlung
Qi-Zhi-Kombination	Beschwerden im Kopf- und Gesichtsbereich und Erkrankungen der Sinnesorgane
Zang-Xiang-Kombination	Erkrankungen des „Abbilds der inneren Organe“: • Herz: Zunge, Blutgefäße, Gesicht • Lunge: Hals-Rachen-Nase, Haut, Körperbehaarung • Milz: Mund, Muskeln, Lippen • Leber: Augen, Sehnen, Nägel • Niere: Ohren, Sexualorgane, After, Knochen, Haare
Kombination der Besonderen Punkte	
Shu-Mu-Kombination	Erkrankungen, die einem bestimmten *Zang-Fu*-Organ zugeordnet werden können
Yuan-Luo-Kombination	Erkrankung eines Organkreislaufs oder gleichzeitige Erkrankung innen-außen-gekoppelter Organkreisläufe
Yuan-Mu-Kombination	Erkrankungen von *Zang-Fu*-Organen mit Leitbahnsymptomen
Yuan-Shu-Kombination	
He-Mu-Kombination	Fülle- oder Hitze-Erkrankungen von *Fu*-Organen
Shu-Xi-Kombination	Akute Krankheitszustände, Blutungen
Xi-Yuan-Kombination	Akute Schmerzzustände

Über den Internetlink www.verlag-systemische-medizin.de/punktuebersicht und den nebenstehenden QR-Code können Sie die Übersicht über die wichtigsten Akupunkturkombinationen und über die Akupunkturpunkte (▶ Anhang, Abschnitt 4) im PDF-Format herunterladen.

2 Akupunkturkombinationen nach Indikationen von A bis Z

Indikation	TCM-Syndrom	Akupunkturkombination	Seite
Abszess, Mamma	Hitze-Toxine-Stagnation der Mammae	Ma 36 *Zusanli*, Di 8 *Xialian*, Gb 43 *Xiaxi*, Lu 10 *Yuji*, Bl 40 *Weizhong*, Gb 41 *Zulinqi*, Dü 1 *Shaoze*, Gb 21 *Jianjing*	84
Agitiertheit	Herz-Fülle-Feuer	Pe 9 *Zhongchong*, Pe 8 *Laogong*, Pe 7 *Daling*, He 9 *Shaochong*, Ma 39 *Xiajuxu*, Ren 3 *Zhongji*	100
Alopecia areata	Blut-Mangel, Wind-Exzess	Gb 20 *Fengchi*, Bl 17 *Geshu*, Ma 36 *Zusanli*, Du 20 *Baihui*, *Ashi*-Punkte	161
Amenorrhö	Blut-Stase im Unteren *Jiao*	Di 11 *Quchi*, Sj 6 *Zhigou*, Ma 36 *Zusanli*, Mi 6 *Sanyinjiao*, Ni 6 *Zhaohai*	267
Anämie	Blut-Mangel-Syndrom	Bl 17 *Geshu*, Ma 36 *Zusanli*, Gb 39 *Xuanzhong*, Mi 6 *Sanyinjiao*	334
Analprolaps	Milz-*Qi*-Mangel	Du 20 *Baihui*, Du 1 *Changqiang*, Bl 25 *Dachangshu*	378
	Absinkendes Mitten-*Qi*	Du 20 *Baihui*, Du 1 *Changqiang*, Mi 4 *Gongsun*	289
	Yang-Qi-Mangel	Du 20 *Baihui*, Du 4 *Mingmen*, Du 1 *Changqiang*, Bl 57 *Chengshan*, Pe 6 *Neiguan*	331
Anurie	*Long Bi*	Ren 4 *Guanyuan*, Ren 2 *Qugu*, Ren 5 *Shimen*, Bl 40 *Weizhong*, Mi 9 *Yinlingquan*, Bl 22 *Sanjiaoshu*, Ma 36 *Zusanli*	131
Apoplex	*Qi*-Stase	Du 26 *Renzhong*, Ren 17 *Shanzhong*, Du 20 *Baihui*, Ren 6 *Qihai*	414
	Zhong Feng	Du 26 *Renzhong*, Pe 6 *Neiguan*, Pe 7 *Daling*, Ren 12 *Zhongwan*, Ren 17 *Shanzhong*, Le 13 *Zhangmen*, Ma 40 *Fenglong*, Ma 36 *Zusanli*, Gb 34 *Yanglingquan*, Mi 9 *Yinlingquan*	412
		Du 20 *Baihui*, Le 1 *Dadun*, M-HN 3 *Yintang*, Pe 9 *Zhongchong*, Bl 62 *Shenmai*, Du 26 *Renzhong*	421
Apoplex geringer Ausprägung	*Zhong Jing Luo*	Du 20 *Baihui*, Du 14 *Dazhui*, Gb 20 *Fengchi*, Gb 21 *Jianjing*, Di 11 *Quchi*, Ma 36 *Zusanli*, Pe 5 *Jianshi*	176
Apoplex-Vorzeichen	Leber-Wind	Du 20 *Baihui*, Di 4 *Hegu*, Le 3 *Taichong*, Di 15 *Jianyu*, Di 11 *Quchi*, Gb 31 *Fengshi*, Ma 36 *Zusanli*, Gb 39 *Xuanzhong*	173
Appendizitis	Hitze-Toxine im Darm	Mi 3 *Taibai*, Ma 43 *Xiangu*, Bl 25 *Dachangshu*, M-UE 46 *Zhoujian*, M-LE 13 *Lanweixue*	83
Asthma bronchiale	Hitze-Schleim	Lu 7 *Lieque*, Ma 40 *Fenglong*, Ni 27 *Shufu*, Ren 17 *Shanzhong*, Ma 36 *Zusanli*	199
	Kälte-Schleim	Du 14 *Dazhui*, Bl 13 *Feishu*, Du 10 *Lingtai*	194
	Lungen-*Qi*-Mangel, Schleim-Stagnation in der Lunge	Gruppe 1: Ni 27 *Shufu*, Ren 22 Tiantu, Ren 17 *Shanzhong*, Bl 13 *Feishu*, Ma 36 *Zusanli*, Ren 12 *Zhongwan*	242
		Gruppe 2: Bl 43 *Gaohuang*, Ren 6 *Qihai*, Ren 4 *Guanyuan*, Ma 18 *Rugen*	

Indikation	TCM-Syndrom	Akupunkturkombination	Seite
	Nieren-*Yang*-Mangel	Bl 23 *Shenshu*, Bl 13 *Feishu*, Bl 43 *Gaohuangshu*, Ren 17 *Shanzhong*, Du 11 *Shendao*, Di 4 *Hegu*, Ren 22 *Tiantu*	287
Atrophie der unteren Extremitäten	Leber-Blut-Mangel, Nieren-Essenz Mangel	Bl 18 *Ganshu*, Bl 23 *Shenshu*, Bl 11 *Dazhu*, Gb 30 *Huantiao*, Gb 34 *Yanglingquan*, Gb 39 *Xuanzhong*, Ma 36 *Zusanli*, Mi 6 *Sanyinjiao*	355
Augenschmerzen	Wind-Hitze	Bl 2 *Zanzhu*, Bl 1 *Jingming*, M-HN 9 *Taiyang*, Di 4 *Hegu*, Le 3 *Taichong*	99
Bauchschmerzen	*Qi*-Stagnation des Mittleren *Jiao*	Bl 20 *Pishu*, Bl 21 *Weishu*, Ren 12 *Zhongwan*, Ma 25 *Tianshu*, Ma 36 *Zusanli*	224
Belastungssyndrom	Milz- und Nieren-Mangel	Gb 21 *Jianjing*, Du 14 *Dazhui*, Bl 43 *Gaohuangshu*, Bl 20 *Pishu*, Bl 21 *Weishu*, Bl 13 *Feishu*, Ren 10 *Xiawan*, Ma 36 *Zusanli*	353
Bewusstlosigkeit, Krampfanfälle	*Bi Zheng*, heißes	Lu 11 *Shaoshang*, Di 1 *Shangyang*, Pe 9 *Zhongchong*, He 9 *Shaochong*, Dü 1 *Shaoze*, Sj 1 *Guanchong*	425
Bewusstlosigkeit	*Shi Jue* (*Yang*-Kollaps)	Du 26 *Renzhong*, Di 4 *Hegu*, *Le 3 Taichong*, Ma 36 *Zusanli*, Gb 39 *Xuanzhong*, Ren 8 *Shenjue*	419
Bewusstseinsstörung, Delirium	Schleim-Hitze greift das Perikard an	Du 26 *Renzhong*, Pe 8 *Laogong*, Pe 5 *Jianshi*, He 7 *Shenmen*, Du 14 *Dazhui*, Bl 40 *Weizhong*, Pe 3 *Quze*, Pe 9 *Zhongchong*, He 9 *Shaochong*, Le 3 *Taichong*	410
Blähungen	Leber-*Qi*-Stagnation mit Feuchtigkeit	Le 14 *Qimen*, Ren 6 *Qihai*, Ma 36 *Zusanli*, Ren 9 *Shuifen*, Mi 6 *Sanyinjiao*	230
Bronchiektasen	Hitze-Schleim in der Lunge	Bl 13 *Feishu*, Lu 10 *Yuji*, Lu 5 *Chize*, Lu 6 *Kongzui*, Ma 40 *Fenglong*, Mi 3 *Taibai*, Mi 9 *Yinlingquan*, Ren 17 *Shanzhong*	104
Bronchitis, chronische	Lungen-*Qi*-Mangel	Bl 13 *Feishu*, Lu 1 *Zhongfu*, Ma 36 *Zusanli*, Ni 7 *Fuliu*	320
Delirium	Blut-Hitze	Du 26 Renzhong, Di 11 *Quchi*, He 9 *Shaochong*, Pe 9 *Zhongchong*, Pe 3 *Quze*, Bl 40 *Weizhong*	81
	Hitze in der *Ying*-(Nähr-) Schicht	He 8 *Shaofu*, Pe 8 *Laogong*, Du 14 *Dazhui*, Di 11 *Quchi*, Gb 39 *Xuanzhong*, Ni 1 *Yongquan*	80
Depression	Leber-*Qi*-Stagnation	Ren 17 *Shanzhong*, Pe 6 *Neiguan*, Le 3 *Taichong*, Ma 36 *Zusanli*, Ren 21 *Xuanji*	219
Diabetes mellitus	*Sanjiao*-Mangel-Hitze	Bl 20 *Pishu*, Bl 13 *Feishu*, Bl 23 *Shenshu*, Sj 1 *Guanchong*, Lu 7 *Lieque*, Mi 4 *Gongsun*, Ma 36 *Zusanli*, Ni 6 *Zhaohai*, Ni 3 *Taixi*	102
Diarrhö	Leber-*Qi*- und Milz-*Qi*-Schwäche	Ren 4 *Guanyuan*, Mi 6 *Sanyinjiao*, Mi 9 *Yinlingquan*, Le 3 *Taichong*, Ren 12 *Zhongwan*, Ren 8 *Shenque*, Bl 20 *Pishu*	302
Diarrhö, chronische	Milz- und Nieren-*Yang*-Mangel	Bl 23 *Shenshu*, Bl 20 *Pishu*, Ren 8 *Shenque*, Mi 6 *Sanyinjiao*	377

2

Indikation	TCM-Syndrom	Akupunkturkombination	Seite
Distorsion	Blut- und *Qi*-Stase	Lokale Akupunkturpunkte und *Ashi*-Punkte	264
Dysenterie	Feuchte-Hitze im Dickdarm	Ren 10 *Xiawan*, Ma 25 *Tianshu*, Ni 6 *Zhaohai*	135
Dyspepsie	Feuchte-Hitze	Ma 21 *Liangmen*, Ren 10 *Xiawan*, Ma 25 *Tianshu*, Ma 37 *Shangjuxu*, Mi 3 *Taibai*, Ma 36 *Zusanli*	432
Dysurie	*Lin Zheng*	Ren 3 *Zhongji*, Le 3 *Taichong*, Bl 28 *Pangguangshu*, Mi 9 *Yinlingquan*, Mi 6 *Sanyinjiao*, Ni 7 *Fuliu*, Ni 1 *Yongquan*	130
		Ren 6 *Qihai*, Ren 3 *Zhongji*, Ma 30 *Qichong*, Mi 6 *Sanyinjiao*, Bl 20 *Pishu*, Bl 23 *Shenshu*	324
Ejakulationsstörungen	Nieren-*Yang*-Mangel	Du 4 *Mingmen*, Bl 30 *Baihuanshu*, Bl 52 *Zhishi*, Ren 6 *Qihai*, Ren 4 *Guanyuan*, Ni 12 *Dahe*, Ni 2 *Rangu*, Ma 36 *Zusanli*	375
Ekzeme	Feuchte-Hitze-Toxine	Di 4 *Hegu*, Di 11 *Quchi*, Ma 36 *Zusanli*, Bl 40 *Weizhong*, Mi 6 *Sanyinjiao*	90
	Hitze-Toxine	Bl 40 *Weizhong*, Du 20 *Baihui*, Di 11 *Quchi*, *Ashi*-Schmerzpunkt	89
	Shi Zhen (Feuchtigkeits-Ekzem)	Di 4 *Hegu*, Gb 31 *Fengshi*, Du 14 *Dazhui*, Di 11 *Quchi*, He 7 *Shenmen*, Pe 6 *Neiguan*, Ma 36 *Zusanli*, Mi 9 *Yinlingquan*, Mi 10 *Xuehai*	137
Engegefühl, thorakales	*Qi*-Stagnation im Oberen *Jiao*	Ren 17 *Shanzhong*, Ren 14 *Juque*, Pe 6 *Neiguan*, Mi 4 *Gongsun*, Ma 40 *Fenglong*	221
Epilepsie	Herz-*Qi*-Mangel	Bl 15 *Xinshu*, Du 11 *Shendao*, Ni 1 *Yongquan*, Pe 8 *Laogong*	405
	Schleim-Feuer blockiert das Herz	Dü 3 *Houxi*, He 7 *Shenmen*, Bl 15 *Xinshu*, *Guiyan* (Extrapunkt), Pe 5 *Jianshi*	403
	Schleim-Hitze, Leber-Wind	Du 26 *Renzhong*, Ren 15 *Jiuwei*, Ni 1 *Yongquan*, Ma 40 *Fenglong*, Le 3 *Taichong*, Du 20 *Baihui*	401
	Schreck-Epilepsie bei Kindern	Gb 13 *Benshen*, Du 21 *Qianding*, Du 22 *Xinhui*, Bl 10 *Tianzhu*	169
Epistaxis und Hämatemesis	Milz-*Yang*-Mangel	Mi 1 *Yinbai*, Bl 20 *Pishu*, Ren 13 *Shangwan*, Bl 18 *Ganshu*	275
Erbrechen	Gegenläufiges Magen-*Qi*	Ren 12 *Zhongwan*, Pe 6 *Neiguan*, Mi 6 *Sanyinjiao*	304
	Hitze-Schleim im Magen	Ren 12 *Zhongwan*, Ma 45 *Lidui*, Ren 14 *Juque*, Mi 4 *Gongsun*	186
	Leere-Kälte	Ren 4 *Guanyuan*, Le 3 *Taichong*, Ren 12 *Zhongwan*, Ma 36 *Zusanli*	126
	Magen-Hitze	Pe 6 *Neiguan*, Ma 44 *Neiting*, Ma 36 *Zusanli*	244
	Magen-Kälte	Pe 6 *Neiguan*, Lu 5 *Chize*, Ren 12 *Zhongwan*, Ren 6 *Qihai*, Ma 36 *Zusanli*	246
	Milz-*Qi*-Mangel	Mi 4 *Gongsun*, M-UE 16 *Zhongkui*, Ren 17 *Shanzhong*, Ma 40 *Fenglong*	188

Indikation	TCM-Syndrom	Akupunkturkombination	Seite
Erkältung	Äußere Wind-Kälte mit *Qi*-Mangel	Du 14 *Dazhui*, Di 4 *Hegu*, Lu 9 *Taiyuan*, Ma 36 *Zusanli*, Ren 12 *Zhongwan*, Pe 6 *Neiguan*	64
	Äußere Wind-Kälte mit *Yang*-Mangel	Du 14 *Dazhui*, Du 12 *Shenzhu*, Gb 20 *Fengchi*, Bl 13 *Feishu*, Lu 7 *Lieque*, Bl 43 *Gaohuangshu*	65
	Äußere Wind-Kälte mit *Yin*-Mangel	Di 4 *Hegu*, Ni 7 *Fuliu*, M-HN 30 Bailao, Lu 7 *Lieque*, Ni 6 *Zhaohai*, Di 11 *Quchi*	67
	Wind-Hitze	Di 4 *Hegu*, Sj 5 *Waiguan*, Lu 5 *Chize*, Di 11 *Quchi*, Di 2 *Erjian*	61
	Wind-Kälte	Lu 7 *Lieque*, Bl 13 *Feishu*, Gb 20 *Fengchi*, Bl 12 *Fengmen*, Di 4 *Hegu*	47
	Wind-Kälte mit Ödembildung	Bl 13 *Feishu*, Bl 22 *Sanjiaoshu*, Mi 9 *Yinlingquan*, Ren 9 *Shuifen*, Bl 11 *Dazhu*, Ma 37 *Shangjuxu*, Di 4 *Hegu*, Ma 36 *Zusanli*	50
Erkältung, beginnende	Wind-Kälte im Anfangsstadium	Gb 20 *Fengchi*, Bl 11 *Dazhu*, Bl 65 *Shugu*, Di 20 *Yingxiang*	48
Ertrinken	Flüssigkeit blockiert das Lungen-*Qi*	Ren 1 *Huiyin*, Du 25 *Suliao*, Ni 1 *Yongquan*, Pe 6 *Neiguan*, Ren 8 *Shenjue*	416
Fazialisparese	Wind attackiert die Leitbahnen	Gb 20 *Fengchi*, Ma 2 *Sibai*, Ma 4 *Dicang*, Ma 6 *Jiache*, Gb 14 *Yangbai*, Di 4 *Hegu*	158
Fieber	*Yangming*-Hitze	Di 11 *Quchi*, Ma 44 Neiting, Ma 36 *Zusanli*, Ni 7 *Fuliu*	78
	Hitze der *Qi*-(Energie-) Schicht	M-UE 22 *Baxie*, Sj 1 *Guanchong*, Di 11 *Quchi*	77
Fieber, mäßiges	*Xu Lao*, Mangel-Hitze	Bl 13 *Feishu*, Bl 43 *Gaohuangshu*, M-BW 24 *Yaoyan*, Bl 17 *Geshu*, Bl 19 *Danshu*, Bl 21 *Weishu*, Du 14 *Dazhui*	115
Fluor genitalis	*Dai Xia*	Bl 20 *Pishu*, Mi 9 *Yinlingquan*, Mi 6 *Sanyinjiao*, Ren 3 *Zhongji*	140
Gehörverlust	*Er Long* (*Qi*-Stagnation der *Shaoyang*-Leitbahn)	Sj 21 *Ermen*, Gb 2 *Tinghui*, Dü 19 *Tinggong*, Sj 17 *Yifeng*, Gb 20 *Fengchi*, Gb 43 *Xiaxi*	234
Gelenkschmerzen	*Bi Zheng* (schmerzhaftes Blockade-Syndrom)	Bl 12 *Fengmen*, Bl 17 *Geshu*, Bl 18 *Ganshu*, Ren 4 *Guanyuan* , Ma 36 *Zusanli*, Mi 9 *Yinlingquan*	165
	Tong Bi Zheng (extrem schmerzhafte Blockade)	Bl 23 *Shenshu*, Bl 20 *Pishu*, Gb 30 *Huantiao*	292
Geschwüre	Hitze-Toxine (Dr. Zhous Moxabehandlung)	Du 14 *Dazhui*, *Ashi*-Schmerzpunkte	87
	Hitze-Toxine (Moxabehandlung)	*Ashi*-Schmerz-Punkte	86
Globus hystericus	*Mei He Qi*	Bl 18 *Ganshu*, Le 13 *Zhangmen*, Le 2 *Xingjian*, Sj 6 *Zhigou*, Ma 40 *Fenglong*, Ren 22 *Tiantu*	232
Grippe, Prävention	Wind-Kälte	Di 20 *Yingxiang*, Di 4 *Hegu*, Ma 36 *Zusanli*	69

Indikation	TCM-Syndrom	Akupunkturkombination	Seite
Hämaturie	Herz-Feuer schädigt die Blutgefäße des Unteren *Jiao*	Pe 7 *Daling*, Pe 4 *Ximen*, Bl 32 *Ciliao*	270
Hämorrhoiden	Wind-Hitze im Dickdarm	Ma 36 *Zusanli*, Mi 1 *Yinbai*	271
Hals- und Rachenschmerzen	Lungen- und Magen-Hitze	Lu 11 *Shaoshang*, Lu 5 *Chize*, Di 4 *Hegu*, Ren 23 *Lianquan*, Ma 44 *Neiting*, Di 1 *Shangyang*	96
Hautausschlag	Wind-Hitze	Di 11 *Quchi*, Di 4 *Hegu*, Lu 7 *Lieque*, Lu 10 *Yuji*, Bl 13 *Feishu*, He 7 *Shenmen*, Pe 3 *Quze*, Pe 6 *Neiguan*	160
Herpes zoster	Feuchte-Hitze in Leber und Gallenblase	*Ashi*-Punkte, Di 11 *Quchi*, Mi 4 *Gongsun*, Sj 5 *Waiguan*, Ma 44 *Neiting*, Mi 6 *Sanyinjiao*, Gb 34 *Yanglingquan*	138
Hitzschlag	Sommerhitze	Du 26 *Renzhong*, Di 4 *Hegu*, Ma 44 *Neiting*, Du 20 *Baihui*, *Ren 4 Guanyuan*, Ren 6 *Qihai*	418
		Du 26 *Renzhong*, M-UE 1 *Shixuan*, Pe 3 *Quze*, Bl 40 *Weizhong*, Du 20 *Baihui*, Ma 36 *Zusanli*, Ma 44 *Neiting*	110
Husten	Hitze-Schleim in der Lunge	Ren 17 *Shanzhong*, Bl 13 *Feishu*, Ren 22 *Tiantu*, Lu 5 *Chize*, Lu 10 *Yuji*, Ma 40 *Fenglong*, Ma 36 *Zusanli*	201
	Kälte-Schleim-Stagnation in der Lunge	Lu 7 *Lieque*, Bl 13 *Feishu*, Ren 17 *Shanzhong*, Ma 36 *Zusanli*	193
	Lungen-*Yin*-Mangel	Bl 13 *Feishu*, Ni 3 *Taixi*, Ni 7 *Fuliu*, Ni 6 *Zhaohai*, Lu 7 *Lieque*	346
	Milz-*Qi*-Mangel	Bl 13 *Feishu*, Bl 20 *Pishu*, Ren 12 *Zhongwan*, Ma 40 *Fenglong*	185
	Schleim-Hitze	Bl 13 *Feishu*, Ren 17 *Shanzhong*, Lu 5 *Chize*, Ni 3 *Taixi*	239
	Yin-Mangel	Ni 3 *Taixi*, Lu 10 *Yuji*	114
Husten, chronischer	Kälte-Schleim	Bl 13 *Feishu*, Bl 43 *Gaohuang*, Du 10 *Lingtai*, Du 9 *Zhiyang*, Di 4 *Hegu*, Lu 7 *Lieque*, Ren 22 *Tiantu*, Ma 36 *Zusanli*	237
	Schleim-Stagnation bei Lungen-*Qi*-Mangel	Bl 13 *Feishu*, Bl 12 *Fengmen*, Ma 36 *Zusanli*, Ren 17 *Shanzhong*, Ma 18 *Rugen*, Ma 12 *Quepen*	205
Ikterus	*Yang*-Ikterus	Du 9 *Zhiyang*, Bl 19 *Danshu*, Gb 34 *Yanglingquan*, Le 3 *Taichong*, Dü 4 *Wangu*, Pe 8 *Laogong*, Mi 9 *Yinlingquan*	133
	Yin-Ikterus	Mi 4 *Gongsun*, Du 9 *Zhiyang*, Bl 20 *Pishu*, Bl 21 *Weishu*	128
Interkostalneuralgie	Blut-Stase der Leber- und Gallenblasen-Leitbahn	Bl 40 *Weizhong*, Sj 6 *Zhigou*, Le 13 *Zhangmen*, Gb 34 Yanglingquan	257
Keuchatmung	Wind-Kälte-Schleim	Bl 12 *Fengmen*, Bl 13 *Feishu*, Ren 22 *Tiantu*, M-BW 1 *Dingchuan*	196
Knoten der Mamma	Schleim-Stagnation der Brust	Ma 15 *Wuyi*, Ren 17 *Shanzhong*, Ma 18 *Rugen*, Ma 36 *Zusanli*, Gb 21 *Jianjing*	209

Indikation	TCM-Syndrom	Akupunkturkombination	Seite
Kopfschmerzen, Kälte-induzierte	Äußere Wind-Kälte (*Shang-Han*-Kopfschmerzen)	Du 20 *Baihui*, Di 4 *Hegu*, Lu 7 *Lieque*, Gb 20 *Fengchi*, Bl 2 *Zanzhu*, Ma 8 *Touwei*	53
	Äußere Wind-Kälte mit *Qi*-Stagnation	Sj 5 *Waiguan*, Di 4 *Hegu*, Ren 17 *Shanzhong*, Ren 12 *Zhongwan*, Ma 36 *Zusanli*	57
Kopfschmerzen, Wind-induzierte	Äußere Wind-Kälte (*Shang-Feng*-Kopfschmerzen)	Gb 20 *Fengchi*, Lu 7 *Lieque*, Bl 13 *Feishu*, Ma 36 *Zusanli*, Di 4 *Hegu*, Ni 7 *Fuliu*	55
Krämpfe, tonisch-klonische	Leber-Wind	Gb 20 *Fengchi*, Le 3 *Taichong*, Mi 6 *Sanyinjiao*, Ni 3 *Taixi*, Ni 10 *Yingu*	178
Laktationsstörung	Blut-Mangel, Mitten-*Qi*-Mangel	Bl 17 *Geshu*, Mi 6 *Sanyinjiao*, Dü 1 *Shaoze*, Ren 17 *Shanzhong*	336
Leistenbruch	*Qi*-Mangel (*Shan*-Erkrankung)	M-C 23 *Sanjiaojiu* (Dreieck-Moxibustion)	330
Leukorrhö	Milz-*Qi*-Schwäche, Leber-*Qi*-Stagnation	Gb 26 *Daimai*, Ren 4 *Guanyuan*, Ren 6 *Qihai*, Mi 6 *Sanyinjiao*, Bl 30 *Baihuanshu*, Pe 5 *Jianshi*	381
	Milz-*Yang*-Mangel	Ren 4 *Guanyuan*, Gb 26 *Daimai*, Ma 36 *Zusanli*, Mi 6 *Sanyinjiao*	382
	Nieren-*Yang*-Mangel	Bl 23 *Shenshu*, Ren 4 *Guanyuan*, Du 20 *Baihui*, Mi 6 *Sanyinjiao*, Ni 6 *Zhaohai*	290
Lumbalgie	Blut-Stase des unteren Rückens	Du 26 *Renzhong*, Bl 40 *Weizhong*, Lu 5 *Chize*	260
	Nieren-*Yang*-Mangel	Bl 23 *Shenshu*, Ni 3 *Taixi*, Bl 40 *Weizhong*, Bl 30 *Baihuanshu*	358
Magen-Darm-Erkrankungen	Milz- und Magen-*Qi*-Schwäche	Mi 3 *Taibai*, Ma 36 *Zusanli*, Ren 6 *Qihai*, Ren 9 *Shuifen*, Pe 6 *Neiguan*	318
	Qi-Mangel-Syndrom	Ren 6 *Qihai*, Ma 36 *Zusanli*	317
Magen-Darm-Grippe	Wind-Kälte-Syndrom mit Nahrungs-Stagnation	Bl 12 *Fengmen*, Di 4 *Hegu*, Ren 12 *Zhongwan*, Bl 20 *Pishu*, Ma 37 *Shangjuxu*, Ma 25 *Tianshu*	59
Magenschmerzen	Leber-Feuer attackiert den Magen	Ren 12 *Zhongwan*, Ma 36 *Zusanli*, Ma 34 *Liangqiu*, Bl 21 *Weishu*, Le 2 *Xingjian*, Gb 40 *Qiuxu*	106
	Leber-*Qi* attackiert den Magen	Bl 17 *Geshu*, Bl 20 *Pishu*, Bl 21 *Weishu*, Pe 6 *Neiguan*, Gb 38 *Yangfu*, Mi 5 *Shangqiu*	300
Malaria	Wind-Hitze (*Shaoyang*-Syndrom vom Hitze-Typ)	Dü 3 *Houxi*, Pe 5 *Jianshi*, Di 11 *Quchi*, Du 14 *Dazhui*	309
	Wind-Kälte (*Shaoyang*-Syndrom vom Kälte-Typ)	Du 14 *Dazhui*, Du 23 *Shangxing*	308
	Milz-Kälte (*Shaoyang*-Syndrom mit Milz-*Qi*-Schwäche)	Dü 3 *Houxi*, Pe 5 *Jianshi*, Du 14 *Dazhui*, Du 12 *Shenzhu*, Ma 36 *Zusanli*, Gb 39 *Xuanzhong*, Di 4 *Hegu*, Bl 43 *Gaohuangshu*	311
Malassimilation	*Gan Ji* (Mangelernährung und Nahrungs-Stagnation)	M-UE 9 *Sifeng*, Ren 12 *Zhongwan*, Bl 20 *Pishu*, Bl 21 *Weishu*, Mi 4 *Gongsun*, Ma 25 *Tianshu*, M-LE 34 *Baichongwo*	434

2

Indikation	TCM-Syndrom	Akupunkturkombination	Seite
Manie	Schleim-Hitze greift das Herz an	Du 26 *Renzhong*, Du 16 *Fengfu*, Lu 11 *Shaoshang*, Mi 1 *Yinbai*, Pe 7 *Daling*, Di 11 *Quchi*, Ma 40 *Fenglong*	393
	Hitze-Schleim stört das Herz	Du 26 *Renzhong*, Pe 8 *Laogong*, Bl 15 *Xinshu*, He 7 *Shenmen*, Dü 3 *Houxi*, Ma 40 *Fenglong*, Mi 1 *Yinbai*	202
Menstruation, vorzeitige	Hitze-Stase im Uterus	Ren 6 *Qihai*, Mi 6 *Sanyinjiao*, Le 3 *Taichong*, Gb 44 *Zuqiaoyin*, Mi 1 *Yinbai*, Mi 8 *Diji*	108
Menstruationsbeschwerden	Leber-*Qi*-Stagnation	Le 14 *Qimen*, Le 13 *Zhangmen*, Ren 4 *Guanyuan*, Ren 2 *Qugu*, Mi 6 *Sanyinjiao*	226
Menstruationsstörungen	*Beng Lou*	Mi 1 *Yinbai*, Ren 3 *Zhongji*, Mi 3 *Taibai*	384
		Ren 4 *Guanyuan*, Mi 6 *Sanyinjiao*, Bl 20 *Pishu*, Ma 36 *Zusanli*, Mi 1 *Yinbai*, Le 3 *Taichong*	385
Metrorrhagie	*Beng Lou*	Ren 4 *Guanyuan*, Ma 36 *Zusanli*, Mi 6 *Sanyinjiao*, Ni 13 *Qixue*	273
Mumps	Wind-Hitze-Toxine des Oberen *Jiao*	Sj 17 *Yifeng*, Ma 6 *Jiache*, Ma 7 *Xiaguan*, Sj 1 *Guanchong*, Di 1 *Shangyang*, Le 2 *Xingjian*, Le 8 *Ququan*, *Mi 6 Sanyinjiao*	92
Nackensteifigkeit	Blut-Stase des Nackens	Lu 7 *Lieque*, Dü 3 *Houxi*	262
	Wind-Kälte	Ren 24 *Chengjiang*, Gb 20 *Fengchi*, Du 16 *Fengfu*, Dü 3 *Houxi*, Bl 62 *Shenmai*	52
Nervosität	Leber- und Nieren-*Yin*-Mangel-Hitze	Bl 17 *Geshu*, Bl 18 *Ganshu*, Bl 23 *Shenshu*, Ni 3 *Taixi*, Le 2 *Xingjian*	398
Oberbauchschmerzen	Leere-Kälte	Ren 12 *Zhongwan*, Ma 36 *Zusanli*, Mi 4 *Gongsun*, Mi 6 *Sanyinjiao*, Pe 6 *Neiguan*	123
Obstipation	Fülle-Typ	Ma 25 *Tianshu*, Bl 25 *Dachangshu*, Sj 6 *Zhigou*, Ma 44 *Neiting*, Di 11 *Quchi*, Le 2 *Xingjian*, Gb 34 *Yanglingquan*, Ni 18 *Shiguan*, Bl 34 *Xialiao*	440
	Mangel-Typ	Bl 20 *Pishu*, Bl 21 *Weishu*, Ma 36 *Zusanli*, Mi 6 *Sanyinjiao*, Ren 6 *Qihai*, Sj 6 *Zhigou*, Bl 33 *Zhongliao*	442
	Milz- und Leber-*Qi*-Stagnation	Le 13 *Zhangmen*, Ni 6 *Zhaohai*, Sj 6 *Zhigou*, Mi 3 *Taibai*	228
Ödeme	*Feng Shui* (Wind-Wasser)	Ni 7 *Fuliu*, Ma 40 *Fenglong*, Mi 2 *Dadu*	146
	Nieren-*Yang*-Mangel	Le 13 *Zhangmen*, Ni 2 *Rangu*	148
Ösophagusachalasie	*Qi*- und Schleim-Stagnation	Bl 46 *Geguan*, Ren 22 *Tiantu*, Ren 17 *Shanzhong*, Ren 12 *Zhongwan*, Ma 40 *Fenglong*	247
Palpitationen, Vergesslichkeit, Blutungsneigung	Herz-Blut- und Milz-*Qi*-Mangel-Syndom	Bl 20 *Pishu*, Mi 1 *Yinbai*, Ma 36 *Zusanli*, Bl 15 *Xinshu*, Bl 17 *Geshu*, Mi 6 *Sanyinjiao*	337
Palpitationen mit Angst	Herz-Blut- und Milz-*Qi*-Mangel	Bl 15 *Xinshu*, Bl 20 *Pishu*, Pe 6 *Neiguan*, Mi 6 *Sanyinjiao*	397
Palpitationen mit Angst und Brustenge	Herz-*Qi*-Mangel	Pe 6 *Neiguan*, He 6 *Yinxi*, He 5 *Tongli*, Bl 15 *Xinshu*	322

Indikation	TCM-Syndrom	Akupunkturkombination	Seite
Pollutionen	*Yin*-Mangel mit Leere-Feuer	Ren 4 *Guanyuan*, Bl 23 *Shenshu*, Bl 52 *Zhishi*, Bl 15 *Xinshu*, He 7 *Shenmen*, Pe 6 *Neiguan*, Mi 6 *Sanyinjiao*	373
Polyneuropathie	Feuchtes *Jiao-Qi* (Bein-*Qi*)	Gb 31 Fengshi, Ma 32 *Futu*, Ma 35 *Dubi*, Ma 36 *Zusanli*, Di 9 *Shanglian*, Di 8 *Xialian*, Gb 39 *Xuanzhong*, Mi 6 *Sanyinjiao*	149
Prämenstruelles Syndrom (PMS)	Leber-*Qi*-Stagnation	Le 14 *Qimen*, Bl 18 *Ganshu*, Pe 6 *Neiguan*, Ma 36 *Zusanli*, Le 3 *Taichong*	217
Pruritus (genitaler und analer)	Feuchte-Hitze im Unteren *Jiao*	Bl 31 *Shangliao*, Bl 34 *Xialiao*, Ren 3 *Zhongji*, Bl 67 *Zhiyin*, Le 8 *Ququan*, Mi 6 *Sanyinjiao*	142
Reizdarmsyndrom	Kälte des Mittleren *Jiao*	Ma 25 *Tianshu*, Ma 36 *Zusanli*, Ren 6 *Qihai*, Ren 12 *Zhongwan*, Mi 4 *Gongsun*	281
Schlafstörungen	Herz-Feuer	He 8 *Shaofu*, Pe 7 *Daling*	395
Schluckauf	Gegenläufiges Magen-*Qi*	Ren 12 *Zhongwan*, Pe 6 *Neiguan*, Ma 36 *Zusanli*	306
Schmerzen, Abdomen	Leber-*Qi* attackiert die Milz	Le 3 *Taichong*, Pe 7 *Daling*, Mi 6 *Sanyinjiao*, Mi 3 *Taibai*, Lu 9 *Taiyuan*	299
Schmerzen, Extremitäten	Wind attackiert die Körperoberfläche	Di 11 *Quchi*, Gb 31 *Fengshi*, Sj 5 *Waiguan*, Gb 34 *Yanglingquan*, Mi 6 *Sanyinjiao*, Di 10 *Shousanli*	156
Schmerzen, kardiale	Blut-Stase im Herzen	Bl 15 *Xinshu*, Bl 17 *Geshu*, Ren 17 *Shanzhong*, Pe 6 *Neiguan*	259
Schock	*Yang*-Kollaps	Du 15 *Yamen*, Pe 8 *Laogong*, Mi 6 *Sanyinjiao*, Ni 1 *Yongquan*, Ni 3 *Taixi*, Ren 12 *Zhongwan*, Gb 30 *Huantiao*, Ma 36 *Zusanli*, Di 4 *Hegu*	283
	Yang-Kollaps durch *Yin*-Verlust	Du 20 *Baihui*, Ren 6 *Qihai*, Du 26 *Renzhong*, Ren 17 *Shanzhong*	285
Schwäche und Auszehrung	Milz- und Magen-*Qi*-Mangel	Ren 6 *Qihai*, Ma 36 *Zusanli*, Mi 6 *Sanyinjiao*, Di 11 *Quchi*, Gb 34 *Yanglingquan*, Du 20 *Baihui*	326
Schwangerschaftsübelkeit	Milz-*Qi*-Mangel	Ren 12 *Zhongwan*, Pe 6 *Neiguan*, Ma 36 *Zusanli*, Ma 40 *Fenglong*	190
Schweißbildung, spontane	*Yang-Qi*-Mangel	Du 14 *Dazhui*, Di 4 *Hegu*, Ni 7 *Fuliu*, Ma 36 *Zusanli*	368
Schwindel	Leber-Wind	Gb 20 *Fengchi*, Mi 6 *Sanyinjiao*, Ni 3 *Taixi*, Du 20 *Baihui*, Di 11 *Quchi*, Bl 18 *Ganshu*, Bl 23 *Shenshu*, Le 3 *Taichong*	168
Schwindel, Sehstörungen	Leber-Blut-Mangel-Syndrom	Le 3 *Taichong*, Bl 18 *Ganshu*, Bl 17 *Geshu*, Mi 6 *Sanyinjiao*, Bl 23 *Shenshu*	339
Schwitzen	*Qi*-Mangel	Bl 13 *Feishu*, Ma 36 *Zusanli*, Di 4 *Hegu*	364
	Qi- und *Yin*-Mangel	Ren 6 *Qihai*, *Ren 17 Shanzhong*, Lu 5 *Chize*, Ma 36 *Zusanli*, Ni 7 *Fuliu*	366
	Yin-Mangel mit Leere-Feuer	He 6 *Yinxi*, Ni 3 *Taixi*	369

2

Indikation	TCM-Syndrom	Akupunkturkombination	Seite
Sinusitis	Wind-Hitze	Lu 7 *Lieque*, Di 4 *Hegu*, Di 20 *Yingxiang*, M-HN 3 *Yintang*, Du 23 *Shangxing*, Gb 20 *Fengchi*	62
		Du 23 *Shangxing*, Gb 20 *Fengchi*, Di 20 *Yingxiang*, Du 26 *Renzhong*, M-HN 3 *Yintang*, Le 2 *Xingjian*, Di 4 *Hegu*	94
Skrofulose	Schleim-Knoten	M-HN 30 *Bailao*, M-UE-46 *Zhoujian*, Sj 10 *Tianjing*, Le 13 *Zhangmen*	207
Sonnenstich	Sommerhitze	Du 14 *Dazhui*, Di 4 *Hegu*, Pe 6 *Neiguan*, Ma 36 *Zusanli*, Gb 20 *Fengchi*, Ren 12 *Zhongwan*	111
Spannungskopfschmerz	Aufsteigendes Leber-*Yang*	Du 20 *Baihui*, Gb 20 *Fengchi*, Gb 5 *Xuanlu*, Le 3 *Taichong*	171
Spannungsschmerz im Abdomen	Stagnation von trübem *Qi*	Ma 44 *Neiting*, Mi 4 *Gongsun*, Ma 36 *Zusanli*	124
Spannungsschmerz, thorakaler	Leber- und Gallenblasen-*Qi*-Stagnation	Sj 6 *Zhigou*, Le 13 *Zhangmen*, Gb 34 *Yanglingquan*, Bl 40 *Weizhong*	222
Spermatorrhö	Nieren-*Qi*-Mangel	Bl 23 *Shenshu*, Ren 6 *Qihai*, Ni 12 *Dahe*, Bl 52 *Zhishi/Jinggong*, Ma 36 *Zusanli*, Ni 3 *Taixi*	372
Spulwurmbefall	Milz-*Qi*- und Blut-Mangel	M-UE 9 *Sifeng*, M-LE 34 *Baichongwo*, Bl 25 *Dachangshu*, Ma 25 *Tianshu*, Ren 12 *Zhongwan*, Ma 36 *Zusanli*, Ma 45 *Lidui*, Pe 6 *Neiguan*, Bl 16 *Dushu*	444
	(Gallengänge)	Bl 19 *Danshu*, Gb 24 *Riyue*, Gb 40 *Qiuxu*, Gb 34 *Yanglingquan*, Le 5 *Ligou*, Bl 17 *Geshu*, Ren 15 *Jiuwei*, M-LE 34 *Baichongwo*	446
Struma	Schleim-Stagnation mit Knotenbildung	Sj 13 Naohui, Sj 10 *Tianjing*, Di 17 *Tianding*, Ma 11 *Qishe*, Di 4 *Hegu*, Ma 40 *Fenglong*, *Ashi*-Punkte	210
Tetanus	*Po Shang Feng*	Du 20 *Baihui*, Du 14 *Dazhui*, Du 26 *Renzhong*, Bl 40 *Weizhong*, Dü 3 *Houxi*, Di 3 *Sanjian*, Ma 40 *Fenglong*	163
Tinnitus	Nieren-Essenz-Mangel	Bl 23 *Shenshu*, Ma 36 *Zusanli*, Di 4 *Hegu*, Gb 2 *Tinghui*, Ni 3 *Taixi*	351
Trommelbauch	*Guzhang* (Milz- und Nieren-*Yang*-Schwäche)	Ren 8 *Shenjue*, Du 26 *Renzhong*, Ren 9 *Shuifen*	144
Tuberkulose	Lungen-*Yin*-Mangel	Bl 13 *Feishu*, Bl 43 *Gaohuangshu*, *Si Hua* („vier Blumen": beidseitig Bl 17 *Geshu*, Bl 19 *Danshu*)	347
Unruhe, innere	Leere-Kälte in Leber und Niere (*Ben-Tun*-Syndrom)	Le 13 *Zhangmen*, Le 14 *Qimen*, Ren 12 *Zhongwan*, Ren 14 *Juque*, Ren 6 *Qihai*	249
Uterusprolaps	Milz-*Qi*- und Nieren-*Qi*-Mangel	Ren 6 *Qihai*, Ren 3 *Zhongji*, Du 4 *Mingmen*, M-CA 18 *Zigong*, M-CA 4 *Tituo*, Ni 11 *Henggu*, Gb 26 *Daimai*, Bl 67 *Zhiyin*	328
Verdauungsstörungen bei Säuglingen	Nahrungs-Stagnation bei Säuglingen	Ren 12 *Zhongwan*, Ma 25 *Tianshu*, Mi 9 *Yinlingquan*, Ma 36 *Zusanli*	240

Indikation	TCM-Syndrom	Akupunkturkombination	Seite
Verhärtungen, abdominale	Schleim-, *Qi-* und Blut-Stase	EX-B 4 *Pigen*, Le 14 *Qimen*, Le 13 *Zhangmen*, Ren 12 *Zhongwan*, Ma 40 *Fenglong*, Mi 13 *Fushe*, *Mi 6 Sanyinjiao*	436
Völlegefühl und abdominale Verhärtung	Milz- und Magen-Schwäche	Bl 20 *Pishu*, Bl 21 *Weishu*, Le 13 *Zhangmen*, Ren 12 *Zhongwan*, Ma 40 *Fenglong*, Ma 36 *Zusanli*, Ren 17 *Shanzhong*, Ren 6 *Qihai*	438
Völlegefühl und Verdauungsstörungen	Nahrungs-Stagnation	Ren 21 *Xuanji*, Ma 36 *Zusanli*, Ren 12 *Zhongwan*, Pe 6 *Neiguan*, Ma 21 *Liangmen*, Le 2 *Xingjian*, Ma 44 *Li Neiting*	431
Zahnschmerzen	*Yangming*-Hitze	Ma 6 *Jiache*, Ma 7 *Xiaguan*, Ma 44 *Neiting*, Di 2 *Erjian*, Di 4 *Hegu*, Le 2 *Xingjian*	97

3 Akupunkturpunkte und Sonderbezeichnungen

3

Lungen-Leitbahn

Lu 1	*Zhongfu, Mu*-(Sammel-)Punkt der Lunge
Lu 2	*Yunmen*
Lu 3	*Tianfu*
Lu 4	*Xiabai*
Lu 5	*Chize, He*-(Vereinigungs-)Punkt, Wasserpunkt
Lu 6	*Kongzui, Xi*-(Grenz-)Punkt
Lu 7	*Lieque, Luo*-(Verbindungs-)Punkt, Öffnungspunkt des *Ren Mai*
Lu 8	*Jingqu, Jing*-(Fluss-)Punkt, Metallpunkt
Lu 9	*Taiyuan, Shu*-(Bach-)Punkt, Erdepunkt, *Yuan*-(Quell-)Punkt, *Hui*-(einflussreicher) Punkt der Gefäße
Lu 10	*Yuji, Ying*-(Quell-)Punkt, Feuerpunkt
Lu 11	*Shaoshang, Jing*-(Brunnen-)Punkt, Holzpunkt

Dickdarm-Leitbahn

Di 1	*Shangyang, Jing*-(Brunnen-)Punkt, Metallpunkt
Di 2	*Erjian, Ying*-(Quell-)Punkt, Wasserpunkt
Di 3	*Sanjian, Shu*-(Bach-)Punkt, Holzpunkt
Di 4	*Hegu, Yuan*-(Quell-)Punkt
Di 5	*Yangxi, Jing*-(Fluss-)Punkt, Feuerpunkt
Di 6	*Pianli, Luo*-(Verbindungs-)Punkt
Di 7	*Wenliu, Xi*-(Grenz-)Punkt
Di 8	*Xialian*
Di 9	*Shanglian*
Di 10	*Shousanli*
Di 11	*Quchi, He*-(Vereinigungs-)Punkt, Erdepunkt
Di 12	*Zhouliao*
Di 13	*Shouwuli*
Di 14	*Binao*
Di 15	*Jianyu*
Di 16	*Jugu*
Di 17	*Tianding*
Di 18	*Futu*
Di 19	*Kouheliao*
Di 20	*Yingxiang*

Magen-Leitbahn

Ma 1	*Chengqi*
Ma 2	*Sibai*
Ma 3	*Juliao*
Ma 4	*Dicang*
Ma 5	*Daying*
Ma 6	*Jiache*
Ma 7	*Xiaguan*
Ma 8	*Touwei*
Ma 9	*Renying*
Ma 10	*Shuitu*
Ma 11	*Qishe*
Ma 12	*Quepen*
Ma 13	*Qihu*
Ma 14	*Kufang*
Ma 15	*Wuyi*
Ma 16	*Yingchuang*
Ma 17	*Ruzhong*
Ma 18	*Rugen*
Ma 19	*Burong*
Ma 20	*Chengman*
Ma 21	*Liangmen*
Ma 22	*Guanmen*
Ma 23	*Taiyi*
Ma 24	*Huaroumen*
Ma 25	*Tianshu, Mu*-(Sammel-)Punkt des Dickdarms
Ma 26	*Wailing*
Ma 27	*Daju*
Ma 28	*Shuidao*
Ma 29	*Guilai*
Ma 30	*Qichong*
Ma 31	*Biguan*
Ma 32	*Futu*
Ma 33	*Yinshi*
Ma 34	*Liangqiu, Xi*-(Grenz-)Punkt
Ma 35	*Dubi*
Ma 36	*Zusanli, He*-(Vereinigungs-)Punkt, Erdepunkt, Unterer Meer-(Verbindungs-)Punkt des Magens

Ma 37	*Shangjuxu*, Unterer Meer-(Verbindungs-)Punkt des Dickdarms
Ma 38	*Tiaokou*
Ma 39	*Xiajuxu*
Ma 40	*Fenglong, Luo*-(Verbindungs-)Punkt
Ma 41	*Jiexi, Jing*-(Brunnen-)Punkt, Feuerpunkt
Ma 42	*Chongyang, Yuan*-(Quell-)Punkt
Ma 43	*Xiangu, Shu*-(Bach-)Punkt, Holzpunkt
Ma 44	*Neiting, Ying*-(Quell-)Punkt, Wasserpunkt
Ma 45	*Lidui, Jing*-(Brunnen-)Punkt, Metallpunkt

Milz-Leitbahn

Mi 1	*Yinbai, Jing*-(Brunnen-)Punkt, Holzpunkt
Mi 2	*Dadu, Ying*-(Quell-)Punkt
Mi 3	*Taibai, Shu*-(Bach-)Punkt, Erdepunkt, *Yuan*-(Quell-)Punkt
Mi 4	*Gongsun, Luo*-(Verbindungs-)Punkt, Öffnungspunkt des *Chong Mai*
Mi 5	*Shangqiu, Jing*-(Fluss-)Punkt, Metallpunkt
Mi 6	*Sanyinjiao*
Mi 7	*Lougu*
Mi 8	*Diji, Xi*-(Grenz-)Punkt
Mi 9	*Yinlingquan, He*-(Vereinigungs-)Punkt, Wasserpunkt
Mi 10	*Xuehai*
Mi 11	*Jimen*
Mi 12	*Chongmen*
Mi 13	*Fushe*
Mi 14	*Fujie*
Mi 15	*Daheng*
Mi 16	*Fuai*
Mi 17	*Shidou*
Mi 18	*Tianxi*
Mi 19	*Xiongxiang*
Mi 20	*Zhourong*
Mi 21	*Dabao*

Herz-Leitbahn

He 1	*Jiquan*
He 2	*Qingling*
He 3	*Shaohai, He*-(Vereinigungs-)Punkt, Wasserpunkt
He 4	*Lingdao, Jing*-(Fluss-)Punkt, Metallpunkt
He 5	*Tongli, Luo*-(Verbindungs-)Punkt
He 6	*Yinxi, Xi*-(Grenz-)Punkt
He 7	*Shenmen, Shu*-(Bach-)Punkt, Erdepunkt, *Yuan*-(Quell-)Punkt
He 8	*Shaofu, Ying*-(Quell-)Punkt, Feuerpunkt
He 9	*Shaochong, Jing*-(Brunnen-)Punkt, Holzpunkt

Dünndarm-Leitbahn

Dü 1	*Shaoze, Jing*-(Brunnen-)Punkt, Metallpunkt
Dü 2	*Qiangu, Ying*-(Quell-)Punkt, Wasserpunkt
Dü 3	*Houxi, Shu*-(Bach-)Punkt, Holzpunkt, Öffnungspunkt des *Du Mai*
Dü 4	*Wangu, Yuan*-(Quell-)Punkt
Dü 5	*Yanggu, Jing*-(Fluss-)Punkt, Feuerpunkt
Dü 6	*Yanglao, Xi*-(Grenz-)Punkt
Dü 7	*Zhizheng, Luo*-(Verbindungs-)Punkt
Dü 8	*Xiaohai, He*-(Vereinigungs-)Punkt, Erdepunkt
Dü 9	*Jianzhen*
Dü 10	*Naoshu*
Dü 11	*Tianzong*
Dü 12	*Bingfeng*
Dü 13	*Quyuan*
Dü 14	*Jianwaishu*
Dü 15	*Jianzhongshu*
Dü 16	*Tianchuang*
Dü 17	*Tianrong*
Dü 18	*Quanliao*
Dü 19	*Tinggong*

3

Blasen-Leitbahn

Bl 1	*Jingming*
Bl 2	*Zanzhu*
Bl 3	*Meichong*
Bl 4	*Quchai*
Bl 5	*Wuchu*
Bl 6	*Chengguang*
Bl 7	*Tongtian*
Bl 8	*Luoque*
Bl 9	*Yuzhen*
Bl 10	*Tianzhu*
Bl 11	*Dazhu, Hui*-(einflussreicher) Punkt der Knochen
Bl 12	*Fengmen*
Bl 13	*Feishu, Shu*-(Transport-)Punkt der Lunge
Bl 14	*Jueyinshu, Shu*-(Transport-)Punkt des Perikards
Bl 15	*Xinshu, Shu*-(Transport-)Punkt des Herzens
Bl 16	*Dushu*
Bl 17	*Geshu, Hui*-(einflussreicher) Punkt des Bluts
Bl 18	*Ganshu, Shu*-(Transport-)Punkt der Leber
Bl 19	*Danshu, Shu*-(Transport-)Punkt der Gallenblase
Bl 20	*Pishu, Shu*-(Transport-)Punkt der Milz
Bl 21	*Weishu, Shu*-(Transport-)Punkt des Magens
Bl 22	*Sanjiaoshu, Shu*-(Transport-)Punkt des *Sanjiao*
Bl 23	*Shenshu, Shu*-(Transport-)Punkt der Niere
Bl 24	*Qihaishu*
Bl 25	*Dachangshu, Shu*-(Transport-)Punkt des Dickdarms
Bl 26	*Guanyuanshu*
Bl 27	*Xiaochangshu, Shu*-(Transport-)Punkt des Dünndarms
Bl 28	*Pangguangshu, Shu*-(Transport-)Punkt des Blase
Bl 29	*Zhonglushu*
Bl 30	*Baihuanshu*
Bl 31	*Shangliao*
Bl 32	*Ciliao*
Bl 33	*Zhongliao*
Bl 34	*Xiaoliao*
Bl 35	*Huiyang*
Bl 36	*Chengfu*
Bl 37	*Yinmen*
Bl 38	*Fuxi*
Bl 39	*Weiyang*, Unterer Meer-(Verbindungs-)Punkt des *Sanjiao*
Bl 40	*Weizhong, He*-(Vereinigungs-)Punkt, Erdepunkt, Unterer Meer-(Verbindungs-)Punkt der Blase
Bl 41	*Fufen*
Bl 42	*Pohu*
Bl 43	*Gaohuangshu*
Bl 44	*Shentang*
Bl 45	*Yixi*
Bl 46	*Geguan*
Bl 47	*Hunmen*
Bl 48	*Yanggang*
Bl 49	*Yishe*
Bl 50	*Weicang*
Bl 51	*Huangmen*
Bl 52	*Zhishi*
Bl 53	*Baohuang*
Bl 54	*Zhibian*
Bl 55	*Heyang*
Bl 56	*Chengjin*
Bl 57	*Chengshan*
Bl 58	*Feiyang, Luo*-(Verbindungs-)Punkt
Bl 59	*Fuyang*
Bl 60	*Kunlun, Jing*-(Fluss-)Punkt, Feuerpunkt
Bl 61	*Pucan*
Bl 62	*Shenmai*, Öffnungspunkt des *Yangqiao Mai*
Bl 63	*Jinmen, Xi*-(Grenz-)Punkt
Bl 64	*Jinggu, Yuan*-(Quell-)Punkt
Bl 65	*Shugu, Shu*-(Bach-)Punkt, Holzpunkt
Bl 66	*Zutonggu, Ying*-(Quell-)Punkt, Wasserpunkt
Bl 67	*Zhiyin, Jing*-(Brunnen-)Punkt, Metallpunkt

Nieren-Leitbahn

Ni 1	*Yongquan, Jing*-(Brunnen-)Punkt, Holzpunkt
Ni 2	*Rangu, Ying*-(Quell-)Punkt, Feuerpunkt
Ni 3	*Taixi, Shu*-(Bach-)Punkt, Erdepunkt, *Yuan*-(Quell-)Punkt
Ni 4	*Dazhong, Luo*-(Verbindungs-)Punkt
Ni 5	*Shuiquan, Xi*-(Grenz-)Punkt
Ni 6	*Zhaohai*, Öffnungspunkt des *Yinqiao Mai*
Ni 7	*Fuliu, Jing*-(Fluss-)Punkt, Metallpunkt
Ni 8	*Jiaoxin*
Ni 9	*Zhubin*
Ni 10	*Yingu, He*-(Vereinigungs-)Punkt, Wasserpunkt
Ni 11	*Henggu*
Ni 12	*Dahe*
Ni 13	*Qixue*
Ni 14	*Siman*
Ni 15	*Zhongzhu*
Ni 16	*Huangshu*
Ni 17	*Shangqu*
Ni 18	*Shiguan*
Ni 19	*Yindu*
Ni 20	*Futonggu*
Ni 21	*Youmen*
Ni 22	*Bulang*
Ni 23	*Shenfeng*
Ni 24	*Lingxu*
Ni 25	*Shencang*
Ni 26	*Yuzhong*
Ni 27	*Shufu*

Perikard-Leitbahn

Pe 1	*Tianchi*
Pe 2	*Tianquan*
Pe 3	*Quze, He*-(Vereinigungs-)Punkt, Wasserpunkt
Pe 4	*Ximen, Xi*-(Grenz-)Punkt
Pe 5	*Jianshi, Jing*-(Fluss-)Punkt, Metallpunkt
Pe 6	*Neiguan, Luo*-(Verbindungs-)Punkt, Öffnungspunkt des *Yinwei Mai*
Pe 7	*Daling, Shu*-(Bach-)Punkt, Erdepunkt, *Yuan*-(Quell-)Punkt
Pe 8	*Laogong, Ying*-(Quell-)Punkt, Feuerpunkt
Pe 9	*Zhongchong, Jing*-(Brunnen-)Punkt, Holzpunkt

Sanjiao-Leitbahn

Sj 1	*Guanchong, Jing*-(Brunnen-)Punkt, Metallpunkt
Sj 2	*Yemen, Ying*-(Quell-)Punkt, Wasserpunkt
Sj 3	*Zhongzhu, Shu*-(Bach-)Punkt, Holzpunkt
Sj 4	*Yangchi, Yuan*-(Quell-)Punkt
Sj 5	*Waiguan, Luo*-(Verbindungs-)Punkt, Öffnungspunkt des *Yangwei Mai*
Sj 6	*Zhigou, Jing*-(Fluss-)Punkt, Feuerpunkt
Sj 7	*Huizong, Xi*-(Grenz-)Punkt
Sj 8	*Sanyangluo*
Sj 9	*Sidu*
Sj 10	*Tianjing, He*-(Vereinigungs-)Punkt, Erdepunkt
Sj 11	*Qinglengyuan*
Sj 12	*Xiaoluo*
Sj 13	*Naohui*
Sj 14	*Jianliao*
Sj 15	*Tianliao*
Sj 16	*Tianyou*
Sj 17	*Yifeng*
Sj 18	*Qimai*
Sj 19	*Luxi*
Sj 20	*Jiaosun*
Sj 21	*Ermen*
Sj 22	*Erheliao*
Sj 23	*Sizhukong*

Gallenblasen-Leitbahn

Gb 1	*Tongziliao*
Gb 2	*Tinghui*
Gb 3	*Shangguan*
Gb 4	*Hanyan*
Gb 5	*Xuanlu*

3

Gb 6	*Xuanli*
Gb 7	*Qubin*
Gb 8	*Shuaigu*
Gb 9	*Tianchong*
Gb 10	*Fubai*
Gb 11	*Touqiaoyin*
Gb 12	*Wangu*
Gb 13	*Benshen*
Gb 14	*Yangbai*
Gb 15	*Toulinqi*
Gb 16	*Muchuang*
Gb 17	*Zhengying*
Gb 18	*Chengling*
Gb 19	*Naokong*
Gb 20	*Fengchi*
Gb 21	*Jianjing*
Gb 22	*Yuanye*
Gb 23	*Zhejin*
Gb 24	*Riyue, Mu*-(Sammel-)Punkt der Gallenblase
Gb 25	*Jingmen, Mu*-(Sammel-)Punkt der Niere
Gb 26	*Daimai*
Gb 27	*Wushu*
Gb 28	*Weidao*
Gb 29	*Juliao*
Gb 30	*Huantiao*
Gb 31	*Fengshi*
Gb 32	*Zhongdu*
Gb 33	*Xiyangguan*
Gb 34	*Yanglingquan, He*-(Vereinigungs-)Punkt, Erdepunkt, Unterer Meer-(Verbindungs-)Punkt der Gallenblase, *Hui*-(einflussreicher) Punkt der Sehnen
Gb 35	*Yangjiao*
Gb 36	*Waiqiu, Xi*-(Grenz-)Punkt
Gb 37	*Guangming, Luo*-(Verbindungs-)Punkt
Gb 38	*Yangfu, Jing*-(Fluss-)Punkt, Feuerpunkt
Gb 39	*Xuanzhong, Hui*-(einflussreicher) Punkt des Knochenmarks
Gb 40	*Qiuxu, Yuan*-(Quell-)Punkt
Gb 41	*Zulinqi, Shu*-(Bach-)Punkt, Holzpunkt, Öffnungspunkt des *Dai Mai*
Gb 42	*Diwuhui*
Gb 43	*Xiaxi, Ying*-(Quell-)Punkt, Wasserpunkt
Gb 44	*Zuqiaoyin, Jing*-(Brunnen-)Punkt, Metallpunkt

Leber-Leitbahn

Le 1	*Dadun, Jing*-(Brunnen-)Punkt, Holzpunkt
Le 2	*Xingjian, Ying*-(Quell-)Punkt, Feuerpunkt
Le 3	*Taichong, Shu*-(Bach-)Punkt, Erdepunkt, *Yuan*-(Quell-)Punkt
Le 4	*Zhongfeng, Jing*-(Fluss-)Punkt, Metallpunkt
Le 5	*Ligou, Luo*-(Verbindungs-)Punkt
Le 6	*Zhongdu, Xi*-(Grenz-)Punkt
Le 7	*Xiguan*
Le 8	*Ququan, He*-(Vereinigungs-)Punkt, Wasserpunkt
Le 9	*Yinbao*
Le 10	*Zuwuli*
Le 11	*Yinlian*
Le 12	*Jimai*
Le 13	*Zhangmen, Mu*-(Sammel-)Punkt der Milz, *Hui*-(einflussreicher) Punkt der *Zang*-Organe
Le 14	*Qimen, Mu*-(Sammel-)Punkt der Leber

Ren Mai

Ren 1	*Huiyin*
Ren 2	*Qugu*
Ren 3	*Zhongji, Mu*-(Sammel-)Punkt der Blase
Ren 4	*Guanyuan, Mu*-(Sammel-)Punkt des Dünndarms
Ren 5	*Shimen, Mu*-(Sammel-)Punkt des *Sanjiao*
Ren 6	*Qihai*
Ren 7	*Yinjiao*
Ren 8	*Shenque*
Ren 9	*Shuifen*
Ren 10	*Xiawan*
Ren 11	*Jianli*
Ren 12	*Zhongwan, Mu*-(Sammel-)Punkt des Magens, *Hui*-(einflussreicher) Punkt der *Fu*-Organe

Ren 13	*Shangwan*
Ren 14	*Juque*, *Mu*-(Sammel-)Punkt des Herzens
Ren 15	*Jiuwei*
Ren 16	*Zhongting*
Ren 17	*Shanzhong*, *Mu*-(Sammel-)Punkt des Perikards, *Hui*-(einflussreicher) Punkt des *Qi*
Ren 18	*Yutang*
Ren 19	*Zigong*
Ren 20	*Huagai*
Ren 21	*Xuanji*
Ren 22	*Tiantu*
Ren 23	*Lianquan*
Ren 24	*Chengjiang*

Du Mai

Du 1	*Changqiang*
Du 2	*Yaoshu*
Du 3	*Yaoyangguan*
Du 4	*Mingmen*
Du 5	*Xuanshu*
Du 6	*Jizhong*
Du 7	*Zhongshu*
Du 8	*Jinsuo*
Du 9	*Zhiyang*
Du 10	*Lingtai*
Du 11	*Shendao*
Du 12	*Shenzhu*
Du 13	*Taodao*
Du 14	*Dazhui*
Du 15	*Yamen*
Du 16	*Fengfu*
Du 17	*Naohu*
Du 18	*Qiangjian*
Du 19	*Houding*
Du 20	*Baihui*
Du 21	*Qianding*
Du 22	*Xinhui*
Du 23	*Shangxing*
Du 24	*Shenting*
Du 25	*Suliao*
Du 26	*Renzhong*
Du 27	*Duiduan*
Du 28	*Yinjiao*

Extrapunkte (alphabetisch sortiert)

Anmian	M-HN 54
Bafeng	M-LE 8
Baichongwo	M-LE 34
Bailao	M-HN 30
Baxie	M-UE 22
Bitong	M-HN 14
Dannangxue	M-LE 23
Dingchuan	M-BW 1
Erbai	M-UE 29
Erjian	M-HN 10
Haiquan	M-HN 37
Heding	M-LE 27
Huanmen	M-BW 6
Huatuojiaji	M-BW 35
Jiachengjiang	M-HN 18
Jianqian	M-UE 48
Jinjin Yuye	M-HN 20
Lanweixue	M-LE 13
Luozhen	M-UE 24
Qiuhou	M-HN 8
Sanjiaojiu	M-CA 23
Shiqizhuixia	M-BW 25
Shixuan	M-UE 1
Sifeng	M-UE 9
Sishencong	M-HN 1
Tituo	M-CA 4
Weiguanxiashu	M-BW 12
Xiyan	MN-LE 16
Yaotongxue	M-UE 19
Yaoyan	M-BW 24
Yintang	M-HN 3
Yuyao	M-HN 6
Zhoujian	M-UE 46
Zigong	M-CA 18

4 Akupunkturpunkt-Übersicht

Leitbahn, Maximalzeit / Punkte		Jing-(Brunnen-)Punkte	Ying-(Quell-)Punkte	Shu-(Bach-)Punkte	Jing-(Fluss-)Punkte	He-(Vereinigungs-)Punkte
Yin		Holz	Feuer	Erde	Metall	Wasser
Hand-Yin	**Lunge 3–5 Uhr**	Lu 11 *Shaoshang*	Lu 10 *Yuji*	Lu 9 *Taiyuan*	Lu 8 *Jingqu*	Lu 5 *Chize*
	Perikard 19–21 Uhr	Pe 9 *Zhongchong*	Pe 8 *Laogong*	Pe 7 *Daling*	Pe 5 *Jianshi*	Pe 3 *Quze*
	Herz 11–13 Uhr	He 9 *Shaochong*	He 8 *Shaofu*	He 7 *Shenmen*	He 4 *Lingdao*	He 3 *Shaohai*
Fuß-Yin	**Milz 9–11 Uhr**	Mi 1 *Yinbai*	Mi 2 *Dadu*	Mi 3 *Taibai*	Mi 5 *Shangqui*	Mi 9 *Yinlingquan*
	Leber 1–3 Uhr	Le 1 *Dadun*	Le 2 *Xingjian*	Le 3 *Taichong*	Le 4 *Zhongfeng*	Le 8 *Ququan*
	Niere 17–19 Uhr	Ni 1 *Yongquan*	Ni 2 *Rangu*	Ni 3 *Taixi*	Ni 7 *Fuliu*	Ni 10 *Yingu*
Yang		Metall	Wasser	Holz	Feuer	Erde
Hand-Yang	**Dickdarm 5–7 Uhr**	Di 1 *Shangyang*	Di 2 *Erjian*	Di 3 *Sanjian*	Di 5 *Yangxi*	Di 11 *Quchi*
	Sanjiao 21–23 Uhr	Sj 1 *Guanchong*	Sj 2 *Yemen*	Sj 3 *Zhongzhu*	Sj 6 *Zhigou*	Sj 10 *Tianjing*
	Dünndarm 13–15 Uhr	Dü 1 *Shaoze*	Dü 2 *Qiangu*	Dü 3 *Houxi*	Dü 5 *Yanggu*	Dü 8 *Xiaohai*
Fuß-Yang	**Magen 7–9 Uhr**	Ma 45 *Lidui*	Ma 44 *Neiting*	Ma 43 *Xiangu*	Ma 41 *Jiexi*	Ma 36 *Zusanli*
	Gallenblase 23–1 Uhr	Gb 44 *Zuqiaoyin*	Gb 43 *Xiaxi*	Gb 41 *Zulinqi*	Gb 38 *Yangfu*	Gb 34 *Yanglingqua*
	Blase 15–17 Uhr	Bl 67 *Zhiyin*	Bl 66 *Zutonggu*	Bl 65 *Shugu*	Bl 60 *Kunlun*	Bl 40 *Weizhong*

Fu-Organ	**Magen**	**Dickdarm**	**Dünndarm**
Untere Meer-(Verbindungs-)Punkte	Ma 36 *Zusanli*	Ma 37 *Shangjuxu*	Ma 39 *Xiajuxu*
Gewebe	**Zang-Organe**	**Fu-Organe**	**Qi**
Hui-(einflussreiche) Punkte	Le 13 *Zhangmen*	Ren 12 *Zhongwan*	Ren 17 *Shanzhong*
Außerordentliche Gefäße	**Chong Mai**	**Yinwei Mai**	**Du Mai**
Öffnungs-/Ankopplungspunkte	Mi 4/Pe 6 *Gongsun/Neiguan*	Pe 6/Mi 4 *Neiguan/Gongsun*	Dü 3/Bl 62 *Houxi/Shenmai*

Über den Internetlink www.verlag-systemische-medizin.de/punktuebersicht und den nebenstehenden QR-Code können Sie die Akupunkturpunkt-Übersicht (▶ Anhang, Abschnitt 1) und die Übersicht über die wichtigsten Akupunkturkombinationen im PDF-Format herunterladen.

Toni-sierungs-punkte	Sedierungs-punkte	Ben-Punkte	Yuan-(Quell-)Punkte	Luo-(Verbindungs-)Punkte	Xi-(Grenz-)Punkte	Mu-(Sammel-)Punkte	Shu-(Transport-)Punkte
Lu 9 *Taiyuan*	Lu 5 *Chize*	Lu 8 *Jingqu*	Lu 9 *Taiyuan*	Lu 7 *Lieque*	Lu 6 *Kongzui*	Lu 1 *Zhongfu*	Bl 13 *Feishu*
Pe 9 *hongchong*	Pe 7 *Daling*	Pe 8 *Laogang*	Pe 7 *Daling*	Pe 6 *Neiguan*	Pe 4 *Ximen*	Ren 17 *Shanzhong*	Bl 14 *Jueyinshu*
He 9 *haochong*	He 7 *Shenmen*	He 8 *Shaofu*	He 7 *Shenmen*	He 5 *Tongli*	He 6 *Yinxi*	Ren 14 *Juque*	Bl 15 *Xinshu*
Mi 2 *Dadu*	Mi 5 *Shangqiu*	Mi 3 *Taibai*	Mi 3 *Taibai*	Mi 4 *Gongsun*	Mi 8 *Diji*	Le 13 *Zhangmen*	Bl 20 *Pishu*
Le 8 *Ququan*	Le 2 *Xingjian*	Le 1 *Dadun*	Le 3 *Taichong*	Le 5 *Ligou*	Le 6 *Zhongdu*	Le 14 *Qimen*	Bl 18 *Ganshu*
Ni 7 *Fuliu*	Ni 1 *Yongquan*	Ni 10 *Yingu*	Ni 3 *Taixi*	Ni 4 *Dazhong*	Ni 5 *Shuiquan*	Gb 25 *Jingmen*	Bl 23 *Shenshu*
Di 11 *Quchi*	Di 2 *Erjian*	Di 1 *Shangyang*	Di 4 *Hegu*	Di 6 *Pianli*	Di 7 *Wenliu*	Ma 25 *Tianshu*	Bl 25 *Dachangshu*
Sj 3 *Zhongzhu*	Sj 10 *Tianjing*	Sj 6 *Zhigou*	Sj 4 *Yangchi*	Sj 5 *Waiguan*	Sj 7 *Huizong*	Ren 5 *Shimen*	Bl 22 *Sanjiaoshu*
Dü 3 *Houxi*	Dü 8 *Xiaohai*	Dü 5 *Yanggu*	Dü 4 *Wangu*	Dü 7 *Zhizheng*	Dü 6 *Yanglao*	Ren 4 *Quanyuan*	Bl 27 *Xiaochangshu*
Ma 41 *Jiexi*	Ma 45 *Lidui*	Ma 36 *Zusanli*	Ma 42 *Chongyang*	Ma 40 *Fenglong*	Ma 34 *Liangqiu*	Ren 12 *Zhongwan*	Bl 21 *Weishu*
Gb 43 *Xiaxi*	Gb 38 *Yangfu*	Gb 41 *Zulinqi*	Gb 40 *Qiuxu*	Gb 37 *Guangming*	Gb 36 *Waiqiu*	Gb 24 *Riyue*	Bl 19 *Danshu*
Bl 67 *Zhiyin*	Bl 65 *Shugu*	Bl 66 *Zutonggu*	Bl 64 *Jinggu*	Bl 58 *Feiyang*	Bl 63 *Jinmen*	Ren 3 *Zhongji*	Bl 28 *Pangguangshu*

Gallenblase	**Sanjiao**	**Blase**		
Gb 34 *Yanglingquan*	Bl 39 *Weiyang*	Bl 40 *Weizhong*		
Blut	**Sehnen**	**Gefäße**	**Knochen**	**Knochenmark**
Bl 17 *Geshu*	Gb 34 *Yanglingquan*	Lu 9 *Taiyuan*	Bl 11 *Dazhu*	Gb 39 *Xuanzhong*
Yangqiao Mai	**Dai Mai**	**Yangwei Mai**	**Ren Mai**	**Yinqiao Mai**
Bl 62/Dü 3 *Shenmai/Houxi*	Gb 41/ Sj 5 *Zulinqi/Waiguan*	Sj 5/Gb 41 *Waiguan/Zulinqi*	Lu 7/Ni 6 *Lieque/Zhaohai*	Ni 6/Lu 7 *Zhaohai/Lieque*

5 Bibliographie

Acupuncture and Moxibustion Treatment *(Zhen Jiu Liao Fa)*, Cai Ming De, Fang Shao Ci, Shanghai Medical Press, 1955

Authentic Acupuncture and Moxibustion *(Zhen Jiu Zheng Zong)*, Liu Shou Yan, 1951

Chinese Acupuncture Combinations *(Zhong Guo Zhen Jiu Chu Fang Xue)*, Xiao Shaoqing, 1998, Ningxia Peoples Publishing House

Classic of the Jade Dragon *(Yu Long Jing/ Bian Que Shen Ying Zhen Jiu Yu Long Jing)*, Wang Guo Rui, Yuan, 1329

Compilation of Acupuncture and Moxibustion *(Zhen Jiu Ji Cheng)*, Liao Run Hong, Qing, 1874

Complete Works of Jing Yue *(Jing Yue Quan Shu)*, Zhang Jia Bing, Ming, 1624

Essential Questions *(Su Wen)*, in: *Yellow Emperor's Inner Classic*

Essentials of Modern Chinese Clinical Acupuncture *(Dang Dai Zhong Guo Zhen Jiu Lin Zheng Jing Yao)*, Zheng You Bang und Deng Liang Yue, 1986

Illustrated Classic of Acupuncture Points on the Bronze Man *(Tong Ren Zhen Jiu Shu Xue Tu Jing)*, Wang Wei Yi, Song, 1026, **Abkürzung**: *Bronze Man*

Illustrated Supplement to the Classic of Categories *(Lei Jing Tu Yi)*, Zhang Jie Bin, Ming, 1624, **Abkürzung:** *Illustrated Supplement*

Introduction to Medicine *(Yi Xue Ru Men)*, Li Yan, Ming, 1575

Methods of Acupuncture and Moxibustion from the Golden Mirror of Medicine *(Yi Zong Jin Jian,* auch *Yi Zong Jin Jian Ci Jiu Xin Fa)*, Wu Qian, Qing, 1742, **Abkürzung:** *Golden Mirror*

Ode of One Hundred Sympoms *(Bai Zheng Fu)*, Gao Wu, Ming, 1529, **Abkürzung:** *One Hundred Symtoms*

Ode of Spiritual Brightness *(Ling Guang Fu)*, erstmals aufgezeichnet in: *The Great Compendium of Acupunture and Moxibustion*, Xu Feng, Ming, ca. 1439

Ode of the Jade Dragon *(Yu Long Fu)*, Xu Feng, Ming, ca. 1439

Ode of Xi Hong *(Xi Hong Fu)*, erstmals aufgezeichnet in: *The Complete Collection of Acupuncture and Moxibustion*, Xu Feng, Ming, ca. 1439

Ode to the Elucidate Mysteries *(Zhen Jing Biao You Fu)*, erstmals aufgezeichnet in: *The Guide to Acupuncture and Moxibustion*, Song, 241

Outline and Details of Medicine *(Yi Xue Gang Mu)*, Lou Ying, Ming, 1565

Practical Prescriptology of Acupuncture and Moxibustion *(Shi Yong Zhen Jiu Chu Fang Xue)*, Lai Xin Sheng, Peoples Medical Publishing House, 2004

Precious Mirror of Health *(Wei Sheng Bao Jian)*, Luo Tian Yi, Yuan, 1343

Preservation of Acupuncture and Moxibustion *(Zhen Jiu Quan Sheng,* auch *Tong Ren Zhen Jiu)*, Xiao Fu An, Qing, 1831

Principles of Acupuncture and Moxibustion *(Zhen Jiu Jing Lun)*, He Pu Ren, Beijing Science and Technology Press, 2013

Principles of Devine Moxibustion *(Shen Jiu Jing Lun)*, Wu Yang Cheng, Qing, 1851

Protected Compilation of Selected Moxibustion *(Cai Ai Bian Yi)*, Ye Cha Shan, Qing, 1805

Sagelike Prescriptions from the Taiping Era *(Tai Ping Sheng Hui Fang)*, Wang

Huai Yin, Song, 987, **Abkürzung:** *Sage-like Prescriptions*

Secret Conveyings of Moxibustion *(Jiu Fa Mi Chuan)*, Liu Guo Guang, Qing, 1883

Secrets of a Frontier Official *(Wai Tai Mi Yao)*, Wang Tao, Tang, 752

Secrets of the Master of Cinnabar Creek *(Dan Xi Xin Fa)*, Zhu Zhen Xiang, Yuan, 1481

Selection and Annotation of Acupuncture Combinations from Shanghanlun *(Shang Han Lun Zhen Jiu Pei Xue Xuan Zhu)*, Dan Yu Tang, Peoples Medical Publishing House, 1984, **Abkürzung**: *Combinations from Shanghanlun*

Selection of Modern Clinical Case Studies in Acupuncture and Moxibustion *(Xian Dai Zhen Jiu Yi An Xuan)*, Liu Guan Jun, 2012

Song of Points for Miscellaneous Diseases *(Za Bing Xue Fa Ge)*, erstmals aufgezeichnet in: *The Glorious Anthology of Acupuncture and Moxibustion*, Gao Wu, Ming, 1529, **Abkürzung:** *Miscellaneous Diseases*

Song of the Jade Dragon *(Yu Long Ge)*, erstmals aufgezeichnet in: *Bian Que's Spiritual Guide to Acupuncture and Moxibustion*, Jade Dragon Classic, Wang Guo Rui, Yuan, 1329

Songs More Precious Then Jade *(Sheng Yu Ge)*, erstmals aufgezeichnet in: *The Great Compendium of Acupuncture and Moxibustion*, Yang Ji Zhou, Ming, 1601

Songs to Keep Up Your Sleeve *(Zhou Hou Ge)*, erstmals aufgezeichnet in: *The Glorious Anthology of Acupuncture and Moxibustion*, Gai Wu, Ming, 1529

Spiritual Pivot *(Ling Shu)*, in: *Yellow Emperor's Inner Classic*

Supplements of the Thousand Ducat Formulas *(Qian Jin Yi Fang)*, Sun Si Miao, Tang, 628

The Classic of Categories *(Lei Jing)*, Zhang Jie Bin, Ming, 1624

The Classic of Supplementing Life with Acupuncture and Moxibustion *(Zhen Jiu Zi Sheng Jing)*, Wang Zhi Zhong, Song, 1220, **Abkürzung:** *Supplementing Life*

The Complete Collection of Acupuncture and Moxibustion *(Zhen Jiu Da Quan)*, Xu Feng, Ming, ca. 1439, **Abkürzung**: *Complete Collection*

The Divinely Responding Classic *(Shen Ying Jing)*, erstmals aufgezeichnet in: *The Great Compendium of Acupuncture and Moxibustion*, Yang Ji Zhou, Ming, 1601

The Glorious Anthology of Acupuncture and Moxibustion *(Zhen Jiu Ju Ying)*, Gao Wu, Ming, 1529, **Abkürzung:** *Glorious Anthology*

The Great Compendium of Acupunture and Moxibustion *(Zhen Jiu Da Cheng)*, Yang Ji Zhou, Ming, 1601, **Abkürzung**: *Great Compendium*

The Secrets of the Heavenly Star *(Tian Xing Mi Jue)*, **Abkürzung**: *Heavenly Star*

The Source of Acupuncture and Moxibustion (Zhen Jiu Feng Yuan), Li Xue Chuan, Qing, 1817

The Systematic Classic of Acupuncture and Moxibustion *(Zhen Jiu Jia Yi Jing)*, Yang Ji Zhou, Ming, 1601, **Abkürzung:** *Systematic Classic*

Therapeutics of Acupuncture and Moxibustion *(Zhen Jiu Zhi Liao Xue)*, Shi Xue Min, 2011, Peoples Medical Publishing House

Thousand Ducat Formulas *(Qian Jin Yao Fang)*, Sun Si Miao, Tang, 652

Traditional Syndrom Differentiated Acupuncture Combinations *(Chuan Tong Zhen Jiu Bian Zheng Chu Fang)*, Zhang Daozong, 1995 Anwei Science and Technologie Publishing House, **Abkürzung:** *Traditional Combinations*

Treatise on Three Categories of Syndromes *(San Yin Ji Yi Bing Zheng Fang Lun)*, Chen Yan, Song, 1174

Yellow Emperor's Inner Classic *(Huang Di Nei Jing)* (bestehend aus *Spiritual Pivot* und *Essential Questions*)

Stichwortverzeichnis

A

B

C

D

G

H

I

J

K

N

O

P

Q

R

S

T

U

V

W

X

Y

Z